中西医临床诊疗思维能力训练

主　审　杜惠兰　王占波

主　编　张凤华　王香婷

副主编（以姓氏笔画为序）

丁　旭　丁英钧　马小顺　贲　莹　姚晓光

编　者（以姓氏笔画为序）

丁　旭　丁英钧　马小顺　马惠荣　王　达

王少贤　王建岭　王香婷　方　倩　田　君

冯贞梅　冯瑞雪　成秀梅　闫翠环　杜澍金

李秀梅　李新华　张　冬　张凤华　张志红

张智琴　陈景伟　赵淑明　贲　莹　姚晓光

贺　明　常　奕　梁文杰　潘　莉

人民卫生出版社

·北　京·

图书在版编目（CIP）数据

中西医临床诊疗思维能力训练 / 张凤华，王香婷主编 . —北京：人民卫生出版社，2023.6
　ISBN 978-7-117-34810-2

Ⅰ. ①中… Ⅱ. ①张…②王… Ⅲ. ①中西医结合 —诊疗 Ⅳ. ①R4

中国国家版本馆 CIP 数据核字（2023）第 094611 号

人卫智网	www.ipmph.com	医学教育、学术、考试、健康，购书智慧智能综合服务平台
人卫官网	www.pmph.com	人卫官方资讯发布平台

中西医临床诊疗思维能力训练
Zhongxiyi Linchuang Zhenliao Siwei Nengli Xunlian

主　　编：张凤华　王香婷
出版发行：人民卫生出版社（中继线 010-59780011）
地　　址：北京市朝阳区潘家园南里 19 号
邮　　编：100021
E - mail：pmph @ pmph.com
购书热线：010-59787592　010-59787584　010-65264830
印　　刷：北京印刷集团有限责任公司
经　　销：新华书店
开　　本：787 × 1092　1/16　印张：22
字　　数：508 千字
版　　次：2023 年 6 月第 1 版
印　　次：2023 年 8 月第 1 次印刷
标准书号：ISBN 978-7-117-34810-2
定　　价：69.00 元

打击盗版举报电话：010-59787491　E-mail：WQ @ pmph.com
质量问题联系电话：010-59787234　E-mail：zhiliang @ pmph.com
数字融合服务电话：4001118166　E-mail：zengzhi @ pmph.com

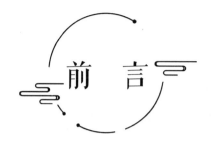

前　言

　　中医药学是中华民族文化的瑰宝，具有丰富的实践经验和深厚的群众基础，数千年来为中华民族的繁衍昌盛做出了重大贡献。随着健康中国行动的持续推进，中医药发展迎来了天时、地利、人和的大好时机。党和政府高度重视中医药教育工作，对人才培养质量提出了新的、更高的要求，明确要强化学生的中医思维和实践能力，提高岗位胜任力。作为中医药高等教育工作者，深感责任重大、使命光荣。

　　为此，我们组织长期在临床教学一线工作的优秀教师，系统总结了中医药临床教学经验与成果。历时两年，共同编写整理了《中西医临床诊疗思维能力训练》，该书作为指导教材，旨在遵循中医、中西医人才成长规律的基础上，指导学生展开"基于问题的学习（problem-based learning，PBL）、基于案例的学习（case-based learning，CBL）、以团队为基础的学习（team-based learning，TBL）和基于研究的学习（research-based learning，RBL）"等，培养医学生科学缜密的临床思维能力和大医精诚的医学职业精神，促使学生知识、能力、素质的协调发展，为今后步入社会能够高质量完成中医药科技创新、文化传承与社会服务的职能和使命打下坚实的基础。

　　由于经验不足以及水平有限，编写中存在着诸多不足和问题，恳请各位同仁、师生多提宝贵意见，督促我们不断完善与提高，共同促进再版修订。

　　在此，非常感谢河北中医药大学领导的大力支持！非常感谢参与编写工作的各位教师及在编写工作中给予帮助的各位同仁！

《中西医临床诊疗思维能力训练》编写小组

2023 年 6 月

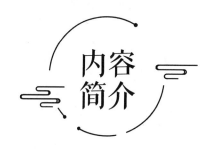

内容简介

　　《中西医临床诊疗思维能力训练》是一本以强化训练中医学、中西医临床医学、针灸推拿学等专业医学生临床诊疗思维能力为目的,以提高岗位胜任力为宗旨的指导教材。

　　教材内容:包括问诊、医患沟通技巧、标准化病人(standardized patients,SP)模拟问诊训练案例、临床诊疗实践操作要领、诊断思维方法、临床诊断(治)实训病案6个部分。内容选择和编排以强化训练学生们"问诊(采集病史)-体格检查-辅助检查-结果判断-科学分析-诊疗疾病"的临床工作基本功为核心要素。尤其是借助SP模拟问诊训练案例、医患沟通技巧,培训学生们的病史采集能力以及与患者沟通的方式、方法,教会学生如何与患者对话、交流,拉近彼此之间的距离;借助临床诊疗实践操作要领和临床诊断(治)实训病案强化学生们临床基本技能和综合分析临床资料的能力,最终目标是全面提升中医类医学生的职业素养、临床诊断(治)疾病的思维能力以及步入工作岗位后的临床综合实战能力。

　　教材特色:内容丰富、紧贴临床,简明精练、突出实用。编写的内容充分体现了以"学生为中心""产出为导向"的教学理念,构建了以"PBL、CBL、TBL、RBL"为核心的启发式教学模式和小组团队协作的探究式学习模式,为学生提供了独立学习的资源,搭建了自主学习的平台,引导学生们养成自主学习、终身学习的良好习惯,尤其注重对学生们中医、中西医临床诊疗思维能力的强化训练与培养。

　　编写思路:全书编写完全按照"临床诊疗思维程序"即"问诊(采集病史)-体格检查-辅助检查-结果判断-科学分析-诊疗疾病"的临床工作顺序完成。对全面提升中医学生的职业素养、临床诊疗思维能力、毕业后可持续发展的能力有重要的指导意义。此外,也可作为医学生参加各类医学相关考试的参考用书。

《中西医临床诊疗思维能力训练》编写小组

2023年6月

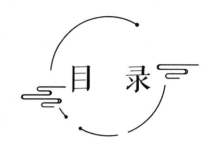

目　录

第一章　问诊 ……………………………………………………………… 1

　　第一节　问诊重要性 …………………………………………………… 1

　　第二节　问诊方法及注意事项 ………………………………………… 1

　　第三节　问诊内容 ……………………………………………………… 2

　　第四节　问诊技巧 ……………………………………………………… 4

第二章　医患沟通技巧 …………………………………………………… 7

　　第一节　首诊医患沟通技巧 …………………………………………… 7

　　　一、门诊医患沟通技巧 ……………………………………………… 7

　　　二、急诊医患沟通技巧 ……………………………………………… 9

　　第二节　医患沟通情景问答 …………………………………………… 10

　　第三节　医患沟通案例评析 …………………………………………… 13

第三章　标准化病人模拟问诊训练案例 ……………………………… 41

　　第一节　内科常见病证、症状模拟问诊案例 ………………………… 41

　　　一、寒热 ……………………………………………………………… 41

　　　　急性上呼吸道感染 ………………………………………………… 41

　　　二、咳喘 ……………………………………………………………… 46

　　　　（一）慢性阻塞性肺疾病 ………………………………………… 46

　　　　（二）原发性支气管肺癌 ………………………………………… 50

　　　　（三）支气管哮喘 ………………………………………………… 53

　　　三、心悸 ……………………………………………………………… 57

　　　　（一）心律失常 …………………………………………………… 57

　　　　（二）病毒性心肌炎 ……………………………………………… 61

（三）甲状腺功能亢进症 ··· 64

四、胸痛 ··· 67
　　冠状动脉粥样硬化性心脏病 ·· 67

五、头晕 ··· 73
　　高血压病(原发性高血压) ··· 73

六、头痛 ··· 76
　　紧张性头痛 ··· 76

七、不寐 ··· 79
　　失眠 ··· 79

八、咯血 ··· 83
　　支气管扩张症 ··· 83

九、呕血 ··· 86
　　消化性溃疡 ··· 86

十、胃脘痛 ··· 91
　　（一）慢性胃炎 ··· 91
　　（二）胃癌 ··· 94
　　（三）消化性溃疡 ··· 99

十一、恶心呕吐 ··· 103
　　（一）亚急性重型肝炎 ··· 103
　　（二）慢性肾衰竭 ··· 107

十二、腹泻、血便 ··· 111
　　（一）溃疡性结肠炎 ··· 111
　　（二）结直肠癌 ··· 115

十三、水肿 ··· 118
　　（一）急性肾小球肾炎 ··· 118
　　（二）肾病综合征 ··· 122

十四、小便异常 ··· 125
　　尿路感染 ··· 125

第二节　外科常见病证、症状模拟问诊案例 ····························· 128

一、急性腹痛 ··· 128
　　（一）胃、十二指肠溃疡急性穿孔 ······································· 128
　　（二）胆道感染、胆石症 ··· 132
　　（三）急性阑尾炎 ··· 136
　　（四）急性胰腺炎 ··· 140

二、丹毒 ··· 145
　　急性淋巴管炎 ··· 145

三、乳痈 ··· 148

　　　　　　急性化脓性乳腺炎 ·· 148

　　　四、关节疼痛 ··· 152

　　　　　　膝骨关节炎 ·· 152

　第三节　妇产科常见病证、症状模拟问诊案例 ······· 155

　　　一、汗出 ··· 155

　　　　　　围绝经期综合征 ··· 155

　　　二、不孕 ··· 159

　　　　　　不孕症 ·· 159

　　　三、胎漏、胎动不安 ·· 164

　　　　　　先兆流产 ·· 164

　　　四、月经后期 ··· 167

　　　　　　多囊卵巢综合征 ··· 167

　　　五、癥瘕 ··· 170

　　　　　　子宫肌瘤 ·· 170

　第四节　儿科常见病证、症状模拟问诊案例 ··········· 173

　　　一、抽搐 ··· 173

　　　　　　小儿惊厥 ·· 173

　　　二、泄泻 ··· 176

　　　　　　婴儿腹泻 ·· 176

　　　三、奶麻 ··· 181

　　　　　　幼儿急疹 ·· 181

　　　四、发热、咳嗽 ·· 184

　　　　　　小儿肺炎 ·· 184

　　　五、丹痧 ··· 189

　　　　　　猩红热 ·· 189

　　　六、五迟、五软 ·· 192

　　　　　　维生素 D 缺乏性佝偻病 ································ 192

　　　七、积滞 ··· 197

　　　　　　消化不良 ·· 197

第四章　临床诊疗实践操作要领 ··································· 201

　第一节　中医四诊技能操作要领 ····························· 201

　　　一、望诊 ··· 201

　　　二、闻诊 ··· 204

　　　三、问诊 ··· 204

　　　四、按诊 ··· 205

　第二节　针灸推拿操作要领 ··································· 207

一、常用针灸穴位 ……………………………………………207

二、针灸技术 …………………………………………………210

三、灸法技能 …………………………………………………212

四、拔罐技能 …………………………………………………212

五、推拿技能 …………………………………………………213

第三节　体格检查操作要领 …………………………………………215

一、基本检查法 ………………………………………………215

二、一般检查 …………………………………………………217

三、头面部、颈部检查 ………………………………………219

四、胸廓、乳房检查 …………………………………………221

五、肺脏、胸膜检查 …………………………………………222

六、心脏检查 …………………………………………………224

七、腹部检查 …………………………………………………226

八、脊柱四肢检查 ……………………………………………229

九、神经系统检查 ……………………………………………229

第四节　心电图检查操作要领 ………………………………………232

一、心电图机操作 ……………………………………………232

二、心电图分析步骤 …………………………………………232

第五节　临床穿刺术操作要领 ………………………………………233

一、胸膜腔穿刺术 ……………………………………………233

二、腹膜腔穿刺术 ……………………………………………234

三、腰椎穿刺术 ………………………………………………234

四、骨髓穿刺术 ………………………………………………235

第六节　心肺复苏术操作要领 ………………………………………235

一、仪器设备 …………………………………………………235

二、操作要领 …………………………………………………235

第七节　外科基本操作要领 …………………………………………236

一、手臂消毒法 ………………………………………………236

二、穿无菌手术衣和戴无菌手套 ……………………………237

三、手术区皮肤消毒 …………………………………………237

四、铺无菌手术单 ……………………………………………238

五、外科换药 …………………………………………………238

六、伤口拆线 …………………………………………………239

七、脓肿切开 …………………………………………………239

八、止血 ………………………………………………………239

第八节　妇产科检查操作要领 ………………………………………240

一、妇科检查 …………………………………………………240

二、产科四步触诊法 ………………………………… 242

第九节　儿科检查操作要领 ……………………………… 242

一、体重检查 ………………………………………… 242

二、身高(长)检查 …………………………………… 242

三、头围测量 ………………………………………… 243

四、胸围测量 ………………………………………… 243

五、上臂围测量 ……………………………………… 243

六、检查囟门 ………………………………………… 243

七、牙齿检查 ………………………………………… 243

八、检查指纹 ………………………………………… 243

九、脉诊 ……………………………………………… 244

十、体温测量 ………………………………………… 244

十一、呼吸、脉搏检查 ……………………………… 244

十二、测量血压 ……………………………………… 244

第五章　诊断思维方法 ……………………………………… 247

一、诊断步骤 ………………………………………… 247

二、临床思维方法 …………………………………… 252

三、临床常见漏诊、误诊原因分析 ………………… 253

四、诊断内容 ………………………………………… 254

第六章　临床诊断(治)实训病案 ………………………… 257

第一节　中医诊断实训病案 …………………………… 257

第二节　针灸诊治实训病案 …………………………… 261

第三节　西医诊断实训病案 …………………………… 270

一、物理诊断病案 …………………………………… 270

二、实验诊断病案 …………………………………… 283

三、心电图诊断病案 ………………………………… 289

四、影像诊断病案 …………………………………… 295

第四节　中医内科疾病诊治实训病案 ………………… 308

第五节　中西医结合外科疾病诊治实训病案 ………… 324

第六节　西医外科疾病诊断实训病案 ………………… 326

第七节　中医妇科疾病诊治实训病案 ………………… 329

第八节　中医儿科疾病诊治实训病案 ………………… 332

主要参考书目 ………………………………………………… 337

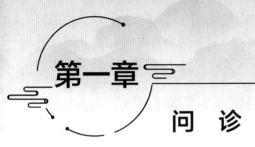

第一章

问　诊

　　问诊是采集病史的主要手段,是医生通过与患者或相关人员对话、系统询问获取病史资料,经过综合分析判断,做出临床诊断的一种诊法。获取病史资料的过程又称为病史采集。准确、翔实、完整、系统的病史内容对正确诊断疾病极其重要。所以说,问诊是每一位临床医生必须掌握的一项基本技能。

第一节　问诊重要性

　　1. **诊断疾病最基本的方法**　诊断疾病的重要依据之一是症状,这是疾病存在的早期信号。症状的获取是通过系统问诊实现的,故问诊是采集病史的重要手段,是诊断疾病最基本的方法。临床许多疾病通过问诊方可做出初步诊断,如冠状动脉粥样硬化性心脏病(简称冠心病)心绞痛、慢性支气管炎、消化性溃疡等。某些疾病尤其疾病早期,往往仅主观上感觉有症状,其他检查均无阳性发现,问诊就成为唯一的诊断方法。

　　2. **选择其他检查手段的依据**　通过问诊可以了解疾病的发生、发展全过程,并为下一步选择针对性强、诊断价值大的辅助检测手段提供重要的依据和线索。否则易造成人、财、物的极大浪费,并因盲目选择各种检查而延误诊断,造成漏诊或误诊。

　　3. **建立良好医患关系的时机**　问诊是医生与患者接触的第一步,是医、患沟通的重要方式。医生耐心细致地问诊,可使患者备感亲切和温暖。这样有利于赢得患者的信任,拉近彼此之间的距离,进而建立良好的医患关系,顺利展开诊治工作,避免医疗纠纷。

第二节　问诊方法及注意事项

　　1. **问诊主诉开始,逐步由浅入深**　主诉是迫使患者就诊最主要、最痛苦的症状(体征)及持续时间。对患者而言,主诉是疾病存在的早期信号,对医生而言,主诉是诊断疾病的重要依据和线索,故学会问诊主诉非常重要。开始可进行一般性询问,例如:"您今天来看病,哪儿不舒服?""怎么不好?""哪儿难受啊?"等一些问题,待患者陈述,获得一些信息后,则可由浅入深进一步询问。例如,患者述说腹痛,要询问腹部哪个部位痛,何时开始的,有什么原因,有无诱因,以及疼痛的性质、程度、持续时间、伴随表现、缓解和加剧的因素等。

2. 明确症状时间,了解病情演变　要确认首发症状开始时间,了解当前病情演变的因果关系。例如高血压、水肿、蛋白尿等几个表现同时存在,一定要明确其先后顺序、出现的时间,以确认是高血压导致了肾脏损伤,还是肾脏病变引起了高血压,时间顺序反映了疾病的演变过程,对正确诊断很有意义。

3. 直接询问患者,避免暗示提问　关于病情,只有患者本人最清楚,所以要询问其本人。遇到特殊情况要特殊处理,比如面对没有语言或丧失语言功能的患者要询问其知情人,有些危重患者待病情稳定后可以做补充问诊。患者陈述病史时,尽可能让其充分陈述患者本人认为重要的情况和感受,尽量不要打断,以保证问诊的连贯性与真实性。但当话题偏离主题太远,医师可根据需要加以启发、引导,但要避免暗示性提问,防止主观臆断。例如,患者胸痛时应提问"胸痛怎样引起""持续多长时间""胸痛时有何感觉"等,不应提一些带倾向性问题,如"胸痛时肩部及手臂也痛吗""胸痛持续时间很短吧",此类暗示性提问获取的信息有些不太真实,易造成误诊。

4. 耐心倾听陈述,避免责难提问　问诊中要耐心倾听患者陈述,不要责难询问。无耐心、责难问诊常使患者产生不愉快心理或抵制情绪,从而降低医生在患者心目中的威信并疏远医生。例如:"怎么这么久才来看病?""那么脏的食物你也吃?"等等,这些问题在病人看来很可能是一种责难。此外,问诊要耐心分层次询问,不恰当、连续的提问常致患者对要回答的问题混淆不清,例如"腹痛在饭后痛得怎么样?和饭前不同吗?是锐痛,还是钝痛?"等等。

5. 及时核定信息,正确辨认病史　既往病史对当前疾病诊断很重要。例如,患者陈述中说自己患过"肾炎",一定询问患者当时的临床表现,包括当时血压情况、有无发热、水肿、腰痛以及全身表现和尿液的改变。确认是血尿、蛋白尿还是脓尿、菌尿等,以明确患者所说的"肾炎"是"肾小球肾炎"还是"肾盂肾炎",因为这是截然不同的两种疾病,但患者往往认同为是一种疾病。

6. 边询问边思考,综合分析判断　问诊过程中,医师要随时分析、综合、归纳患者所陈述的各种症状之间的内在联系,做到分清主次,去伪存真。对诊断有重要价值的资料要仔细询问,力求全面、翔实;对干扰诊断或不真实的内容可以从略。问诊结束,医生应有初步的诊断意向,能准确选择下一步的体格检查内容及相关的辅助检查项目。

第三节　问 诊 内 容

1. **一般项目**　包括姓名、性别、年龄(实足年龄)、籍贯、民族、婚姻、住址、工作单位、职业、入院日期、记录日期、病史陈述者及可靠性。若病史陈述者不是患者本人,需注明与患者的关系。记录年龄时应填写具体年龄,不能用"儿"或"成"代替,因年龄本身也具有诊断参考意义。

2. **主诉**　患者本次就诊最主要的原因及持续的时间,即患者感受最主要的、最痛苦或最明显的症状或体征。主诉要简明扼要,用 1~2 句话加以概括。尽可能用患者自己的语言,不用诊断用语。如"反复上腹隐痛 5 年,大便色黑 1 天""多饮、多食、多尿、消瘦 1 年""发热、咳嗽 3 天,加重伴有胸痛 2 天"。

主诉一般代表诊断疾病的主要症状,如肺炎的主诉常为发热、咳嗽,心绞痛的主诉常为发作性心前区痛。病情简单者,主诉容易确定;病情复杂、症状和体征变化多者,确定主诉较困难。另外,有时患者诉说的主要症状并非所患疾病的主要表现,此时医师需综合分析,加以选择,确定贴切的主诉。

对无明显症状,诊断资料和入院目的又很明确的患者,也可用以下方式记录主诉,如"血糖升高 1 月,入院进一步检查""发现胆道结石 2 月,入院接受治疗"。

3. **现病史**　是病史中最重要的部分,也是诊断疾病的主要依据,需详细询问及记录。采集及记录现病史按下列顺序进行。

(1)起病情况与患病时间:起病情况包括可能的原因及诱因、起病急缓、当时表现等,如"元旦聚餐时突然晕倒""近 2 年来经常于夜间出现上腹痛"。患病时间指起病到就诊的时间。如先后出现几个症状或体征,需按时间顺序分别记录,例如"活动后心慌气短 5 年,加重伴双下肢水肿 3 周,不能平卧 2 天"。从以上症状及其发生的时间顺序可以看出是心脏病患者逐渐出现心力衰竭的发展过程。慢性病症状时间长短可按数年、数月、数日计算,发病急骤者可按小时、分钟为计时单位。

(2)主要症状特点:是疾病诊断与鉴别诊断的主要依据,应详细询问。内容包括主要症状发生的部位、性质、程度、持续时间、缓解或加重的因素等。同一种症状可由不同疾病引起,但其特点不同。如"腹痛",十二指肠溃疡常表现为慢性周期性节律性疼痛,部位在上腹部,呈灼痛,夜间或饥饿时发作,进食后缓解;急性阑尾炎表现为转移性右下腹疼痛,持续性,不易缓解;右上腹剧烈绞痛为胆石症的特点;急性肝炎主要表现为肝区隐痛或胀痛。

(3)伴随症状:不同疾病可有相同的主要症状,但伴随症状不同,是鉴别诊断的重要依据。如咳嗽为主要症状,肺结核常伴有消瘦、低热、盗汗;慢性支气管炎常伴有咳痰、气喘;肺炎伴发热、胸痛;肺淤血伴心悸、气短、咳泡沫样痰。询问伴随症状时还应注意"阴性表现",即按一般规律某些疾病应出现的伴随症状而患者没有出现,也应询问并记录。

(4)病情发展与演变:根据疾病的发展与演变情况可确定病情程度及有无并发症等。如慢性支气管炎,开始表现为咳嗽、咳痰,可伴气喘,如果出现呼吸困难、活动受限制,应考虑已发展为肺气肿,若进一步出现心悸、尿少、下肢水肿则提示肺源性心脏病、右心功能不全。故对患者症状的变化及新症状的出现均应仔细问诊。

(5)诊治经过:询问患者已接受过的诊断及治疗措施,但只需记录对诊断有价值的检查及结果,对治疗有参考价值的主要措施,包括药物、剂量及疗效等。切忌照抄其他医疗单位的全部检查结果及治疗措施,更应避免用以往的诊断代替自己的诊断。

(6)一般情况:询问患者的精神、体力状态、食欲、食量变化、睡眠、大小便等,这对全面了解病情、制定治疗措施等有重要参考意义。

4. **既往史**　患者既往的健康情况及患过的疾病、外伤手术、预防接种、对药物及食物的过敏史等。询问有无传染病及地方病史。注意与目前所患疾病有密切关系的病史,如风湿性心脏瓣膜病患者应询问有无关节痛、风湿热病史;脑血管意外患者应询问有无高血压病史等。

5. 系统回顾 为避免患者或医师在问诊过程中忽略或遗漏病情,应进行系统回顾,即每个系统询问 2~4 个症状,帮助患者回忆病史。

(1)呼吸系统:咳嗽、咳痰、咯血、呼吸困难等。

(2)循环系统:心悸、气短、心前区痛、下肢水肿等。

(3)消化系统:食欲减退、呕吐、腹痛、腹泻、便秘等。

(4)泌尿系统:尿频、尿痛、血尿、排尿困难等。

(5)造血系统:面色苍白、头晕、乏力、皮肤黏膜出血等。

(6)内分泌及代谢:多食、多饮、多尿、多汗、消瘦等。

(7)神经精神系统:头痛、眩晕、失眠、意识障碍、语言及运动障碍等。

(8)肌肉骨骼系统:关节红肿、肌肉痛、活动障碍等。

6. 个人史

(1)社会经历:包括出生地、居住地和居留时间(尤其是传染病疫源地和地方病流行区),受教育程度,经济生活和业余爱好等。

(2)职业及工作条件:包括工种、劳动环境、对工业毒物的接触情况及时间。

(3)习惯与嗜好:起居与卫生习惯、饮食的规律与质量。烟酒嗜好时间与摄入量,以及其他异嗜物和麻醉药品、毒品等。

(4)冶游史及性病史:是否患过淋病性尿道炎、尖锐湿疣、下疳等。

7. 婚姻史 婚姻情况、配偶健康情况、夫妻关系等。

8. 月经史及生育史 月经史包括月经初潮年龄、月经周期和经期天数,经血的量和颜色,经期症状,有无痛经与白带,末次月经日期,闭经日期,绝经年龄。

生育史包括妊娠与生育次数和年龄,人工或自然流产的次数,有无死产、剖宫产、产褥热,计划生育情况等。

9. 家族史 询问双亲、兄弟姐妹及子女的健康与疾病情况,特别应询问是否有与患者同样的疾病,有无与遗传有关的疾病,如血友病、白化病、遗传性球形红细胞增多症、糖尿病、精神病等。对已死亡的直系亲属要问明死因与年龄。某些遗传性疾病还涉及父母双方亲属(如血友病),也应了解清楚。

第四节 问 诊 技 巧

1. 交谈注意礼节,拉近医患距离 礼貌待人、细心呵护是取得患者信任的前提。故问诊开始时应注意仪表、礼节和举止,例如,面带微笑向患者自我介绍,请其坐下或肢体搀扶等,为患者营造宽松和谐的气氛,消除其紧张与不安,然后耐心细致地与患者交谈,使其说出自己的全部真实病情,甚至某些隐私(医生要为之保密)。

2. 语言通俗简洁,勿用医学术语 问诊时语言应通俗易懂,避免用医学术语,以免引起患者误解,如"血尿""端坐呼吸""柏油样便"等,问诊时可改为:"您的尿液什么颜色啊？""晚上能躺平睡觉吗？""您的粪便是什么颜色？"等等。

3. **转换询问内容,运用过渡语言**　问诊过程切换"两个内容"时要用好过渡语言,即向患者说明将要询问的内容及其理由,使患者不会困惑你为什么要改变话题以及为什么要询问这些情况。例如询问个人史后要问家族史,在问之前,向患者说明一些疾病具有遗传倾向,或在一个家庭中更容易集中患病,因此我们需要了解这些情况。过渡到系统回顾前,说明除已经谈到的内容外,还需了解全身各系统情况,然后再开始系统回顾。

4. **询问目的明确,切忌杂乱无章**　问诊目的不明确,杂乱无章地重复提问,会降低患者对医生的信心和期望。如果为了核实资料,需要再次确认,可用反问及解释等技巧询问,例如:"前面您说过大便带血,这很重要,请再给我详细谈一下您大便的情况。"用这样的方式问诊效果很好。

5. **恰当赞扬鼓励,增强患者信心**　问诊过程中恰当地运用一些评价、赞扬与鼓励语言,常使患者备受鼓舞,无疑增强了战胜疾病的信心,并与医生积极配合,早日康复。如:对高脂血症患者,坚持低脂饮食和运动,就可以夸奖说:"做得很好,一定坚持！"长期吸烟者因患支气管肺癌戒烟了,那就可以赞美患者:"您已经戒烟了？有毅力。"注意,对精神障碍的病人,不可随便用赞扬或鼓励的语言。

6. **采集病史结束,感谢患者合作**　问诊结束时要感谢患者的积极配合,嘱咐患者面对疾病应如何去做,下一步还需做什么检查,以及对患者的要求、可行的诊治方案、下次就诊时间或随访计划等。

问诊是临床医生诊断疾病的第一步,问诊内容、方法和技巧是临床医生必须熟知和掌握的基本功,只有反复练习,方可熟练掌握。需要说明的是,在采集病史时不可机械、一成不变地采取相同的问诊模式和方法,应根据患者的病情机敏地、灵活地去把握。

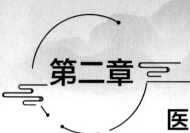

第二章

医患沟通技巧

古希腊的医学之父希波克拉底曾说过医生有"三大法宝",分别是语言、药物和手术刀。医患沟通贯穿医疗行为始终,是建立医患信任、提高医疗质量的重要保证,良好的医患关系从医患沟通开始。

有效的医患沟通来源于对患者病情科学的分析与判断、沟通技巧及经验。医生对患者、家属的理解和同情,是真诚沟通、获得信任的因素之一。如果仅有先进的医疗设备,而在医疗行为中缺少满足患者知情权的医患沟通,不仅会影响医疗质量,还会导致医患纠纷,甚至由此升级为更加严重的后果。由此可见,重视医患关系,能够进行有效的医患沟通才能实现语言在医疗行为中的作用。当前,医患沟通已成为医学教育非常重要的内容之一。人与人之间的真诚有效沟通并非易事,而向患者及家属交代病情、告知坏消息更是难上加难。患者及家属大都没有医学背景,医生在告知诊疗过程、疾病可能结局时存在沟通障碍。同时,繁忙的医疗工作限制了医患沟通的时间,尤其是年轻医生尚未深刻领悟到医患沟通的重要性,不能在医患交流过程中倾注足够的精力,致使沟通过程中语言、表情、动作等难以表现出对患者的关怀细致入微,这必然会影响医患之间的沟通效果及信任的建立。因此,如何提高医学生的沟通能力是医学教育面临的挑战。

为了激发医学生主动学习医患沟通理论的热情,锻炼医患沟通的思维方式,提升医患沟通能力,我们选取了比较有代表性的临床沟通案例,目的是通过学习和分析这些案例,让医学生学会有效地运用自身的专业知识和良好的语言表达能力,去实施准确有效的医患沟通,为患者提供更高质量的医疗服务,从身体和心理两个方面治疗疾病。

第一节　首诊医患沟通技巧

一、门诊医患沟通技巧

一个人成功的因素部分靠沟通,部分靠天才和能力,沟通能力是每个人成功的必要条件之一。所以,作为未来医生的你,只有掌握了医患沟通技巧,灵活运用语言的魅力,方可成为一名合格的临床医生。

医患沟通技巧 1　了解沟通对象,语言个体化

在和患者沟通的时候,尽量使用患者能懂的语言和词汇,而不要用专业术语。要注意减少使用可能造成误会的一些词汇和语言。

医患沟通技巧 2　开放式提问

不给限定一个固定的答案,使患者可以自由发挥,以便于在搜集患者信息时,能获取很多意想不到的线索。

例如:"你咳嗽吗?"对于这个问题,患者的回答只有咳嗽或者不咳嗽两种回答,这是一个封闭式的提问。而"哪里不舒服?""您怎么不好?""有什么异样的感觉?"这时,患者的回答就不仅仅是咳嗽,可能还会说出"胸痛、胸闷、气喘"等表现,这就是一个开放式提问,可以获得患者更多的信息。

一般在语言交流与沟通的技巧当中,强调尽量运用开放式提问,当了解情况后可以适时运用一些封闭式提问,这样可以节省就诊问诊的时间。

医患沟通技巧 3　避免与患者不同观点直接交锋

作为临床医生应该掌握以"是"开始的技巧,在谈话的过程当中,尽量求同存异,鼓励患者尽情陈述病史。

医患沟通技巧 4　适当运用鼓励性语言

患者就诊时通常带着一种渴望亲近的心理,同时也带着一种期盼的心理,希望医生能更好地理解自己。所以,在与患者的沟通中医生需要用一定的技巧,如适当地运用鼓励性语言,这无疑可增加患者表达自己意愿的信心,将需要讲的话讲完。医生鼓励应真诚,避免滥用和过分鼓励。

医患沟通技巧 5　适时地打断和引导

医生在接诊时需要引领把握谈话的方向,寻找谈话的重点,然后适时地控制接诊过程的时间。如果认为患者的倾诉很有用,或对病情的缓解和治疗很有用,可以向患者另约时间。

引领谈话方向、寻找谈话重点的方法就是适时地打断和引导。适时打断的技巧可以改变一下患者的坐姿和坐的方向,或者递给一杯水,用这样一种很巧妙的方法把注意力转移过来,提出适时的引导。

医患沟通技巧 6　善于应用美好的语言

安慰性语言,表示对患者疾病情况的担忧,患者在安慰性语言下会产生安全和愉悦的感觉,有利于减轻患者的焦虑,积极配合治疗。

鼓励性语言,可以用于慢性病患者管理过程中,鼓励患者坚持良好的习惯,患者会有配合的欲望和坚持下去的信心。

劝说性语言,多体现在病情的诊断治疗过程中,也可以运用在疾病诊疗计划的实施中。

积极的暗示性语言,比如患者在对病情不了解的情况下,会存在较大的担忧。这时,医生可以告知另外某位患者所患的是相同疾病,通过积极治疗后,现在恢复很好。这样的话语暗示的意思就是如果配合治疗,该病也能取得良好疗效。这就是一种积极的暗示性语言。

指令性语言,在医患关系中,能够体现和保持临床医生的技术权威性。一些必须遵从医嘱的建议需要用指令性语言。

医患沟通技巧7　避免使用伤害性语言

在医患语言交流与沟通中一定要避免使用伤害性语言。这种语言包括直接伤害性语言和暗示性消极语言等。前者未顾及患者的感受,一些言语对患者造成了直接伤害。后者则是不能巧妙地把消极信息在患者面前隐藏,进而对其造成伤害,影响了治疗效果。如窃窃私语,这是一种伤害性语言。在患者面前窃窃私语,会造成患者多疑心理,很可能认为与自己的病情有关。这样,势必给患者带来一种间接性伤害。

二、急诊医患沟通技巧

经急诊医生首诊的患者,大部分都没有明确诊断,以急危重症为主,病情重、变化快,患者濒临死亡,家属心急如焚,情绪可想而知。对此,急诊医生不光要有丰富的临床经验和成熟的策略,还要掌握良好的沟通时机和沟通技巧。沟通不到位,医生全力施救后,家属对此难以理解,易引发医疗纠纷。该如何把握时机进行良好的医患沟通呢?

1. **病史不清,患者危重——诊断、治疗时时沟通**　一老年患者,既往高血压史突发剧烈背疼来医院就诊,排除心梗,确诊为主动脉夹层。待初步治疗病情稳定后,应立刻向家属讲明患者的凶险病情及其预后。病史不清的危重患者应在询问病情、初步判断、稳定生命体征后,立即简短、清楚地向患者家属交代病情及可能的后果,不宜与家属长时间沟通;待患者病情趋于稳定,病因逐渐明朗后再详细沟通;如果患者病情恶化,考虑终将不治,则应边抢救,边沟通。给家属一个接受的时间,否则很有可能因为沟通不到位而产生纠纷。

2. **病史清楚,患者危急——抢救过程透明化**　72岁女性患者,多年冠心病史,突发昏厥入院急诊。入院时患者出现休克症状,检查显示患者为大面积心梗。抢救过程中患者心跳停止,半小时后仍无心率,家属知晓后都情绪激动地冲入抢救室,这时医务人员将急诊室窗帘拉开,继续抢救并由急诊医务人员拿着患者即时检查结果(如心电图等),不断和家属沟通,20分钟后患者心跳仍未恢复,家属很理解并最终放弃抢救。急诊的医患纠纷大多是家属对医疗过程不满意和医患沟通不到位造成的。病史清楚的危重患者,让家属了解抢救过程和时刻沟通必须贯穿于抢救始终。将抢救过程透明化,让家属清楚地知道医生正全力抢救病人,随时沟通,给家属接受的时间和过程。

3. **留院观察病情突然加重——及时全面地告知**　65岁男性患者,突发头晕,头部CT显示无异常,考虑短暂性脑缺血发作(transient ischemic attack,TIA)。家属认为患者症状较轻,不愿住院。医生意识到疾病的危重性,劝患者留院观察。住院期间,医生不间断观察患者的情况、询问病情,家属渐渐对医生产生信任。观察过程中患者言语不清并突然失语,家属当即同意并配合救治工作。治疗后患者可自由交谈,家属已由原来的不信任转为感激。当患者留院观察时病情加重可能致死,如不及时沟通,往往会诱发医疗纠纷。急诊医生要多观察患者,多与家属交流并争取家属的配合和理解,否则患者加重,家属会认为是医生失职而引发医疗纠纷。

4. **外科急症——沟通交给专科医生** 外科急症有些是外伤所致的多发伤及复合伤,患者流血较多,伤势明显。沟通在此时处于次要地位,重要的是马上实施治疗,抢救患者生命。医生实施救治后简短了解伤情,应该把详细沟通的过程留给专科医生,如果病情极重,与家属详述无益,可能耽误救治,初诊后应马上通知相关科室并进行手术。

5. **突发急症,家属不在场——详细记录诊疗全过程** 家属没在身边的患者,医生应进行更为详细全面的诊疗记录,如患者入院情形、各项检查等细节,如有条件可用录像机把患者的诊疗全过程录下来,以便找到家属时详细交代患者情况,以取得患者家属的信任和理解。急诊医生掌握良好的沟通时机和技巧,才能很好地应对各种突发事件,给患者以最好救治的同时避免医疗纠纷的发生。

第二节 医患沟通情景问答

问题 1

患者男性,50 岁,腹痛消瘦半年余,CT 提示胰腺占位,无手术指征,患者情绪低落。请回答:医生应如何更好地与患者和家属沟通?

答题要点:

态度和蔼,目光亲和,称呼得体,自我介绍,耐心询问以前病史、诊疗情况;鼓励并安慰患者,注意要用家常话以及关切的语气等。

关于病情,适当对患者介绍,尽量不要下肯定的治疗结论,强调有效的部分,增强患者对治疗的信心。

对患者家属,一定要讲明病情的严重性,目前治疗效果不能完全确定,但治疗可能减轻病痛,提高生存质量的真实情况。对可能出现的治疗效果不佳、病情进展快甚至危及生命的情况,一定要让患者家属知晓,并签署治疗知情同意书。

问题 2

一老年病人住院期间自行出走未归,其子女言辞激烈,冲着医院,向医生要人。作为医生的你应如何接待?

答题要点:

耐心倾听,肯定和接受,注意语言和非语言沟通技巧,适度沉默。

商量寻人方案,展开全面调查,如病人出走的时间、原因、动机、证据、证人等。

问题 3

你正在抢救一个危重病人,无法脱身,一位慢性支气管炎病人的家属过来告诉你病人感到胸口不适。你如何应对?

答题要点：

通知护士做床边心电图检查,请求其他医生帮忙。(该实例因医生说"不要紧的,等等再说"后不久病人突然死亡,引发医患纠纷)

问题 4

某患者在甲医院治疗确定 A 方案,其后到本医院治疗,本院主任又为其制订 B 方案,患者表示不能理解,请与之沟通,并进行解释。

答题要点：

向患者介绍其病情状况,认真向患者解释 A、B 两方案的异同点;耐心做好解释工作;不诋毁甲医院的诊疗水平,实事求是地对两方案的优、缺点进行分析,将选择权交给患者,充分尊重患者的知情同意权。

问题 5

你是肿瘤病区医生,对于晚期肿瘤病人,正确的临终关怀应该是怎么样的?

答题要点：

正确的做法是不要不作为,而是要和病人以及病人家属充分交流,提供一切可能的帮助和治疗护理方法减轻病人的痛苦。

问题 6

一患者因牙痛至口腔科补牙,但听到机器鸣叫声又极度害怕疼痛,拒绝治疗,作为主治医生,你应当如何与其交流?

答题要点：

暂停治疗,与患者进行交流,向患者解释机器工作原理及操作程序,舒缓患者的紧张情绪;从专业角度向患者讲解牙有洞不及时修补以后的种种不良后果,耐心说服患者接受治疗。

问题 7

患者女性,54 岁,家庭主妇,身体健康。因右上颌磨牙龋坏要求拔除。初诊医生检查后发现右上颌第一磨牙龋齿,牙冠大部分龋失,仅存残冠少许,部分已龋坏至龈下,波及髓室底。符合拔除适应证,考虑给予拔除患牙。询问无药物过敏史及高血压史,给予 2% 利多卡因上颌结节阻滞麻醉,注射后患者右面部突然肿胀,拔牙手术无法继续。患者意见很大,精神紧张,认为是医生技术不过关造成,请给予沟通使病人配合治疗。

答题要点：

主动道歉,态度和蔼。解释肿胀成因是上颌结节阻滞麻醉过程损伤翼静脉丛致血肿形成。缓解病人紧张情绪,告知局部给予冷敷,48 小时后热敷促进血肿吸收的处理,局部血肿可于 1 周左右吸收。解释面部可能出现青紫等情况为正常反应,给予抗生素预防感染。争取得到患者的理解和原谅。

问题 8

妇科门诊病人,50岁,在丈夫陪同下要求取节育环。医生在例行取环术前常规检查时,发现其外阴有数枚似人乳头状病毒感染的赘生物,并经实验室相关检测得到证实。请与其沟通,使其对自己所患疾病有所了解,使其积极配合治疗。

答题要点:

医生调整心态,尊重和平等对待病人。注意保护其隐私(避开其丈夫),耐心倾听和解答。进行必要的卫生宣教,尤其是性病的防治知识。

问题 9

男性患者,外地口音,81岁,1周前因牙痛到口腔科就诊。此次一来就怒气冲冲地指责上一位医生没本事应该下岗等。接诊医生看其前次病历上诊断为"牙龈炎",处理为"消炎药自备"。请与其沟通,在了解诊治过程的基础上化解矛盾,使病人配合治疗。

答题要点:

面对老年病人、外地口音,同时医学常识贫乏所造成的交流沟通上的困难,要耐心亲切,语言通俗易懂。要了解上次就诊后有没有服药,服的什么药。解释本病特点,努力化解老人的不满情绪。医嘱要明了,让老人懂得如何配合治疗。不可在病人面前指责上一位医生的不足(消炎药应该具体记载药名和用法)。

问题 10

一位晚期肠癌肝转移老年患者,其家属在陪护中常流露出抱怨、无奈,对经济承受能力担忧,经常在病人在场时向医生和护士追问费用等情况,导致患者多次向医护人员表示要求安乐死的想法。你如何与患者和家属沟通?

答题要点:

首先与家属沟通,对其所承担的义务和辛苦表示同情和理解,告知疾病的一般转归和费用估计,明确告知会根据患者家庭的实际情况来确定治疗方案,尽力提高患者生活质量,减轻痛苦。诚恳要求家属配合医疗,多给予患者信心和安慰。再与患者本人交流,给予治疗和生活的信心等,并注意保护性医疗措施,以防意外事件发生。

问题 11

在诊治中与其他医务人员有不同观点时,能否当着病人及其家属的面探讨、争论?为什么?

答题要点:

不能。

其一,面对医学专业上的深奥理论或进展,病人及家属没有能力判断对错,相反会引起他们对整个医疗诊治过程的不信任,容易产生医患纠纷;

其二,医务人员应具备良好的职业素养和医德修养,谦虚谨慎、互相尊重、互相学习。

问题 12

恶性肿瘤病人的预期生存时间短,而病人和家属对治疗的期望值过大,容易造成纠纷。请你谈谈如何通过有效沟通避免纠纷?

答题要点:

如实告知病情及预后;根据不同病人情况制定治疗方法;提供充分的相关信息;严格执行医疗常规和规范,履行知情同意义务。

第三节　医患沟通案例评析

案例 1

一天,某晚期肺癌的老年女性患者,拖着衰弱的身体被儿女搀扶着送进了某医院胸外病房。当时,家属们表情上满是疑虑。

当患者进入病区,所有在场的医务人员连忙放下手中的工作,很快将轮椅推来,备好了床铺。主管医师和护士将患者推进病室,抱到床上,然后对老人说:"我们在您的床单下铺了水垫,这样睡着舒适、柔软,不会生褥疮,我们还为您准备了开水、洗脸盆、便盆,我们随时会来帮助您。"随即,医护人员询问病史并做出初步诊断,很快给予治疗和护理:吸氧、输液、测量生命体征、上监护仪,给患者安排饮食等。家属看到这些,激动地对医护人员说:"你们的服务让我们有了到家的感觉,既耐心又细致,真好。老人住在这里,我们放心了。"

此后的每一天,医护人员都要到老人的病床边,微笑着鼓励她增强战胜疾病的信心,询问她的睡眠、饮食和不适,帮她按摩手脚,教她咳嗽排痰,和她聊家常,老人也整天笑容满面,看不出是一个生命垂危的晚期肺癌患者。尽管病魔最终还是夺走了这位老人的生命,但她生前出于对医务人员高尚医德和热情周到服务的感受,留给医护人员的一席话却耐人寻味:"如果这次我真的走了,那也是带着你们的关心、你们的爱走的,我一点恐惧都没有;如果来生还住院,我还来你们胸外科。"

案例评析:

本案例说明了每个医院都在经常强调而又没有完全解决好的一个问题,即把患者当亲人。患者来到医院,总顾虑着医务人员会怎样对待自己,不管病轻病重,患者和家属都希望医务人员把自己当家里人一样对待。本案例中,患者的家属把她送进病房时,心里充满疑虑也多是由于这个原因,况且这位患者已是肺癌晚期,来住院也只是儿女们尽最后的孝道,儿女们希望当老人离开人世时,能走得轻松,走得没有多少痛苦。正是由于该医院医务人员高尚的医德和热情周到的服务,才有患者生前留下的那些值得永久回味的话语。有高尚的医德,才会有高效、愉快的医患沟通。

案例 2

医生甲:"老张,你的账上没钱了啊,你还吃不吃药了? 不是早和你说让你交费吗,到底你什么时候去交啊？"

老张烦躁地回答："又要交钱,前几天刚交了啊！这才几天就没钱了？"

医生乙："张大叔好,看您的情况今天得用点消炎药,但是您的住院费不多了,您方便时去交一下,欠费会影响到您的正常治疗哦"

老张配合地说："好吧,我马上去交。"

案例评析:

催款在临床工作中是一件令人头疼的事情,患者对于这类问题比较敏感。如果医生话说得不恰当,不但会引起病人反感,而且常常会遭到冷言冷语。比如医生甲的话,容易让患者产生反感。虽然催款令人感到不愉快,但如果在语气、语调、语言内容上多下点功夫,效果就会好一些。医生乙能够为患者考虑,说话也比较客气,所以患者能理解并予以配合。

案例 3

阮女士是某机关的工作人员,52 岁,因患胆囊炎收治入院。入院后给予保守治疗,每天需静脉滴注相关药物,已治疗 2 天。阮女士细心、敏感,只要见到医护人员就喋喋不休地询问自己的病情,并述说自己身体的细微变化。这天是护士小王休息后的第一个日班,正巧阮女士的责任护士今天休息,小王说："阮阿姨,您好！您的责任护士今天休息,我来给您输液。"阮女士看了小王一眼,说"你给我输液,你行吗？我很怕痛,我的静脉又很细。你有把握吗？"边说边把被子掖紧。

面对这样不信任自己的患者,护士小王该如何说？如何做呢？

案例中的患者阮女士的确很敏感,看到自己不熟悉的护士小王来给自己输液,便产生不信任的情绪。把被子掖紧的动作,表达了患者内心的要求:希望换一位自己熟悉的而且技术好的护士来给自己输液。此时,阮女士很想了解小王的技术情况。但一般来说,只要护士能诚恳而自信地与患者沟通,患者是能配合的。

在这种情况下,一味迁就患者并不是最好的办法。护士小王应该非常冷静而自信地与患者沟通,说明自己的技术是完全可以胜任的,以取得患者的信任。同时,在给阮女士输液时,也用实际行动证明自己的技术是过硬的。这样,便为今后护患关系的发展打下良好基础。

沟通过程如下:

小王："阮阿姨,您虽然对我不太熟悉,但您不用担心,静脉输液是护士最基本的一项操作技术,我们天天都在做,都已经很熟悉了。我一定非常小心,不会让您很痛的。来,让我看看您的静脉血管。"

阮女士伸出了胳膊。

小王："您的血管的确有点细。但并不算很难扎的,比您更细的血管,我一般也能做到一针见血。"

阮女士："真的吗？"虽然还有点犹豫,但已被护士的自信所感染。

小王："您放心,不会有问题的。"

阮女士："好吧！"

小王自信而熟练地完成操作,并说:"好了,谢谢您的支持和配合。"

案例评析:

在以上沟通过程中,护士小王首先很好地展现了自信,同时也能够体会和理解患者的心理状态。所以她先不谈输液,而是先观察患者手臂上的血管,并给患者以确认性反应(肯定患者的血管的确有点细)以体现尊重,拉近了与患者的距离。然后再明确表示自己的技术完全可以胜任,从而消除了患者的顾虑。在取得患者信任的基础上,顺利地完成了输液任务。

案例 4

小李,男,18岁,高三学生。在一场足球比赛中不幸摔伤,造成小腿骨折。他知道学校里学习非常紧张,同学们都在加紧备战高中会考和升学考试,自己却躺在病床上,每天思考着自己跟不上学习进度、成绩下降的问题。现在他正眼泪汪汪地背转身躺着,看上去非常疲惫不安。

医生:"小李,早上好! 唔,你怎么了?"

小李慌张地擦眼泪,转过头。

医生:"你心里很难过吗?"

小李:"我该怎么办呢? 同学们都在紧张地复习功课,可我所有的学习计划都被打乱了,我想我这次高考没什么希望了。"

面对患者小李的实际情况,医务人员应如何与他沟通才能缓解他的心理压力呢?

首先评估患者话语的"表面意思""情感流露""潜在愿望"。表面意思:小李为自己原有的学习计划无法实施而担忧、着急,并认为自己摔伤将导致升学的希望破灭。情感流露:将自己受伤住院与同学们都抓紧复习功课相对照,更加重了他的悲痛和沮丧,甚至因焦虑失望而流泪。但患者又因此而感到难为情,怕被人讥笑,所以背转身,并慌张地擦眼泪。潜在愿望:希望得到同情。从患者开头的发问"我该怎么办呢"可见,患者仍希望得到帮助而使自己摆脱困境,顺利完成升学考试。并不是完全绝望。

其次是沟通设计:

(1)应移情地体验患者的处境和情感,充分理解患者的担忧是合乎情理的,患者因此而发生沮丧流泪的反应也是十分自然的。

(2)停下手中正在做的事情,专注地面对患者,表达你的同情和理解。

(3)此时对患者最大的帮助是使他看到摆脱困境的希望。因为复习功课的方法和途径是多种多样的,到教室听课并不是唯一的办法。

具体沟通方法:

医生:"小李,你在这么关键的时候摔伤住院,真是不幸! 我很理解你的心情和感受,不过,你并不是没有希望的。你的老师和同学送你来住院时,对你都很关心,你的老师也问到了你的功课,我想他们绝不会丢下你不管的。你看,你的同学不是把你的书和笔记都送来了吗? 你的腿虽然伤了,但你的脑子是健全的,仍旧可以复习功课。有什么难懂的地方,等你同学和老师来的时候可以问他们,他们一定会帮你的。"

案例评析:

这个具体沟通的方法是针对问题的沟通。首先表达同情和理解,然后努力激发患者的希望,使他意识到摆脱困境并非不可能。沟通自始至终显示了医生对患者的尊重,从而能与患者保持良好的关系,有效地缓解了患者的沮丧情绪。

案例 5

男性高血压患者,农民,68 岁。由于自己血压不稳定,失眠,准备到医院开点药,顺便了解一下自己的病情。可是到了医院后发现原来给自己看病的医生不在,就顺便到了另外的诊室,要求医生帮忙开点药,然后把病历放在医生面前,说:"大夫,我晚上睡不好觉。"医生不问事由拿过病历本,头也没抬,边写病历边回答"睡不着觉,给你开点安眠药吧"。说着就把病历和处方递给患者,说:"下一个。"患者感觉到医生的服务态度太差,很没有责任心,便怒气冲冲地说:"你什么态度,连病人一眼不看就开药?不怕开错药吗?"这时候医生感觉到不对,警觉地抬头准备给患者解释。可是患者已经拿着病历本气呼呼地走了。

案例评析:

1. 本案例中医患之间出现的问题,主要是医生没有了解患者的心理需要,认知患者心理反应,患者在诊室的一段时间里,医生头都没有抬,也没有一般医生的问诊和检查,对患者缺乏最基本的热情和尊重,医患之间最基本的沟通也没有,引起患者对医生的不满情绪。

2. 医生只注重了病情,却忽视了患者的需要。患者起初就是想了解自己的病情,吃的药物是否合适,失眠与血压有没有关系等。可到医院后医生的态度使患者觉得没有得到最起码的尊重,因而患者出现愤怒的情绪反应。

3. 正确的做法应该是患者来到诊室,大夫应该热情待人,详细询问病情并进行必要的体检,与患者进行有效的沟通,解释症状出现的原因和下一步的治疗方案等。

案例 6

患者女性,55 岁,小学老师,汉族,经济情况一般。因发热、咳嗽、咳痰 3 天来呼吸科门诊。当时是上午 10 时左右,患者持 5 号挂号单要求呼吸科医师为其诊治,当班医师未执行医院按序号就诊的规定,使患者等待约半个小时。接诊过程中医师询问简单,未进行血液细胞成分的常规检查(简称血常规检查)、胸透等检查,开具"左氧氟沙星"静脉输液 3 天。第二天患者双上、下肢出现少量皮疹,病人询问另一名呼吸科医师,医师未正面回答,要病人下次询问接诊医师。次日上午患者全身皮疹、瘙痒难忍、结膜充血,前往皮肤科门诊就诊,诊断为"药物性皮疹",给予"停用左氧氟沙星,使用激素、外用药物"等处理,3 天后皮疹消退,患者对门诊管理及呼吸科医师服务质量及药品质量提出怀疑并投诉。

案例评析:

1. 医生不足之处

(1)当班接诊医师未执行医院按序号就诊的规定,使患者等待约半小时,未向病人解释原因或向病人表示歉意,使患者产生心理上的不快。

(2)医师接诊过程中未详细询问患者病史,且未进行相关检查就为患者开具药物,使患者产生不信任感,同时也不利于对疾病的正确诊断和治疗。

(3)当患者出现少量皮疹症状向另一名呼吸科医师咨询时,该医师未予以关心,而是推脱给前次接诊医师,患者感到缺乏责任心。

(4)当患者全身皮疹、瘙痒难忍、结膜充血,至皮肤科门诊就诊时,医师诊断为"药物性皮疹",给予相应处理,却未向患者解释皮疹的原因("左氧氟沙星"的常见副作用),使患者对药品质量提出怀疑。

2. 沟通要点

(1)分诊护士应及时分诊,向接诊医师说明还有一名序号在前的患者,并向后面的患者做好解释工作,阐明医院按序号接诊的规定,争取理解和支持。若确实有特殊情况,应向5号患者说明情况,请其谅解,而不应使其无端等待半小时。

(2)接诊医师应详细询问病史,耐心倾听,适时引导,认真查体,全面掌握患者的病情,并合理运用相应现代检查手段,以助于正确诊断。同时向患者讲明病情状况、诊疗方案,让患者安心,消除患者恐惧感,同时也避免产生医疗纠纷。

(3)医师对患者要有责任心,对每一位患者都要认真接待,即使是非初诊医师,也应认真回答患者的咨询和疑问,给予患者适时的帮助。

案例 7

一位刚怀孕(第一胎)不久的妇女,因子宫颈口病变就诊,结果被诊断为宫颈癌,并被要求手术切除,这样胎儿就保不住了。小两口痛苦万分。丈夫问医生:"能否不手术?"妻子问:"等生完孩子再手术可以吗?"听到这对夫妇的问话,林巧稚大夫苦苦思索,寻求更好的治疗办法。她通过查阅资料,并与病理科反复核对,以及仔细检查患者,终于做出了暂不手术的决定。她对患者说:"你放心,我一个星期给你检查一次。"因为她认为该孕妇诊断为癌症的科学依据并不充分,由于试剂和仪器设备的限制,现有的细胞分裂只能说明有发展成为癌的可能性,但不能就此断定为癌症。患者临床症状可能是一种妊娠反应。

有人劝林巧稚:"何必为一个普通患者冒这么大的风险?"林巧稚说:"孕妇子宫一旦切除,她将永远不能受孕,我的责任就是要对患者负责。只能治好病,而不能给患者带来不幸。"后经数月的观察和采取必要的防治措施,婴儿平安降生,产妇宫颈口病变也消失了,林巧稚深有感触地对同事们说:"有时开了刀,治好了她的病,但她并不快乐,因为她得到了生命,却失去了幸福。医生不仅要治病,还要关心患者的幸福。"为了铭记林大夫的恩情,这对夫妇给孩子起名叫"念林"。

案例评析:

林巧稚大夫"病人第一"的精神,是所有医务人员学习的榜样。她在切除患者的子宫与保全胎儿两难抉择面前,通过查阅资料,仔细研究病例,充分尊重患者的生命质量,其精湛的医术和高尚的医德,促使她甘冒"风险",最终使患者既保全了胎儿又避免了手术。成为医疗史上的佳话,受到后人的敬仰。

案例 8

李某,男性,43 岁,驾驶员,汉族,爱人下岗,有一女儿上中学,家庭经济状况较差,病人平时工作强度大,生活没有规律,不酗酒。

病人因呕血、黑便 1 天来医院就诊,急诊诊断为肝硬化、门静脉高压症。病人既往并无肝炎及肝硬化病史。10 年前发现有肺结核,在基层医院予以异烟肼、利福平等药物治疗。由于工作没有规律、经济困难等问题未能按医嘱服药,经常停药,不能定期前往医院检查。症状加重时就到药店自行买药服用,间断服药长达 6 年之久。加之病人家庭经济较困难,生活压力较大,长期抑郁,故而其肺结核一直迁延不愈。病人本次因连续长途行车,甚是劳累,深夜回家后,感腹胀、恶心,旋即出现呕血、黑便,病人及家人非常紧张。首诊医生据病人的病史及临床表现考虑为药物性肝硬化并发门静脉高压症消化道大出血,并责怪病人随便服药,指责基层医院医生没有向病人交代好抗结核药的副作用,同时让病人做 B 超及 X 线检查,以排除肺部疾病所致出血。在行 B 超过程中,病人再次出现呕血,病情加重,故而病人及其家属在这一过程中颇多微词,表现出态度不好和不甚配合。经急诊上级医师积极组织抢救并请外科急诊手术,病人情况得以好转。

案例评析:

1. 医方存在的不足

(1)医患沟通不够:首诊医师没有充分与病人及其家属沟通,没有向患方详细说明肺结核的治疗要点,以及抗结核用药的知识。急诊医生处理病人也有不当之处,认为急诊病人病势危急,医护人员的任务就是以最佳的技术和最快的速度抢救病人,无须实施医患沟通。其实,急诊病人更需要进行沟通,因为急诊病人不是面临生命威胁,就是遭受躯体伤残,心理正处于高度应激状态。此时,良好的医患沟通犹如雪中送炭,会缓和病人的紧张情绪,有助于转危为安。反之,急诊病人心理上高度紧张,再加上抢救时医方种种不良的刺激,如没有良好的交流,病人得不到安慰,不知所措,极度紧张会加重病情,甚至造成更严重的后果。再者,与病人家属沟通可以使家属充分理解医护人员所进行的治疗,并使之很好地配合。此例急诊医生没有向病人及其家属交代病人在检查过程中可能出现的危险,造成其在检查过程中再次出血,危及病人的生命,致使病人及其家属对急诊医生不满意。

(2)急诊医生的处理欠妥:既已根据病史诊断为肝硬化、门静脉高压并发消化道大出血,首先应积极予以救治,待病情平稳后再做进一步检查。如实属必要的检查也要先向病人及其家属交代清楚,并有书面记录,同时要有医护人员陪同。此例不做治疗,没有详细介绍,未派人陪同的做法显然不妥当。

(3)评价其他医疗单位欠妥:不应该随意评价其他医疗单位的治疗:急诊医生可以询问病人在其他医疗单位的诊疗经过,作为本次诊断的重要参考依据。该例的既往治疗中存在明显不足,但应具体分析其原因,而不应该在首诊初次接触病人时随意批评其他人的治疗。这样很容易让病人感到不知所措,进而对医生产生反感和不信任,甚至引发后期的医疗纠纷。

2. 沟通过程与成效　病人在检查过程中出现病危,检查医生立即与外科医生联系,采取有效果断的措施,及时成功地施行了手术,从而挽救了病人的生命,缓解了医患紧张关系。病人手术后,主治医生积极与病人家属沟通,交代病情,病人病情稳定后,又详细向病人及其家属讲解肝硬化和肺结核的基本医疗常识,并指导其今后衣食住行方面的注意事项,让病人对自身的病情有了充分的了解。住院期间医护人员的规范治疗和热情服务,最终赢得了病人的信任和谅解。

案例 9

患者:"大夫,我这糖尿病肾病,已经 5 年了也不见好转,我父亲就是糖尿病肾病,最后尿毒症而死的,哎,活一天就算一天吧。"

患者家属:"大夫,我先生不听您的医嘱,想吃什么就吃什么,不控制饮食,还经常通宵打麻将,血糖很高,治疗效果也不好,这可怎么办呢?"

医生甲:"不听医嘱我也没办法,后果自负吧。"

医生乙:"您血糖水平居高不下,跟您饮食控制不好、休息不好有直接关系,如果您能调整一下情绪、控制好饮食、注意休息,血糖会降一些的。有个患者跟您有同样的情况,现在血糖已经控制得很好了,虽然您已经有了肾脏的损害,但现在科学技术发展很快,只要积极配合治疗是可以延长生命,保证生活质量的。您家人对您很关心,我们应该一起努力,共同战胜病魔。"

案例评析:

医生甲对患者不依从医嘱,态度生硬,缺乏同情心,无法取得患者的信任。而医生乙鼓励、安慰病人,理解病人并耐心细致解释病情,工作认真,态度和蔼,通过沟通,增加了患者对医嘱的依从性。

案例 10

病人男性,58 岁,因左侧上、下肢活动欠佳 10 小时来院。病人长期原发性高血压史,未正规降压治疗。本次发病原因:在外地劳累后出现口角右偏,左手不能持物,左上肢不能上举,左下肢不能行走,说话吐字不清,当地诊断"脑梗死",晚上 8 时由 120 救护车送省城医院进一步诊治。急诊室查体,痛苦面容,颈软,左侧鼻唇沟浅,伸舌稍左偏,左侧上、下肢肌力 4 级。在进行头颅 CT 检查途中急诊电梯发生故障,将病人腰部挤压在电梯中,病人大声呼喊,疼痛难忍,面部青紫,经院总值班全面协调,电梯检修人员、110 民警赶赴现场紧急处置,30 分钟后电梯故障排除,病人家属情绪激动,殴打医院总值班人员。当班急诊医务人员不计个人得失,在总值班的指导下全力救治病人,除迅速进行头颅 CT 检查外,对可能电梯夹伤的胸部、腹部分别进行胸部 X 线检查及 B 超,排除胸膜部损伤。对病人采取多科会诊,进行降压、保护脑组织、镇静、心电监测等多项救治措施。次日晨病人病情稳定,醒来说话正常,鼻唇沟对称,伸舌居中,四肢运动灵活有力,家属向总值班及当班医务人员表示道歉及感谢。

案例评析:

1. **沟通过程与成效** 当电梯出故障后,院总值班及时赶到,与家属进行沟通,对出现该意外情况表示歉意,同时全面协调,联系电梯检修人员、110民警赴现场紧急处置,最终排除了故障。由于时间拖延了30分钟,病人疼痛难忍、面部青紫,家属情绪激动殴打了总值班。总值班对此毫不在意,以患者病情为重,指挥急诊医务人员全力救治病人,既排除了电梯故障可能给患者带来的伤害,又请多科会诊,稳定了患者的脑梗死病情。最终家属对医院的救治工作及对意外事故的处理情况表示肯定,并对之前的过激行为感到内疚,表示歉意。本案例告诉我们积极主动的行动就是最有效的沟通。

2. 沟通要点与分析

(1)及时沟通,坦诚面对问题:急救过程本来就紧张,却出现了"电梯故障,患者被挤压在电梯门中"的现象,家属情绪激动殴打总值班确属过激行为,但作为总值班就应该有冷静的头脑,全面分析当时的情况,理解家属的不理智行为,果断判断当时的首要任务就是及时排除故障,抓紧时间抢救病人,并做好各方面的指挥协调工作。

(2)不计个人得失,以患者病情为重:医务人员的首要任务就是救死扶伤,虽然因电梯故障引发家属对医务人员的暴力行为,但全体急诊医务人员应不计个人得失,以患者病情为重,积极施行抢救工作,同时对因电梯故障可能造成的对患者身体的损害进行检查,及时给予对症治疗。

(3)指挥得当,积极抢救,通力合作:这是一起既涉及急诊重症患者救治,又涉及医院设备管理的复杂事件。此次急救过程能够顺利完成,是一个团队内部协作配合的结果,这离不开总值班的指挥得当,离不开全体急诊医务人员的全力抢救,同样离不开各科的通力合作,及时采取有效的诊治措施,从而使患者脱离危险,也得到了患者家属的理解与感激。

案例 11

患者家属:"我父亲的病理检查报告出来了,是肺癌,还能活多久?"

医生甲:"90%的患者能活两年左右。"

医生乙:"只要按时吃药,积极配合治疗,保持心情愉快,患者的病情还是可以控制的,即使两年后也有10%的患者还活着,不要失去信心。"

案例评析:

医生甲的对话过于直接,给患者判了"死缓",患者家属一时难以接受。而医生乙讲究对话技巧,回答委婉,在治疗上留有余地,让家属有个思想准备,并且帮助患者想办法,让家属感到很亲切,能够增强信心,也让家属的情绪逐渐平静下来。

案例 12

张某,男性,69岁,因胸闷、气短1年,加重2个月入院。患者1年前活动后感觉胸闷、胸部压迫感、气短,休息后减轻。2个月前因上述症状加重,双足背轻度水肿首次入院。超声心动图示左室扩大,室壁运动普遍减弱,左室射血分数30%。冠状动脉造影显示三处血管病变,行左前降支、左回旋支经皮冠状动脉腔内血管成形术(percutaneous transluminal coronary angioplasty,PTCA)及支架植入术。经其他相关治疗1月余,症状减轻出院。回家即感觉胸闷、气短加重,2周内无减轻,故再度入院。体检、心电图、超声心动图检查与出院时比较,无明显变化。

案例评析:

1. 沟通过程与成效　在第二次入院时,注意到患者刚出院,心脏病症状实际并无加重,而情绪反应突出,进一步问诊获得更多支持抑郁诊断的依据。医方将这些事实告诉患者,对其疾病的诊断、严重程度、治疗方法、预后等做了恰当的解释,让患者既意识到所患疾病不轻,又感到有药可治,坚持治疗可不断提高生活质量。强调患者在治疗中不是被动的,教会患者如何发现病情加重的线索、出院后如何根据病情变化调整药物、如何参加必要的体力活动、何时到医院复诊,通过这些分析和沟通,患者思想开始转变,愿意配合治疗。在服用盐酸氟西汀两周后,上述症状逐渐消失,精神面貌明显改观。

2. 沟通要点与分析

(1)对心脏状况的准确把握:患者心脏受损虽严重,但不足以解释所有临床表现。介入治疗后无冠脉闭塞的依据。左室射血分数虽低,但与纽约心脏病协会(NYHA)心功能分级并不一致。只有充分掌握这些信息,才能说服患者,取得患者信任。

(2)了解常见的心理生理异常:了解心血管疾病患者经常合并的心理、生理异常(尤其是焦虑、抑郁),并能正确识别,这是内科(也包括其他科)医师日常工作的需要,对诊断、鉴别诊断和有效的治疗均有重要意义,也可减少不必要的医疗纠纷。

(3)采用合适的沟通技巧:首先是对患者的理解和同情,相信患者叙述的主观感觉,表示愿意替患者排忧解难。其次是耐心、详细询问患者上次就诊、治疗的过程以及出院后的情况,全面细致地查体,针对患者的疑虑做出令人信服的解释,适当举例说明,使患者相信病情没有想象的那么差,并有可能在短时间内得到缓解。

案例 13

中央电视台"感动中国"颁奖晚会上,讲述了这样一位医生的故事。来自唐山农村的王文亚,从小不明原因呕血,13 岁时在当地医院做了脾切除治疗,但并未痊愈。18 岁时王文亚又开始呕血,最多 1 次呕血 1 000ml 多,家里虽一贫如洗,但王文亚父母并不甘心,来到北京军区总医院(现为陆军总医院),找到外科专家华益慰,当时王文亚的血红蛋白降到 3g/dl,不具备手术条件,华医生了解情况后对孩子父母说:"在医院住一段时间,血红蛋白上来了,就给孩子做手术,我会尽最大努力使手术成功,也会尽量为你们节省费用。"华益慰经反复诊断,确诊患者为"食管先天性静脉曲张"。华益慰医生为患者做了手术,非常成功,出院结算时,孩子父母感到非常惊讶,全部费用不足 3 000 元,原来华医生为了给患者省钱,放弃使用简单方便而价格昂贵的仪器,选择了弯腰伏在手术台上一针一线地手工缝合,这一站就是 9 个小时。然而,当时华益慰已经患有腰部骨折,弯腰这个动作对于华益慰来说是一件很艰难的事。

案例评析:

在本案例中华益慰医生,凭借自己多年的工作经验和高尚的医德,在保证手术能顺利完成的前提下,选择了最经济的手术方式,同样达到了为患者彻底治愈疾病的目的。他以自己的实际行动,践行着"病人第一"和"最优化原则"。被患者誉为"值得托付生命的人"。

案例 14

患者聂某,男性,52 岁,因反复发热、咳嗽、咳痰 3 年,症状加重伴发热 1 周入院。无吸烟史。患者 3 年前因受凉后出现发热、咳嗽、咳黄脓痰而首次入住本院呼吸科,入院检查:白细胞总数及中性粒细胞数增高,胸部 X 线片提示左下肺炎,经敏感抗生素治疗两周后炎症吸收,临床症状好转而出院。出院时仍有轻度咳嗽、咳痰。此后的 3 年内患者一直咳嗽、咳痰,有时痰中带血,症状时轻时重,每因发热需要入院治疗。每次住院摄片均显示不同部位的肺部炎症,经抗感染治疗数周肺部炎症吸收,症状缓解而出院。本次又因咳嗽、咳痰加重伴痰中带血 1 周而再次入院。入院后胸部 X 线检查及 CT 检查提示两肺下叶纹理增多,右下有片状炎症性阴影。纤维支气管镜检查提示弥漫性支气管性炎症,痰涂片抗酸杆菌 3 次均阴性,诊为肺炎。经抗菌、消炎、止咳、化痰治疗症状部分缓解,肺部感染灶也明显吸收。病情虽有好转,但是患者对自己反复肺部感染、反复住院十分不理解,意见很大,认为自己的病越来越重,住院时间越来越长,治疗效果越来越不好与医生的治疗方案不当、抗生素停用过早、医生没有经验有关。要求医生和呼吸科给个说法。

案例评析:

1. 沟通过程与成效　病人提出问题后,病区十分重视,立即组织全科医生进行会诊,讨论的主要问题是患者中年男性,无特殊嗜好,为何易反复肺部感染。追溯病史发现患者近 3 年来常感口干,眼干,唾液及泪液分泌减少。经过充分讨论,考虑到患者的反复肺部感染极有可能是全身性疾病的肺部表现。查文献发现,反复肺部感染是原发性干燥综合征的重要临床表现之一。遂给予血清抗 SSA 抗体和抗 SSB 抗体检查,结果均为阳性。泪液分泌试验结果异常,下唇黏膜活体组织检查显示 3 个灶性淋巴细胞浸润。结合病史修正诊断为"原发性干燥综合征",按该病治疗投以激素,1 周后症状缓解,1 个月后咳嗽、咳痰症状基本消失。随访患者再无肺部感染出现。随着病情的好转,病人情绪也明显好转,并主动为自己的不理智言行道歉,医师们也进行了适当的自我批评,双方沟通很好。

2. 沟通要点与分析

(1)必须针对患方的意见进行沟通:该例纠纷的引发主要是诊断有误,治疗效果不好。医方积极主动组织会诊,在诊断上下了功夫,最终明确了诊断,针对性治疗取得了很好的疗效,解决了病人的问题,因此纠纷也就迎刃而解了。相反,若诊断不准确、治疗不对症,无论医方如何做工作,也无论怎样解释,都不能解决问题。

(2)预防医疗纠纷的最好办法是对每一位患者负责:分析该案例的诊疗过程,医方存在着几点不足:其一,病史询问不详细,疏漏了干燥综合征的相关病史;其二,医生的责任心不够,患者多次入院治疗,虽然每次的经治医生不同,但是医生应该将病人的屡次入院联系起来看,调阅病人的既往病历,就会发现其中的问题,提出会诊、讨论,从而尽早安排进一步的检查;其三,医生的临床经验不足,该病例在长达 3 年的治疗中,历任主治医生均没有很好地研究病情,只是简单作为肺部感染来处理。作为呼吸科专科医生,当病情不符合一般规律时,应该想到其他问题,至少问题的提出应该是医生而不是病人。作为专科医生必须有过硬的专业基础,方能为病人解决问题,最大限度地减少医患纠纷。

案例 15

患者:"大夫,我只是有点不舒服,在门诊打几天针就好了,不住院可以吗? 你们是不是有收住院任务啊? "

医生甲:"你是医生还是我是医生,我为什么要骗你,其实病床床位很紧张,你不信可以到别的医院去看看。"

医生乙:"你的心电图检查提示冠心病的可能性很大,需要住院进一步检查,明确诊断,这个病有危险,还是慎重点好。"

案例评析:

患者在自觉症状不明显时,往往意识不到疾病潜在的危险性,可能会怀疑医生收其住院是利益驱动。医生甲没有解答患者的疑问,带有赌气的情绪;而医生乙的回答用患者的检查结果来说明病情,有理有据,便于患者接受。

案例 16

患者老年男性,因"肝内多发性占位性病变 1 周"入院,既往有乙肝病史 20 年,肝硬化病史 2 年,1 周前因肝硬化、腹水在某医院治疗后好转,复查 B 超时发现肝脏 3 处直径 1~2cm 占位性病变而转入某大医院,入院后复查 B 超提示"肝内多发性占位性病变",肿瘤性病变可能性大,CT 平扫＋增强提示"肝多发性实质性占位性病变",多为肿瘤性病变,甲胎蛋白(alpha fetoprotein,AFP)550ng/L。临床诊断为原发性肝癌。因病灶散发于肝右叶及左叶,外科医师认为无手术指征,应经皮肝动脉栓塞化疗术(TACE),经家属签字同意后行 TACE。TACE 后患者出现一过性呕吐、嗜睡及中等程度发热。TACE 前家属签字要求不告知患者真实病情,患者对 TACE 后的不良反应和住院费用表示不满。

案例评析:

1. 沟通过程与成效 针对患者情况,经与科室主任讨论后认为,即使出于保护性医疗的原则,在患者完全不知情的情况下行有创伤性动脉血管造影和介入治疗,也可能使患者难以接受,甚至出现难以预料的意外情况。因此,主治医生反复与患者家属沟通,最后达成共识,即告知患者肝脏内有结节,不知道良、恶性,而血管造影是目前除手术外最佳的诊断方法,如造影发现结节为恶性或有恶性倾向,则行 TACE。按此与患者反复沟通数次,患者同意进行血管造影及必要时的 TACE。TACE 后出现不良反应时,医生认真地与患者沟通,说明原因,并告知患者结节最大为直径 2cm,目前血管造影尚不完全肯定为恶性。鉴于患者长期乙肝病史,故先行 TACE 治疗,1 个月后复查血管造影以明确诊断。患者同意 1 个月后复查。

2. 沟通要点与分析

(1)治疗方案要考虑患者心理状态和心理承受力:针对本病例,实行保护性医疗时,应充分重视患者的心理状态和心理承受力,既要避免患者因突然知道病情的真实情况而发生意外,也要避免隐瞒病情后,进行创伤性处理或发生不良反应时,患者同样有可能出现意外。

（2）医患沟通目标应坚定：针对本病例，因患者、家属及医方三方沟通不能到位，家属一度准备放弃对患者进行积极治疗，后由于主治医生的努力，在科室主任的指导和参与下，改善了沟通方式，扩大沟通对象范围，将患者所有的近亲属召集后充分讨论，最后顺利对患者实施了介入治疗，并使患者同意 1 个月后复查。

（3）特殊病例应严格要求沟通形式：本案例中，检查结果不能充分告知患者本人，即不能告知患者罹患原发性肝癌，故患者难以就其所知的病情为自己选择合理的治疗方案。为避免知情同意履行不全，必要时可要求患者签署授权委托书确认其医疗抉择均由配偶决定，从而使仅有其配偶签名的知情同意书具有法律效力。

案例 17

患者："大夫，我今天来看病，没有打算住院，现在输完液感觉好多了，晚上能回家去睡觉吗？"

医生甲："那怎么能行，出了问题谁负责？"

医生乙："根据您的病情最好住院，晚上留在病房有助于观察病情变化，回家后万一有什么不适再往医院赶，会很不方便，另外，回家后也不便于观察和治疗，如果出现危急情况，会延误救治。"

案例评析：

初住院患者要求夜间回家睡觉是经常出现的问题，医生甲的回答有些生硬，给人的感觉是怕承担责任，容易引起患者的反感。医生乙的回答比较委婉，从患者的安全角度出发，告知留院观察和治疗的必要性，便于患者接受。

案例 18

韩某，女性，39 岁。因"颜面及双下肢浮肿 2 周"入院，入院后发现有大量蛋白尿、低蛋白血症，诊断为"肾病综合征"，建议做肾活体组织检查以进一步明确诊断。但病人和家属均顾虑肾活体组织检查的风险，坚决不同意"肾穿"。于是，医生采取了给予足量激素的经典治疗方法。但患者病情 1 周后突然恶化，胃肠炎、腹泻诱发急性肾衰竭，立即给予透析治疗。然而患者之后相继出现血尿及咯血、肺感染，心衰等情况。此时，患者家属表现出极度不理解，围攻、指责医生，认为病人是被"治坏了"，要求医方"给说法"。

案例评析：

1. **沟通过程及成效**　医务人员顶住巨大压力，组织多科室会诊，根据患者病情发展特点，考虑患者为"急进性肾炎"，给予激素冲击加免疫抑制剂治疗，并对可能继发的感染等并发症做了周密的应对策略，给予患者精心的治疗和护理。同时，积极与患者家属进行沟通，耐心向其解释病情及治疗方案，指出并发急性肾衰竭这一问题，医生在入院时已经反复交代过，也动员做肾活体组织检查以明确诊断，可病人与家属拒绝接受，这些都有病案记录。劝说家属以配合抢救病人为第一位，如果仍对治疗有怀疑，可以以法律途径解决，医生保证配合。在医护人员的全力奋战积极抢救下，患者病情渐趋好转，维持激素、免疫抑制剂及血液透析治疗。家属的情绪也随之平稳，并逐渐认识了患者病情的凶险，对以前的过激行为再三道歉。

2. 沟通要点与分析

(1) 医患沟通不能流于形式:该例纠纷患者在入院时医患双方做了沟通,但没有达到沟通的预期目的。医方向患者交代病情的复杂性、并发症及肾穿的必要性时,被患方理解为危言耸听,虽然表面接受并在病历上签字,但心理上并没有接受。医生应该在与患者及其家属的频繁接触中考察沟通的效果,并反复强化,真正获得信任和理解,才能更好地救治病人。

(2) 反思纠纷发生的全过程:该纠纷医方的问题是临床经验不足,没有意识到病情危重,沟通工作也相对滞后。在患者每个临床变化(如出现胃肠炎、咯血)出现的最短时间内,医生就应该预见其可能发生的最严重后果,在积极治疗的同时及时与患方沟通。另外,不应过早放弃肾活体组织检查,如患者在病情恶化前得到明确的病理诊断,即可预知病情的危重,做好防范和沟通工作,使治疗工作变被动为主动。

案例 19

患者:"大夫,我住院时刚交的钱,怎么还没几天就用完了?"

医生甲:"不是有一日清单吗?你每天自己签了字的,不会搞错。"

医生乙:"一般刚住院期间为明确诊断,要进行相对全面的检查,可能检查费用会高些,但这种情况大多不会持续发生。"

案例评析:

患者对医疗费用的质疑是常见而敏感的问题,医生甲的回答有些简单,容易引起矛盾。而医生乙的回答耐心细致,合乎情理,容易使患者理解和接受。

案例 20

王某,女性,31 岁,因"闭经 8 年,发热,恶心呕吐、极度乏力 3 天"入院。患者 8 年前分娩时难产,出现大出血休克,经抢救后恢复。但产后无乳、闭经,渐渐出现乏力、食欲不振、怕冷等症状,因经济原因一直未就诊。3 天前受凉后出现咳嗽、发热,伴恶心、呕吐,不能进食,极度乏力。在当地医院经抗感染等治疗后症状无好转,渐出现神志淡漠,由当地医院转至某大医院急诊,以席汉综合征(腺垂体功能减退症)收入院。入院后经相关检查确诊为席汉综合征、左下叶肺炎、电解质紊乱。予以静脉补液、抗生素控制肺部感染、氢化可的松治疗以缓解席汉综合征危象。在用药后第二天患者渐出现兴奋多语,后胡言乱语、躁狂。在使用镇静剂后患者又出现连续 3 天的昏睡甚至木僵。患者丈夫对治疗中出现的问题非常不满,认为住院花了很多钱,而病情反而越来越重,拒绝进一步的检查和治疗。

案例评析:

1. 沟通过程与成效　针对患者家属的问题,病房治疗小组对该患者的整个治疗过程进行了分析和讨论。根据其临床表现及实验室检查结果,诊断是正确的。在治疗中出现的神志改变可能与患者病程长,机体长期处于低皮质醇血症状态,对氢化可的松特别敏感有关。而患者入院时因考虑腺垂体危象前期,使用的氢化可的松剂量又较大。医方在治疗过程中对于患者用药后出现的不良反应未予重视,未及时调整激素剂量,也未与家属充分沟通,致使家属不理解而发生医患矛盾。经反复耐心向患者家属解释患者的病情及预后,同时调整激素的用量,3天后患者病情趋于平稳,可以进食及回答简单问题。鉴于患者生命体征平稳,将静脉用药调整为口服药后安排患者出院,门诊进一步调整治疗用药。4周后患者门诊随访,精神症状已完全消失,且经过激素的替代治疗后体力恢复,食欲增加,全身情况大为好转。患者丈夫专门到病房向主管医生道歉。

2. 沟通要点与分析　患者对药物反应的个体差异很大。为避免医患纠纷的发生,医方在治疗前应向患者及家属交代为什么要使用该药物以及可能出现的不良反应等。用药后应仔细观察患者的治疗反应,对治疗中出现的问题应分析原因并及时调整治疗方案。该例患者使用激素后出现的神经精神症状虽然与事先无法预知的个体差异有关,但患者出现不良反应后医方未分析原因,未及时调整用药而仅仅采取了对症处理,亦未及时就出现的问题与家属进行沟通,是医患纠纷的导火线。特别是经济压力大的患者及家属,对于任何有可能增加医疗费用的环节都特别敏感,此时如果医患沟通不充分,非常容易产生误解而发生医患矛盾。

案例 21

患者:"大夫,我对您的服务态度和技术水平非常满意,出院后如果有什么不舒服还能找你咨询吗?"

医生甲:"我可能比较忙,你不容易找到我,还是直接到门诊去看吧,其实哪个大夫看都一样。"

医生乙:"当然可以,有问题可以先打我电话预约一下。"

案例评析:

患者出院时大多希望与医生保持联系,以获得心理上的安全感。医生甲的回答显得冷冰冰,患者会感到失望。而医生乙的回答热情洋溢,使患者没有距离感,患者感到很满意。

案例 22

白某,女,68岁,以"右侧肢体活动不利伴言语不清1天"为主诉入院。入院时查体:生命指征平稳,神志清楚,言语不清,双瞳孔等大,对光反应阳性,右侧鼻唇沟浅,伸舌偏右,右侧肢体肌力4级,巴宾斯基征(Babinski sign)阳性,头颅CT未见确切病灶。病人入院后按脑梗死治疗,同时检测血糖并予降糖治疗。入院第二日病人出现躁动、精神症状,肢体瘫痪加重,行头部MRI检查显示左侧大脑中动脉闭塞。及时加用降颅压药物,但病情仍持续加重渐至意识不清,伴消化道出血,病情危重。由于病人入院时自己步行入病房,却很快出现意识障碍进入危重状态,家属不能理解,对治疗及护理提出疑问,并在病房喊叫、谩骂工作人员,造成病房混乱。针对此种情况,病房主任、主治医师及时与家属进行交谈,对病人出现的情况进行解释,使家属逐渐理解、接受,同时采取积极的抢救治疗措施。虽然病人最后因病情危重,呼吸、循环衰竭,抢救无效死亡,但家属目睹医护人员在近3个月的治疗过程中表现出的精心、细心,以及对突发病情的及时处置等,所以在离开时向全体医护人员表示了衷心的感谢。

案例评析：

1. **沟通过程与成效** 当病人家属出现不满情绪并表现有过激行为时,医护人员立即予以安抚,主治医生及时与家属进行沟通,解释病情突然变化的原因,并使他们了解医护人员为病人治疗所做的一切,同时采取积极的抢救措施,使患者家属看到医护人员是在尽最大的努力积极抢救病人,从而产生对医护人员的信任,缓解了紧张的医患关系。

2. **沟通要点与分析** 在医疗过程中不可避免地会出现患者家属对医护人员以及治疗过程的不满,遇到此种情况不应回避,而应及时与患者家属进行沟通,对所出现的问题进行解释,并采取积极的救治措施,使患者家属感到满意,只有不断地沟通,才能逐渐建立起和谐的医患关系。

该病案的沟通给我们以下启示:对于可能出现突然病情变化的疾病要提早向病人家属交代,使他们有充分的心理准备,对家属表现的不满等情绪及时予以解释和沟通,以免使不良情绪过度积压,最终引发医疗纠纷。

案例 23

患者(回答医生电话随访):"大夫我出院后有一段时间了,总感觉还是有些浑身乏力。"

医生甲:"没事儿,这是正常现象。"

医生乙:"疾病的完全康复都有一个过程,你要是不放心,来医院我再给你检查一下。"

案例评析: 患者出院后病情有可能反复,追踪随访很有必要。医生甲的回答有些武断,容易留下纠纷隐患,医生乙的回答则认真负责,留有余地,十分恰当。

案例 24

患者男性,47 岁。无业,汉族,曾有过 1 次外伤病史,家庭经济较差,离异。因车祸致胫腓骨下段开放性骨折入院。查体:右小腿下段及踝部明显肿胀,并向前成角畸形,皮肤广泛碾挫伤。X 线示:胫腓骨下段骨折,并向前成角。诊断为"胫腓骨下段开放性骨折,右小腿广泛软组织挫伤"。患者 4 年前曾因车祸致左股骨干骨折,已治愈。入院后向患者及家属(其兄)交代病情并签字后,急诊在硬膜外麻醉下行清创复位,钢板螺丝钉固定胫骨,石膏托外固定。术后 1 周换药见部分皮肤及软组织坏死,伤口感染。每日换药,持续 2 个月无效,去除内固定物,继续换药,2 周后创口仍有分泌物,部分骨折端外露。X 线显示骨不愈合,又先后行 2 次手术,并继续换药治疗,无明显效果后患者自行离院,四处求医。

案例评析:

1. **沟通过程与成效** 医务人员在患者入院时,了解病人的情况后,表现出了极大的同情心,主动为其购买了日常生活用品,真诚热情的关心病人,消除患者的急躁心理、对立情绪。由主任医师亲自为患者实施了手术治疗,增强了患者对手术安全性信心。在患者住院期间,科里的全体专家为其多次会诊,讨论治疗方案,表现出一视同仁、尊重患者的良好医德。主管医生每次换药均认真细致,偶尔还不计费,并鼓励患者增强战胜疾病的信心和对生活的信心。接到投诉后,医院、科室非常重视,又多次组织专家为其会诊。

由于采取了以上有效的医患沟通,最终患者理解了这是难以避免的并发症,取得了患者的谅解。

2. 医生不足

(1)尽管医生在诊断和处理上完全符合医疗诊疗常规,但忽视了患者心理社会因素,术前没有有效的沟通,在交代病情方面没有让病人真正了解该部位的骨折由于血运差、局部软组织张力高、又有广泛组织挫伤,有造成骨不愈合、骨髓炎的可能性。

(2)手术后已发现伤口有感染,虽然医生自己意识到病情的严重,但未能进一步与患者沟通,使之尽早了解自己的病情。

(3)解释健康教育宣传力度不够。

3. 沟通要点与分析

(1)医生不但应该自己对病情了如指掌,而且还要让病人明白自己患病的情况及预后情况,使患者对自己的病情及预后有充分的认识和便于逐步接受的过程。

(2)分析患者的心理社会因素,既要以优质的服务来诊疗病人,又要换位思考,尽可能减轻患者心理和经济上的负担。

(3)对于该患者的情况,要在合适的时间,选择他所信任的专家为其会诊,更进一步体现对患者病情的重视和人格上的尊重。

(4)对患者进行详细的健康知识宣传和教育。

案例 25

患者:"护士,我今天有点发热,想找专家看看,请问挂哪个专家好?"

导医甲:"那边墙上有专家介绍,你自己过去看看吧。"

导医乙:"专家门诊主要是解决那些疑难病症的,您如果只是发热可以先看普通内科门诊就可以了。"

案例评析:

导医的主要职责是为患者就医提供咨询、分诊及导诊服务,使其能较为快捷地完成就医流程,导医甲显然没有认真履行职责,而导医乙的服务则比较到位。

案例 26

患者,女性,23 岁,银行职员,汉族,性格开朗,积极上进,注重自身形象和修养。因自己是单眼皮并伴有内眦赘皮,容易给人未睡醒,没有精神的感觉。因此,到整形美容科进行了内眦开大、切开重睑手术。术后第二天来院换药,由于第二天主诊医师休息,护士为其进行了清创、换药。换药过程中护士未回答患者的全部提问,并且未做任何说明,患者不满,在母亲的陪同下,进行了投诉。

案例评析:

1. 沟通过程与成效

(1)主诊医师通过交谈首先倾听了患者的意见,并对患者的心态有了足够了解,对患者进行了创口生长过程及肿胀时间、预后状况的说明。使患者明白了红肿属于正常的生理反应,没有必要担心。

(2)对患者进行了心理辅导,使患者知晓很多人术后都可能出现这种心理变化。专家称之为患者术后的马鞍形心理变化特征,具体表现是未做手术时情绪高涨,术后情绪低落,但随着手术创口的恢复情绪会好转,一个月后情绪又会恢复到高涨状态,是一种正常的心理表现。

(3)拆线后1周,患者复诊反映效果比较满意,肿胀基本消除,重睑线也不像刚刚手术后那么宽了,趋于自然。一个月后非常满意,又将其同伴带来做同样的手术。

2. 沟通要点与分析

(1)主诊医师与患者及其母亲进行了沟通,在沟通过程中顺便对患者进行了人格测评,属正常心态,产生不满的原因是自己未对患者交代创口的生长过程及肿胀时间、预后状况。

(2)未对护士进行患者术后心理马鞍形变化周期特点的培训,只要求其工作认真,护士的注意力全部集中在换药上,未注意患者的提问,造成误解。

(3)未对患者说明手术效果显现的时间,没有给患者树立足够的信心。

案例 27

患者男 20 岁,车祸后小腿骨折需手术治疗。手术前医生请家长在手术同意书及麻醉同意书上签字。同意书罗列了手术可能出现的意外:"手术危险性:①麻醉意外;②弥散性血管内凝血(disseminated intravascular coagulation,DIC),可能大出血;③休克;④病情特殊手术中断;⑤重大脏器衰竭;⑥术野变异粘连剥离损伤周围组织;⑦昏迷;⑧死亡。""术后并发症、后遗症:①全身感染中毒;②局部感染;③瘘疝;④组织粘连引起的合并症;⑤水电解质平衡失调;⑥昏迷,可能成为植物人;⑦ DIC;⑧休克、衰竭;⑨功能丧失障碍;⑩死亡。"

其母还没有看完就已经泪流满面了,虽然这些意外要选项填写,但是出现任何一种都会令他们难以承受。其父则认为其实小腿骨折的修复是个小手术,医院这样是不想承担责任。虽然家长还是签了字,患者也顺利接受完手术,但家长回想起当时签署手术协议书的感觉仍然心有余悸,就像是与儿子生离死别一样。

案例评析:

1. 不少患者及家属在签署手术协议书时都心存疑虑,认为医方是乘人之危,规避风险,逃避责任。

2. 首先应耐心解释,根据有关法律法规患方对医方的治疗有知情权和同意权,医方此举是尊重患方的权利的体现。

3. 其次告知虽然术中存在风险,但医方有一定的预见,并会采取相应防范措施。

4. 最后说明医方如确有过失,患方仍可按正常途径维权。

5. 如果以上环节医方医疗沟通到位,绝大多数患者及家属都能理解并签字。

案例 28

患者女性,49 岁,工人,高中文化,汉族,丈夫为某公司的业务员,家庭经济富裕。患者因患"子宫肌瘤"在某医院行全子宫切术后半月,阴道流血3小时于周一上午8:30左右前来就诊。由于门诊病人较多,此患者候诊约1小时。首诊医生是一位进修医生,根据病史和症状,该医生考虑阴道流血可能系阴道残端出血所致,未做妇科检查,嘱病人口服止血药"肾上腺色腙片",如出血多再来医院。1小时后,病人因出血量增大来院就诊,遂收入院治疗。病人入院时,患者的丈夫对当日门诊医生意见很大。

案例评析:

1. **沟通过程与成效** 由于门诊医生处理不当,病人未能得到恰当治疗,患者和家属对医方不满意也是情理之中的。然而,病人就诊的最终目的在于尽早明确诊断,尽快得到合理的治疗。当病人的病痛被解除后,医患之间的矛盾便会基本解决。针对当时的情况,主诊医生考虑过多的语言解释会耽误治疗时间。于是,医生首先安慰了病人几句,让她不要紧张,取得病人和家属的合作,并寻找出血原因。当发现阴道残端有活动性出血后,立即给予缝合止血。待出血基本控制后将病情详细向病人解释,消除了病人的恐惧心理,家属的情绪也有所好转,为医患交流创造了条件。在交代病情过程中,向他们介绍了必要的医学知识,使他们知道阴道是有菌环境,阴道残端出血是全子宫切除后阴道顶端缝合处缝线化解所致,是很难完全避免的术后并发症,并非手术失败。另外,本着实事求是的态度,承认了首诊医生未按诊疗规范检查是不对的,取得了病人及家属的谅解。1周后病人痊愈出院。

2. **医生的不足** 未按诊疗常规工作,没有给病人进行必要的检查,仅凭经验做出诊断,使病人感觉她工作不负责任;病情交代不仔细;处理方法不全面、不正确。

3. **沟通要点与分析**

(1)当医患关系紧张难以沟通时,医生应避免争辩,暂时回避矛盾,安抚病人和家属,并积极处理病人,待病情稳定后再交流。

(2)在交代病情时,通俗地向患者及家属介绍医学知识,使他们理解因为生理和病理因素的影响可能出现手术并发症,但大多数并发症在得到正确处理后可以痊愈。

(3)医生诚恳地承认工作中的不足与失误,可得到患者及家属的认可和原谅。

案例 29

患儿,男,3岁,独生子女。父亲为外企公司管理人员,母亲为中学教师,家庭条件优越。患儿因高热2天就诊。2天前受凉后发热,测肛表体温达38.5℃,在家自服对乙酰氨基酚缓释片后热退;就诊当天高热40℃不退,由爷爷奶奶带来看病。当时医院里病孩较多,急诊挂号候诊20分钟才轮到其看病。急诊医生询问病史,做体格检查后即开了一针安乃近和两种口服药,整个看病过程约5分钟。打完针后患儿奶奶不放心,又到急诊室问医生:"孩子高热要不要紧?"医生正忙着给一个小婴儿听诊,头也没抬回答说退热针打过了就不要紧了,另外还说了一句:"老奶奶你不要这么紧张呀!"谁知刚离开医院10分钟,患儿突然口吐白沫,四肢抽动,怎么叫他也不应,过了3分钟抽搐才停止。于是,家属带患儿立刻折回医院急诊室,大夫只是看了一眼孩子,就开了一张脑电图单子,让家长速带患儿去检查。1小时后脑电图结果提示"轻度异常",孩子妈妈也匆匆赶到,此时医生尚未对该患儿做进一步治疗和处理,家属对急诊医生意见很大,随即投诉。

案例评析：

1. 沟通过程与成效 接到投诉后不久，急诊科主任赶到，当时患儿妈妈满脸不悦，爷爷奶奶抱着孩子在一旁流泪。考虑到治病要紧，主任首先嘱咐护士给患儿吸氧，然后详细询问病史、仔细体格检查。孩子以往无高热惊厥史，神经系统体格检查无阳性体征，给予苯巴比妥肌内注射后，主任亲自护送患儿到观察室。此后孩子未再抽搐，测肛表体温已降至38.5℃，一家人激动的情绪缓和了许多。主任向家属解释病情，告诉妈妈六岁以下的小孩由于大脑神经系统发育不完善，高热易引起惊厥。1次短时间抽搐对孩子的智商不会有什么影响，脑电图"轻度异常"是暂时的，不会留下严重的后遗症，家长不必为此过多担心、这次急诊医生经验不足，处理不够及时，欠妥当，本着"急病人所急，想病人所想"的精神，以后当不断改进工作作风，提高医疗服务质量，使病人满意。另外嘱咐全家人："以后孩子高热时要及时服用退热药，衣服不能穿得过多，这样避免高热惊厥的发生，到医院看病时，要告诉医生孩子有高热惊厥史，以便医生及时采取措施，预防再次抽搐。"临走前，主任向观察室值班医生交班。观察期间，值班医生多次来到孩子床边观察病情变化。2小时后患儿烧退，一般情况良好，妈妈带孩子向观察室医生道谢后离开医院。

2. 沟通要点与分析

(1)沟通分析：①由于首诊医生经验缺乏，没有预见到高热40℃可能会引起惊厥，也没有及时采取预防高热惊厥的措施，引起家长的不满。②首诊医生专业知识掌握不够，患儿抽搐后未做体格检查，只开了一张脑电图单子，没有采取其他任何处理，使家属对急诊医生及医院的医疗水平和技能产生怀疑。③首诊医生不理解患儿家人焦虑的心情，相反是不耐烦的态度，导致矛盾加大。

(2)沟通要点：①当矛盾产生时应首先积极采取措施治疗病儿，稳定病情，使家属对医生医疗服务水平放心。②缓和家属的情绪，避免矛盾的升级。和病儿家属坦诚相见，要勇于承认做得不足的地方、取得家属的谅解。③在解答病情时，主动介绍相关医疗知识，使家属积极配合医务人员，在到达医院及就诊前就能采取一些措施退热，避免高热惊厥的发生。

案例 30

患者："我入院快1周了，怎么晚上还是发烧不退，到底你们能治还是不能治？如果我的病在你们这里被耽误了，我可要讨个说法！"

医生甲："你怎么说话这么难听，就是个感冒也得1周，你半个肺都是黑的，那么多积液，这样吧，我建议你转院治疗，我们治不好。"

医生乙："别着急，您坐下，我给您说说。您得病，我也替您着急啊。入院前您把肺炎当感冒，没及时找医生，折腾时间长，农活干不了，身体又疼痛，我很理解您。现在咱的病是肺炎，还有积液，治疗得有个过程。通过前几天输液，原来高热已经基本控制了，病情还是向好的方向发展，我们继续输液抗菌消炎，一旦感染问题解决，积液彻底没有了，咱的病也就好了。"

案例评析：

医生甲的态度过于生硬，可能引起纠纷。而医生乙的态度真诚。尽管患者态度不好，言语伤人,但医生也能尊重患者,注重用"咱"拉近医患情感距离,理解患者急于病愈能抓紧干活的心情。这样有利于医患沟通,可以避免不必要的医患关系紧张与纠纷。

案例 31

患者女性,32岁,小学教师,大专文化,汉族,丈夫为某工程队负责人,家庭经济富裕。患者因咽部阻塞感伴胸闷不适在某中医院中医消化内科就诊。由于门诊病人较多,候诊约半小时,接诊张某系住院中医师,经询问病情,患者否认既往有特殊疾病史,虽有咽部阻塞感但饮食无碍。胸闷不适遇活动或分散注意力时反而好转。体格检查咽部及心肺未发现阳性体征。该医师考虑中医诊断为梅核气(气滞湿阻型),西医诊断为癔症。简单说明病情后,给予半夏厚朴汤、越鞠丸口服。其间患者反复询问医生要紧不要紧,在得到否定答复时,又追问:"会不会得了早期食道癌?"接诊医师便很不耐烦,一口否决。1周后患者自觉症状加重,以医生未做任何检查便草率开方,不负责任造成病情加重为由投诉至该院。后经该院安排专家诊治,详问病情,细察舌脉,并在征得患者同意后行食道吞钡检查,未见异常;食道拉网查脱落细胞,无异常发现。经一番耐心细致的解释,消除了患者思想顾虑。后顿觉释然,病情随之减轻。

案例评析:

1. **沟通过程与成效** 由于首诊医生处理草率,病人未经全面细致的检查就做出结论,又不注重观察患者的心理表现,对其症状未给予耐心解释,造成患者不信任、不满意应在情理之中。"心病应用心药医",针对这种情况,医院安排了老中医为其诊治,首先取得了患者的信任,通过现代化检查排除食道癌可能,并进一步强化良性心理,彻底消除其疑虑。以上措施取得了病人的谅解。

2. **医生的不足** ①专业知识欠缺,没有做全面的检查,仅凭经验做出诊断,使病人缺乏信任感,认为他不负责任。②缺乏社会心理学知识,对病人一再表露出的疑病性神经症倾向丝毫没有觉察。③病情解释简单生硬。

3. **沟通要点与分析** 正确的做法:①面对患神经官能症特别是有疑病倾向的病人,接诊医师应当详细地问诊、全面地体检、进行必要的现代化检查,体现自己服务的细致和耐心、丰富的经验,树立自己的权威性,以首先取得病人信任。②取得病人信任后,在交代病情和回答患者对诊断的有关疑问时,语言既要通俗易懂,又要简单明了;语气要干脆果断、不容置疑,表现自己信心十足,可起到良好的暗示和强化作用。③由于工作中的不足或失误,引起病人不满而投诉,接待部门虚心诚恳地接受,可以取得患者的信任,有助于纠纷的圆满解决。

案例 32

患者贾某,男,56岁,因左侧肢体瘫痪住院治疗,诊断为脑梗死。主治医生查房时,他总是不让医生离开,诉说自己的困难与不幸。主治医生开始还耐心倾听,积极解决,后来感觉患者啰嗦,查完房就迅速离去。后来,主治医生再查房时,无论怎么问话他都敷衍应付,每天查房,都重复这样的对话内容:

医生:"感觉怎么样?"

患者:"没感觉。"

医生:"你要多用右手活动左手,加强康复锻炼。"

患者:"啊。"

医生:"你感觉左胳膊腿有反应吗?"

患者:"说不清楚。"

后来患者强烈要求调换医生。另一位主治医生接班后每次都嘘寒问暖,常常是边给他按摩腿脚,边听他诉说,并耐心解劝,细心呵护。慢慢地患者诉说少了,配合多了,自觉锻炼也多了。

案例评析:

前一位医生不注意倾听,没有积极关注患者,自然也不可能共情,致使医患关系冷漠。而后一位医生耐心倾听,嘘寒问暖,还给患者按摩,积极关注患者,做到了共情,彼此信任,形成了和谐的医患关系,自然也就出现了患者积极配合治疗的效果。

案例 33

患者男性,45岁,高级工程师,本科学历,汉族,爱人为干部,经常出差,家庭经济条件较好。患者因反复腰腿酸痛在某医院针灸科治疗。接诊王医师经询问病史、体格检查诊断为慢性腰腿痛,给予针灸治疗。取穴:肾俞、委中、环跳、关元。方案:每天1次,1周为一个疗程。针前患者较紧张,进针环跳时患者反映有触电样感觉,并向会阴、下肢传导,随后消失。医师告知为正常现象。患者治疗1周后到医院办公室投诉,反映王医师针刺操作马虎不负责,针不到位损伤神经导致自己性功能受影响,夫妻生活难以为继,要求医院承担责任。

案例评析:

1. **沟通过程与成效** 由于首诊医生工作不仔细,未对腰腿酸痛的原因进行深入检查,且针刺前也未注意到患者紧张恐惧的心理,对针后穴位处可能出现酸、麻、胀、痛甚至放电样传导的针感未预先进行交代,造成患者的误解与不信任。对此,医院请针灸科资深专家给予耐心解释。对其出现的性功能障碍,进行详细检查;经CT证实患者第四、五腰椎间盘明显突出,出现性功能减退显然与此相关,经针对性治疗后症状缓解,于是纠纷得到解决。

2. **医生的不足** ①专业知识欠缺,没有做全面检查,仅仅凭经验做出诊断,使病人缺乏信任感,认为他不负责任。②缺乏社会心理学知识,对病人流露出的紧张恐惧迹象丝毫没有察觉,事先对可能出现的针感未进行任何交代。③患者出现触电样感觉后,解释过于简单。

3. **沟通要点与分析** 正确的做法是:①需要进行针刺治疗,尤其是对初次接受治疗的患者,医师应当事先耐心告知可能出现的针感及感应,如在局部出现酸、麻、胀、痛甚至放电样感觉传导均为正常"得气"现象,不用担心身体受到影响。如出现头晕、心悸、出冷汗等现象,为晕针反应,嘱病人应当立即告知医生及时处理。②实施中医针灸治疗,应当在通过现代医学检查明确诊断后再进行较为稳妥,防止耽误病情。③出现新的临床表现后,耐心解释、积极主动帮助查找原因,实事求是进行处理可缓解医患矛盾。

案例 34

医生:"你身体怎么不舒服?"

患者:"我老感觉胃不舒服,特别是晚上睡觉'胃酸'、胃痛。"

医生:"你平常爱枕高枕头还是低枕头?"

患者:"低枕头。"

医生:"你有可能是反流性食管炎。所以,枕头要垫高点,这样可以避免消化液反流。"

患者:"好的,这我能做到。"

医生:"你平时吃的药都停了吧,就吃我开的药,抗生素通通不要吃,那会破坏正常菌群。"

患者:"我有胃炎,不消炎行吗?"

医生:"你患的是反流性食管炎,抗生素会破坏正常菌群,反而会越吃越重,那是误区。"

患者:"我明白了。"

案例评析:

医生有效运用开放式提问和封闭式提问了解患者病情,将患者的思路引到正确服药的关键点上,并运用相关理论和临床经验,使用通俗易懂的语言,来解释并指导反流性食管炎的预防措施,消除了患者的疑虑和误区。

案例 35

患者:"医生,我昨天因为发热、咳嗽、咳痰来你们呼吸科看的病,当时病号多,我等了很久,后来因为临时有事就离开了一会儿,结果排的号过了,又让我等了半个小时,后来医生只给我简单地看了一下,没做任何检查就告诉我得的是'支气管炎',让我用左氧氟沙星静脉注射 3 天。今天,我刚打了一针,结果浑身都不舒服,一看这身上长满了疹子。医生,这是怎么回事?是不是药用错啦?"

医生甲:"这个不好说,每个患者都有个体差异,要么你明天再来找那天给你看病的医生,要么你重新挂个号去皮肤科看。"

医生乙:"我仔细地给你检查了一下,不用着急,你出现皮疹的原因可能是药物过敏,我今天免费给你复诊,你现在必须马上停用左氧氟沙星。用糖皮质激素治疗,过不了几天你的皮疹就会慢慢消退。"

案例评析:

患者过号,有其自身因素,但来后应该优先就诊,等的时间长难免不高兴。首诊医生询问病史简单,未做相关检查。医生甲在患者用药出现皮疹后,未及时诊断停药,责任心不强。医生乙在接诊患者后为其免费复诊,明确诊断并及时治疗,很好地解决了矛盾。

案例 36

病人男性,36 岁,工人,高中文化,已婚,汉族。病人于两年前无明显原因出现头昏失眠,有时整夜不眠,近 3 个月来出现多疑,疑心自家门口开出租车的司机是黑社会派来监视自己的,疑心晚上自己上夜班途中会有人跟踪,认为跟踪的人总有一人会突然袭击自己,在家表现紧张、害怕,说家里被人安装了摄像机、录音机,要求家里人说话声音轻些,以免被人录音,同时家人发现其说话内容凌乱,称现在的妻子是别人冒充的,别人扮演自己的妻子是要来陷害自己的,认为家中的儿子也是别人扮演的,称自己能凭空听到声音,但生活尚能自理,与家人能和睦相处。家人觉其异常,便陪他来院就诊,门诊医生于当日下午收入院,入院后病人表现极不合作,不愿意住院,在病房内冲动伤人,为了保证病人的安全,立即给予保护性约束,肌注氟哌啶醇加莨菪碱治疗控制精神症状,第二天病人妻子来探视时发现病人被保护在床上,且对其大骂出口、不认识自己,认为就是妻子送其入院的,有机会一定对其不客气,这时病人的妻子对病房医生的处理有意见,找医生兴师问罪,情绪激动,要求出院。

案例评析:

1. 沟通过程与成效　针对当时的情况,主诊医生第一安慰家属,同情和理解家属当时的心情,主动站在家属的角度思考问题,而不是与家属发生争辩。第二,将病人家属与病人隔开,避免进一步的相互的言语伤害。第三,在与病人充分沟通的基础上,让病人保证控制自己的情绪,不再发生过激行为的前提下,解除保护性约束,让病人和病人家属了解保护性约束的作用是为了有效地防止病人伤害到其他病友,同时也是治疗精神分裂症行为障碍的一种方法,对病人是不会有什么坏处的。第四,向病人家属讲清精神分裂症急性期住院治疗的必要性,有利于病情观察,有利于预防意外,有利于病人养成良好的生活习惯,有利于治疗的贯彻执行,尤其是封闭式治疗对疾病预后的重要影响。通过上述沟通,病人家属放弃了出院的念头,表示全力配合治疗,3个月后痊愈出院,出院时家属向病区赠送了感谢锦旗。

2. 沟通要点与分析

(1)当医患之间出现矛盾时,首先找出矛盾的焦点,针对矛盾的焦点运用换位思考的方法解决问题。

(2)让病人家属了解疾病的临床特点、疾病的转归以及治疗的主要手段,使他们对医生的医疗水平放心。

(3)在与病人家属沟通时一定要注意尊重对方的人格,双方保持平等的地位。

案例 37

患者,女,21岁,未婚,因突感腹部疼痛1小时,于夜间由其父母陪同来医院就诊,首先由急诊外科医生接诊,查体:精神差,贫血貌,痛苦面容,心肺听诊未见异常,腹软,腹部有压痛,反跳痛,无明显腹肌紧张。医生高度怀疑异位妊娠,建议进行腹部彩超检查,并请妇产科医生会诊,但家长以患者未婚为由坚决拒绝检查和会诊,医生只好让其留院观察。夜间患者腹痛加剧,出现休克,腹部探查支持异位妊娠诊断,经抢救患者脱险,家长既内疚又感激。

案例评析:

1. 家长出于保护患者名誉,极力否认其婚前性行为,不相信医生判断,拒绝检查和会诊,结果造成患者发生了失血性休克,幸亏医院抢救及时,才得以挽救生命。

2. 急诊外科医生病情判断正确,选择的检查方法有效,但在与患者家长沟通上略显欠缺,家长不愿透露隐私可以理解,但因其医学知识有限,无法判断其拒绝后的严重后果,不能听之任之。

3. 医生应采取果断措施进行检查并进一步沟通,早期手术可能对患者更有利。

案例 38

患者,男,68 岁,因背部莫名疼痛,曾就诊于多家医院,感觉没有好转、焦虑,对医院失去信心,准备放弃治疗时,后因背部皮肤出现多个皮疹,无奈来某省医院就诊。患者情绪激动,不停地抱怨并质问医生。医生诚恳安慰并仔细询问了病人的病证和生活习惯等,详细讲解了病证情况,鼓励患者配合治疗,心态放松,2 周后患者的疼痛缓解,皮疹消失,情绪恢复正常。事后,患者老家的乡亲们,也都认准了这家医院,因其服务态度好,水平高,越来越多的患者愿意优先选择这家医院就医。

案例评析:

1. 本案例中的医生态度诚恳,询问细心,讲解详细,安慰得当,消除了患者的担心与质疑,重建了患方对医方的信任和治疗的信心,同时通过有效的医患沟通,成功提升了医院的口碑和医疗服务质量。

2. 患者对医学知识及疾病的认识不足,有些想法和情绪是可以理解的,医生必须尊重和维护患者的知情权、选择权,减轻患者焦虑和消沉的心理压力。

3. 通过医生与患者的有效沟通,让患者信任医生并愿意接受治疗及行为改变上的建议,也保证了医生的医疗服务质量。

4. 患者非常注重医院的医疗服务质量和口碑,医院的生存与发展也离不开患者。有效的沟通是医患关系和谐的基石,也是提高医疗服务质量的关键。

案例 39

患者,女,67 岁,主诉胸痛,经诊断为心肌梗死,医生立即对患者及家属进行病情告知,并开具入院通知单,但患者及家属不知此病的严重性,与医生商讨能否开药回家治疗,并向医生承诺出现不良后果,责任自负等。医生与主任共同向家属进行病情风险告知,动员住院,并请心内科医生将其接至病房,开设绿色通道,全力抢救,病情曾一度加重,出现心律失常、心力衰竭等现象,医生开出病危通知单,告知随时有危险,并组织会诊抢救,这时患者及家属才感到病情的严重性,并主张转院治疗,医生将住院及转院各自的风险与家属沟通,让家属做出抉择,家属决定"赌一把",转上级医院做介入治疗,医院全力护送将患者安全送到上级医院并实施了介入治疗,患者幸运得救。事后患者家属说,如果没有先期医院的全力抢救及护送,患者不可能有第二次生命。

案例评析:

1. 患方对疾病的严重性认识不足,因此有些想法是可以理解的,但医生必须告知家属疾病的危险性,迅速劝其入院治疗,必要时可请上级医师共同来沟通。

2. 注重诊疗护理中的各个环节,如本案例的医生请来内科病房医生将患者接至病房,并开设绿色通道进行全力抢救等。

3. 随病情进展或恶化情况,随时随地进行沟通,体现阶梯式告知方式,使患方从内心易于接受而不至于感到突然,如本案例出现心律失常,心力衰竭时,开出病危通知单等。

4. 进行积极会诊抢救,让患者及家属感受到医务人员付出的心血,都是为了挽救患者的生命。

5. 需转院时,应将住院及转院各自的风险告知清楚,让患方做出选择,是否转院都应履行签字手续,同意转院时医院应全力护送,不同意转院时同样要进行全力抢救。

案例 40

患者家属:"大夫,我妈得的是肝癌吗?"

医生甲:"诊断应该没问题,应考虑下一步的治疗方案,可放疗、化疗或手术,你们商量一下吧!"

医生乙:"一般确定诊断要看病理结果,不过我建议你们去上级医院再看看,我可以帮助你们联系,现在结果还不确定,确诊前不要告诉她,以免她有心理负担。"

案例评析:

医生甲的对话过于直接,家属一时难以接受。而医生乙讲究对话技巧,在诊断上留有余地,让家属有个思想准备,并且帮助患者家属想办法,会让患者家属感到很亲切、很温暖。

案例 41

患者:"大夫,我得了糖尿病,太痛苦了,要治疗一辈子,听说还会出现失明、冠心病、肾衰竭等后遗症,还不如不治。"

医生甲一边听患者诉说,一边在翻阅病例,患者只好停止诉说,医生头也不抬地说:"得了病自然会痛苦,如果不治会更麻烦,你还是要坚持治疗。"

医生乙放下手中病例,注视着患者,耐心倾听其述说后说道:"我能理解你的心情,不过只要坚持治疗,将血糖控制在正常范围内,并发症是完全可以避免的,通过治疗也可以获得正常人那样的生活。"

案例评析:

医生甲对待患者的态度中缺少倾听和关注,很容易使患者产生这样的想法:"他根本就不在乎我的感受,对我不负责。"患者从这次沟通中没有得到安慰,反而增加了顾虑。而医生乙与患者沟通交流时采用倾听和共情,耐心做好病情的解释工作,解除患者各种不必要的担心与顾虑,从而实现了有效的沟通。

案例 42

患者,男,65 岁,以右侧肢体活动不利,伴言语不清为主诉入院。入院查体:生命体征平稳,神志清楚,不全运动性失语,双侧瞳孔等大,对光反射存在,右侧鼻唇沟浅,伸舌偏右。右侧肢体肌力 4 级,头颅 CT 检查无明确诊断。患者入院后按脑梗死治疗,同时监测血压,控制血糖,入院第二天患者出现躁动、意识不清、肢体瘫痪加重,行头部 MRI 检查显示左侧大脑中动脉阻塞,及时加用降颅压药物,但病情仍持续加重,伴消化道出血、发热,病情危急。

由于患者入院时是搀扶入病房,次日出现病情加重进入危重状态,家属不能理解,对治疗提出疑问,并在病房喊叫、谩骂工作人员,造成病房混乱,针对此种情况,病房各级医生及时与家属进行沟通,对病人出现的情况进行解释,使患者家属逐渐理解、接受,同时采取积极的抢救治疗措施,虽然病人最后因病情危重,呼吸循环衰竭,抢救无效死亡,但亲属目睹了医务人员在近2个月的治疗过程中所表现出的精心、细心、爱心以及对病情变化的及时处置等,最后向全体医护人员表示了衷心的感谢。

案例评析:

1. 疾病本身是动态发展变化的,有的疾病虽然医务人员给予了治疗干预,但疾病本身仍在发展变化中。本案例属于脑血栓的快速进展型,治疗效果及预后很差,所以出现了患者的死亡,其原因是大面积脑梗死所致而非治疗所致,沟通中应将这一点解释清楚。

2. 尽管目前诊断仪器较为先进,但CT检查往往较难发现,24~48小时内的脑梗死,CT可不出现低密度灶,即不能显影。本案例在CT检查前临床症状已存在,病理改变已经形成,只是限于CT检查的局限性而未能早期发现,但医务人员综合分析病情,已按脑梗死治疗,后经头部MRI检查证实,并没有延误诊断及治疗的情况,应将这一点交代清楚才能达到顺利沟通。

3. 在医疗过程中不可避免地会出现患者家属对医护人员以及治疗的误解、不满,当遇到此种情况时不应回避,应及时与患者家属进行沟通,对所出现的问题进行解释,并采取积极的救治措施,使患者家属感到理解和满意。

4. 对于一些可能突然发生病情变化的疾病,要提早向病人家属交代,使他们有充分的心理准备,对病情要及时解释,对家属表现出的不满等情绪要及时予以沟通和化解。

案例 43

患者家属:"大夫,我爸的病真的没救了吗?"

医生甲:"这病真的没救了,你们应该准备后事了。"

医生乙:"我们用了目前所有的办法,但病情非常严重,随时可能有危险,看看老人家还有什么愿望尽量满足他,建议远方的孩子尽快回来看看老人家吧!"

案例评析:

医生甲在面对人类最悲痛的死亡事件时,缺少人文关怀和同情,会让家属心情更加难过。而医生乙说明医院尽了所有的努力,并用理解、关爱和同情安慰患者家属,同时提出有关亲情的建议,患者家属的内心会感到慰藉,达到了沟通的良好效果。

案例 44

患者家属:"我父亲来你们医院时神志还清楚,就是一个胸痛,可你们却给治死了,我们想不通,你们得给个说法。"

医生甲:"你父亲得的是大面积心肌梗死,这种病病死率很高,抢救不过来也在情理之中,想不通,愿上哪儿告就上哪儿告,随便。"

医生乙:"老人家得的是大面积急性心肌梗死,而且又有严重并发症,实在太重了,你们早来的话也许还能有希望,这病突发性强,危险性极高,大家都尽力了,我们和你们一样难过,想不通的话,我们可以共同委托相关机构进行鉴定。"

案例评析:

医生甲的回答过于生硬,容易加重纠纷。而医生乙的回答很委婉,既说明了病情的严重性,又说明了得病要及时来医院就医,既说明了双方都尽力抢救了,又表达了悲痛的心情,最后还告知了解决纠纷的正确途径,这种回答有利于平息和解决纠纷。

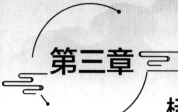

第三章
标准化病人模拟问诊训练案例

标准化病人（standardized patients，SP）即模拟病人（simulate patients），是指经过标准化、系统化培训后，能准确表现病人的实际临床问题的正常人或病人。SP 不仅在客观结构化考试中作用重要，而且在医学生"病史采集、模拟问诊"训练中也起到了非常重要的作用。

本章节编写的 SP 模拟问诊案例涵盖了内、外、妇、儿等临床学科，内容涉及呼吸系统、循环系统、消化系统、泌尿系统、内分泌系统等诸多常见病症。借助 SP 模拟问诊案例对学生进行"问诊症状、问诊病证，即诊断疾病第一步"的强化训练，目的是全面提升学生们临床综合实战能力。

第一节　内科常见病证、症状模拟问诊案例

一、寒热

急性上呼吸道感染

1. **概述**　急性上呼吸道感染，为外鼻孔至环状软骨下缘包括鼻腔、咽或喉部急性炎症的概称。主要病原体是病毒、细菌。发病不分年龄、性别、职业和地区，免疫功能低下者易感。通常病情较轻、病程短、可自愈，预后良好。但由于发病率高，不仅影响工作和生活，有时还可伴有严重并发症，并具有一定的传染性，应积极防治。

2. **病因**　急性上呼吸道感染是人类最常见的传染病之一，多发于冬春季节，多为散发，且可在气候突变时小规模流行。主要通过患者喷嚏和含有病毒的飞沫经空气传播，或经污染的手和用具接触传播。可引起急性上呼吸道感染的病原体大多为自然界中广泛存在的多种类型病毒，同时健康人群亦可携带，且人体对其感染后产生的免疫力较弱、短暂，病毒间也无交叉免疫，故可反复发病。

急性上呼吸道感染有 70%~80% 由病毒引起，包括鼻病毒、冠状病毒、腺病毒、流感、副流感病毒以及呼吸道合胞病毒、埃可病毒和柯萨奇病毒等。另有 20%~30% 的急性上呼吸道感染为细菌引起，可单纯发生或继发于病毒感染之后发生，以口腔定植菌溶血性链球菌为多见，

其次为流感嗜血杆菌、肺炎链球菌和葡萄球菌等，偶见革兰氏阴性杆菌。但接触病原体后是否发病，还取决于传播途径和人群易感性。淋雨、受凉、气候突变、过度劳累等可降低呼吸道局部防御功能，致使原存的病毒或细菌迅速繁殖，或者直接接触含有病原体的患者喷嚏、空气以及污染的手和用具诱发本病。老幼体弱，免疫功能低下或有慢性呼吸道疾病者更易发病。

3. 临床表现

（1）普通感冒：为病毒感染引起，俗称"伤风"。起病较急，主要表现为鼻部症状，如喷嚏、鼻塞、流清水样鼻涕，也可表现为咳嗽、咽干、咽痒或烧灼感甚至鼻后滴漏感。咽干、咳嗽和鼻后滴漏与病毒诱发的炎症介质导致的上呼吸道传入神经高敏状态有关。2~3 天后鼻涕变稠，可伴咽痛、头痛、流泪、味觉迟钝、呼吸不畅、声嘶等，有时由于咽鼓管炎致听力减退。严重者有发热、轻度畏寒和头痛等。体检可见鼻腔黏膜充血、水肿、有分泌物，咽部可为轻度充血。一般经 5~7 天痊愈，伴并发症者可致病程迁延。

（2）急性病毒性咽炎和喉炎：由鼻病毒、腺病毒、流感病毒、副流感病毒以及肠病毒、呼吸道合胞病毒等引起。临床表现为咽痒和灼热感，咽痛不明显。咳嗽少见。急性喉炎多为流感病毒、副流感病毒及腺病毒等引起，临床表现为明显声嘶、讲话困难、可有发热、咽痛或咳嗽，咳嗽时咽喉疼痛加重。体检可见喉部充血、水肿，局部淋巴结轻度肿大和触痛，有时可闻及喉部的喘息声。

（3）急性疱疹性咽峡炎：多由柯萨奇病毒引起，表现为明显咽痛、发热，病程约为 1 周。查体可见咽部充血，软腭、腭垂、咽及扁桃体表面有灰白色疱、疹及浅表溃疡，周围伴红晕。多发于夏季，多见于儿童，偶见于成人。

（4）急性咽结膜炎：主要由腺病毒、柯萨奇病毒等引起。表现为发热、咽痛、畏光、流泪、咽及结膜明显充血。病程 4~6 天，多发于夏季，由游泳传播，儿童多见。

（5）急性咽扁桃体炎：病原体多为溶血性链球菌，其次为流感嗜血杆菌、肺炎链球菌、葡萄球菌等。起病急，咽痛明显、伴发热、畏寒，体温可达 39℃以上。查体可发现咽部明显充血，扁桃体肿大、充血，表面有黄色脓性分泌物。有时伴有颌下淋巴结肿大、压痛，而肺部查体无异常体征。

4. 实验室检查

（1）血液检查：因多为病毒性感染，白细胞计数常正常或偏低，伴淋巴细胞比例升高。细菌感染者可有白细胞计数与中性粒细胞增多和核左移现象。

（2）病原学检查：因病毒类型繁多，且明确类型对治疗无明显帮助，一般不需要明确病原学检查。需要时可用免疫荧光法、酶联免疫吸附法、血清学诊断或病毒分离鉴定等方法确定病毒的类型。细菌培养可判断细菌类型并做药物敏感试验以指导临床用药。

5. 并发症　少数患者可并发急性鼻窦炎、中耳炎、气管 - 支气管炎。以咽炎为表现的上呼吸道感染，部分患者可继发溶血性链球菌引起的风湿热、肾小球肾炎等，少数患者可并发病毒性心肌炎，应予警惕。

6. 中医辨证

（1）风寒证

［主症］恶寒重，发热轻，无汗。

〔兼次症〕头痛,肢节酸痛,鼻塞声重,时流清涕,喉痒,咳嗽,咳痰稀薄色白,口不渴或渴喜热饮。

〔舌脉〕舌苔薄白而润,脉浮或紧。

(2)风热证

〔主症〕身热较著,微恶风,汗泄不畅。

〔兼次症〕头胀痛,咳嗽,痰黏或黄,咽燥,或咽喉乳蛾红肿疼痛,鼻塞,流黄浊涕,口渴欲饮。

〔舌脉〕舌苔薄白微黄,边尖红,脉浮数。

(3)暑湿证

〔主症〕身热,微恶风,汗少。

〔兼次症〕肢体酸重或疼痛,头昏重胀痛,咳嗽痰黏,鼻流浊涕,心烦口渴,或口中黏腻,渴不多饮,胸闷,泛恶,小便短赤。

〔舌脉〕舌苔薄黄而腻,脉濡数。

附:寒热(急性上呼吸道感染)SP 病例
病历摘要:

编号	急性上呼吸道感染
1. 基本情况	患者刘某,女性,59 岁,农民。持续发热 3 天,加重 1 天,门诊就诊。就诊状态:稍焦虑、紧张。
2. 现病史	患者 3 天前下午出现头疼、打喷嚏、肢体乏力等症状,未予重视。当日晚上出现发热、头痛、咽痛等症状,体温 38.1℃。第二天就诊于社区门诊,行血常规检查(结果不详),社区医生诊断为"流行性感冒",予"连花清瘟胶囊"口服,并嘱注意休息。 后仍有间断发热,口服对乙酰氨基酚片后体温下降,今日下午再次发热,症状较前加重,体温 39.4℃,头疼欲裂,结膜充血,口服对乙酰氨基酚后体温下降。现发热,头痛,恶寒肢冷,面红目赤,咽痛,咳嗽,无痰,周身乏力,无呕吐,纳差,寐欠安,小便黄,大便干。
3. 相关病史	既往史:既往高血压史 16 年,口服硝苯地平缓释片,血压最高 165/80mmHg。无糖尿病、冠心病病史。否认肝炎、结核等传染病史,无手术外伤史,有青霉素过敏史。 个人史:无特殊不良嗜好。 婚姻史:21 岁结婚,爱人和儿子身体健康。 家族史:父亲和姐姐患高血压,父亲患冠心病。

SP 模拟问诊训练案例:

	医生	患者
1. 问候及患者信息确认	您好,我是实习医生某某,您是刘某吗?	是的。
2. 现病史	您哪儿不舒服?	发烧。
	大约从什么时候开始的?	3 天前,因为前一天晚上没休息好,那天下午开始打喷嚏、头疼,也没太当回事儿,到了晚上开始脸红、嗓子疼、发烧。

续表

医生	患者
当时发烧到多少度?	38.1℃。
当时吃的什么药物? 去社区看病了吗?	当时太晚了,吃了点家里备的感冒冲剂就睡了。 第二天又发烧,就去社区门诊看病了,医生让查了个血常规,好像淋巴细胞、单核细胞数都高,考虑是流行性感冒。
社区医生开的什么药?	大夫说是病毒性的,给开的连花清瘟胶囊。
这几天规律吃药没?	一直按时吃药呢。
吃完药怎么样?	还是发烧,一般上午还好点,下午和晚上体温就上来了,我自己吃片对乙酰氨基酚就下来些,断断续续地烧。
最高到过多少度?	最高到过 39.4℃。
什么时候?	就一个小时前,我又吃了一片对乙酰氨基酚,现在降下来点。
现在除了发烧还有哪儿不舒服?	头疼! 疼得快炸开啦。
除了头疼呢?	咳嗽,一直不停地咳嗽。
有痰没有?	没有。
什么时候咳嗽得厉害?	发烧的时候厉害,一直不停地咳嗽。
嗓子疼不疼?	疼。
让我看看嗓子,(拿手电筒)啊……	啊……
还有别的不舒服的吗?	脸发红发烫,身上也没劲儿。
出汗不?	不出汗。
吃饭怎么样?	没胃口,不想吃。
恶心吗?	不恶心。
口渴不?	嗯,口渴。
睡眠怎么样?	休息不好。
大便怎么样?	大便干。
几天 1 次?	1 天 1 次。
小便怎么样?	小便黄。
把舌头伸出来,我看一下。	SP 配合伸舌(医生指导 SP 正确伸舌姿势)。
诊脉(医生注意诊寸口脉方法和注意事项)。	SP 配合诊脉。
以前身体怎样,有过什么病吗?	有高血压。
多长时间了?	高血压 16 年了。
高血压吃药了吗?	吃着降压药呢。

(左侧纵向分组:2. 现病史 / 3. 相关病史)

	医生	患者
	吃的什么药?	硝苯地平缓释片。
	吃药后,血压一般能控制在多少?	还可以,一般就在 130/80mmHg 左右。
	最近有什么事情让您很累或很有压力吗?	前段时间家里有事儿,一直休息不好。
	家里有感冒的吗?	孙子前两天感冒了。
	您抽烟、喝酒吗?	不抽烟,不喝酒。
	身边有人吸烟吗?	老伴吸烟。
	他吸烟多少年了?	30 多年了吧。
	每天抽多少?	半包吧,10 支左右。
	二手烟对你和孩子都不好,应该劝你老伴戒烟。	哦。
	以前得过肝炎、肺结核等传染病吗?	没有。
	以前做过手术或受过严重的外伤吗?	没有。
	对什么药物、食物过敏吗?	对青霉素过敏。
	那你以后记得不要吃青霉素类和头孢类的消炎药。	好的,大夫。
	父母或兄弟姐妹身体怎么样?	父亲和姐姐有高血压,父亲冠心病,还放过支架。
3. 相关病史	好的,我大概梳理一下。您 3 天前的下午因为休息不好出现头疼、喷嚏、肢体乏力等症状,未予重视。3 天前的晚上出现脸红、嗓子疼、发热、头痛症状,测体温 38.1℃。第二天到社区门诊看病,检查了血常规,社区医生诊断为"流行性感冒",给予连花清瘟胶囊口服,间间断发热,口服对乙酰氨基酚片后体温下降,今天下午再次发热,较前加重,测体温 39.4℃,头疼欲裂,眼睛发红,口服对乙酰氨基酚后体温下降。现发热,头痛,脸红,嗓子痛,咳嗽,无痰,周身乏力,无呕吐,没食欲,睡眠不佳,小便黄,大便干。患高血压 16 年,有青霉素过敏史。	是的。
		医生,我这病严重吗?还会烧几天?(SP 主动提问)
	您不要紧张,流行性感冒是由病毒引起的自限性疾病,一般病程为 1 周左右,建议您注意休息,注意补充维生素,家里勤通风,注意个人卫生,老年人和儿童建议注射流感疫苗。如果体温高于 38.5℃就吃退烧药;如果低于 38.5℃不用吃退烧药,可以采用物理降温。另外您现在年龄大,体质弱,需密切观察病情,防止流感引起的并发症,如果病情加重请及时复诊。	好的,谢谢!

二、咳喘

(一) 慢性阻塞性肺疾病

1. 概述　慢性阻塞性肺疾病(chronic obstructive pulmonary disease,COPD)是一种以持续存在的气流受限为特征的肺部疾病。气流受限不完全可逆,呈进行性发展,伴有气道和肺脏对有害颗粒或气体所致慢性炎症反应的增加。

2. **西医病因和发病机制**　吸烟、职业粉尘和化学物质、空气污染、感染因素(COPD 发生发展的重要因素之一)、蛋白酶 - 抗蛋白酶失衡(蛋白酶增多或抗蛋白酶不足均可导致组织结构破坏产生肺气肿)及其他因素,如自主神经功能失调、营养状况、气温的突变等都与COPD 的发生、发展有关。

3. **临床表现和分级**

(1)临床表现

1)症状:①慢性咳嗽。②咳痰:一般为白色黏液或浆液性泡沫样痰,偶可带血丝,清晨排痰较多。③气短或呼吸困难:早期在劳力时出现,后逐渐加重,严重者在日常活动甚至休息时也感到气短,是 COPD 的标志性症状。④喘息、胸闷:部分患者特别是重度患者或急性加重时出现。⑤其他:晚期患者有体重下降、食欲减退等。

2)体征:早期体征可无异常,随疾病进展出现以下体征:桶状胸。部分患者呼吸变浅,频率增快,严重者可有缩唇呼吸等。双侧语颤减弱。肺部过清音,心浊音界缩小,肺下界和肝浊音界下降。两肺呼吸音减弱,呼气延长,部分患者可闻及湿啰音 / 干啰音。

(2)分级:根据最大深吸气后做最大呼气,最大呼气第一秒呼出的气量的容积(FEV_1)/用力肺活量(FVC)、FEV_1% [FEV_1%=(FEV_1/FVC)×100%]预计值和症状可对 COPD 的严重程度做出分级,见表3-1。

表 3-1　COPD 严重程度分级

分级	分级标准
0 级:高危	有罹患 COPD 的高危因素;肺功能在正常范围;有慢性咳嗽、咳痰症状
Ⅰ 级:轻度	FEV_1/FVC<70%,FEV_1≥80% 预计值;有或无慢性咳嗽、咳痰症状
Ⅱ 级:中度	FEV_1/FVC<70%,50%≤FEV_1<80% 预计值;有或无慢性咳嗽、咳痰症状
Ⅲ 级:重度	FEV_1/FVC<70%,30%≤FEV_1<50% 预计值;有或无慢性咳嗽、咳痰症状
Ⅳ 级:极重度	FEV_1/FVC<70%,FEV_1<30% 预计值

4. **并发症**

(1)慢性呼吸衰竭:可具有缺氧和二氧化碳潴留的临床表现。

(2)自发性气胸:通过 X 线检查可以确诊。

(3)慢性肺源性心脏病:可致肺动脉高压、右心室肥厚扩大,最终发生右心功能不全。

5. **实验室检查及其他检查**

(1)肺功能检查:FEV_1/FVC<70% 及 FEV_1<80% 预计值者,可确定为不能完全可逆的气

流受限。

(2)胸部 X 线检查:特异性不高,可作为确定肺部并发症及与其他肺疾病鉴别之用。

(3)胸部 CT 检查:对鉴别诊断有一定意义。

(4)血气分析:对确定发生低氧血症、高碳酸血症、酸碱平衡失调以及判断呼吸衰竭的类型有重要价值。

6. 中医辨证

(1)外寒里饮证

[主症]喘、咳,痰(质稀色白量多呈泡沫状)。

[兼次症]胸部膨满,口干不欲饮,周身酸楚,头痛,恶寒,无汗。

[舌脉]舌体胖大,舌质黯淡,苔白滑,脉浮紧。

(2)痰浊阻肺证

[主症]喘、咳,痰(量多,黏腻色白,咯吐不利)。

[兼次症]呕恶,食少,口黏不渴。

[舌脉]舌苔白腻,脉滑或濡。

(3)痰热郁肺证

[主症]喘、咳,痰(量多质黏色黄,或夹有血色)。

[兼次症]胸中烦闷,身热,口渴,面赤,咽干,小便赤涩,大便或秘。

[舌脉]舌质红,舌苔薄黄或腻,脉滑数。

(4)痰蒙神窍证

[主症]喘、咳、痰(咳痰黏稠,或黄黏不爽,或伴痰鸣)。

[兼次症]神志恍惚,意识昏蒙,嗜睡,或烦躁不安,或谵妄,撮空理线,昏迷,唇甲青紫。

[舌脉]舌质黯红或淡紫或紫绛,苔白腻或黄腻,脉细滑数。

(5)肺脾气虚证

[主症]喘,咳(声低),痰(质稀)。

[兼次症]自汗畏风,面色苍白,食少脘胀,便溏,易感。

[舌脉]舌胖,边有齿痕,苔薄白或薄白腻,脉细弱。

(6)肺肾气虚证

[主症]喘息不能平卧,咳,痰(色白如沫)。

[兼次症]胸满闷窒,声低气怯,心慌,形寒汗出,面色晦黯,或腰膝酸软,小便清长。

[舌脉]舌淡或黯紫,苔白润。

(7)阳虚水泛证

[主症]喘咳(不能平卧),痰(清稀)。

[兼次症]胸满,面浮,下肢浮肿,或一身悉肿,腹部胀满有水,尿少,脘痞,纳差,心悸,怕冷,面唇青紫。

[舌脉]舌胖质黯,苔白滑,脉沉细滑或结、代。

附：咳喘(慢性阻塞性肺疾病)SP 病例
病历摘要：

编号	慢性阻塞性肺疾病
1. 基本情况	患者张某，男性，65 岁，农民。咳嗽、咳痰、喘息 20 余年，加重 10 余天，门诊就诊。就诊状态：稍焦虑、紧张。
2. 现病史	患者 20 年来每年冬季咳嗽、咳痰、喘息，持续 3~4 个月，经抗感染及平喘治疗症状有所缓解。10 多天前感冒，咳嗽、气喘、鼻流清涕，自行服用感冒药及止咳平喘药 2 天，症状加重，于社区门诊静脉滴注抗生素及平喘药，症状无明显缓解，现咳嗽有黄痰，不易咯出，胸闷气喘，乏力，食欲不佳，睡眠不好，大便干，小便黄。
3. 相关病史	既往史：既往慢性支气管炎病史 20 年，否认高血压、心脏病、糖尿病等病史，否认肝炎、结核等传染病史，无手术外伤史，无过敏史。 个人史：吸烟 40 年，每日 20 支。 婚姻史：23 岁结婚，爱人和儿子身体健康。 家族史：父母无类似病史。

SP 模拟问诊训练案例：

	医生	患者
1. 问候及患者信息确认	您好，我是实习医生某某，您是张某吗？	是的。
2. 现病史	您哪儿不舒服？	咳嗽、喘。
	大约从什么时候开始的？	10 多天前。
	什么原因引起的？	着凉了。
	当时有什么症状？	打喷嚏，流鼻涕，咳嗽，咳痰，有点喘，自己吃了点感冒和止咳药。
	吃了几天？吃了药有好转吗？	吃了 2 天，没有好转，反而加重了。
	去医院了吗？	去了社区医院，输了液。
	输的什么药？	头孢类的和平喘的药。
	效果怎么样？	感冒症状基本没有了，但仍然咳嗽气喘。
	以前有咳嗽气喘的症状吗？	有，老毛病了，20 多年了，每年冬天犯病。
	发病时是什么症状？	咳嗽、咳痰、气喘，身上没劲。
	每次发病持续多长时间？	3~4 个月。
	去医院检查过吗？	检查过，做了很多检查，也记不住了。
	诊断是什么病？	一开始说我是"慢性支气管炎"，这几年说我是"慢性阻塞性肺疾病"。
	用的什么药？	好几种，也记不清了。
	这些年吃了药效果怎么样？	发病时能控制症状，但一直没有根治。
	一般什么时候加重？什么时候缓解？	夏天好些，冬天症状重。

	医生	患者
2. 现病史	你现在除了咳嗽有痰吗？	有,有点黄痰,不好咯出。
	还有别的不舒服症状吗？	胸闷,没劲。
	怕冷吗？	我平时就怕冷。
	出汗不？	不出汗。
	吃饭怎么样？	没胃口,不想吃。
	恶心吗？	不恶心。
	口渴不？	不口渴。
	睡眠怎么样？	休息不好。
	大便怎么样？	大便干。
	几天1次？	1天1次。
	小便怎么样？	小便黄。
	把舌头伸出来,我看一下。	SP配合伸舌（医生指导SP正确伸舌姿势）。
	诊脉（医生注意诊寸口脉方法和注意事项）。	SP配合诊脉。
3. 相关病史	以前身体怎样,有过什么病吗？	慢性支气管炎。
	多长时间了？	20年了。
	有高血压、冠心病、糖尿病吗？	没有。
	以前得过肝炎、肺结核等传染病吗？	没有。
	以前做过手术或受过严重的外伤吗？	没有。
	对什么药物、食物过敏吗？	不过敏。
	您抽烟、喝酒吗？	抽烟,喝一点酒。
	吸烟多少年了？	40多年了吧。
	每天抽多少？	1包吧,20支左右。
	抽烟对你身体不好,应该戒烟。	哦。
	多大岁数结婚的？	23岁。
	爱人和小孩怎么样？	爱人和孩子身体健康。
	父母或兄弟姐妹有类似您这样的病吗？	没有。
	好的,我大概梳理一下。您20年来每年冬季咳嗽、咳痰、喘息,持续3~4个月,经抗感染及平喘治疗症状有所缓解。10多天前感冒,咳嗽、气喘、鼻流清涕,自服感冒药及止咳平喘药2天,症状加重,于社区门诊静点抗生素及平喘药,症状无明显缓解,现咳嗽有黄痰,不易咯出,胸闷气喘,乏力,食欲不佳,睡眠不好,大便干,小便黄。既往慢性支气管炎病史20年。是这样吗？	是的。

（二）原发性支气管肺癌

1. 概述　原发性支气管肺癌简称肺癌，是原发于各级支气管黏膜或腺体的肺部恶性肿瘤，肺癌早期多表现为刺激性干咳、咳痰、痰中带血等呼吸道症状，随病情进展，瘤体在胸腔内蔓延，侵犯周围组织、器官，可出现胸痛、呼吸困难、声音嘶哑、上腔静脉阻塞综合征等局部压迫症状，还可通过淋巴道、血道远处转移，晚期出现恶病质。

2. 西医病因、病理及分类

（1）病因：吸烟、空气污染、职业危害、电离辐射、遗传因素、营养状况。

（2）病理

1）按解剖学分类：①中央型肺癌：多见，以鳞状细胞癌和小细胞未分化癌为主。②周围型肺癌：以腺癌较为多见。

2）按组织学分类：①小细胞肺癌（small cell lung carcinoma，SCLC）：又称小细胞未分化癌，恶性程度最高。②非小细胞肺癌（non-small cell lung cancer，NSCLC）：鳞状细胞癌（简称鳞癌）为最常见的类型；腺癌女性多见；大细胞未分化癌（简称大细胞癌）为高度恶性的上皮肿瘤；腺鳞癌、支气管腺体癌等。

3. 临床表现

（1）原发肿瘤引起的症状：咳嗽、咳痰为肺癌早期的常见症状，多为刺激性干咳或有少量黏液痰；如肿瘤导致远端支气管狭窄，表现持续性咳嗽，呈高音调金属音，为特征性阻塞性咳嗽；如继发感染时，则咳脓性痰。痰内常间断或持续带血。可伴有胸闷、气急等。体重下降、发热等为常见的全身症状。

（2）肿瘤局部扩展引起的症状：肿瘤侵犯胸膜或纵隔，可产生不规则钝痛；侵入胸壁、肋骨或压迫肋间神经时可致胸痛剧烈，呼吸、咳嗽则加重。如癌肿或转移性淋巴结压迫喉返神经（左侧多见），则发生声音嘶哑。如侵犯纵隔，压迫阻滞上腔静脉回流，导致上腔静脉阻滞综合征，则表现头、颈、前胸部及上肢水肿淤血等。

（3）肿瘤远处转移引起的症状：如肺癌转移至脑、肝、骨、肾上腺、皮肤等组织，这些组织可出现相应的表现。

（4）肺癌的肺外表现

1）副癌综合征：有下列几种表现：①杵状指（趾）和肥大性骨关节病；②高钙血症；③分泌促性腺激素引起男性乳房发育；④异位促肾上腺皮质激素样分泌引起库欣综合征（Cushing syndrome）；⑤分泌抗利尿激素引起稀释性低钠血症；⑥神经肌肉综合征。

2）类癌综合征：表现哮鸣样支气管痉挛、阵发性心动过速、水样腹泻、皮肤潮红等。

4. 实验室检查及其他检查

（1）胸部 X 线检查：是发现肺癌的最基本方法。

（2）计算机体层扫描（CT）：可发现普通 X 线难以发现的病变，还能辨认有无肺门和纵隔淋巴结肿大，以及是否侵犯邻近器官。

（3）磁共振成像（MRI）：在了解肺癌与心脏大血管之间关系，以及分辨肺门淋巴结或血管阴影方面优于 CT，但它对肺门病灶分辨率不如 CT 高，也不容易发现较小的病灶。

（4）痰脱落细胞检查：是诊断肺癌的重要方法之一。

(5)纤维支气管镜检查:是诊断肺癌的主要方法。

(6)病理学检查:对肺癌的诊断具有决定性意义。

(7)放射性核素扫描检查:可对肿瘤进行定位、定性诊断。

(8)开胸手术探查:若经上述多项检查仍未能明确诊断,而又高度怀疑肺癌时,可考虑行开胸手术探查。

(9)其他:肿瘤标志物检测及基因诊断,后者有助于早期诊断肺癌。

5. 中医辨证

(1)气滞血瘀证

[主症]咳嗽不畅,咳痰不爽。

[兼次症]胸胁胀痛或刺痛,面青唇黯。

[舌脉]舌质黯紫或有瘀斑,脉弦或涩。

(2)痰湿毒蕴证

[主症]咳嗽,痰多,胸闷。

[兼次症]纳差,便溏,尿黄。

[舌脉]舌质黯或有瘀斑,苔厚腻,脉滑数。

(3)阴虚毒热证

[主症]咳嗽,无痰或少痰,或有痰中带血,甚则咯血不止。

[兼次症]心烦,少寐,手足心热,或低热盗汗,或邪热炽盛,口渴,便秘。

[舌脉]舌质红,苔薄黄,脉细数或数大。

(4)气阴两虚证

[主症]咳嗽无力,有痰或无痰,痰中带血。

[兼次症]神疲乏力,心悸,汗出气短,口干,或午后潮热,手足心热,纳呆脘胀。

[舌脉]舌质红,苔薄,或舌质胖嫩有齿痕,脉细数无力。

附:咳喘(原发性支气管肺癌)SP 病例

病历摘要:

编号	原发性支气管肺癌
1. 基本情况	患者李某,男性,53 岁,工人。咳嗽、气喘半年,加重 1 周,门诊就诊。就诊状态:疲惫。
2. 现病史	患者半年前突然出现咳嗽,咳痰,自行服用止咳化痰药无效。咳嗽持续一个月后,出现痰中带血,气喘,就诊于当地医院,行血液检查及肺部 CT(具体不详),确诊为"肺癌",化疗后病情有所控制。1 周前流鼻涕,嗓子疼,咳嗽,气喘加重,就诊于当地医院,予头孢类抗生素和清热解毒中药口服,感冒症状消失,仍有干咳,胸闷气短,乏力,无食欲,睡眠不佳,大小便正常。
3. 相关病史	既往史:既往体健,否认肝炎、结核等传染病史,无手术外伤史,无过敏史。 个人史:吸烟 30 年,每日 20 支。 婚姻史:26 岁结婚,爱人和儿子身体健康。 家族史:父母无类似病史。

SP 模拟问诊训练案例：

	医生	患者
1. 问候及患者信息确认	您好,我是实习医生某某,您是李某吗?	是的。
2. 现病史	您哪儿不舒服?	咳嗽、气不够用。
	这种症状多长时间了?	半年多了,这几天加重了。
	为什么加重了?	感冒了,流鼻涕,嗓子疼。
	去医院看了吗?	去医院看了,大夫给开了点消炎和一些抗病毒的药。
	都是什么药?	好像是头孢类的药,和清热解毒药。记不太清了。
	吃了药,好点吗?	吃了几天,感冒好多了,嗓子不怎么疼了,就是有时干咳,气短。
	你以前也有咳嗽,气喘吗?	对。半年前没有原因出现咳嗽,咳痰,一直不好。
	当时去医院看了吗?	一开始没有,自己从药店买了点止咳化痰药,但效果不好,一直咳嗽了 1 个多月,痰中出现血丝,气喘,家里人让我去医院看看。
	做了什么检查,是怎么回事呢?	抽了血,拍了肺 CT,最后确诊是"肺癌"。
	做手术了吗?	大夫说不能手术了,让化疗。
	效果怎么样?	现在病情控制得还行。就是掉头发特别多。
	你现在除了咳嗽,喘,还有其他症状吗?	感冒症状基本没有了,就是干咳,胸闷气短,身上没劲。
	平时怕冷吗? 出汗吗?	反正比别人怕冷,不出汗。
	多穿衣服能好点不?	嗯,多穿点或者在暖和地待着就好点。
	吃饭怎么样?	没胃口,不想吃。
	恶心吗?	不恶心。
	睡眠怎么样?	休息不好。
	大便怎么样?	大便可以,1 天 1 次。
	小便怎么样?	小便正常。
	把舌头伸出来,我看一下。	SP 配合伸舌(医生指导 SP 正确伸舌姿势)。
	诊脉(医生注意诊寸口脉方法和注意事项)。	SP 配合诊脉。
3. 相关病史	以前身体怎样,有过什么病吗?	没有。
	以前得过肝炎、肺结核等传染病吗?	没有。
	以前做过手术或受过严重的外伤吗?	没有。
	对什么药物、食物过敏吗?	没有。

	医生	患者
	您抽烟、喝酒吗?	抽烟,不喝酒。
	吸烟多少年了?	30多年了吧。
	每天抽多少?	一包吧,20支左右。
	多大岁数结婚?	26岁结婚。
	爱人和孩子身体怎么样?	都挺好的。
	父母或兄弟姐妹有类似您这样的病吗?	没有
3. 相关病史	好的,我大概梳理一下。您半年前无明显诱因出现咳嗽,咳痰,一开始没有去医院看,自己去药店买了点止咳化痰药,效果不好,咳嗽持续了1个月,出现痰中带血,气喘,就诊当地医院,拍肺部CT,确诊为"肺癌",予化疗,病情控制尚可,1周前感冒,流鼻涕,嗓子疼,咳嗽,气喘加重,就诊当地医院,予头孢类消炎药和清热解毒中药口服,感冒症状消失,仍干咳,胸闷气短,乏力,纳差,寐欠安,二便可。既往体健。是这样吗?	是的。

(三) 支气管哮喘

支气管哮喘是由多种细胞(如嗜酸性粒细胞、肥大细胞、T淋巴细胞、中性粒细胞、气道上皮细胞等)和细胞成分参与的气道慢性炎症性疾病。这种慢性炎症与气道高反应性相关,通常出现广泛多变的可逆性气流受限,并引起反复发作性喘息、气急、胸闷或咳嗽等症状,常在夜间清晨发作、加剧,多数患者可自行缓解或经治疗缓解。支气管哮喘属于中医喘证范畴。

1. 病因和发病机制

(1)病因:哮喘的病因还不十分清楚。

西医认为:患者个体过敏体质及外界环境的影响是发病的危险因素。哮喘受多基因遗传和环境因素的双重影响。环境因素中主要包括某些激发因素,如尘螨、花粉、真菌、动物毛屑、二氧化硫、氨气等各种特异和非特异性吸入物;感染,如细菌、病毒、原虫、寄生虫等;食物,如鱼、虾、蟹、蛋类、牛奶等;药物,如普萘洛尔、阿司匹林等;气候变化、运动、妊娠等都可能是哮喘的激发因素。

中医认为:喘证常见病因如下:

1)外因:外邪侵袭,重感风寒,邪袭于肺;或表寒内热,或风热外袭。

2)内因:饮食不当,过食生冷、肥甘,或嗜酒伤中;情志所伤,忧思气结,或郁怒伤肝;劳欲久病,肺肾亏虚。

(2)发病机制:哮喘的发病机制不完全清楚,可概括为免疫炎症反应、神经机制和气道高反应性及其相互作用。支气管哮喘发生时常引起终末细支气管平滑肌痉挛,黏膜水肿、腺体分泌增多,气道阻力增大,致患者出现呼气性呼吸困难。

中医认为喘证的病位主要在肺和肾,涉及肝脾。基本病机为痰邪壅肺,宣降不利;或精气虚衰,肺肾出纳失常。病理性质有虚实之分。实喘在肺,为外邪、痰浊、肝郁气逆,邪壅肺气,宣降不利所致;虚喘责之肺、肾,因阳气不足、阴精亏耗,而致肺肾出纳失常,且尤以气虚为主。实喘病久伤正,由肺及肾;或虚喘复感外邪,或夹痰浊,则病情虚实错杂,每多表现为邪气壅阻于上,肾气亏虚于下的上盛下虚证候。

病理演变:喘证的严重阶段,不但肺肾俱虚,在孤阳欲脱之时,亦可导致心气、心阳衰惫,鼓动血脉无力,血行瘀滞,甚至出现喘汗致脱,亡阴、亡阳的危重局面。

2. **临床表现**

(1)症状:为发作性伴有哮鸣音的呼气性呼吸困难或发作性胸闷和咳嗽。严重者呈端坐呼吸,干咳或咳大量白色泡沫痰,甚至出现发绀等,有时咳嗽可为唯一的症状(咳嗽变异型哮喘)。哮喘症状可在数分钟内发作,经数小时至数天,用支气管舒张药或自行缓解。某些患者在缓解数小时后可再次发作。在夜间及凌晨发作和加重常是哮喘的特征之一。有些青少年,其哮喘症状表现为运动时出现胸闷、咳嗽和呼吸困难(运动性哮喘)。

(2)体征:发作时胸部呈过度充气状态,有广泛的哮鸣音,呼气音延长。但在轻度哮喘或非常严重哮喘发作,哮鸣音可不出现。心率增快、奇脉、胸腹反常运动和发绀常出现在严重哮喘患者中。非发作期体检可无异常。

3. **诊断**

(1)反复发作喘息、气急、胸闷或咳嗽,多与接触变应原、冷空气、物理、化学性刺激、病毒性上呼吸道感染、运动等有关。

(2)发作时在双肺可闻及散在或弥漫性、以呼气相为主的哮鸣音,呼气相延长。

(3)上述症状可经治疗缓解或自行缓解。

(4)除外其他疾病所引起的喘息、气急、胸闷和咳嗽。

(5)临床表现不典型者(如无明显喘息或体征)应有下列三项中至少一项阳性:①支气管激发试验或运动试验阳性;②支气管舒张试验阳性;③昼夜呼气流量峰值(PEF)变异率≥20%。

符合1~4条或4、5条者,可以诊断为支气管哮喘。

中医诊断要点:

(1)以喘促短气,呼吸困难,甚至张口抬肩,鼻翼翕动,不能平卧,口唇发绀为特征。

(2)多有慢性咳嗽、哮病、肺痨、心悸等病史,每遇外感及劳累而诱发。

4. **鉴别诊断** 主要和左心衰竭引起的喘息样呼吸困难、慢性阻塞性肺疾病(COPD)等进行鉴别。

5. **辨证要点** 喘证的辨证首当分清虚实。实喘者呼吸深长有余,呼出为快,气粗声高,伴有痰鸣咳嗽,脉数有力,病势多急;虚喘呼吸短促难续,深吸为快,气怯声低,少有痰鸣咳嗽,脉象微弱或浮大中空,病势徐缓,时轻时重,遇劳则甚。实喘又当辨外感内伤。虚喘应辨肺虚,肾虚,心气、心阳衰弱。肺虚者劳作后气短不足以息,喘息较轻,常伴有面色白,自汗易感冒;肾虚者静息时亦有气喘,动则更甚,伴有面色苍白、颧红,怕冷,腰酸膝软;心气、心阳衰弱时,喘息持续不已,伴有发绀,心悸,浮肿,脉结、代。

6. **哮喘的教育与管理** 哮喘患者的教育与管理是提高疗效,减少复发,提高患者生活质量的重要措施。医生应为每个初诊哮喘患者制订防治计划,应使患者了解或掌握以下内容:①相信通过长期、适当、充分的治疗,完全可以有效地控制哮喘发作;②了解哮喘的激发因素,结合每个人具体情况,找出各自的激发因素,以及避免诱因的方法;③简单了解哮喘的本质和发病机制;④熟悉哮喘发作先兆表现及相应处理办法;⑤学会在家中自行监测病情变化,并进行评定,重点掌握峰流速仪的使用方法,有条件的应记录哮喘日记;⑥学会哮喘发作时进行简单的紧急自我处理方法;⑦了解常用平喘药物的作用、正确用量、用法、不良反应;⑧掌握正确的吸入技术;⑨知道什么情况下应去医院就诊;⑩与医生共同制订出防止复发,保持长期稳定的方案。

附:咳喘(支气管哮喘)SP病例

病历摘要:

编号	支气管哮喘
1. 基本情况	患者张某,女性,30岁,公司职员。"咳喘5天,加重伴胸闷2小时",门诊就诊。就诊状态:稍焦虑、紧张;咳嗽、喘。
2. 现病史	患者5天前因家装劳累、天气降温出现咳嗽、鼻流清涕,当天夜间出现喘憋症状。次日就诊于社区门诊,行常规心肺听诊检查,以"肺炎"进行治疗,予"头孢曲松、左氧氟沙星"静脉滴注治疗3天,未见疗效,咳喘早晨、夜间较重,需高枕卧位睡眠。 2小时前不明原因咳嗽、喘症状加重并持续,伴胸闷,无心悸、胸痛,偶咳稀薄白色痰液,无痰中带血,无发热恶寒,饮食、二便正常。
3. 相关病史	既往史:"鼻炎"病史4年,每于秋季发病。家装材料过敏。否认肝炎、结核等传染病史,无手术外伤史,无药物过敏史。 个人史:出生于当地,无长期外出居住史,无血吸虫病流行区疫水接触史。无吸烟史,夜间饮红酒一杯6年余。否认冶游史。 婚姻史:23岁结婚,爱人和孩子身体健康。 家族史:母亲支气管哮喘,父亲体健。

SP模拟问诊训练案例:

	医生	患者
1. 问候及患者信息确认	您好,我是实习医生某某,您是张某吗?	是的。
2. 现病史	您怎么不舒服呀?	咳嗽、喘。
	多长时间了?	5天。
	5天一直这样喘吗?	开始没这么重,2小时前不知怎么地就一直喘、咳嗽,憋闷得慌。
	5天前什么原因引起的咳嗽、喘呢?	最近家里装修,累,加上前几天变天下雨,降温后,就感冒了,开始呢,总咳嗽,流清鼻涕也咳白色的稀痰,那天晚上就开始有点喘。

续表

	医生	患者
2. 现病史	咳嗽、喘多发生在什么时候?	早上喘得厉害,咳嗽也重,有时半夜也咳嗽喘,白天就好多了。
	咳痰吗?	有,白色的稀痰,但是很少咳出来。
	痰中有没有血丝? 有没有泡沫?	都没有。
	我听着除了咳嗽、喘以外,呼吸也比较急促,您还有其他不舒服的吗?	有,喘严重的时候气紧、气急,憋闷得慌。
	有没有觉得心慌、心口疼?	喘的时候心跳比较快,平时没有这感觉,没有觉得心口疼。
	发烧过吗?	没有。
	家里装修,有没有去过家具市场? 或买过壁纸什么的?	有,病之前经常去,不知逛了多少店,我们家装修都是我一个人在操持。
	去这些地方的时候有没有觉得不舒服?	每次我戴着口罩去,嫌太味儿,有一次去回来就打喷嚏不停,朋友说过敏。后来去得少了。
	以前有过这样的表现吗?	没有。
	您这次咳嗽、喘、胸闷这一系列的症状和下雨降温,您感冒、劳累有直接的关系,您应该也是对某种家装材料过敏。喘得这么难受了,家里装修的事就放放,要不就把大权交给别人,安心治病,治好了,家具市场、壁纸店等也不要去了,新房晾好了再去住。	哎,其他人都指望不上,要么忙,要么不懂,我懂了,反正家装的东西我少接触。
	谁不是从不懂到懂,您身体不允许,该放手了。	行。
	咳嗽、喘这么难受,都 5 天了,有没有去别处看看?	有,去社区门诊看了看,输 3 天液了,这不严重了,觉得看不好,来你们这了。
	社区门诊做过什么检查? 诊断什么病? 输的什么液? 有单子吗?	没做什么检查,就给听了听,抽血都没有,就说感冒引起的肺炎,输的"头孢曲松、左氧氟沙星",没有单子,就记着药名了。
	输了几天	3 天。
	用过口服药吗?	没有。
	这 3 天咳嗽、喘有减轻吗?	没有。
	吃饭睡觉有没有问题? 大小便正常?	睡觉不好,晚上有的时候喘,需要枕头垫高了睡。大小便正常。
	把舌头伸出来,我看一下。	SP 配合伸舌(医生指导 SP 正确伸舌姿势)。
	诊脉(医生注意诊寸口脉方法和注意事项)。	SP 配合诊脉。

续表

	医生	患者
3. 相关病史	天气变凉,感冒、劳累、过敏后出现的咳嗽、喘息、气促、胸闷,是哮喘,我们会积极地给您治疗,而且现在治疗都比较规范,您不必紧张。您以前身体怎么样?	每年单位体检都没事,就是有点鼻炎。
	哪种类型的鼻炎?	不知道,没看过。
	多长时间了?	大概有4年了。
	鼻炎一直有吗? 有轻重的变化吗?	不是一直有,每年入秋的时候犯,其他时间没什么事儿。
	得过湿疹吗?	没有。
	除了这次逛家具市场、壁纸店打喷嚏外,还有没有对别的什么药物或东西过敏?	没有。
	心脏有问题吗? 冠心病、高血压、高脂血症有吗?	体检都没事。
	以前得过肝炎、肺结核等传染病吗?	没有。
	以前做过手术或受过严重的外伤吗?	没有。
	抽烟喝酒吗?	不抽烟,偶尔晚上喝杯红酒。
	晚上饮红酒的习惯有多久了?	6年多了。
	您父母身体怎么样?	我妈支气管哮喘。我爸身体还行。
	您有兄弟姐妹吗?	没有。
	爱人和孩子怎么样?	爱人和孩子身体都很好。
	还需进一步查体、做一些检查与其他病相鉴别。您的病主要因天气变凉,感冒、劳累引发,与家装材料过敏也相关,所以您还得放松心情,不要想家里单位的事,安心治疗,气温下降,注意添衣。我先让护士给您吸上氧,然后把您的情况向医生汇报,尽快处理,感谢您的配合。	好的,谢谢了。

三、心悸

(一) 心律失常

1. **概述**　心律失常是指心脏激动的频率、节律、起源部位、传导速度或激动次序的异常。引起心律失常的病因有冠状动脉粥样硬化性心脏病、心肌病、心肌炎和风湿性心脏病等。另外,自主神经功能失调、电解质紊乱、内分泌失调、麻醉、低温、药物及中枢神经疾病等亦可导致。

2. 临床表现　心律失常发作时的临床表现并不一致,有的症状并不明显,有的可出现心慌、胸闷、胸痛、黑朦、晕厥等。

3. 问诊要点

(1)病史、诱因:心律失常患者多有器质性心脏病(冠心病、心肌病,心肌炎和风湿性心脏病等),尤其在发生心力衰竭或急性心肌梗死时。基本健康者或自主神经功能失调患者中的心律失常也不少见。其他病因有电解质或内分泌失调,麻醉,低温,胸腔或心脏手术,药物作用等。部分患者病因不明。

(2)发作特点

1)发作频率:偶发多为功能性,频发多为器质性。

2)持续时间:持续时间短多为功能性,持续时间长多为器质性。

3)发作形式:窦性心动过速多逐渐加快,逐渐缓解;异位心动过速常突发突止。

(3)与运动的关系:运动后加重,考虑器质性心脏病;休息时加重,考虑精神因素;与运动休息无关,考虑严重心脏病等。

(4)伴随症状:伴呼吸困难,见于心功能不全、急性心梗;伴心前区痛,见于心绞痛、心肌梗死、心包炎、心肌炎、心脏神经症;伴发热,见于急性传染病、心肌炎、心包炎等;伴多食、消瘦、易怒,见于甲亢;伴面色苍白、乏力、头晕,见于严重贫血等;伴失眠、多梦、头晕,见于心脏神经症;伴晕厥、抽搐(阿 - 斯综合征),见于严重心律失常。

4. 实验室及其他检查

(1)心电图:心律失常发作时的心电图是确诊心律失常的重要依据。

(2)长时间心电图记录:长时间心电记录分为动态心电图检查、片断心电记录和心电监测。

附:心悸(心律失常)SP病例

病历摘要:

编号	心律失常
1. 基本情况	患者王某,男性,60 岁,企业退休工人。间断心悸 1 周,门诊就诊。就诊状态:稍焦虑、紧张。
2. 现病史	患者 1 周前无明显诱因出现心慌,且多在活动、劳累、饭后出现。每次发作 10 分钟至 1 小时,休息后缓解。发病时伴有头晕,无胸闷、胸痛,无多汗,无感冒发热。近来常感腰酸,手足心热。于社区卫生服务站查心电图,结果显示"期前收缩",予口服药物治疗,无效。发病以来心烦失眠,饮食二便正常。
3. 相关病史	既往史:既往高血压病史 10 年,口服卡托普利控制。高脂血症 3 年,未服药。否认肝炎、结核等传染病史,无手术外伤史,无药物过敏史。 个人史:吸烟史 20 多年,每天 15 支左右。不饮酒。 婚姻史:23 岁结婚,爱人和儿子身体健康。 家族史:父亲和哥哥患高血压,父亲患冠心病。

SP 模拟问诊训练案例：

	医生	患者
1. 问候及患者信息确认	您好，我是实习医生某某，您是王某吗？	是的。
2. 现病史	您哪儿不舒服？	这些天经常心慌。
	多长时间了？	有1周了。
	每天都心慌吗？	差不多每天都有。
	一般是在什么情况下出现的？有什么诱因吗？比如运动或劳累？	晨练的时候出现比较多，有时吃饭后也出现。
	近期有没有喝咖啡、浓茶或者大量可乐这些东西？	没有。
	近期有没有服用过什么药物？	没有。这些年一直吃降压药，以前没觉出心慌。
	心慌的时候感觉心跳快还是慢？	快。
	当时有没有数过脉搏？大概一分钟脉搏跳多少次？	大概90多次。
	有没有感觉心跳不均匀？有时跳有时不跳？	嗯，就是这样，跳跳停停的。
	每次心慌大概持续多长时间？	一般都10分钟多，最长的1次大概1个小时。
	怎样就能缓解一些呢？	一般休息会儿，躺下歇会儿就会好点。
	心慌时有没有胸闷、胸疼？	没有。
	有没有头晕头痛，眼前发黑？	有头晕。
	出汗多吗？	不多。
	近期有没有感冒发烧，咳嗽咳痰？	没有。
	有没有腰酸？	嗯，经常腰酸。
	有没有感觉手心脚心发热？	热，愿意摸凉东西，睡觉时脚愿意放在被子外面。
	出现心慌后去医院看过吗？	去过社区门诊。
	在社区门诊给你做过什么检查？	做过1次心电图。
	社区大夫说你是什么病啊？	大夫说我是期前收缩。
	怎样给治疗的？	让我多休息，不能劳累，给我开了口服药。
	开的什么药？	白药片，药名记不清了。
	你按时吃药了吗？效果怎么样？	是按时吃的药，但好像没什么效果。
	近来睡眠怎么样？	睡觉不好。睡不着，心烦，然后就更睡不着。
	饮食情况如何？	还好。
	近来大小便正常吗？	正常。
	把舌头伸出来，我看一下。	SP配合伸舌（医生指导SP正确伸舌姿势）。
	诊脉（医生注意诊寸口脉方法和注意事项）。	SP配合诊脉。

	医生	患者
3. 相关病史	以前身体怎样,有过什么病吗?	有高血压。
	多长时间了?	高血压 10 年了。
	吃的什么降压药?	卡托普利。
	吃药后,血压一般能控制在多少?	不清楚,没量过。
	最近有什么事情让您很累或很有压力吗?	好像也没有。
	您抽烟、喝酒吗?	抽烟,不喝酒。
	抽烟多少年了?	有 20 多年了。
	每天抽多少?	半包吧,15 支左右。
	抽烟对心脏不好,应该戒掉了。	哦。
	以前得过肝炎、肺结核等传染病吗?	没有。
	以前做过手术或受过严重的外伤吗?	没有。
	对什么药物、食物过敏吗?	没有。
	爱人和孩子身体怎么样?	爱人和孩子身体都很好。
	父母或兄弟姐妹有类似您这样的病吗?	父亲和姐姐有高血压,父亲冠心病,还放过支架。
	好的,我大概梳理一下。您最近 1 周以来,每天在活动、劳累及饭后出现心慌,持续数 10 分钟至 1 小时,休息后缓解。发病时伴有头晕,无胸闷、胸痛,无多汗,无感冒发热。近来常感腰酸,手足心热。于社区卫生服务站查心电图,结果显示"期前收缩",给开了口服药,药名不清楚,无效。发病以来心烦失眠,饮食二便正常。患高血压 10 年,口服卡托普利控制。	是的。
		医生,我是不是得心脏病了? 严重吗? 不会哪天突然不行了吧? （SP 主动提问）
	您不要紧张,这种情况属于心律失常,有些是功能性的,有些是心脏病引起的。只要早发现、早治疗,按医生要求吃药和生活,是可以控制的,不是每个人都会那么严重,您不要有心理负担。另外,吸烟、饮酒、喝浓茶、浓咖啡都可能诱发这种情况出现,所以您应避免以上这些问题。我们查体后马上再做心电图等一些检查,希望你积极配合,我们会根据检查结果再和您谈下一步治疗计划。	好的,谢谢!

(二) 病毒性心肌炎

1. **概述**　病毒性心肌炎 (viral myocarditis) 是指病毒感染所致的局限性或弥散性心肌炎性改变,有时可累及心包、心内膜等。

2. **病因**　以柯萨奇病毒 B 组 (coxsackie virus B, CVB) 感染为主,占 30%~50%。目前认为病毒对心肌的直接损伤和继发性免疫损伤是主要的发病机制。

3. **临床表现**

(1)症状

1)病毒感染本身的表现:多数患者发病前 1~3 周内有呼吸道或消化道病毒感染的前驱症状。

2)心脏受累表现:病毒感染 1~3 周后,患者出现头晕、乏力、心悸、气短、心前区不适或隐痛,重者呼吸困难、浮肿等。大部分患者以心律失常为主诉或首发症状。

(2)体征

1)心率增快:心率增快与体温不相称,或心率异常缓慢,均为心肌炎的可疑征象。

2)心脏扩大。

3)心音改变:听诊心尖区可有第一心音减弱 / 闻及病理性第三心音,或呈钟摆律(胎心律)。

4)心脏杂音和心包摩擦音。

(3)并发症

1)心律失常:可出现多种心律失常,以期前收缩和房室传导阻滞最多见;恶性室性心律失常或严重心脏传导阻滞是导致本病患者猝死的主要原因。

2)心力衰竭:可有颈静脉怒张、肝大、舒张期奔马律,重者可出现心源性休克。

4. **实验室检查及其他检查**

(1)血液检查

1)白细胞计数可升高;急性期红细胞沉降率增快。

2)心肌酶学和肌钙蛋白:①急性期或慢性心肌炎活动期可有肌酸磷酸激酶(CK)、肌酸激酶同工酶(CK-MB)等心肌酶学检查指标增高。②血清肌钙蛋白 I(TnI)和肌钙蛋白 T(TnT)对心肌损伤的诊断有较高的特异性和敏感性。

(2)病毒学检查

1)咽拭子或粪便中分离出病毒。

2)心内膜下心肌活体组织检查可检测出病毒、病毒基因片段或特异性病毒蛋白抗原。

(3)病理学检查:可见心肌炎性细胞浸润伴心肌细胞变性或坏死,对本病的诊断和预后判断有决定意义。

(4)心电图

1)心律失常:期前收缩最常见。

2)ST-T 改变:ST 段压低、T 波低平或倒置,合并心包炎可有 ST 段抬高。

(5)X 线:患者有不同程度的心脏扩大。

(6)超声心动图:心脏结构和功能异常。

5. 中医辨证

(1)热毒侵心证

[主症]心悸气短、胸闷或隐痛。

[兼次症]发热恶寒,头身疼痛,鼻塞流涕,咽痛口渴,尿黄。

[舌脉]舌红,苔黄,脉浮数或结、代。

(2)湿毒犯心证

[主症]心悸,胸闷或隐痛。

[兼次症]恶心欲呕,腹胀,困倦乏力,口渴。

[舌脉]舌红,苔黄腻,脉濡数或促、结、代。

(3)心阴虚损证

[主症]心悸胸闷。

[兼次症]口干心烦,失眠多梦,或有烦热盗汗,手足心热。

[舌脉]舌红,少苔,脉细数或促、结、代。

(4)气阴两虚证

[主症]心悸怔忡,胸闷或痛。

[兼次症]气短乏力,口干,失眠多梦,自汗盗汗。

[舌脉]舌质红,苔薄或少苔,脉细数无力或促、结、代。

(5)阴阳两虚证

[主症]心悸气短,胸闷或痛。

[兼次症]面色晦黯,口唇发绀,肢冷畏寒,甚则喘促不能平卧,少寐,浮肿,大便稀溏。

[舌脉]舌淡红,苔白,脉沉细无力或促、结、代。

附:心悸(病毒性心肌炎)SP病例

病历摘要:

编号	病毒性心肌炎
1. 基本情况	患者刘某,女性,17岁,学生。心悸半年,门诊就诊。就诊状态:稍疲惫。
2. 现病史	患者半年前感冒后出现发烧,咽痛,自服感冒药(具体不详),症状未完全消失,持续半月后出现心慌、气短、胸闷症状,就诊于医院。实验室检查示心肌酶异常(具体化验结果不详),心电图结果示期前收缩,诊断为"病毒性心肌炎",经静脉滴注(具体药物不详)症状缓解,改为口服药物(具有用药不详),症状减轻,但劳累后病情加重,现症见:心慌、胸闷、气短乏力,偶有心脏不适,纳可,睡眠不佳,大小便正常。
3. 相关病史	既往史:既往体健,否认肝炎、结核等传染病史,无手术外伤史,无过敏史。 个人史:无吸烟饮酒史,无特殊不良嗜好。 月经史:14岁初潮,30天行经1次,每次7天左右。 家族史:父母无类似的病。

SP 模拟问诊训练案例：

	医生	患者
1. 问候及患者信息确认	您好,我是实习医生某某,您是刘某吗?	是的。
2. 现病史	您哪儿不舒服?	心慌、胸闷。
	多长时间了?	半年了。
	什么原因引起的?	一开始先感冒了,发烧,嗓子疼,吃了点感冒药,一直没有好,过了大概半月突然出现心慌、胸闷,感觉气不够用。
	现在除了心慌、气短、胸闷还有其他不舒服的吗?	没劲儿,心脏这里不舒服。
	怕冷吗?	不怕。
	出汗吗?	不出汗。
	去医院看了吗?	去了,医生给做了心电图,抽了血。
	检查结果是什么?	说是有期前收缩,心肌酶有问题,具体数值记不住了。
	诊断得什么病?	说是"病毒性心肌炎"。
	开了什么药?	当时输了十几天的液,好转后改成口服的药物。
	都用了哪些药?	记不太清了。
	服药后效果怎么样?	吃了药症状有缓解,但累了症状会加重。
	生病这阵吃饭怎么样?	能吃饭。
	睡眠怎么样?	休息不好。
	大便怎么样?	大便正常。
	小便怎么样?	小便也正常。
	把舌头伸出来,我看一下。	SP 配合伸舌(医生指导 SP 正确伸舌姿势)。
	诊脉(医生注意诊寸口脉方法和注意事项)。	SP 配合诊脉。
3. 相关病史	以前身体怎样,有过什么病吗?	没有。
	以前得过肝炎、肺结核等传染病吗?	没有。
	以前做过手术或受过严重的外伤吗?	没有。
	对药物、食物过敏吗?	没有过敏的。
	您抽烟、喝酒吗?	不抽烟,不喝酒。
	月经正常吗? 第一次是什么时间?	月经正常,14 岁来的月经。
	多长时间 1 次,每次来月经持续几天?	30 天来 1 次,每次 7 天。
	来月经肚子疼吗?	不疼。
	父母或兄弟姐妹有类似您这样的病吗?	没有。

续表

	医生	患者
3. 相关病史	好的,我大概梳理一下。你半年前感冒了,当时发烧,嗓子疼,自己吃了点感冒药,感冒症状没有完全消失,持续了一段时间突然出现心慌气短胸闷,去医院抽血化验(具体化验结果不详),做了心电图,有期前收缩,诊断为"病毒性心肌炎",输液症状缓解改为口服药物(具体用药不详),这半年来症状减轻,但劳累后病情加重,现在主要症状为心慌、气短、乏力,偶有心脏不舒服,吃饭可以,睡不好觉,大小便正常,是这样吧?	是的。大夫,我的病重吗?
	您不要紧张,我们会给您做进一步检查,制订一个好的治疗方案。	好的,谢谢!

(三)甲状腺功能亢进症

1. **概述** 甲状腺功能亢进症(简称甲亢),是指各种原因导致甲状腺激素分泌过多,引起甲状腺毒症,以毒性弥漫性甲状腺肿最为常见。毒性弥漫性甲状腺肿是一种自身免疫性疾病,主要临床表现有:代谢综合征、弥漫性甲状腺肿、眼征和胫前黏液性水肿。

2. **西医病因、发病机制** 毒性弥漫性甲状腺肿的病因和发病机制尚未完全阐明。一般认为本病主要是在遗传的基础上,因精神刺激、感染等应激因素而诱发的器官特异性自身免疫疾病。

3. **临床表现** 多见于女性,以20~40岁的中青年多见,起病缓慢。

(1)症状

1)代谢综合征:怕热多汗,皮肤潮热,低热,体重锐减,疲乏无力。

2)精神神经系统:神经过敏,烦躁易怒,失眠,思想不集中。也有部分患者表现为寡言、抑郁。舌、手伸出时可有细微震颤,腱反射亢进。

3)心血管系统:心悸,胸闷,气促,稍活动后更加剧,严重者可导致甲亢性心脏病。

4)消化系统:食欲亢进,易饥多食,稀便。

5)肌肉骨骼系统:肌无力和肌肉消瘦,可伴有周期性瘫痪。

6)生殖系统:常见月经减少,甚至闭经;男性患者则常出现阳痿,偶有乳腺增生。

(2)体征

1)甲状腺肿:甲状腺一般呈弥漫性、对称性肿大,质地不等,可随吞咽运动上下移动。甲状腺左右叶上下极可有震颤并伴有血管杂音。

2)眼征:非浸润性突眼和浸润性突眼。

3)皮肤及肢端表现:胫前黏液性水肿。

4)心脏:心律失常以期前收缩最为常见,收缩压上升,舒张压降低,脉压差增大。

4. **实验室检查及其他检查**

(1)血清甲状腺激素的测定:血清游离甲状腺素(FT_4)和游离三碘甲腺原氨酸(FT_3):直

接且准确地反映甲状腺功能状态,敏感性和特异性明显优于总三碘甲腺原氨酸(TT_3)、总甲状腺素(TT_4),是诊断甲亢的首选指标。

(2)血清促甲状腺激素(TSH)测定:是反映甲状腺功能最有价值的指标,对亚临床型甲亢和亚临床型甲减的诊断及治疗监测均有重要意义。

(3)甲状腺摄 ^{131}I 率测定:正常值,3 小时为 5%~25%,24 小时为 20%~45%,高峰在 24 小时出现。甲亢时甲状腺摄 ^{131}I 率增高,3 小时>25%,24 小时>45%,且高峰前移。

(4)甲状腺抗体检查:具有早期诊断意义,对随访疗效、判断能否停药及治疗后复发的可能性等有一定的指导意义。

(5)其他检查:超声、CT、放射性核素检查有一定的诊断价值。

5. 中医辨证

(1)气滞痰凝证

[主症]颈前肿胀。

[兼次症]烦躁易怒,胸闷,两胁胀满,善太息,失眠,月经不调,腹胀。

[舌脉]舌质淡红,舌苔白腻,脉弦或弦滑。

(2)肝火旺盛证

[主症]颈前肿胀,眼突。

[兼次症]烦躁易怒,易饥多食,手指颤抖,面红烘热,失眠,头晕目眩,口苦咽干,大便秘结,月经不调。

[舌脉]舌质红,舌苔黄,脉弦数。

(3)阴虚火旺证

[主症]颈前肿大,眼突。

[兼次症]心悸汗多,手颤,易饥多食,消瘦,口干咽燥,五心烦热,急躁易怒,失眠多梦,月经不调。

[舌脉]舌质红,舌苔少,脉细数。

(4)气阴两虚证

[主症]颈前肿大,眼突。

[兼次症]心悸失眠,手颤,消瘦,神疲乏力,气短汗多,口干咽燥,手足心热,纳差,大便溏薄。

[舌脉]舌质淡红,舌苔少,脉细或细数无力。

附:心悸(甲亢)SP 病例

病历摘要:

编号	甲状腺功能亢进症
1. 基本情况	患者刘某,女性,37 岁,工人。心悸 3 个月,门诊就诊。就诊状态:稍兴奋。
2. 现病史	患者 3 个月前无明显诱因出现心慌、气短、乏力,症状逐步加重,就诊当地医院,查甲状腺功能示:TT_3、TT_4、FT_3、FT_4 增高,TSH 减低,其他结果不详,诊断"甲亢",予甲巯咪唑口服,症状缓解。现症见:心慌、乏力,怕热汗多,急躁易怒,易饥多食,睡眠不好,大便稀,一天 2~3 次。

续表

编号	甲状腺功能亢进症
3. 相关病史	既往史：既往体健，否认肝炎、结核等传染病史，无手术外伤史，无过敏史。 个人史：无吸烟饮酒史，无特殊不良嗜好。 月经史：15 岁月经初潮，30 天行经 1 次，每次 5 天。 婚育史：23 岁结婚，爱人和孩子身体健康。 家族史：父母无类似的病。

SP 模拟问诊训练案例：

	医生	患者
1. 问候及患者信息确认	您好，我是实习医生某某，您是刘某吗？	是的。
2. 现病史	您哪儿不舒服？	心慌、气短，没劲。
	多长时间了？	3 个月了。
	什么原因引起的？	没有原因，一开始没注意，后来症状明显了。
	去医院看了吗？	去了，医生给抽了血。
	检查结果是什么？	说 TT_3、TT_4、FT_3、FT_4 高，TSH 减低，其他的结果记不住了。
	诊断得什么病？	说是"甲亢"。
	开了什么药？	甲巯咪唑。
	服药后效果怎么样？	吃了药症状有缓解。
	现在除了心慌气短还有其他不舒服的吗？	出汗怕热，脾气急，爱发脾气。
	生病这阵吃饭怎么样？	吃得多，总觉得饿。
	睡眠怎么样？	休息不好。
	大便怎么样？	大便稀。
	一天几次？	一天 2~3 次。
	小便怎么样？	小便正常。
	把舌头伸出来，我看一下。	SP 配合伸舌（医生指导 SP 正确伸舌姿势）。
	诊脉（医生注意诊寸口脉方法和注意事项）。	SP 配合诊脉。
3. 相关病史	以前身体怎样，有过什么病吗？	没有。
	以前得过肝炎、肺结核等传染病吗？	没有。
	以前做过手术或受过严重的外伤吗？	没有。
	对药物、食物过敏吗？	没有过敏的。
	您抽烟、喝酒吗？	不抽烟，不喝酒。
	月经正常吗？第一次是什么时间？	月经正常，15 岁来的月经。
	多长时间 1 次，每次来月经持续几天？	30 天来 1 次，每次 5 天。

续表

	医生	患者
3. 相关病史	来月经肚子疼吗？	不疼。
	多大岁数结的婚？	23 岁结婚。
	爱人和孩子身体挺好吧？	都挺好。
	父母或兄弟姐妹有类似您这样的病吗？	没有。
	好的，我大概梳理一下。您 3 个月前无明显诱因出现心慌、气短、乏力，症状逐步加重，就诊当地医院，查甲状腺功能：TT_3、TT_4、FT_3、FT_4 增高，TSH 减低，其他结果不详，诊断"甲亢"，口服甲巯咪唑，现在主要是心慌、乏力，怕热汗多，急躁易怒，易饥多食，睡眠不好，大便稀，一天两到三次，是这样吗？	是的。大夫，我的病重吗？
	您不要紧张，我们会给您做进一步检查，制订一个好的治疗方案。	好的，谢谢！

四、胸痛

冠状动脉粥样硬化性心脏病

冠状动脉粥样硬化性心脏病是指因冠状动脉粥样硬化使血管腔狭窄、阻塞/冠状动脉痉挛导致心肌缺血缺氧或坏死而引起的心脏病，统称冠状动脉性心脏病，简称冠心病，亦称缺血性心脏病。

冠心病是动脉粥样硬化导致器官病变的最常见类型，也是严重危害人民健康的常见病。在我国，本病流行趋势有三个特点：①存在显著的地区差异，总的来说北方高南方低。②近年来呈上升趋势。③冠心病危险因素仍在增长。一些经济发达地区人群的平均血压、血清胆固醇水平都有所升高，肥胖人口增多，我国的卷烟消耗量仍在增长。

1979 年 WHO 将冠心病分为无症状性心肌缺血、心绞痛、心肌梗死、缺血性心肌病和猝死 5 个类型，目前仍沿用。

1. 心绞痛

（1）概念：心绞痛是冠状动脉供血不足，心肌急剧的、暂时的缺血与缺氧所致的临床综合征。特点为阵发性前胸压榨性疼痛，主要是胸骨后，可放射至心前区和左上肢内侧，常在劳力负荷增加时发生，持续数分钟，休息或用硝酸酯制剂后缓解。临床上有稳定型心绞痛和不稳定型心绞痛之分。

本病男性多于女性，多数患者在 40 岁以上，劳累、情绪激动、饱食、受寒、急性循环衰竭等为常见的诱因。

（2）临床表现

1）主要症状：典型的心绞痛具有以下五个特点：①部位：主要在胸骨上段或中段之后，可波及心前区，有拳头或手掌大小，甚至横贯左前胸，界限不很清楚。常放射至左肩、左臂内侧及环指和小指,或至颈、咽和下颌部。②性质:是阵发性、突然发生的胸痛,常为压榨性、闷胀性或窒息性,也可有烧灼感,但不尖锐,非针刺或刀扎样疼痛,偶伴濒死的恐惧感觉。发作时,患者往往被迫立即停止原来的活动,直至症状缓解。③诱因:发作常由体力劳动或情绪激动所诱发,饱食、寒冷、吸烟、心动过速、休克等亦可诱发。疼痛发生于劳力或激动的当时,而不是在劳累了一天之后。典型的心绞痛常在相似的条件下发生,但有时同样的劳力只在早晨引起心绞痛,可能与晨间交感神经兴奋性增高和痛阈较低有关。④持续时间:疼痛出现后常逐渐加重,然后 3~5 分钟内逐渐消失,很少超过 15 分钟。可数天或数周发作 1 次,亦可 1 日内多次发作。⑤缓解方式:一般在停止诱发症状的活动后即可缓解,舌下含服硝酸甘油能在几分钟内缓解。

不稳定型心绞痛胸痛的部位、性质与稳定型心绞痛相似但具有以下特点之一:①原为稳定型心绞痛,1 个月内疼痛发作的频率增加,程度加重,时限延长,诱发因素变化,硝酸类药物缓解作用减弱。② 1 个月之内新发生的心绞痛,并因较轻的负荷而诱发。③休息状态下发作心绞痛或较轻微活动即可诱发,发作时表现为心电图 ST 段抬高的变异型心绞痛也属此列。

2)体征:平时一般无异常体征。心绞痛发作时常见心率加快、血压升高、表情焦虑、皮肤冷或出汗,有时出现第四或第三心音奔马律。可有暂时性心尖部收缩期杂音、第二心音逆分裂或交替脉。

(3)辅助检查:心电图是发现心肌缺血、诊断心绞痛最常用的检查方法。

2. 急性心肌梗死

(1)概念:急性心肌梗死是心肌持续而严重的急性缺血导致的心肌坏死。临床表现为持久的胸骨后剧烈疼痛,急性循环功能障碍,心律失常,血清心肌坏死标志物增高,以及心电图进行性改变,是冠心病的严重类型。

(2)临床表现

1)诱因和前驱症状:寒冷、饱餐、劳累、情绪过分激动、血压剧升或用力大便以及休克、脱水、出血、外科手术或严重心律失常等均可成为本病的诱因。近 2/3 患者在发病前数日有胸骨后或心前区疼痛、胸部不适、活动时心悸、憋气、上腹部疼痛、头晕、烦躁等症状,其中以初发型心绞痛或恶化型心绞痛最为常见。在心肌梗死之后这些症状被认为是前驱症状,而在未明确发生急性心肌梗死之前则属于不稳定型心绞痛,如及时正确处理,可使部分患者避免发生心肌梗死。

2)症状

①疼痛:是最常见的起始症状。典型的疼痛部位和性质与心绞痛相似,但疼痛更剧烈,诱因多不明显,持续时间较长,多在 30 分钟以上,也可达数小时或更长,休息和含服硝酸甘油多不能缓解。患者常烦躁不安、出汗、恐惧,或有濒死感。老年人、糖尿病患者以及脱水、休克患者常无疼痛。少数患者以休克、急性心力衰竭、突然晕厥为始发症状。部分患者疼痛位于上腹部,或者疼痛放射至下颌、颈部、背部上方,易被误诊。

②全身症状:有发热和心动过速等。发热由坏死物质吸收所引起,一般在疼痛后 24~48 小时出现,体温一般在 38℃左右,持续约 1 周。

③胃肠道症状：常伴有恶心、呕吐、肠胀气和消化不良，特别是下后壁梗死者。重症者可发生呃逆。

④心律失常：见于75%~95%的患者，以发病24小时内最多见，可伴心悸、乏力、头晕、晕厥等症状。其中以室性心律失常居多，可出现室性期前收缩、室性心动过速、心室颤动等。心室颤动是急性心肌梗死早期主要的死因。缓慢性心律失常中以房室传导阻滞最为常见，束支传导阻滞和窦性心动过缓也较多见。

⑤低血压和休克：疼痛期常有血压下降（未必是休克）。如疼痛缓解后收缩压仍低于80mmHg（1mmHg=133.322Pa），伴有烦躁不安、面色苍白、皮肤湿冷、大汗淋漓、脉细而快、少尿、精神迟钝甚或昏迷者，则为休克表现。休克多在起病后数小时至1周内发生，主要是心源性，为心肌收缩力减弱，心排血量急剧下降所致，还有血容量不足、严重心律失常、周围血管舒缩功能障碍和酸中毒等因素参与作用。

⑥心力衰竭：主要是急性左心衰竭，可在起病最初几天内发生，发生率为32%~48%。出现呼吸困难、咳嗽、发绀、烦躁等症状，严重者可出现肺水肿，随后可出现颈静脉怒张、肝大、水肿等右心衰竭表现。

（3）辅助检查

1）心电图：心肌梗死典型的心电图有特征性改变，呈动态演变过程，并有定位意义，有助于估计病情演变和预后。

2）血清心肌坏死标志物：对急性心肌梗死的诊断有重要价值。

3. **中医辨证**

（1）心血瘀阻证

［主症］胸痛较剧，如刺如绞，痛有定处，入夜加重，伴有胸闷，日久不愈。

［舌脉］舌质紫黯，或有瘀斑，舌下络脉青紫迂曲，脉弦涩或结代。

（2）痰浊内阻证

［主症］胸闷痛如窒，气短痰多，肢体沉重，形体肥胖，纳呆恶心。

［舌脉］舌苔浊腻，脉滑。

（3）阴寒凝滞证

［主症］猝然胸痛如绞，心痛彻背，背痛彻心，天冷易发，感寒痛甚，形寒，甚则四肢不温，冷汗自出，心悸不宁。

［舌脉］舌质淡红，苔白，脉沉细或沉紧。

（4）气虚血瘀证

［主症］胸痛隐隐，遇劳则发，神疲色黯，气短懒言，心悸自汗，咳嗽喘憋。

［舌脉］舌质淡黯，胖有齿痕，苔薄白，脉涩无力或结代，也可见脉虚数。

（5）肝肾阴虚证

［主症］胸闷痛或灼痛，心悸盗汗，虚烦不寐，腰膝酸软，头晕耳鸣。

［舌脉］舌红少苔，脉细数。

（6）心肾阳虚证

［主症］心悸而痛，胸闷气短，甚则胸痛彻背，心悸汗出，畏寒，肢冷，下肢浮肿，腰酸无

力,面色苍白,唇甲淡白或青紫。

[舌脉]舌淡白或紫黯,脉沉细或沉微欲绝。

(7)阳虚气脱证

[主症]剧烈疼痛后伴有心悸、头晕甚至神志模糊或晕厥,烦躁不安,气喘,面色苍白,大汗淋漓,皮肤湿冷。

[舌脉]舌淡黯苔白滑,脉细微数无力、结代或脉浮大而空。

附:胸痛(冠心病心绞痛)SP 病例

病历摘要:

编号	冠心病心绞痛
1. 基本情况	患者张某,男性,51 岁,工人。间断胸痛 10 天,加重 1 天门诊就诊。就诊状态:稍焦虑、紧张。
2. 现病史	患者 10 天前上楼时突然出现胸口闷痛,如有石压,憋闷,停止活动 3~5 分钟后缓解。3 天前上楼较急时再次出现胸痛,症状同前。于社区门诊就诊,行心脏查体、测血压、心电图,诊断为"高血压、心肌缺血",予"阿司匹林、丹参片、速效救心丸"口服治疗。今天午休时再次出现胸痛,程度较前加重,难以忍受,伴左肩臂疼痛,口服速效救心丸约 15 分钟后症状缓解。发作时伴恶心,无呕吐,无咳嗽、咯血,无头晕、黑矇。发病以来睡眠稍差,食欲减退,小便正常,大便不爽,四肢困重。
3. 相关病史	既往史:既往高血压病史 10 年,口服卡托普利控制。高脂血症 3 年,未服药。否认肝炎、结核等传染病史,无手术外伤史,无药物过敏史。 个人史:吸烟史 20~30 年,每天 10 支左右。不饮酒。 婚姻史:23 岁结婚,爱人和儿子身体健康。 家族史:父亲和姐姐患高血压,父亲患冠心病。

SP 模拟问诊训练案例:

	医生	患者
1. 问候及患者信息确认	您好,我是实习医生某某,您是张某吗?	是的。
2. 现病史	您哪儿不舒服?	这里(SP 用手指向胸骨)经常痛。
	经常疼?几次了?	有 3 次了。
	第一次从什么时候开始的?	10 天前。
	当时是在什么情况下出现的?有什么诱因吗?比如运动或劳累?或者情绪激动?	当时正在上楼,突然感觉疼痛,不舒服。
	当时具体哪个部位疼?多大范围?	就这儿(SP 用手指向胸骨),在这里面有巴掌大的范围。
	胸痛发作时是什么感觉?	就像一块大石头压住那样疼,憋闷,透不过来气。
	当时痛得厉害么?	挺厉害的。
	疼痛持续了多长时间?	3~5 分钟,感觉就好了。

	医生	患者
2. 现病史	疼的时候你怎么办了？有没有采取什么措施？	我站在那儿，不敢动了。
	当时有没有其他部位疼痛？	没有。
	有没有什么别的不舒服？比如恶心、呕吐？	有恶心，没有呕吐。
	有没有咳嗽、咳血？	没有。
	有没有头晕、眼前发黑的现象？	没有。
	有没有心慌？	没有。
	疼痛过后去医院看过吗？	没有。
	经历第一次疼痛之后又出现过吗？	有，3 天前，有 1 次上楼比较快，又犯过 1 次。
	和第一次发作时的表现一样吗？	一样。这次我很害怕，第二天就去社区门诊看病了。
	医生给你做什么检查了？	给检查了心脏，测了血压，还做了心电图。
	记得血压多少吗？	好像是 96、150
	做了心电图，医生说什么了？	说心脏缺血，嘱咐我不要太累，注意休息，上楼不要太快，还给我开了阿司匹林、丹参片、速效救心丸。有时忘了吃，没有按时服用。
	减慢上楼速度以后还有发作吗？	没再发作过，但是今天午休时又出现了。
	这次发作和以前疼痛程度一样吗？	这次更重了，感觉要憋死了。
	疼了多长时间？	感觉时间比较长，得 15 分钟吧。
	除了胸痛，身体其他部位有没有不舒服的感觉？	左肩膀、左胳膊也疼。
	这次疼的时候吃药了吗？	吃了速效救心丸。
	吃了速效救心丸感觉如何？	吃了药管点事，10 多分钟不疼了。
	这次发作有没有心慌？	没有。
	有没有觉得恶心、想吐？	还是觉得恶心，没吐。
	有没有觉得头晕，眼前发黑？	没有。
	有没有四肢沉重的感觉？	有，走路时感觉两腿特沉，不轻便。
	近来饮食、睡眠怎样？	不想吃饭，睡不踏实。
	近来大小便正常吗？	小便正常，有点便秘。
	大便干？	也不干，就是解着费劲。
	把舌头伸出来，我看一下。	SP 配合伸舌（医生指导 SP 正确伸舌姿势）。
	诊脉（医生注意诊寸口脉方法和注意事项）。	SP 配合诊脉。

续表

	医生	患者
	以前身体怎样,有过什么病吗?	有高血压和高脂血症。
	多长时间了?	高血压 10 年了,高脂血症从查出来到现在 3 年了。
	高脂血症和高血压吃药治疗吗?	吃着降压药呢。
	吃的什么药?	卡托普利。
	吃药后,现在血压多少?	不清楚,没量过。
	最近有什么事情让您很累或很有压力吗?	好像也没有。
	您抽烟、喝酒吗?	抽烟,不喝酒。
	抽烟多少年了?	有 20 年了。
	每天抽多少?	半包吧,10 支左右。
	抽烟对心脏不好,应该戒掉了。	哦。
	以前得过肝炎、肺结核等传染病吗?	没有。
	以前做过手术或受过严重的外伤吗?	没有。
	对什么药物、食物过敏吗?	没有。
	您平时脾气急吗?	有点,有时一点小事就急,从年轻就这样。
	那您平时可要注意调整了,遇事不要着急。爱人和孩子怎么样?	爱人和孩子身体都很好。
3. 相关病史	父母或兄弟姐妹有类似您这样的病吗?	父亲和姐姐有高血压,父亲冠心病,还放过支架。
	好的,我大概梳理一下。您 10 天前上楼时突发胸骨后压榨样闷痛,休息 3~5 分钟后缓解,未用药治疗。3 天前又因快速上楼发作 1 次。到社区门诊看病,医生诊断您是"高血压和心脏缺血",给您开了"阿司匹林、丹参片、速效救心丸",您没有坚持服药。今天午休时再次出现胸痛发作,程度较前加重,持续时间延长,伴左肩臂部疼痛、恶心。发作时口服速效救心丸,10 分钟不疼了。发病以来不欲饮食,四肢困重,大便不爽。患高血压 10 年,高脂血症 3 年。	是的。
		医生,我是不是也是冠心病?严重吗?不会哪天突然不行了吧?（SP 主动提问）
	您不要紧张,冠心病如果早发现、早治疗,按医生要求吃药和生活,是可以控制的,不是每个人都会那么严重。我们查体后马上再做一个心电图看看情况,护士会抽血做一个检查,你积极配合,我们会根据检查结果再和您谈下一步治疗计划。	好的,谢谢!

五、头晕

高血压病(原发性高血压)

1. 概述　高血压病(原发性高血压)是以体循环动脉压持续升高为特征的心血管综合征。主要影响心、脑、肾等器官的结构与功能,最终导致这些器官的功能衰竭。

2. 西医病因　原发性高血压的病因为多因素,可分为遗传和环境因素两个方面。

(1)遗传因素:高血压病具有明显的家族聚集性,约60%高血压病患者可询问到家族史。

(2)环境因素:包括高钠、低钾膳食;超重和肥胖;吸烟饮酒;社会心理因素;其他危险因素(年龄、缺乏体力活动、口服避孕药、睡眠呼吸暂停低通气综合征等)。

3. 临床表现

(1)一般症状、体征:大多数起病缓慢、渐进,一般缺乏特殊的临床表现。约1/5患者无症状。一般症状有头晕、头痛、颈项板紧、疲劳、心悸。体检时可有下列体征:主动脉瓣区第二心音亢进,主动脉瓣收缩期杂音。长期持续高血压可见心尖冲动向左下移位,心界向左下扩大等左心室肥大体征。

(2)并发症:血压持续升高,可有心、脑、肾等靶器官损害。

1)心:可形成高血压心脏病或冠心病。

2)脑:可并发急性脑血管病,包括脑出血、短暂性脑缺血、脑血栓形成等。

3)肾:长期血压增高可致肾动脉硬化,引起肾脏病变。病情发展可出现肾功能损害。

4. 实验室检查及其他检查

(1)基本项目:①血生物化学检查(血清钾、空腹血糖、血清总胆固醇、甘油三酯、高密度脂蛋白胆固醇、低密度脂蛋白胆固醇和尿酸、肌酐);②尿液分析(尿蛋白、糖和尿沉渣镜检);③心电图检查。

(2)推荐项目:24小时动态血压监测(ABPM)、超声心动图、颈动脉超声、眼底检查等。

5. 中医辨证

(1)肝阳上亢证

[主症]头晕、头目胀痛。

[兼次症]口干口苦,面红目赤,急躁易怒,耳鸣,大便秘结,小便黄赤。

[舌脉]舌质红,苔黄,脉弦细有力。

(2)痰湿内盛证

[主症]头晕头痛,头重如裹。

[兼次症]困倦乏力,腹胀痞满,少食多寐,胸闷恶心,呕吐痰涎,肢体沉重。

[舌脉]舌胖苔白腻,脉濡、滑。

(3)瘀血内停证

[主症]头痛经久不愈,固定不移,头晕阵作。

[兼次症]偏身麻木,健忘、失眠,心悸,口唇发绀。

[舌脉]舌紫,脉弦细涩。

(4)肝肾阴虚证

［主症］头晕耳鸣。

［兼次症］两目干涩,颧红咽干,五心烦热,盗汗,不寐多梦,腰膝酸软,大便干涩,小便热赤。

［舌脉］舌质红少苔,脉细数或弦细。

(5)肾阳虚衰证

［主症］头晕眼花,头痛耳鸣。

［兼次症］畏寒怕冷,心悸气短,腰膝酸软,夜尿频多,大便溏薄。

［舌脉］舌淡胖,脉沉弱。

附:头晕(高血压病)SP病例

病历摘要:

编号	高血压病
1. 基本情况	患者赵某,女性,53岁,干部。间断性头晕头疼1周,有高血压病病史5年。门诊就诊。就诊状态:稍焦虑、紧张。
2. 现病史	患者1周前因工作压力大、劳累出现头晕头疼,太阳穴胀痛,眼胀,休息后可缓解,着急后加重,偶有恶心,无呕吐、发热症状,偶有出汗,在家休息未就诊,因有高血压,自服硝苯地平缓释片,1次1片,1天1次。刻下症:头晕,口苦,急躁易怒,纳差,眠欠安,大便干,小便黄。
3. 相关病史	既往史:既往高血压病病史5年,口服硝苯地平缓释片,未规律服药,血压控制在130/80mmHg。否认肝炎、结核等传染病史,无手术外伤,无过敏史。 个人史:无吸烟饮酒史,无特殊不良嗜好。 婚姻史:25岁结婚,爱人和儿子身体健康。 月经史:14岁月经初潮,28~30天1次,每次持续7天,50岁绝经。 家族史:父亲和哥哥患高血压。

SP模拟问诊训练案例:

	医生	患者
1. 问候及患者信息确认	您好,我是实习医生某某,您是赵某吗?	是的
2. 现病史	您哪儿不舒服?	头晕、头痛。
	多长时间了?	1周前开始的。
	什么原因引起的?	这段时间工作压力大,比较累。
	头晕时屋子里的东西转吗?	不转,就是头晕,好像要晕倒一样,我就赶紧躺下。
	头痛是什么样的头痛?	胀着疼,眼睛也胀着疼
	哪个部位疼?	太阳穴部位疼。
	头晕头痛是持续性的还是间断性的?	持续性的,休息后会好点。

		医生	患者
2. 现病史		除了头晕、头痛,还有别的不舒服吗?	有时恶心,口苦,脾气急,烦躁。
		呕吐吗?	不吐。
		发热吗? 出汗吗?	不发烧,有时有点汗。
		您身体不舒服,去医院看了吗?	我高血压多年了,经常会出现这样的症状,发病后在家休息了2天,自己服用降压药。没有去医院。
		吃的什么药,效果怎么样?	吃的是平时常服的硝苯地平缓释片,1次1片,1天1次,但是还是头晕。
		这几天规律吃药了吗? 什么时候加重,什么时候缓解?	一直按时吃药呢。一着急头晕就重,休息缓解。
		生病这几天吃饭怎么样?	没胃口,不想吃。
		睡眠怎么样?	休息不好。
		大便怎么样?	大便干。
		几天1次?	1~2天1次。
		小便怎么样?	小便黄。
		把舌头伸出来,我看一下。	SP配合伸舌(医生指导SP正确伸舌姿势)。
		诊脉(医生注意诊寸口脉方法和注意事项)。	SP配合诊脉。
3. 相关病史		以前身体怎样,有过什么病吗?	有高血压。
		多长时间了?	高血压5年了。
		高血压一直坚持吃药了吗?	间断吃,不头晕就不吃了。
		吃的什么药?	硝苯地平缓释片。
		吃药后,血压一般能控制在多少?	还可以,一般就在130/80mmHg左右。
		以前得过肝炎、肺结核等传染病吗?	没有。
		以前做过手术或受过严重的外伤吗?	没有。
		对药物、食物过敏吗?	没有过敏的。
		您抽烟、喝酒吗?	不抽烟,不喝酒。
		结婚了吗? 有小孩吗?	25岁结婚,有一个儿子。
		爱人和孩子身体怎么样?	都挺好的。
		多大来的月经?	14岁。
		现在还有月经吗?	50岁就没有了。
		父母或兄弟姐妹有类似您这样的病吗?	父亲和哥哥有高血压,母亲没有。

续表

	医生	患者
3. 相关病史	好的,我大概梳理一下。您1周前因工作压力大、劳累出现头晕头疼,头部两侧胀痛,眼睛也胀,休息缓解,着急加重,偶有恶心无呕吐、发热、偶尔出汗,没有去医院,在家休息,自行服用硝苯地平缓释片,1次1片,1天1次,现仍感头晕,口苦,急躁易怒,吃饭睡眠不好,大便干,小便黄,患高血压5年,间断服药。是这样吗?	是的。大夫,我的病重吗?
	您不要紧张,我们会给您做进一步检查,制订一个好的治疗方案。	好的,谢谢!

六、头痛

紧张性头痛

1. **概述** 紧张性头痛曾称肌收缩性头痛,是一种最为常见的原发性头痛,占头痛患者的70%~80%。临床上女性多见,一般在30岁左右发病。临床表现为头部的紧束、受压或钝痛感,最典型的是束带感。一过性紧张性头痛多与日常生活中的应激有关,但如持续存在,则可能是焦虑症或抑郁症的特征性症状之一。本病的治疗可采用中西医和心理、理疗等。

2. **病因** 紧张性头痛是由于头部与颈部肌肉持久的收缩所致,其原因包括以下因素:

(1)由长期劳累、睡眠严重不足或焦虑、忧郁等精神因素引起。长期情绪异常或压力,精神紧张不能放松,导致脑血管痉挛,从而导致头痛。

(2)由身体其他部位疼痛继发引起。

(3)由头、颈、肩胛带姿势不良所引起。

3. **临床表现** 紧张性头痛常与精神紧张有关。情绪异常,抑郁或焦虑多是头痛的先兆。头痛的范围通常是对称的,由后枕伸延到前额,呈持续性钝痛,病人常诉头部有紧箍感和重压感,不伴恶心和呕吐。头痛维持数小时,病发期间,头痛可每日发作。头痛可于晨间醒来时或起床后不久即出现,可逐渐加重或整天不变。也可伴有失眠、偏头痛、抑郁及其他颅内并发症等,部分病人有"空枕头"症。

4. **诊断** 头痛多于30岁前后发生,生活中有精神紧张因素,头痛多位于前额及枕、颈部,呈持续性钝痛,而头痛的持续性,不伴有恶心呕吐为其主要特征;部分病人伴有偏头痛、失眠、焦虑等。结合检查,排除脑肿瘤、高血压、癫痫和青光眼等所引起的头痛。

5. **中医辨证**

(1)邪伏经络

[主症] 持续性额、颞、枕部束箍样疼痛,头部发紧、有麻木感,遇风尤剧。

[舌脉] 舌苔薄白,脉弦。

（2）肝郁气结

［主症］头痛缠绵，焦虑紧张、烦躁、胸闷胁痛，每因情志波动加重。

［舌脉］舌苔薄白脉弦。

附：头痛（紧张性头痛）SP 病例

病历摘要：

编号	紧张性头痛
1. 基本情况	患者方某，女性，35 岁，教师。间断发作头痛 2 年，今日晨起醒来即头痛不止，而且逐渐加重，故急来就诊。就诊状态：痛苦、焦虑。
2. 现病史	患者 2 年前由于精神紧张出现持续性头钝痛，波及前额到头后部，整个头部有紧压感，像戴个"紧箍"。头痛发作多与紧张和生气有关，不伴有恶心、呕吐。 2 年中，曾住院治疗，头颅 CT 未见异常，曾用酮洛芬和中药治疗，用药后头痛减轻。今天再次出现头痛、头部紧压感来就诊。 刻下症：头部疼痛不适，从前额到头后部明显，头、颈项部发紧，睡眠差，心情烦躁焦虑，意识清楚无障碍，食欲正常，大小便正常，四肢活动无异常。
3. 相关病史	既往史：既往体检发现有甲状腺结节，未服药。无高血压病史，否认肝炎、结核等传染病史，无手术外伤史，无药物过敏史。 个人史：饮食清淡，无不良嗜好，月经正常。 婚姻史：25 岁结婚，爱人和儿子身体健康。 家族史：母亲有头痛病史。

SP 模拟问诊训练案例：

	医生	患者
1. 问候及患者信息确认	您好，我是实习医生某某，您是方某吗？	是的。
2. 现病史	您哪儿不舒服？	头疼。（SP 痛苦表情）
	什么时候开始的？经常疼吗？	2 年前开始的，经常疼。
	头的哪个部位疼？	前额一直到后脑勺。（SP 用手指头部）
	头疼是在什么情况下出现的？	精神紧张和劳累了会头痛。
	与心情有关吗？	有关系，心情郁闷或生气了也会头痛。
	与天气有关吗？	阴天加重，天气晴朗会好些。
	头疼剧烈吗？持续多长时间？	头很疼，发紧，有时一整天都在疼。
	什么情况下缓解？	休息或睡一会儿觉会好些。
	头疼时有恶心呕吐吗？	没有。
	头疼时会头晕吗？	不会。
	头疼时有没有出现意识不清楚？	没有。
	头疼时心情怎样吗？	心里很烦躁、焦虑，甚至恐惧。
	您的睡眠怎么样？	不好，经常失眠。

	医生	患者
2. 现病史	这次疼和以前一样吗？	差不太多。
	最近有什么事情让您累或很有压力吗？	嗯，最近工作压力大，经常加班。
	头疼与体位有关吗？比如突然扭头？	关系不大。
	头疼和月经有关系吗？	有关系，月经前头痛也会发作。
	您平时还有什么不舒服吗？	脖子后面发紧、沉重。头部爱出汗。
	头疼去医院看过吗？	去过，住过 1 次医院。
	医院做了哪些检查？	查了头颅 CT，正常。
	诊断什么病？	考虑是紧张性头痛。
	做过哪些治疗？	用过西药酮洛芬和中药。
	有效果吗？	好一些，不吃药还会犯。
	饮食情况怎样？	还好。
	大小便正常吗？	正常。
	把舌头伸出来，我看一下。	SP 配合伸舌（医生指导 SP 正确伸舌姿势）。
	诊脉（医生注意诊寸口脉方法和注意事项）。	SP 配合诊脉。
3. 相关病史	以前身体怎么样？有过什么病吗？	没有。
	有高血压史？	没有，血压正常。120/80。
	有过发热的病史吗？	几乎没有过。
	经常会心情不好吗？	是的。
	头部受过外伤吗？	没有。
	家族里有精神或癫痫病人吗？	没有。
	您的视力怎么样？	视力正常。
	有鼻炎或者鼻窦炎吗？	没有。
	以前得过肝炎、肺结核等传染病吗？	没有。
	以前做过手术或受过严重的外伤吗？	没有。
	对什么药物、食物过敏吗？	没有。
	爱人和孩子身体怎么样？	爱人和孩子身体都很好。
	父母或兄弟姐妹有类似您这样的病吗？	我母亲从年轻时就有头痛病。
	好的，我大概梳理一下。您头痛 2 年了，以前额和头后部为主，经常在劳累和紧张后发作，休息或睡觉后好转，伴有头晕、项部不适。无恶心呕吐，意识清楚。发病以来精神烦躁、焦虑，经常失眠，饮食正常，大小便正常，四肢活动无异常。有甲状腺结节。既往头颅 CT 检查未见异常。	是的。

续表

	医生	患者
		医生,我这是怎么回事?怎么老是好不了? (SP 主动提问)
3. 相关病史	您不要紧张,导致头痛的原因很多,我们会给您做一些相关检查以帮助诊断,希望您能配合。	好的,谢谢!

七、不寐

失眠

1. **概述**　失眠,又称失眠症,是指尽管有充足的睡眠条件,无法入睡或无法保持睡眠状态,导致睡眠不足。为各种原因引起入睡困难、睡眠深度或频度过短、早醒及睡眠时间不足或质量差等。

2. **病因**　按病因分为原发性失眠和继发性失眠。

(1)原发性失眠:通常缺少明确病因,或在排除可能引起失眠的病因后仍遗留失眠症状,主要包括心理生理性失眠、特发性失眠和主观性失眠 3 种类型。

(2)继发性失眠:包括由于躯体疾病、精神障碍、药物滥用等引起的失眠,以及与睡眠呼吸紊乱、睡眠运动障碍等相关的失眠。失眠常与其他疾病同时发生。比如:呼吸系统疾病、泌尿系统疾病、消化系统疾病、循环系统疾病、过敏性疾病等,在这些疾病中,失眠多表现为伴发症状,疾病治好了,失眠一般也能康复。

常见导致失眠的原因主要有精神因素、躯体因素、药物影响、个体因素、情绪因素等。

1)精神因素:精神不好在人们的生活中是常见的现象,每个人都会有些高兴或不高兴的事,就是在生活中人们会因为某些生活事件引起高度兴奋、忧伤造成失眠。

2)身体疾病:身体的极度不适也会让人们受到失眠症状的侵袭,包括某些躯体疾病本身就和睡眠有关。如睡眠呼吸暂停低通气综合征以及周期性失眠。慢性疾病包括甲状腺功能亢进症、关节炎、高血压等。

3)药物影响:药物也会导致失眠,这种情况就表现在一心就想着尽快地治愈失眠疾病的患者,长期服用安眠药会产生药物依赖性,停用后会引发失眠。因此,应该慎用安眠药。

4)个体因素:长期抽烟、喝酒会导致失眠。酒后引起的催眠效应持续时间很短暂,然后就会消失,消失后常会出现失眠或噩梦频频等状况,烟中尼古丁浓度低时可有轻度镇静和松弛作用,但浓度过高可引起唤醒或激动而影响睡眠,所以,烟酒过量也是失眠的一大原因。

5)情绪因素:情绪失控可引起心境上的改变,这种改变特别会在情绪不稳时表现出来,它可以是由某些突发事件引起,如特别的喜事或特别的悲伤、生气等都可导致失眠。

3. **临床表现**　入睡困难,不能熟睡;早醒、醒后无法再入睡;频频从噩梦中惊醒,自感整夜都在做噩梦;睡过之后精力没有恢复;发病时间可长可短,短者数天可好转,长者持续数日难以恢复。容易被惊醒,有的对声音敏感,有的对灯光敏感。很多失眠的人喜欢胡思乱想。长时间的失眠会导致神经衰弱和抑郁症,而神经衰弱患者的病情又会加重失眠。

失眠会引起人的疲劳感、不安、全身不适、无精打采、反应迟缓、头痛、记忆力不集中,它的最大影响是精神方面的,严重一点会导致精神分裂。总之,失眠包括:

(1)睡眠过程的障碍:入睡困难、睡眠质量下降和睡眠时间减少。

(2)日间认知功能障碍:记忆功能下降、注意功能下降、计划功能下降从而导致白天困倦,工作能力下降,在停止工作时容易出现日间嗜睡现象。

(3)大脑边缘系统及其周围的自主神经功能紊乱:心血管系统表现为胸闷、心悸、血压不稳定,周围血管收缩扩展障碍;消化系统表现为便秘或腹泻、胃部闷胀;运动系统表现为颈肩部肌肉紧张、头痛和腰痛。情绪控制能力减低,容易生气或者不开心;男性容易出现阳痿,女性常出现性功能减低等表现。

(4)其他系统症状:容易出现短期内体重减低,免疫功能减低和内分泌功能紊乱。

4. 诊断 2017版《中国成人失眠诊断与治疗指南》制定了中国成年人失眠的诊断标准:①失眠表现入睡困难,入睡时间超过30分钟;②睡眠质量下降,睡眠维持障碍,整夜觉醒次数 ≥2 次、早醒、睡眠质量下降;③总睡眠时间减少,通常少于 6 小时。

在上述症状基础上同时伴有日间功能障碍。睡眠相关的日间功能损害包括:①疲劳或全身不适;②注意力、注意维持能力或记忆力减退;③学习、工作 / 社交能力下降;④情绪波动或易激惹;⑤日间思睡;⑥兴趣、精力减退;⑦工作或驾驶过程中错误倾向增加;⑧紧张、头痛、头晕,或与睡眠缺失有关的其他躯体症状;⑨对睡眠过度关注。

失眠根据病程分为:①急性失眠,病程 ≥1 个月;②亚急性失眠,病程 ≥1 个月,<6 个月;③慢性失眠,病程 ≥6 个月。

5. 中医辨证

(1)心脾两虚

[主症]多梦易醒,心悸健忘。

[兼次症]头晕目眩,肢倦神疲,饮食无味,面色少华,或脘闷纳呆。

[舌脉]舌质淡,苔薄白,或苔滑腻;脉细弱,或濡滑。

(2)心胆气虚

[主症]不寐多梦,易于惊醒。

[兼次症]胆怯恐惧,遇事易惊,心悸气短,倦怠,小便清长,或虚烦不寐,形体消瘦,面色㿠白,易疲劳,或不寐心悸,虚烦不安,头目眩晕,口干咽燥。

[舌脉]舌质淡,苔薄白,或舌红;脉弦细,或弱。

(3)阴虚火旺

[主症]心烦不寐,心悸不安。

[兼次症]头晕耳鸣,健忘,腰酸梦遗,五心烦热,口干津少。

[舌脉]舌质红,少苔或无苔;脉细数。

(4)痰热内扰

[主症]不寐头重,痰多胸闷,心烦。

[兼次症]呕恶嗳气,口苦,目眩,或大便秘结,彻夜不寐。

[舌脉]舌质红,苔黄腻;脉滑数。

(5)肝郁化火

[主症]不寐,急躁易怒,严重者彻夜不寐。

[兼次症]胸闷胁痛,口渴喜饮,不思饮食,口苦而干,目赤耳鸣,小便黄赤,或头晕目眩,头痛欲裂,大便秘结。

[舌脉]舌质红,苔黄,或苔黄燥;脉弦数,或弦滑数。

附:不寐(失眠)SP 病例

病历摘要:

病名	失眠
1. 基本情况	患者张某,男性,47 岁,经理。失眠半年,加重 1 周门诊就诊。就诊状态:神情焦虑、情绪低落。
2. 现病史	患者半年前因工作压力大出现失眠症状,开始时仅有入睡困难,1 小时后才能入睡,后症状逐步加重,睡眠时间缩短,每天睡 2~3 小时,伴情绪烦躁、心慌。次日精神状况差,自觉精力减退,记忆力下降。就诊于当地医院,予枣仁胶囊口服,效果不佳,后又间断服用中草药,就诊于当地医院,后予艾司唑仑口服治疗。 近 1 周病情加重,甚至通宵不眠,入睡困难、早醒,白天全身不适,头晕、头胀,心慌。 刻下症:失眠多梦,心烦,甚至彻夜不眠,同时伴有头晕头胀,耳鸣,口苦,脾气急躁易怒,食欲减退,小便色黄,大便干,2~3 日 1 次。
3. 相关病史	既往史:既往高血压病史 5 年,口服卡托普利控制。否认肝炎、结核等传染病史,无手术外伤史,无药物过敏史。 个人史:吸烟史 20 年,每天 10 支左右。不饮酒。 婚姻史:25 岁结婚,爱人和儿子身体健康。 家族史:父亲患高血压、冠心病。

SP 模拟问诊训练案例:

	医生	患者
1. 问候及患者信息确认	您好,我是实习医生某某,您是张某吗?	是的
2. 现病史	您哪儿不舒服?	晚上睡眠不好。
	多长时间了?	半年了。
	开始发病时有什么原因吗?	工作中遇到了一些麻烦,压力比较大。
	有什么具体表现?	刚开始入睡困难,躺下 1 个小时左右才能睡着,睡不着觉,觉得心慌、心烦。第二天精神差,疲乏,记忆力下降。后来严重时晚上就睡 2-3 小时。
	去医院看过吗?	看过,医生说是失眠,开了点药让回去吃。
	开的什么药?效果怎么样?有缓解吗?	开的复方枣仁胶囊,刚开始吃得还行,后来就不管用了。
	还吃过什么药?	吃过草药,也吃过艾司唑仑。
	病情好一些吗?	草药刚开始还行,吃一阵就不管用了,后来吃过艾司唑仑,怕有副作用不敢常吃。

续表

		医生	患者
2. 现病史		现在什么情况？	这一个星期重了，入睡困难，有时早醒，甚至整宿睡不着，白天没有精神，头昏脑涨，心烦，什么事也做不了。
		还有其他症状吗？	头晕耳鸣，口苦，脾气急，爱发脾气。
		耳鸣是"轰隆、轰隆"的还是像蝉鸣"吱、吱"的声音？	轰隆、轰隆的，特别响。
		吃饭怎么样？	没有食欲，不想吃饭。
		大小便正常吗？	小便黄，大便干。
		大便几天1次？	二三天1次。
		把舌头伸出来，我看一下。	SP配合伸舌（医生指导SP正确伸舌姿势）。
		诊脉（医生注意诊寸口脉方法和注意事项）。	SP配合诊脉。
3. 相关病史		以前身体怎样，有过什么病吗？	有高血压。
		多长时间了？	高血压5年了。
		吃药了吗？	吃着降压药呢。
		吃的什么药？	卡托普利。
		吃药后，血压一般能控制在多少？	不清楚，没量过。
		您抽烟、喝酒吗？	抽烟，不喝酒。
		抽烟多少年了？	有20年了。
		每天抽多少？	半包吧，10支左右。
		以前得过肝炎、肺结核等传染病吗？	没有。
		以前做过手术或受过严重的外伤吗？	没有。
		对什么药物、食物过敏吗？	没有。
		爱人和孩子怎么样？	爱人和孩子身体都很好。
		父母或兄弟姐妹有类似您这样的病吗？	父亲有高血压，冠心病，还放过支架。
		好的，我大概梳理一下。您半年前因为工作压力大出现失眠，刚开始入睡困难，伴心烦、心慌，第二天精神差，记忆力减退，疲乏，去当地医院看病，诊为"失眠"，医师给您开的复方枣仁胶囊，刚开始服用管用，后效果不佳，近1周，您病情加重，入睡困难或早醒，有时甚至彻夜不眠，白天没有精神，头昏脑涨，影响工作。现在您最主要的症状是失眠，伴有脾气急躁易怒，头晕耳鸣，口苦，纳差，小便黄，大便干。患高血压5年。	是的。
		您不要紧张，我会把您的情况汇报给医生，让他帮您制订一个好的治疗方案。	好的，谢谢！

八、咯血

支气管扩张症

支气管扩张症是指由于支气管及其周围组织的慢性化脓性炎症导致支气管的管壁破坏,进而造成了支气管变形、支气管扩张。主要表现为慢性咳嗽伴大量脓痰和反复咯血。

1. 病因与病理 大多数支气管扩张症继发于儿童和青少年时期支气管-肺感染。支气管肿瘤、异物、肺结核或管外原因所致的支气管狭窄、阻塞,亦可引起远端支气管-肺感染、肺不张,肺组织体积收缩而胸腔负压增大导致支气管扩张。

支气管扩张症多反复发作,迁延难愈。支气管扩张形态可分为柱状和囊状及混合状。典型病理表现为支气管黏膜溃疡形成,纤毛柱状上皮鳞状化生或萎缩,支气管壁弹力组织、肌层以及软骨等遭受破坏,由纤维组织代替,管腔逐渐扩张。

2. 临床表现 支气管扩张症患者有麻疹、百日咳或支气管肺炎病史,以后常有反复发作的呼吸道感染。典型症状为慢性咳嗽、咳大量脓痰和反复咯血。痰量在晨起或就寝时明显增多,每日可达数百升。继发感染时,痰液多呈黄绿色脓样,合并厌氧菌感染伴有臭味。收集整日痰液于玻璃瓶中静置,痰液出现分层现象,上层为泡沫,下悬脓液成分,中为混浊黏液,底层为坏死组织沉淀物。若反复继发感染,病人可出现发热、盗汗、乏力、食欲减退、消瘦等。部分患者仅表现为反复咯血,无明显咳嗽咳痰等呼吸道症状,健康状况良好,临床上称为干性支气管扩张。

3. 诊断 一般根据病史和临床表现即可诊断,影像学检查对诊断有重要价值。童年时期有诱发支气管扩张症的呼吸道感染史,如麻疹、百日咳或支气管肺炎等;临床表现长期慢性咳嗽、咳脓痰或反复咯血症状;胸部X线检查常无明显异常或仅有肺纹理增多、增粗,排列紊乱,疾病后期可见沿支气管分布的卷发状阴影,或呈蜂窝状,甚至并发感染出现液平面,CT典型表现为"轨道征"或"印戒征"或"葡萄征"。确诊有赖于胸部高分辨率CT,必要时多平面重建更有助于显示病变的特征表现。

4. 鉴别诊断 本病应与以下疾病进行鉴别诊断:

(1)慢性支气管炎:慢性或反复咳嗽、咳痰或伴有喘息。连续两年或两年以上发病,常在冬春季发病。胸部X线检查显示肺纹理增粗、紊乱。

(2)肺脓肿:临床出现急性发作的畏寒、高热、咳嗽和咳大量脓臭痰。实验室检查显示白细胞总数和中性粒细胞比例显著增高。X线显示一个或数个含气液平面的空洞病变为特征。

(3)肺结核:多有潮热、盗汗、乏力、消瘦等症状,伴咳嗽、咳痰、咯血、胸痛,痰量一般较少。胸部X线检查可见薄壁空洞,洞壁比较平整,液平面少见。痰结核菌素试验阳性。

5. 中医辨证

(1)燥热伤肺

[主症]喉痒咳嗽,痰中带血,口干鼻燥,或有身热。

[舌脉]舌质红,少津,苔薄黄,脉数。

(2)肝火犯肺

[主症]咳嗽阵作,痰中带血或纯血鲜红,胸胁胀痛,烦躁易怒,面赤口苦。

[舌脉] 舌质红,苔薄黄,脉弦数。

(3)阴虚肺热

[主症] 咳嗽痰少,痰中带血或反复咯血,血色鲜红,口干咽燥,颧红,潮热盗汗。

[舌脉] 舌质红,脉细数。

附:咯血(支气管扩张症)SP病例

病历摘要:

病名	支气管扩张症
1. 基本情况	患者马某,女性,30岁,工人。经常咯血,历12年之久。
2. 现病史	患者12年前秋季出现高热、咳嗽、痰多,经过治疗体温降至正常,但咳嗽一直未愈,痰多,质黏稠,痰中带血,严重时咯血10多口,时轻时重。经反复治疗,一直未愈。 4年前在医学院附院行支气管造影检查,确诊为左肺下叶及右肺中下叶支气管扩张症。因两肺均有病变,不宜手术。 平时胸闷,咳嗽痰多,常伴血液,量或多或少,症状大概持续三四天会有缓解,但一般每隔1~2周就发作1次。 刻下症:形瘦神疲,胸闷不畅,咳甚则气促,口唇干燥,苔薄质红,脉细弦。
3. 相关病史	既往史:素体偏虚,否认肝炎、结核等传染病史,无手术外伤史,无药物过敏史。 个人史:无吸烟、饮酒不良嗜好;饮食量少,无明显偏嗜;月经量少,质地偏红,经期正常。 婚姻史:未婚。 家族史:无明显家族病史。

SP模拟问诊训练案例:

	医生	患者
1. 问候及患者信息确认	您好,我是实习医生某某,您是马某吗?	是的
2. 现病史	您哪儿不舒服?	我经常咯血。
	咯血? 几次了?	一两周就出现1次。
	第一次从什么时候开始的?	大概12年前。
	当时是在什么情况下出现的? 有什么诱因吗? 比如感冒? 运动或劳累? 或者情绪激动?	当时高烧了好几天,后来不烧了,就开始一阵咳嗽,痰也多,后来不烧了,还一阵阵咳嗽,吐痰出来带着血。
	什么时候咳嗽最厉害? 有没有什么规律?	也说不清楚,反正稍有不注意就开始咳嗽,咳嗽一阵,然后吐痰,痰里带着血。
	痰多还是少? 质地稀的还是稠的? 什么颜色的?	痰多,白痰,比较稠,有时候使劲咳才能咯出来痰。
	喘吗?	不喘。
	咯血多长时间了? 量多还是少?	一直咯血,有时候咯血多了有10多口。
	发烧吗?	不发烧。
	晚上睡觉出汗多吗?	不出汗。

续表

	医生	患者
2. 现病史	一直咳嗽、咯血?	嗯,时好时坏。
	怎么时好时坏了?	一般咳嗽、咯血个三四天就自己感觉好些,过个一两周又开始咳嗽、咯血,一直这样。
	还有其他不舒服的感觉吗?	胸闷,尤其是咳嗽、咯血之前,闷得厉害,吐了几口痰、几口血后,就感觉好些。
	一直胸闷吗? 疼吗?	对,胸闷的感觉一直有,不怎么疼。
	有没有气短?	咳嗽的时候觉得气倒不上来,平时没有。
	还有别的不舒服的感觉吗?	没有。
	平时有没有心慌的感觉?	没有。
	平时有没有呼吸困难的感觉?	没有,就是咳嗽起来不舒服。
	找医生看过吗?	大约 4 年前在医学院附院进行了造影检查,说是我支气管扩张,两个肺里的气管都有问题,断断续续吃了些药,后来见效果不大,也就都不吃了,上班忙也顾不上吃了。
	用的什么药?	不记得了。
	食欲怎么样?	好像对吃的没什么欲望,尤其最近两年,但也能吃,就是吃不多。
	你多高? 觉得自己最近瘦了吗?	我一直这么瘦,166cm,49kg。
	做什么工作的? 平常觉得身上有劲儿吗?	我是纺织厂工人,平常上班,回家后就觉得比较累,自我感觉体质比不过车间的同事们,爱累。
	大小便怎样?	还行,比较正常。
	睡眠怎么样?	还好。
	把舌头伸出来,我看一下。	SP 配合伸舌(医生指导 SP 正确伸舌姿势)。
	诊脉(医生注意诊寸口脉方法和注意事项)。	SP 配合诊脉。
3. 相关病史	以前身体怎样,有过什么病吗?	就是觉得身体有点虚,没得过什么大病。
	以前得过肝炎、肺结核等传染病吗?	没有。
	以前做过手术或受过严重的外伤吗?	没有。
	对什么药物、食物过敏吗?	没有。
	您平时脾气急吗?	有点,有时一点小事就急,从年轻就这样。
	那您平时可要注意调整了,遇事不要着急。月经怎么样?	月经还可以。
	多长时间 1 次?	基本一个月 1 次。
	每次经期几天?	1 次能 4~5 天。
	上次月经的时间记得吗?	上个月 20 号。

续表

	医生	患者
3. 相关病史	多大开始来的月经？	13 岁来的月经。
	月经颜色如何？偏淡还是偏红？	有点偏红。
	血块多吗？	血块不多。
	结婚了吗？	还没结婚,因为一直有这病。
	父母或兄弟姐妹有类似您这样的病吗？	没有。
	好的,我大概梳理一下。您 12 年前因为高烧后出现咳嗽、咯血,后来被诊断为"两肺支气管扩张"。平时感觉胸闷,咳嗽痰多,咯血,血量或多或少,三四日可缓解,但一两周发作 1 次,食欲不好,常感神疲乏力,其他无不适。	是的。
		医生,我的病发展得厉害吗？好治吗？（SP 主动提问）
	您不要紧张,就您的症状表现而言病情不重,但您四年前的检查有点时间早了,我们需要进一步胸部 X 线检查,好做明确的诊断,才能准确治疗。我们会根据检查结果再和您谈谈下一步治疗计划。	好的,谢谢!

九、呕血

消化性溃疡

消化性溃疡主要是指发生于胃和十二指肠的慢性溃疡,是一多发病、常见病。溃疡的形成有各种因素,其中酸性胃液对黏膜的消化作用是溃疡形成的基本因素,因此得名。绝大多数的溃疡发生于十二指肠和胃,故又称胃溃疡、十二指肠溃疡。

1. 病因与病理 本病的病因与发病机制尚未完全阐明。研究表明,胃液分泌过多、幽门螺杆菌感染和胃黏膜保护作用减弱等因素是引起消化性溃疡的主要环节。

胃溃疡多发生于胃小弯,尤其胃角处;十二指肠溃疡多发生于球部。胃和十二指肠均有溃疡,称胃十二指肠复合性溃疡(复合性溃疡)。典型溃疡呈圆形或卵圆形,深而壁硬,溃疡边缘常有增厚或充血水肿。溃疡基底光滑、整洁,表面常覆以纤维素膜或纤维脓性膜而呈灰白或灰黄色。

2. 临床表现 少数患者可无症状,或以出血、穿孔等并发症作为首发症状,但大多数患者以中上腹部疼痛起病。

(1)疼痛特点

1)长期性:由于溃疡发生后可自行愈合,但每于愈合后又好复发,故常有上腹疼痛长期反复发作的特点。整个病程平均 6~7 年,可长达 10~20 年,甚至更长。

2)周期性:上腹疼痛呈反复周期性发作,为此种溃疡的特征之一,尤以十二指肠溃疡更为突出。中上腹疼痛发作可持续几天、几周或更长,继以较长时间的缓解。全年都可发作,但以春、秋季节发作者多见。

3)节律性:溃疡疼痛与饮食之间的关系具有明显的相关性和节律性。在一天中,凌晨3点至早餐的一段时间,胃液分泌最低,故在此时间内很少发生疼痛。十二指肠溃疡的疼痛好在两餐之间发生,持续不减直至下餐进食或服制酸药物后缓解。一部分十二指肠溃疡病人,由于夜间的胃液分泌水平较高,尤其在睡前曾进餐者,可发生半夜疼痛。胃溃疡疼痛的发生较不规则,常在餐后1小时内发生,经1~2小时后逐渐缓解,直至下餐进食后再复出现上述节律。

4)疼痛部位:十二指肠溃疡的疼痛多出现于中上腹部,或在脐上方,或在脐上方偏右处;胃溃疡疼痛的位置也多在中上腹,但偏高处,或在剑突下和剑突下偏左处。疼痛范围数厘米直径大小。因为空腔内脏的疼痛在体表上的定位一般不十分确切,所以,疼痛的部位也不一定准确反映溃疡所在解剖位置。

5)疼痛性质:多呈钝痛、灼痛或饥饿样痛,一般较轻而能耐受,持续性剧痛提示溃疡穿透或穿孔。

6)影响因素:疼痛常因精神刺激、过度疲劳、饮食不慎、药物影响、气候变化等因素诱发或加重;可因休息、进食、服制酸药、以手按压疼痛部位、呕吐等方法而减轻或缓解。

(2)其他症状与体征

1)其他症状:本病除中上腹疼痛外,尚可有唾液分泌增多、烧心、反胃、嗳酸、嗳气、恶心、呕吐等其他胃肠道症状。食欲多保持正常,但偶可因食后疼痛发作而畏食,以致体重减轻。全身症状可有失眠等神经官能症的表现,或有缓脉、多汗等自主神经紊乱的症状。

2)体征:溃疡发作期,中上腹部可有局限性压痛,程度不重,其压痛部位多与溃疡的位置基本相符。

消化性溃疡并发症可见大量出血、穿孔、幽门梗阻等。大量出血是消化性溃疡最常见并发症,也是上消化道出血的最常见原因。

3. **诊断** 病史是消化性溃疡诊断的主要依据,根据本病具有慢性病程、周期性发作和节律性中上腹疼痛等特点,可做出初步诊断。但确诊需要依靠内镜检查和X线钡餐检查。

(1)内镜检查:不论选用纤维胃镜或电子胃镜,均作为确诊消化性溃疡的主要方法。在内镜直视下,消化性溃疡通常呈圆形、椭圆形或线形,边缘锐利,基本光滑,为灰白色或灰黄色苔膜所覆盖,周围黏膜充血、水肿,略隆起。

(2)X线钡餐检查:消化性溃疡的主要X线征象是壁龛或龛影,指钡悬液填充溃疡的凹陷部分所造成。从正面观,龛影呈圆形或椭圆形,边缘整齐。因溃疡周围的炎性水肿而形成环形透亮区。

(3)幽门螺杆菌(helicobacter pylori,Hp)感染的检测:Hp感染的检测方法大致分为四类:①直接从胃黏膜组织中检查Hp,包括细菌培养、组织涂片或切片染色镜检细菌;②用尿素酶试验、尿素呼气试验等方法测定胃内尿素酶的活性;③血清学检查抗Hp抗体；④应用聚合酶链反应（PCR）技术测定 Hp-DNA。细菌培养是诊断 Hp 感染最可靠的方法。

（4）胃液分析：正常男性和女性的基础酸排出量（BAO）平均分别为 2.5 和 1.3mmol/h（正常范围 0~6mmol/h），男性和女性十二指肠溃疡病人的 BAO 平均分别为 5.0 和 3.0mmol/h。当 BAO>10mmol/h，常提示胃泌素瘤的可能。五肽胃泌素按 6μg/kg 注射后，最大酸排出量（MAO），十二指肠溃疡者常超过 40mmol/h。由于各种胃病的胃液分析结果与正常人有重叠，对溃疡病的诊断仅作参考。

4. **鉴别诊断**　本病应与下列疾病进行鉴别：

（1）胃癌：胃良性溃疡与恶性溃疡的鉴别有时比较困难。恶性溃疡多见于中年以上，病情有进行性持续性发展史，病程较短，全身表现多明显，消瘦显著，制酸药效果不佳。以下情况应当特别重视：①中老年人近期内出现中上腹痛、出血或贫血；②胃溃疡患者的临床表现发生明显变化或抗溃疡药物治疗无效；③胃溃疡活体组织检查示肠化生或不典型增生者。临床上，对胃溃疡患者应在内科积极治疗下，定期进行内镜检查随访，密切观察直到溃疡愈合。

（2）慢性胃炎：有慢性上腹部不适或疼痛，其症状与消化性溃疡类似，但发作的周期性与节律性一般不典型。鉴别主要依靠内镜检查。

（3）功能性消化不良：常有上腹部不适或疼痛、反酸、嗳气、烧心、上腹饱胀、恶心、呕吐、食欲减退等症状，易与消化性溃疡混淆。鉴别主要依靠内镜检查有无溃疡病灶。

（4）慢性胆囊炎和胆石症：对疼痛与进食油腻有关、位于右上腹、并放射至背部，伴发热、黄疸等典型病例不难与消化性溃疡进行鉴别。对不典型患者，鉴别需要借助腹部 B 超或内镜下逆行胆管造影检查。

（5）胃泌素瘤：本病又称佐林格 - 埃利森综合征（Zollinger-Ellison syndrome），有顽固性多发性溃疡，或有异位溃疡，胃次全切除术后容易复发，多伴有腹泻和明显消瘦。患者胰腺有非 β 细胞瘤或胃窦 G 细胞增生，血清胃泌素水平增高，胃液分泌显著增多。

5. **中医辨证**

（1）胃热壅盛

［主症］脘腹胀闷，甚则作痛，吐血色红或紫黯，常夹有食物残渣，口臭，便秘或大便色黑。

［舌脉］舌质红，苔黄腻，脉滑数。

（2）肝火犯胃

［主症］吐血色红或紫黯，口苦胁痛，心烦易怒，寐少梦多。

［舌脉］舌质红绛，脉弦数。

（3）气虚血溢

［主症］吐血缠绵不止，时轻时重，血色黯淡，神疲乏力，心悸气短，面色苍白。

［舌脉］舌质淡，脉细弱。

附:呕血(消化性溃疡溃疡)SP 病例

病历摘要:

病名	消化性溃疡
1. 基本情况	患者章某,男性,42 岁,干部,冬季就诊。呕血,加重 1 天门诊就诊。
2. 现病史	患者素有胃病,经常脘腹阵痛,伴有胸膺窒闷不展,嗳气吞酸,小便短涩灼热,大便溏黏不爽。 曾经呕血 2 次。昨晚进食过多,腹部饱胀不适,今晨出现呕血两大口,并突然晕倒,不省人事,即送医院急诊科,经抢救,神志稍苏,仍呕血不止。胃镜检查示:胃、十二指肠球部溃疡,有穿孔可能。急诊科建议即刻手术,由于患者失血过多,身体亏损严重,为免手术时发生意外,故来就诊。 初诊:神疲,面色萎黄,平素常感胃脘不适,脘腹阵痛,嗳气吞酸。舌质淡白、苔白腻,脉细弱,右关尤弱。
3. 相关病史	既往史:素有胃病,常服用多潘立酮片、香砂养胃丸等药物,体质偏虚。否认肝炎、结核等传染病史,无肝硬化、高血压、高脂血症、糖尿病史,无手术外伤史,无药物过敏史。 个人史:嗜食辛辣,饮酒,不吸烟。 婚姻史:26 岁结婚,爱人和儿子身体健康。 家族史:无明显家族病史。

SP 模拟问诊训练案例:

	医生	患者
1. 问候及患者信息确认	您好,我是实习医生某某,您是章某吗?	是的。
2. 现病史	您哪儿不舒服?	我吐血,还肚子疼。
	吐血? 肚子疼? 多长时间了?	今天早起后我肚子疼得厉害,恶心,然后吐了好多血。
	呕血? 肚子疼? 还有别的症状吗?	吐了三四口血后,我就觉得头晕眼花,晕倒了,醒过来时就到医院了。
	经常呕血吗?	原来有 2 次,这是第三次。
	吐出的血是鲜红的? 还是黯红的? 中间有没有夹杂着泡沫或不消化的东西?	鲜红的,有昨天吃的没消化的东西。
	昨晚吃什么了?	昨晚过生日,多喝了两杯,还吃了半只烤鸭。
	当时肚子难受吗?	当时就是觉得肚子发胀,也不疼。
	平时肚子难受吗?	我肚子经常性胀疼,一阵一阵的。
	什么部位?	就是肚脐上边,心口这个部位疼得明显些(SP 以手比画大致部位)。
	疼的时候是一种什么样的感觉?	又胀又疼。
	脘腹? 什么时间疼得厉害?	尤其多喝了几杯酒,多吃了不好消化的东西后,难受得厉害
	爱打饱嗝吗?	不管饭前饭后,经常打嗝。

续表

	医生	患者
2. 现病史	反酸吗?	有时候有。
	平时食欲怎么样? 饭量大吗?	没有特别好的食欲,但也能吃点,平时胃就不好,也吃不多。
	喜欢什么样的口味? 凉的热的? 酸的辣的甜的淡的?	喜欢辣的,但胃不好,也不敢多吃多喝,凉的吃不了。
	大便怎么样?	有点稀,但不太爽快。
	今天大便什么颜色?	酱黑色的。
	今天大便几次了?	2 次。
	大便量能估计一下吗?	说不好,估计不出来。
	小便呢?	比原来少,小便时候有点发热的感觉。
	睡眠怎么样?	还好。
	平时爱运动吗?	身上总觉得没劲儿,不爱运动。
	还有其他不舒服的感觉吗?	经常胸闷,这个地方经常觉得憋得慌(SP 指着胸膺部位)
	还有别的吗?	没有。
	心慌吗?	没有。
	做了别的检查吗? 比如胃镜?	做了,说是十二指肠球部溃疡,差一点没穿孔(SP 展示检查单据)。
	西医大夫怎么建议治疗的?	说应该手术,但我失血太多,体质太虚,家里人都担心手术时出现意外,就没手术。
	请躺到诊查床上,按诊检查一下。	SP 配合,躺到检查床上,按照医生的指导,屈小腿,腹部放松。
	医生手下力度由轻到重,手法触摸按叩,部位由远到近,按诊 SP 腹部,边按边问边观察,以确定腹痛的部位和性质(脘腹部,拒按,胀痛)。	SP 配合,(医生)按压脘腹部时有疼痛表现(SP 可口述,或皱眉、呻吟),(医生)手下力度越大疼痛表现越明显。
	把舌头伸出来,我看一下。	SP 配合伸舌(医生指导 SP 正确伸舌姿势)。
	诊脉(医生注意诊寸口脉方法和注意事项)。	SP 配合诊脉。
3. 相关病史	以前身体怎样,有过什么病吗?	一直有胃病。
	什么表现?	经常肚子痛、胀,打饱嗝,反酸。
	多长时间了?	有 10 年了。
	开始怎么引起的?	喝酒喝的。
	吃过什么药?	多潘立酮片、香砂养胃丸
	吃药后,症状能控制吗?	难受的时候就吃点药,不难受了就不吃了。
	一直喝酒?	嗯。

	医生	患者
	喝多少？	大概半斤吧。
	每天喝吗？	不是，就是应酬时喝，1周大概3~4次。
	您抽烟吗？	不抽烟。
	血压、血糖、血脂检测过吗？	查过，都正常。
	以前得过肝炎、肺结核等传染病吗？	没有。
	以前做过手术或受过严重的外伤吗？	没有。
	对什么药物、食物过敏吗？	没有。
	爱人和孩子身体怎么样？	都很好。
	父母或兄弟姐妹有类似您这样的病吗？	没有。
3. 相关病史	好的，我大概梳理一下。您素有胃病，经常脘腹胀痛、阵痛，嗳气吞酸，曾经呕血2次。由于昨晚进食不慎，腹部饱胀不适，导致今晨出现呕血，并突然晕倒，不省人事，经抢救，神志苏醒，但仍呕血不止。胃镜检查：胃、十二指肠球部溃疡，有穿孔可能。西医医生建议手术，但由于您失血过多，身体亏损严重，不宜手术。平素食欲差，神疲乏力，喜温恶凉，嗜食辛辣、饮酒。	是的。
		医生，西医大夫说我这病差点穿孔，比较严重，看中医用中药能有效吗？（SP主动提问）
	您不要紧张，按医生要求吃药和规律饮食，是可以控制的，我们来谈下一步治疗计划。	好的，谢谢！

十、胃脘痛

（一）慢性胃炎

1. 概述　慢性胃炎系指不同病因引起的各种慢性胃黏膜炎性病变，是一种常见病，其发病率在各种胃病中居首位。自纤维内镜广泛应用以来，对本病认识有明显提高。常见慢性浅表性胃炎、慢性糜烂性胃炎和慢性萎缩性胃炎。后者黏膜肠上皮化生，常累及贲门，伴有G细胞丧失和胃泌素分泌减少，也可累及胃体，伴有泌酸腺的丧失，导致胃液，胃蛋白酶和内源性因子的减少。

2. 病因

（1）幽门螺杆菌感染、病毒或其毒素：多见于急性胃炎之后，胃黏膜病变经久不愈而发展为慢性浅表性胃炎。幽门螺杆菌感染是引起胃炎的主要病因。

（2）饮食因素：长期饮烈性酒、浓茶、浓咖啡等刺激性物质，可破坏胃黏膜保护屏障而发生胃炎。饮食中高盐和缺乏新鲜蔬菜水果与胃黏膜萎缩、肠化生有关。

(3)药物:有些药物如保泰松、吲哚美辛、辛可芬及水杨酸盐、洋地黄等可引起慢性胃黏膜损害。

(4)口腔、咽部的慢性感染。

(5)胆汁反流:胆汁中含有的胆盐可破坏胃黏膜屏障,使胃液中的氢离子反弥散进入胃黏膜而引起炎症。

(6)X线照射:深度X线照射胃部,可引起胃黏膜损害,产生胃炎。

(7)环境变化:如环境改变,气候变化,人若不能在短时间内适应,就可引起支配胃的神经功能紊乱,使胃液分泌和胃的运动不协调,产生胃炎。

(8)长期精神紧张,生活不规律。

(9)其他病变的影响:如尿毒症、溃疡性结肠炎等均可引起慢性胃炎。

3. **临床表现** 慢性胃炎缺乏特异性症状,症状的轻重与胃黏膜的病变程度并非一致。大多数病人常无症状或有程度不同的消化不良症状如上腹隐痛、食欲缺乏、餐后饱胀、反酸等。慢性萎缩性胃炎患者可有贫血、消瘦、舌炎、腹泻等,个别病人伴黏膜糜烂时上腹痛较明显,并可有出血,如呕血、黑便。症状常常反复发作,无规律性腹痛,疼痛经常出现于进食过程中或餐后,多数位于上腹部、脐周、部分患者部位不固定,轻者间歇性隐痛或钝痛、严重者为剧烈绞痛。

4. **诊断** 慢性胃炎症状无特异性,体征很少,X线检查一般只有助于排除其他胃部疾病,故确诊要靠胃镜检查及胃黏膜活组织检查。在我国有50%~80%患者在胃黏膜中可找到幽门螺杆菌。

5. **中医辨证**

(1)肝胃不和

[主症]胃脘胀痛或痛窜两胁,每因情志不舒而病情加重,得嗳气或矢气后稍缓,嗳气频频,嘈杂泛酸。

[舌脉]舌质淡红,苔薄白,脉弦。

(2)脾胃虚弱

[主症]胃脘隐痛,喜温喜按,食后胀满痞闷,纳呆,便溏,神疲乏力。

[舌脉]舌质淡红,苔薄白,脉沉细。

(3)脾胃湿热

[主症]胃脘灼热胀痛,嘈杂,脘腹痞闷,口干口苦,渴不欲饮,身重肢倦,尿黄。

[舌脉]舌质红,苔黄腻,脉滑。

(4)胃阴不足

[主症]胃脘隐隐作痛,嘈杂,口干咽燥,五心烦热,大便干结。

[舌脉]舌红少津,脉细。

(5)胃络瘀血

[主症]胃脘疼痛如针刺,痛有定处,拒按,入夜尤甚,或有便血。

[舌脉]舌黯红或紫黯,脉弦涩。

附:胃脘痛(慢性胃炎)SP 病例

病历摘要:

病名	慢性胃炎
1. 基本情况	患者张某,男性,45 岁,干部。反复上腹胀痛 1 年,复发 1 周门诊就诊。就诊状态:身体消瘦,神情焦虑。
2. 现病史	患者 1 年来常常感觉胃痛,胃胀,胃痛无规律,经常嗳气,偶有恶心,食欲下降,就诊于当地医院,胃镜结果显示为浅表性胃炎,予"三九胃泰"口服治疗,用药后症状好转。后又因饮食不规律病情反复,就诊于中医并中药治疗。1 周前因工作忙,未按时吃饭,症状加重。 刻下症:胃痛,饭后饮食不消化,胃胀,乏力,嗳气,食欲不佳,眠安,小便正常,大便稀,1 天 2~3 次。
3. 相关病史	既往史:既往体健。否认肝炎、结核等传染病史,无手术外伤史,无药物过敏史。 个人史:吸烟史 10 年,每天 10 支左右。饮酒史。 婚姻史:28 岁结婚,爱人和儿子身体健康。 家族史:父母无慢性胃炎病史。

SP 模拟问诊训练案例:

	医生	患者
1. 问候及患者信息确认	您好,我是实习医生某某,您是张某吗?	是的。
2. 现病史	您哪儿不舒服?	胃痛。
	多长时间了?	1 年了,近 1 个星期加重了。
	刚开始发病时有什么原因吗?	经常饮食不注意,夏天爱吃凉的,喝冷饮较多,平时外边应酬多。
	当时有什么具体表现?	胃痛、胃胀。
	什么部位?	这儿(SP 用手指向上腹胃脘部)。
	什么样的疼痛?	胀痛。
	什么时间痛?	没有规律。
	还有什么不舒服的症状?	打嗝,有时恶心,不想吃饭。
	去医院看过吗? 做过什么检查	看过,做了胃镜检查。
	诊断是什么病?	浅表性胃炎。
	还做过什么检查?	忘了,记不住了。
	医院开了什么药	开的三九胃泰,好转后就停了。
	复发过吗?	因为饮食不注意反复了几次。
	吃药了吗?	吃过中草药,吃了就好,过一阵又犯了。
	这周为什么重了?	这阵工作忙,饮食也不太注意病就重了。
	什么表现?	胃痛,胃胀,打嗝、乏力、不想吃饭。
	还有其他不舒服的症状吗?	没有。

	医生	患者
2. 现病史	大小便正常吗？	小便可以，大便稀。
	大便 1 天几次？	1 天二三次，不成形。
	睡眠怎样？	还行。
	把舌头伸出来，我看一下。	SP 配合伸舌（医生指导 SP 正确伸舌姿势）。
	诊脉（医生注意诊寸口脉方法和注意事项）。	SP 配合诊脉。
3. 相关病史	以前身体怎样，有过什么病吗？	以前身体挺好，没有什么病。
	您抽烟、喝酒吗？	抽烟，喝酒。
	抽烟多少年了？	有 20 多年了。
	每天抽多少？	1 包吧，20 支左右。
	喝酒吗？	喝酒。
	每天喝吗？	平时不喝，应酬时喝点，喝得不多。
	抽烟、喝酒都会加重胃病症状，烟酒应该戒掉了。	好的。
	以前得过肝炎、肺结核等传染病吗？	没有。
	以前做过手术或受过严重的外伤吗？	没有。
	对什么药物、食物过敏吗？	没有。
	多大岁数结婚的？	28 岁。
	爱人和孩子怎么样？	爱人和孩子身体都很好。
	父母或兄弟姐妹身体怎么样？	他们没啥病，挺健康的。
	好的，我大概梳理一下。您 1 年前因饮食不节出现胃痛，胃胀，胃痛无规律，伴打嗝，偶恶心，食欲不振，在当地医院做胃镜结果显示为浅表性胃炎，医院开了三九胃泰，症状好转。后又因饮食不规律反复发作，曾服用中药治疗。1 周前因工作忙，没有按时吃饭，症状加重。现在胃痛，胃胀，乏力，打嗝，纳差，眠安，小便正常，大便稀，1 天 2~3 次。既往体健。	是的。

（二）胃癌

1. **概述** 胃癌（gastric cancer）是起源于胃黏膜上皮的恶性肿瘤，在我国各种恶性肿瘤中发病率居首位，胃癌发病有明显的地域性差别，在我国的西北与东部沿海地区胃癌发病率比南方地区明显高。好发年龄在 50 岁以上，男女发病率之比为 2∶1。由于饮食结构的改变、工作压力增大以及幽门螺杆菌的感染等原因，使得胃癌呈现年轻化倾向。胃癌可发生于胃的任何部位，其中半数以上发生于胃窦部，胃大弯、胃小弯及前后壁均可受累。绝大多数胃癌属于腺癌，早期无明显症状，或出现上腹不适、嗳气等非特异性症状，常与胃炎、胃溃疡等胃慢性疾病症状相似,易被忽略,因此,目前我国胃癌的早期诊断率仍较低。胃癌的预后与胃癌的病理分期、部位、组织类型、生物学行为以及治疗措施有关。

2. **病因**

(1)饮食因素:饮食与胃癌发病关系密切,以往保存食物采用烟熏(熏鱼、熏肉)、盐腌的方法,食品中含有相当高的致癌物,如苯并芘、亚硝胺等。用高温油煎炸的食品也含有一定量的多环芳烃类致癌物。某些人群的膳食中,蛋白质、脂肪、某些维生素和矿物质缺少,使宿主营养不平衡,从而降低人体抵抗力,直接或间接有利于胃癌发生。

(2)亚硝胺等化学物质:目前通过实验发现,多种不同结构的亚硝胺类化合物,可以引起动物的胃癌。在一些腌制的肉类、鱼类、禽类、蔬菜类食品,还有经亚硝酸盐处理的食品如香肠、火腿、午餐肉及腌制的肉类制品中也含有少量亚硝胺类致癌物质。

(3)霉菌毒素:通过流行病学调查发现,我国胃癌高发区粮食及食品的霉菌污染相当严重。高发区慢性胃病患者空腹胃液中霉菌及其毒素检出率明显高于胃癌低发区。

(4)吸烟饮酒:长期吸烟的人胃癌发病率明显提高。烟龄越长,胃癌发病越多。吸烟对胃有致癌和促癌作用。长期饮酒与导致胃癌的其他因素有协同和促癌的作用。

(5)幽门螺杆菌(Hp)感染:胃内幽门螺杆菌感染是胃癌发生的重要因素之一,世界卫生组织已将幽门螺杆菌定为人类胃癌发生的一级致癌物。Hp细菌的菌型差异可出现胃癌发生的差异。有的学者认为,Hp感染可能是胃癌的协同致癌因子。

(6)遗传因素:多数的回顾性调查材料认为遗传因素在胃癌病因中的作用比较肯定,有明显的家族聚集倾向。一般认为胃癌病人亲属的胃癌发病率比对照组高4倍。

(7)慢性胃炎:胃癌与慢性胃炎,尤其是萎缩性胃炎之间有密切关系。这类胃癌的发生率与萎缩性胃炎严重程度及病史长短有关。由于患萎缩性胃炎,黏膜功能及结构异常,胃液游离酸减少,胃液内细菌增加,使亚硝基化合物的合成增加,亚硝基化合物已证实可引起胃癌。

(8)其他:如胃黏膜肠上皮化生,胃溃疡,胃息肉患者也是胃癌的高危人群。

3. **临床表现** 早期胃癌多数患者无明显症状,少数人有恶心、呕吐或是类似溃疡病的上消化道症状,难以引起足够的重视。随着肿瘤的生长,影响胃功能时才出现较为明显的症状,但均缺乏特异性。

疼痛与体重减轻是进展期胃癌最常见的临床症状。患者常有较为明确的上消化道症状,如上腹不适、进食后饱胀,随着病情进展上腹疼痛加重,食欲下降、乏力。根据肿瘤的部位不同,也有其特殊表现。贲门胃底癌可有胸骨后疼痛和进行性吞咽困难;幽门附近的胃癌有幽门梗阻表现。

当肿瘤破坏血管后,可有呕血、黑便等消化道出血症状;如肿瘤侵犯胰腺被膜,可出现向腰背部放射的持续性疼痛;如肿瘤溃疡穿孔则可引起剧烈疼痛甚至腹膜刺激征象;肿瘤出现肝门淋巴结转移或压迫胆总管时,可出现黄疸;远处淋巴结转移时,可在左锁骨上触及肿大的淋巴结。

晚期胃癌患者常可出现贫血、消瘦、营养不良甚至恶病质等表现。

4. **转移途径** 胃癌的扩散和转移有以下途径:

（1）直接浸润：贲门胃底癌易侵及食管下端，胃窦癌可向十二指肠浸润。分化差浸润性生长的胃癌突破浆膜后，易扩散至网膜、结肠、肝、胰腺等邻近器官。

（2）血行转移：发生在晚期，癌细胞进入门静脉或体循环向身体其他部位播散，形成转移灶。常见转移的器官有肝、肺、胰、骨骼等处，以肝转移为多。

（3）腹膜种植转移：当胃癌组织浸润至浆膜外后，肿瘤细胞脱落并种植在腹膜和脏器浆膜上，形成转移结节。腹膜种植最易发生于上腹部，肠系膜上。直肠、膀胱处的种植是胃癌晚期的征象。直肠前凹的转移癌，直肠指检可以发现。女性胃癌患者可发生卵巢转移性肿瘤。

（4）淋巴转移：是胃癌的主要转移途径，进展期胃癌的淋巴转移率高达 70% 左右，早期胃癌也可有淋巴转移。胃癌的淋巴结转移率和癌灶的浸润深度呈正相关。胃癌的淋巴结转移通常是循序渐进的，但也可发生跳跃式淋巴转移，即第一站无转移而第二站有转移。终末期胃癌可经胸导管向左锁骨上淋巴结转移，或经肝圆韧带转移至脐部。

5. **辅助检查**

（1）X 线钡餐检查：数字化 X 线胃肠造影技术的应用，目前仍为诊断胃癌的常用方法。常采用气钡双重造影，通过黏膜相和充盈相的观察做出诊断。早期胃癌的主要改变为黏膜相异常，进展期胃癌的形态与胃癌大体分型基本一致。

（2）纤维胃镜检查：直接观察胃黏膜病变的部位和范围，并可获取病变组织做病理学检查，是诊断胃癌的最有效方法。采用带超声探头的纤维胃镜，对病变区域进行超声探测成像，有助于了解肿瘤浸润深度以及周围脏器和淋巴结有无侵犯和转移。

（3）腹部超声：在胃癌诊断中，腹部超声主要用于观察胃的邻近脏器（特别是肝、胰）受浸润及淋巴结转移的情况。

（4）螺旋 CT 与正电子发射成像检查：多排螺旋 CT 扫描结合三维立体重建和模拟内腔镜技术，是一种新型无创检查手段，有助于胃癌的诊断和术前临床分期。利用胃癌组织对于氟和脱氧 -D- 葡萄糖（FDG）的亲和性，采用正电子发射成像技术（PET）可以判断淋巴结与远处转移病灶情况，准确性较高。

（5）肿瘤标志物：血清癌胚抗原（CEA）、糖类抗原 50（CA50）、糖类抗原 72-4（CA72-4）、糖类抗原 19-9（CA19-9）等肿瘤相关抗原可升高，但敏感性和特异性均不高，有助于判别肿瘤预后及化疗疗效。

6. **诊断**　病史、体格检查及实验室检查符合胃癌特点，且 X 线气钡双重造影或内镜发现占位性病变，即可临床诊断胃癌，但最终确诊胃癌还须根据活组织检查或细胞学检查结果。凡有下列情况者，及时进行全面检查：

（1）胃溃疡患者经严格内科治疗而症状仍无好转者；

（2）40 岁以后出现中上腹不适或疼痛，无明显节律性并伴有明显食欲缺乏和消瘦者；

（3）年龄 40 岁以上，既往有慢性萎缩性胃炎或不典型增生，近期症状加重者；

（4）既往有慢性胃病史，大便潜血检查，发现便潜血阳性，持续 2 周以上者；

（5）胃息肉直径大于 2cm 者。

7. 中医辨证

(1)痰气交阻

[主症]胸膈或胃脘满闷作胀或痛,胃纳减退,厌食肉食,或有吞咽梗噎不顺,呕吐痰涎。

[舌脉]苔白腻,脉弦滑。

(2)肝胃不和

[主症]胃脘痞满,时时作痛,窜及两胁,嗳气频繁,或进食发噎。

[舌脉]舌质红,苔薄白或薄黄,脉弦。

(3)脾胃虚寒

[主症]胃脘隐痛,绵绵不断,喜按喜暖,食生冷痛剧,进热食则舒,时呕清水,大便溏薄。或朝食暮吐,暮食朝吐,面色无华,神疲肢凉。

[舌脉]舌淡而胖,有齿痕,苔白滑润,脉沉细或沉缓。

(4)胃热伤阴

[主症]胃脘嘈杂灼热,痞满吞酸,食后痛胀,口干喜冷饮,五心烦热,便结尿赤。

[舌脉]舌质红绛,苔黄糙或剥苔、无苔,脉细数。

(5)瘀毒内阻

[主症]脘痛剧烈或向后背放射,痛处固定,拒按,上腹肿块,肌肤甲错,眼眶呈黧黑。

[舌脉]舌质紫黯或有瘀斑,舌下脉络紫胀,舌苔黄,脉弦涩。

(6)痰湿阻胃

[主症]脘膈痞闷,呕吐痰涎,进食发噎不利,口淡纳呆,大便时结时溏。

[舌脉]舌体胖大有齿痕,苔白厚腻,脉滑。

(7)气血两虚

[主症]神疲乏力,面色无华,少气懒言,动则气促,自汗,消瘦。

[舌脉]舌淡白,边有齿痕,苔薄白,脉沉细无力或虚大无力。

附:胃脘痛(胃癌)SP病例

病历摘要:

病名	胃癌
1. 基本情况	患者张某,男性,56岁,工人。上腹隐痛不适2月。就诊状态:身体消瘦,神情焦虑、情绪低落。
2. 现病史	患者2个月来常感胃部不适,偶有隐痛,进食后明显,自觉食物不消化,无食欲,无恶心、呕吐。自服胃苏冲剂,效不显。近几日自觉乏力,体重下降,2个月来体重减轻5kg,大便黑。刻下症:胃痛不适,饭后胃胀,乏力,食欲不佳,失眠,小便正常,大便色黑,1天2次。
3. 相关病史	既往史:既往"慢性胃病"5年,社区诊所按"慢性胃炎"治疗,服用多潘立酮片,中成药,症状可缓解,未做检查。否认肝炎、结核等传染病史,无手术外伤史,无药物过敏史。 个人史:吸烟史30年,每天20支左右。不饮酒。 婚姻史:23岁结婚,爱人和儿子身体健康。 家族史:哥哥死于"胃癌"。

SP 模拟问诊训练案例：

	医生	患者
1. 问候及患者信息确认	您好,我是实习医生某某,您是张某吗?	是的。
2. 现病史	您哪儿不舒服?	胃不舒服,隐隐地痛。
	多长时间了?	2 个月了。
	刚开始发病时有什么原因吗?	没有原因,老胃病了。
	当时有什么具体表现?	胃不舒服,吃了饭不消化,食物堵在"心口",不想吃饭。
	什么部位?	这儿(SP 用手指向上腹胃脘部)。
	疼痛有时间规律吗?	没有。
	去医院看过吗?	没有,自己在家吃了点中药。
	什么药? 效果怎么样?	吃的胃苏冲剂,不管用。
	现在除了胃痛还有其他不舒服的症状吗?	体重下降明显,这 2 个月降了有 5kg。身体没劲。
	大小便正常吗?	小便可以,大便发黑。
	大便 1 天几次?	1 天 2 次,不成形。
	睡眠怎样?	睡不好觉。
	把舌头伸出来,我看一下。	SP 配合伸舌(医生指导 SP 正确伸舌姿势)。
	诊脉(注意诊寸口脉方法和注意事项)。	SP 配合诊脉。
3. 相关病史	以前身体怎样,有过什么病吗?	以前身体挺好,除了"胃病"没有什么病。
	胃病多少年了?	大概 5 年多了。
	都有哪些表现?	饮食不注意时就胃痛胃胀。
	去医院看过吗?	去社区医院看过。
	做过什么检查?	没有检查,说我是"慢性胃炎",开了点药。
	开的什么药?	有多潘立酮片,还有一些中成药,记不住了。
	效果怎么样?	吃了就缓解,过一阵又再犯,我就自己吃点药。
	您抽烟、喝酒吗?	抽烟,不喝酒。
	抽烟多少年了?	有 30 年了。
	每天抽多少?	半包吧,10 支左右。
	抽烟可引起胃病,应该戒掉了。	好的。
	以前得过肝炎、肺结核等传染病吗?	没有。
	以前做过手术或受过严重的外伤吗?	没有。
	对什么药物、食物过敏吗?	没有。

续表

	医生	患者
	多大岁数结婚的?	23岁。
	爱人和孩子怎么样?	爱人和孩子身体都很好。
	父母或兄弟姐妹有类似您这样的病吗?	哥哥死于"胃癌"。
3. 相关病史	好的,我大概梳理一下。您有"慢性胃病"5年,未做检查,在社区看过,服用"多潘立酮片"及中成药治疗。2个月前感觉胃部不适,偶尔有隐痛,进食后明显,不想吃饭,没有恶心、呕吐症状,自己服用胃苏冲剂,效果不佳,近日感觉乏力,体重下降,这2个月减了5kg,大便黑,1天2次,睡眠差。哥哥患"胃癌"去世。	是的。
		大夫,我这是什么病? 重吗?
	您不要紧张。我们查体后需要做胃镜明确诊断,希望您能积极配合,我们会根据检查结果再和您谈下一步治疗计划。	

(三) 消化性溃疡

1. **概述** 消化性溃疡是一种常见的胃肠病,通常是指发生在胃及十二指肠的良性溃疡。由于该病的发生与胃液、胃蛋白酶有关,故称之为消化性溃疡。有专家研究,大约有10%的人在一生中的某个时期曾患过胃或十二指肠溃疡,且十二指肠溃疡多于胃溃疡。

2. **病因**

(1)遗传因素:近亲中有得消化性溃疡的人得消化性溃疡的可能性比普通人高出3倍,换句话说,消化性溃疡病人的亲属更容易得消化性溃疡。

(2)幽门螺杆菌感染:感染了幽门螺杆菌的人容易得消化性溃疡。我国70%~90%的溃疡病人有幽门螺杆菌感染。

(3)精神因素:经常处于焦虑、忧伤、怨恨、紧张、恐惧中的人容易得消化性溃疡,因为不佳的情绪会造成胃肠功能紊乱。

(4)药物因素:长期服用解热镇痛药和某些抗癌药物的人容易得消化性溃疡,因为这些药容易破坏胃黏膜。

(5)烟酒吸烟:饮烈酒的人容易得消化性溃疡,因为酒精会对胃黏膜造成严重的破坏;吸烟可加重十二指肠液的反流,刺激胃黏膜。

此外,男性的消化性溃疡发病率远远高于女性。十二指肠溃疡病人大多是青壮年,而胃溃疡病人则以45~55岁的成年人最多。

3. **临床表现** 上腹部疼痛是消化性溃疡最常见、最重要的症状。消化性溃疡引起的腹痛有明显的规律和特点。

(1)临床特点:疼痛部位大多在中上腹部,胃溃疡疼痛多在心口窝或偏左处;十二指肠溃疡疼痛多位于肚脐上方或稍偏右处。

腹痛与吃东西关系明显。胃溃疡的腹痛出现在吃东西后 0.5~1 小时,持续 1~2 小时逐渐缓解消失,再次吃东西后,腹痛再度出现,明显呈现"进食—腹痛—缓解"的规律。十二指肠溃疡的腹痛多出现在吃东西后 2~4 小时,也就是胃里的食物基本排空后,如果吃点东西或喝几口开水这种疼痛会减轻或消失,明显呈现"腹痛—进食—缓解"的规律,所以这种疼痛又称"饥饿性疼痛"。夜间常因腹痛醒来。

腹痛反复、周期性发作,其中十二指肠溃疡病人的这个特点更突出。通常在数周或更长时间腹痛反复发作的疼痛期后会进入无痛的缓解期。溃疡早期,疼痛期短、缓解期长;随病情进展,疼痛期逐渐加长,缓解期却越来越短。复发时间多在晚秋、初冬,夏季大多不发生腹痛。

腹痛性质多为灼痛或隐痛,病人一般可以忍受。以手拳按压腹部疼痛部位或呕吐后,腹痛可以减轻。口服小苏打等药物后,腹痛可以减轻。

(2)其他表现:嗳气,反酸。

(3)并发症

1)出血:消化性溃疡严重时病人会发生消化道出血,表现为黑便或呕血,出血容易连续多次发生。发生呕血表明出血速度较快,出血量在 300ml 以上。当出血量超过 800ml 时,病人会感到头昏、心慌,出现血压降低等。

2)穿孔:消化性溃疡严重时,黏膜的糜烂会穿透胃壁或十二指肠壁最外一层浆膜层,造成胃或十二指肠溃疡穿孔。发生穿孔时,胃肠里的东西进入腹腔,病人会突然出现中上腹或右上腹剧烈、持续性疼痛,同时会伴有恶心、呕吐。

3)幽门梗阻:十二指肠溃疡严重时,会引起幽门痉挛、梗阻,造成食物不能由胃顺利进入十二指肠。病人饭后(30~60 分钟)会出现呕吐且呕吐量较大,有腐臭的残食味道。

4)溃疡癌变:胃溃疡有发生癌变的可能,但目前尚未发现十二指肠溃疡引起癌变的病例。

(4)辅助检查:胃肠钡剂造影、胃镜检查、幽门螺杆菌检测。

4. 中医辨证

(1)胃气壅滞

[主症]胃脘胀痛,食后加重,嗳气。

[兼次症]纳呆少馨,嗳腐,或有明显伤食病史,或有感受外邪病史并伴有风寒、风热、暑湿等表证。

[舌脉]舌质淡红,苔白厚腻,或薄白,或薄黄;脉象以滑脉多见,或兼浮或浮数或濡。

(2)胃中蕴热

[主症]胃脘灼热,得凉则减,得热则重。

[兼次症]口干喜冷饮,或口臭不爽,口舌生疮,甚至大便秘结,腑行不畅。

[舌脉]舌质红,苔黄少津;脉滑数。

(3)胃络瘀阻

[主症]胃脘疼痛,状如针刺或刀割,痛有定处而拒按。

[兼次症]病程日久,胃痛反复发作而不愈;呕血、便血之后面色晦黯无华,唇黯;女子

月经愆期,色黯。

[舌脉]舌黯有瘀斑;脉涩。

(4)胃阴不足

[主症]胃脘隐痛或隐隐灼痛。

[兼次症]嘈杂似饥,饥不欲食,口干不欲饮,咽干唇燥,大便干结或腑行不畅。

[舌脉]舌体瘦,质嫩红,少苔或无苔;脉细而数。

(5)肝胃气滞

[主症]胃脘胀痛,连及两胁,攻撑走窜,每因情志不遂而加重。

[兼次症]喜太息,不思饮食,精神抑郁,夜寐不安。

[舌脉]舌苔薄白;脉弦滑。

(6)肝胃郁热

[主症]胃脘灼痛,痛势急迫。

[兼次症]嘈杂泛酸,口干口苦,渴喜凉饮,烦躁易怒。

[舌脉]舌质红,苔黄;脉弦滑数。

(7)脾胃虚寒

[主症]胃脘隐痛,遇寒或饥时痛剧,得温熨或进食则缓,喜暖喜按。

[兼次症]面色不华,神疲肢怠,四末不温,食少便溏,或泛吐清水。

[舌脉]舌质淡而胖,边有齿痕,苔薄白;脉沉细无力。

附:胃脘痛(消化性溃疡)SP 病例

病历摘要:

病名	消化性溃疡
1. 基本情况	患者张某,男性,30 岁,工人。间断胃脘痛 5 年,加重 1 周,门诊就诊。就诊状态:神情焦虑、情绪低落。
2. 现病史	患者患胃病 5 年,经常于饭前出现上腹部烧灼痛,进食后症状可缓解,严重时夜间疼醒,伴泛酸烧心,每年冬秋季复发,每次持续半月左右。就诊于当地医院,幽门螺杆菌检查提示阳性,胃镜示"十二指肠溃疡",予克拉霉素、甲硝唑、奥美拉唑、枸橼酸铋钾口服治疗。1 周前因工作忙,饮食不规律,再次出现胃疼,伴恶心、呕吐少许当日食物、水,无胆汁。 刻下症:胃痛,饭前明显,饭后缓解,胃胀,乏力,嗳气,泛酸,恶心,偶呕吐,食欲不佳,失眠,小便正常,大便稀,1 天 2~3 次。
3. 相关病史	既往史:既往体健。否认肝炎、结核等传染病史,无手术外伤史,无药物过敏史。 个人史:吸烟史 10 年,每天 10 支左右。不饮酒。 婚姻史:23 岁结婚,爱人和儿子身体健康。 家族史:父母无消化性溃疡病史。

SP 模拟问诊训练案例:

	医生	患者
1. 问候及患者信息确认	您好,我是实习医生某某,您是张某吗?	是的。

续表

	医生	患者
2. 现病史	您哪儿不舒服?	胃痛。
	多长时间了?	5 年了,最近重了。
	刚开始发病时有什么原因吗?	饮食不规律,刚上班,工作压力比较大。
	当时有什么具体表现?	胃痛、胃胀。
	什么部位?	这儿(SP 用手指向上腹胃脘部)。
	什么样的疼痛? 是扎痛还是隐隐地痛?	烧得痛。
	疼得厉害吗?	嗯,有时候晚上能疼醒。
	什么时间痛?	饭前饿了痛,吃点东西就好点。
	这 5 年来什么时候发病?	每年大概 11 月份变冷的时候发病。
	每次持续多长时间?	一般半月左右。
	今年这次犯病多长时间了?	1 周了。
	这次怎么引起的?	这阵工作忙,饮食也不太注意。
	什么表现?	和以前差不多,胃痛、胃胀,饭前明显,吃了饭后减轻,有时夜间疼醒。
	还有其他不舒服的症状吗?	烧心、反酸,打嗝、恶心,有时候吐,身体没劲。
	吐得什么?	当天吃过的饭。
	吐过几次?	就 1 次。
	去医院看过吗? 做过什么检查	前年看过,做了幽门螺杆菌检测及胃镜检查。
	诊断得什么病?	十二指肠溃疡。
	开了什么药	吃过奥美拉唑,枸橼酸铋钾,克拉霉素、甲硝唑。
	吃药后效果怎么样?	当时管用,去年犯得轻些,这次又不行了。
	吃饭怎么样?	没有食欲,不想吃饭。
	大小便正常吗?	小便可以,大便稀。
	大便 1 天几次?	1 天二三次,不成形。
	大便什么颜色的?	就是普通的颜色。
	睡眠怎样?	睡不好觉。
	把舌头伸出来,我看一下。	SP 配合伸舌(医生指导 SP 正确伸舌姿势)。
	诊脉(医生注意诊寸口脉方法和注意事项)。	SP 配合诊脉。
3. 相关病史	以前身体怎样,有过什么病吗?	以前身体挺好,没有什么病。
	您抽烟、喝酒吗?	抽烟,不喝酒。
	抽烟多少年了?	有 5 年了。
	每天抽多少?	半包吧,10 支左右。

续表

	医生	患者
	抽烟可引起胃病,应该戒掉了。	好的。
	以前得过肝炎、肺结核等传染病吗?	没有。
	以前做过手术或受过严重的外伤吗?	没有。
	对什么药物、食物过敏吗?	没有。
	多大岁数结婚的?	23岁。
	有小孩吗?	有,5岁了。
	爱人和孩子身体怎么样?	爱人和孩子身体都很好。
	父母或兄弟姐妹有类似您这样的病吗?	没有。
3. 相关病史	好的,我大概梳理一下。您5年前因多年饮食不规律,加上工作压力大,出现胃痛,未及时诊治,症状逐步加重,每年秋冬季发病,发作时胃脘烧灼样疼痛,伴有胃胀,空腹重,食后痛减,就诊当地医院,幽门螺杆菌检测示阳性,胃镜示十二指肠溃疡,服用奥美拉唑、甲硝唑、克拉霉素、枸橼酸铋钾治疗。1周前因工作忙,饮食不规律,胃痛加重,空腹痛,进食后缓解,有时夜间痛醒,烧心,反酸,打嗝,恶心,呕吐饭水,无胆汁,纳差,小便正常,大便稀,1天2~3次。	是的。

十一、恶心呕吐

(一) 亚急性重型肝炎

亚急性重型肝炎是由于肝组织发生亚大块坏死所致。起病较急性重型肝炎稍慢、病程较长(数周至数月)、病情危重程度稍轻于急性重型肝炎的重型肝炎。多数由急性重型肝炎迁延而来,或一开始病变就较缓和,呈亚急性经过。少数病例可由普通型肝炎恶化而来。病理表现为肝亚大块坏死,病程10天以上8周以内。

1. **病因** 药物、化学物质中毒均可引起,我国主要是肝炎病毒引起,尤其是乙型肝炎病毒(hepatitis B virus,HBV),且以慢性重型肝炎为主。

2. **临床表现**

(1)极度乏力:糖、脂肪、蛋白质三大代谢在肝脏代谢完成。肝脏病变使三大代谢障碍,能量产生减少,故出现疲惫、极度乏力等。

(2)严重的消化道症状:如食欲极差、恶心、呕吐等,这与肝脏病变致胆红素生成减少有关,进而影响食物的消化。

(3)重度腹胀及腹水:肝脏是人体白蛋白合成的器官,严重肝脏病变引起低蛋白血症,胶体渗透压降低,形成肝腹水。

（4）血清胆红素升高表现：尿如浓茶样，黄疸加深，皮肤巩膜深度黄染，皮肤瘙痒等。

3. 中医辨证

（1）气滞湿阻证

［主症］腹大胀满，按之软而不坚，胁下胀痛，饮食减少，恶心呕吐，食后胀甚，得嗳气或矢气稍减，小便短少。

［舌脉］舌苔薄白腻，脉弦。

（2）寒湿困脾证

［主症］腹大胀满，按之如囊裹水，甚则颜面微浮，下肢浮肿，怯寒懒动，精神困倦，脘腹痞胀，得热则舒，食少便溏，小便短少。

［舌脉］舌苔白滑或白腻，脉缓或沉迟。

（3）湿热蕴脾证

［主症］腹大坚满，脘腹撑急，烦热口苦，目黄、肌肤发黄瘙痒，小便短黄，大便秘结或溏滞不爽。

［舌脉］舌红，苔黄腻或灰黑，脉弦滑数。

（4）肝脾血瘀证

［主症］腹大胀满，脉络怒张，胁腹刺痛，面色晦黯黧黑，胁下癥块，面颈胸壁等处可见红点赤缕，手掌赤痕，口干不欲饮，或大便色黑。

［舌脉］舌质紫黯，或有瘀斑，脉细涩。

（5）脾肾阳虚证

［主症］腹大胀满，形如蛙腹，朝宽暮急，神疲怯寒，面色苍黄或白，脘闷纳呆，下肢浮肿，小便短少不利。

［舌脉］舌淡胖，苔白滑，脉沉迟无力。

（6）肝肾阴虚证

［主症］腹大胀满，甚或青筋暴露，面色晦滞，口干舌燥，心烦失眠，牙龈出血，时或鼻衄，小便短少。

［舌脉］舌红绛少津，少苔或无苔，脉弦细数。

附：恶心呕吐（亚急性重型肝炎）SP 病例

病历摘要：

病名	亚急性重型肝炎
1. 基本情况	患者，张某，女性，56 岁，农民，新乐人。乏力、食欲减退、尿黄 10 余天，加重 2 天就诊。就诊状态：乏力、焦虑。
2. 现病史	患者 10 天前起床后自觉全身乏力，食欲下降，小便颜色变深，同时伴有恶心、厌油腻、欲吐、腹胀和全身皮肤瘙痒等症状。 1 周前在当地市县医院治疗，肝功能提示转氨酶和胆红素水平明显升高，予药物静脉滴注治疗（具体不详），自觉症状无明显好转，黄疸进一步加深。发作时无发热，无咳嗽、咯血。起病以来睡眠稍差，食欲减退，大便正常。

病名	亚急性重型肝炎
3. 相关病史	既往史:既往体健,否认传染病史,否认高血压、糖尿病史,否认手术外伤史和输血史,否认药物过敏史。 个人史:无吸烟饮酒史。 婚姻史:已婚,配偶及子女体健。 月经史及生育史:顺产 2 次,56 岁闭经。 家族史:无家族性遗传病。父母已故,死因不明。

SP 模拟问诊训练案例:

	医生	患者
1. 问候及患者信息确认	您好,我是实习医生某某,我需要先了解一下你的情况,把您的情况和问题整理后提供给你要找的医生,希望你配合一下。您的姓名、年龄和职业是?	张某,56 岁,农民,新乐人。
2. 现病史	您哪儿不舒服?	全身没有力气,吃东西也没有胃口,尿颜色很深。
	记得是什么时候开始的吗?	大概是 10 多天以前。这两天重了。
	当时什么情况?	起床后感觉不舒服,乏力没精神。不太想吃饭,后来发现身上有点黄,尿的颜色深。
	以前出现过这种情况吗?	没有。
	您觉得有什么明显的原因吗? 比如说吃了什么不新鲜的食物?	没有什么特别的。
	看见油腻的食物恶心吗?	一看见油的东西就恶心,现在在家就只喝点粥之类比较清淡的食物。
	吐过没有?	那倒没有。
	平时感觉肚子胀吗?	是的,特别是吃完饭后。
	还有什么其他的不适吗?	觉得浑身很痒。
	发烧吗?	没有。
	咳嗽、咳痰呢?	也没有。
	您平时有反酸、胃灼热、烧心的症状吗?	没有反酸烧心。
	有没有咳嗽、咳血?	没有。
	之前去过别的医院吗?	是的,去过我们当地的医院看过。
	做过什么检查吗?	查了肝功能。
	结果怎么样?	说是转氨酶和胆红素升高。
	做过什么治疗吗?	输了几天液。
	输的什么药?	记不清楚了。
	治疗效果怎么样?	没见什么好转,医生您看,皮肤还是发黄。

续表

		医生	患者
2. 现病史		您觉得精神怎么样?	都没什么精神,浑身没劲。
		这几天睡眠怎么样?	有点睡不踏实。
		最近大便次数以及颜色正常吗?	挺正常的,1 天 1 次,黄色的。
		小便除了先前说的颜色加深外还有什么其他异常吗?	没有了。
		把舌头伸出来,我看一下。	SP 配合伸舌(医生指导 SP 正确伸舌姿势)。
		诊脉(医生注意诊寸口脉方法和注意事项)。	SP 配合诊脉。
3. 相关病史		好的,我已经大致了解了您的病情。现在我要对您的一般情况进行了解帮助疾病的诊断,请您配合。	好的。
		平时身体好吗?	一直很好,几乎没生过什么病。
		您有没有受过伤或者做过手术?	没有。
		输过血没有?	没有。
		之前得过肝炎么?	没有。
		以前打过什么预防针?	没有。
		有什么东西过敏吗?	没有。
		您抽烟、喝酒吗?	没有。
		接触过毒品这类东西吗?	没有。
		您什么时候结婚的? 爱人身体状况怎么样?	25 岁结婚,老伴身体很好。
		生过几个小孩? 顺产吗?	有两个小孩,都挺健康的。
		有流过产吗? 或者有早产或死产吗?	没有。
		您多大月经来潮呢?	好像是 15 岁。
		您现在还有月经吗?	5 年前就没有了。
		您的父母身体怎么样?	父母都没了。
		去世的原因是什么? 得什么病没的?	不知道。
		您家里其他人身体好吗?	他们都还健康。
		您的父母、兄弟姐妹有没有得过类似的病?	没有。
		您还有其他什么不舒服吗?	没有了,请医生尽快给我检查一下。
		好的,我大概梳理一下。您 10 天前起床后自觉全身乏力,食欲下降,小便颜色逐渐变深,同时伴有恶心、厌油腻、欲吐、腹胀和全身皮肤瘙痒。1 周前在当地市县医院治疗,查肝功能提示转氨酶和胆红素水平明显升高,予以药物输液治疗,具体不详,自觉症状无明显好转,黄疸进一步加深。发作时无发热,无咳嗽、咯血。发病以来睡眠稍差,食欲减退,大便正常。	是的。

续表

	医生	患者
3. 相关病史	好的,根据目前的情况,您很可能是得了肝炎,需要抽血化验,请您积极配合,我们会根据检查结果再和您谈下一步治疗计划。	好的,谢谢!

(二)慢性肾衰竭

1. **概述** 慢性肾衰竭是肾单位因各种慢性肾脏疾病受损出现的缓慢进行性肾功能减退而致衰竭。临床以肾小球滤过率下降、代谢产物和毒素潴留,水、电解质和酸碱平衡紊乱以及某些内分泌功能异常等表现为特征。

2. **西医病因** 慢性肾衰的病因主要有糖尿病肾病、高血压肾小动脉硬化、原发性与继发性肾小球肾炎、肾小管间质病变(慢性肾盂肾炎、慢性尿酸性肾病、梗阻性肾病、药物性肾病等)、肾血管病变、遗传性肾病(如多囊肾、遗传性肾炎)等。

3. **临床表现**

(1)水、电解质代谢紊乱

1)代谢性酸中毒:食欲不振、呕吐、乏力、呼吸深大等。

2)水钠代谢紊乱:水钠潴留可表现为不同程度的皮下水肿/体腔积液,易出现血压升高、左心功能不全和脑水肿。低血容量主要表现为低血压和脱水。

3)钾代谢紊乱:高钾血症或低钾血症。严重高钾血症(血钾>6.5mmol/L)需及时治疗抢救。

4)钙磷代谢紊乱:主要表现为钙缺乏和磷过多。

(2)蛋白质、糖类、脂肪和维生素的代谢紊乱

(3)心血管系统表现

1)高血压和左心室肥厚。

2)心力衰竭,是尿毒症患者最常见死亡原因。

3)尿毒症性心肌病。

4)心包病变。

5)血管钙化和动脉粥样硬化。

(4)呼吸系统症状:可出现气短、气促,严重酸中毒可致呼吸深长。体液过多、心功能不全可引起肺水肿或胸腔积液。

(5)消化道症状:主要表现有食欲不振、恶心、呕吐、口腔有尿味。消化道出血也较常见。

(6)血液系统表现:主要表现为肾性贫血和出血倾向。

(7)神经肌肉系统症状:早期症状可有疲乏、失眠、注意力不集中、四肢发麻等。其后会出现性格改变、抑郁、记忆力减退、判断力降低。尿毒症时常有反应淡漠、谵妄、惊厥、幻觉、昏迷、精神异常等。

(8)骨骼病变:肾性骨营养不良(即肾性骨病)相当常见,包括纤维囊性骨炎(高转化性骨病)、骨生成不良、骨软化症(低转化性骨病)及骨质疏松症。

4. **实验室检查及其他检查**

(1) 肾功能检查: 尿素氮(BUN)、血肌酐(Scr)上升, Scr>133μmol/L, 内生肌酐清除率(Ccr)<80ml/min, 二氧化碳结合力下降, 血尿酸升高, 肾小管浓缩稀释功能下降。

(2) 尿常规检查: 蛋白尿、血尿、管型尿或低比重尿。

(3) 血常规检查: 贫血明显, 为正红细胞性贫血。

(4) 血清电解质检查: 高钾、高磷、低钙等。

(5) B超: 多数可见双肾明显缩小、结构模糊。

5. **中医辨证**

(1) 本虚证

1) 脾肾气虚证

[症状] 乏力, 气短懒言, 纳呆腹胀, 腰酸膝软, 便溏, 口淡不渴。

[舌脉] 舌淡胖有齿痕, 苔白或白腻, 脉沉细。

2) 脾肾阳虚证

[症状] 面色萎黄或黧黑晦黯, 下肢浮肿, 按之凹陷难复, 神疲乏力, 纳差便溏或五更泄泻, 口黏淡不渴, 腰膝酸痛, 畏寒肢冷, 夜尿频多清长。

[舌脉] 舌淡胖嫩, 齿痕明显, 脉沉弱。

3) 气阴两虚证

[症状] 面色少华, 神疲乏力, 腰膝酸软, 口干口渴, 或手足心热, 大便干燥或稀, 夜尿清长。

[舌脉] 舌淡有齿痕, 脉沉细。

4) 肝肾阴虚证

[症状] 头晕头痛, 耳鸣眼花, 两目干涩或视物模糊, 口干咽燥, 渴而喜饮或饮水不多, 腰膝酸软。

[舌脉] 舌淡红少津, 苔薄白或少苔, 脉弦或细弦。

5) 阴阳两虚证

[症状] 浑身乏力, 畏寒肢冷, 或手足心热, 口干欲饮, 腰膝酸软, 大便稀溏或五更泄泻, 小便黄赤或清长。

[舌脉] 舌胖润有齿痕, 舌苔白, 脉沉细。

(2) 标实证

1) 湿浊证

[症状] 恶心呕吐, 胸闷纳呆, 或口淡黏腻, 口有尿味。

[舌脉] 舌胖有齿痕, 苔白腻, 脉沉细或弦。

2) 湿热证

[症状] 中焦湿郁化热常见口干口苦, 甚则口臭, 呕恶, 舌苔黄腻。下焦湿热可见小溲、黄赤, 尿频、尿急、尿痛等。

3) 水气证

[症状] 面、肢浮肿或全身浮肿, 甚则有胸水、腹水。

〔舌脉〕舌胖有齿痕,苔白滑,脉沉或弦细。

4)血瘀证

〔症状〕面色晦黯或黧黑或口唇紫黯,腰痛固定或肢体麻木。

〔舌脉〕舌紫黯或有瘀点瘀斑,脉涩或细涩。

5)肝风证

〔症状〕头痛头晕,手足蠕动,筋惕肉瞤,抽搐痉厥。

〔舌脉〕舌淡红少津,苔薄白或少苔,脉弦或细弦。

附:恶心呕吐(慢性肾衰竭)SP 病例

病历摘要:

病名	慢性肾衰竭
1. 基本情况	患者孙某,男性,38 岁,工人。恶心、呕吐伴乏力 2 个月,门诊就诊。就诊状态:稍兴奋。
2. 现病史	患者 2 个月前劳累后突然出现恶心呕吐,乏力,医院就诊。测血压:160/96mmHg,尿常规示尿蛋白 3+,生物化学检查结果示血肌酐>600μmol/L,诊断"慢性肾衰竭",予静脉滴注(具体药物不详),口服硝苯地平缓释片、碳酸氢钠片、骨化三醇、肾衰宁等药,症状缓解,现症见:偶有恶心呕吐、头晕,晨起加重,乏力,心慌,腰部不适,下肢浮肿,纳可,睡眠不佳,大便正常,小便有泡沫。
3. 相关病史	既往史:既往体健,否认肝炎、结核等传染病史,无手术外伤史,无过敏史。 个人史:无吸烟饮酒史,无特殊不良嗜好。 婚姻史:26 岁结婚,儿子 10 岁,爱人和儿子身体健康。 家族史:父母无类似的病。

SP 模拟问诊训练案例:

		医生	患者
1. 问候及患者信息确认		您好,我是实习医生某某,您是孙某吗?	是的。
2. 现病史		您哪儿不舒服?	恶心呕吐,没劲。
		多长时间了	2 个月了。
		什么原因引起的?	前段时间比较累,2 个月前突然出现恶心呕吐,身上没劲。
		现在还有哪不舒服?	有时恶心呕吐,头晕,早上明显,有时心慌,腰不舒服,腿有点肿。
		贫血吗?	检查说有贫血。
		怕冷吗?	怕冷。
		出汗吗?	不出汗。
		生病这阵吃饭怎么样?	能吃饭。
		睡眠怎么样?	休息不好。
		大便怎么样?	大便正常。

续表

	医生	患者
2. 现病史	小便怎么样?	小便有泡沫。
	之前去医院看了吗?	去了,医生给量了血压,验了尿,抽了血,做了 B 超。
	血压多少?	当时是 160/96mmHg。
	以前血压高吗?	从来没量过。
	平时有头晕头痛症状吗?	偶尔有,我觉得是休息不好,睡一觉就觉得没事了。
	验尿、抽血化验结果是什么	尿常规有蛋白 3+,肌酐 600 多。
	诊断得什么病?	说是"慢性肾衰竭"。
	怎么治疗的? 用了什么药?	当时输的液,具体什么药不记得了,还开了口服的药物,我记得有硝苯地平缓释片,有碳酸氢钠片,骨化三醇,肾衰宁,其他的记不住了。
	服药后效果怎么样?	吃了了药症状有缓解。
	把舌头伸出来,我看一下。	SP 配合伸舌(医生指导 SP 正确伸舌姿势)。
	诊脉(医生注意诊寸口脉方法和注意事项)。	SP 配合诊脉。
3. 相关病史	以前身体怎样,有过什么病吗?	没有。
	以前得过肝炎、肺结核等传染病吗?	没有。
	以前做过手术或受过严重的外伤吗?	没有。
	对药物、食物过敏吗?	没有过敏的。
	您抽烟、喝酒吗?	不抽烟,不喝酒。
	多大岁数结的婚? 有小孩吗?	26 岁结婚,有个儿子,10 岁。
	爱人和小孩身体怎么样?	挺好的。
	父母或兄弟姐妹有类似您这样的病吗?	没有。
	好的,我大概梳理一下。你由于劳累 2 个月前突然出现恶心呕吐,乏力,去医院就诊,量血压:160/96mmHg,查尿常规示尿蛋白 3+,血肌酐大于 600,诊断"慢性肾衰竭",输了液,口服硝苯地平缓释片、碳酸氢钠片、骨化三醇、肾衰宁等药,症状缓解,现在主要是偶然恶心呕吐、头晕、晨起加重、乏力、心慌、腰部不适,下肢浮肿,吃饭可以,睡眠不好,大便正常,小便有泡沫,是这样吗?	是的。大夫,我的病重吗?
	您不要紧张,我们会给您做进一步检查,制订一个好的治疗方案。	好的,谢谢!

十二、腹泻、血便

（一）溃疡性结肠炎

1. 概述 溃疡性结肠炎是一种病因不明确的结肠慢性非特异性炎症性疾病,病变主要累及大肠黏膜和黏膜下层。临床主要表现为腹泻、腹痛和黏液脓血便。病情轻重不一,多呈反复发作,患者可仅有结肠症状,也可伴发全身症状。本病可发生于任何年龄,以 20~40 岁多见,男女发病率无明显差别。

2. 病因 目前大多数学者认为本病的发病既有自身免疫机制的参与,又有遗传因素作为背景,感染和精神因素是诱发因素。其发病机制可概括为环境因素作用于遗传易感者,在肠道菌群的参与下,启动了肠道免疫及非免疫系统,最终导致免疫反应和炎症过程。可能由于抗原的持续刺激/免疫调节紊乱,这种免疫炎症反应表现为过度亢进和难以自限,最后导致组织损害。

3. 临床表现 多数缓慢起病,少数急性起病。病程呈慢性经过,常有反复发作或持续加重,偶有急性暴发性过程。精神刺激、劳累、饮食失调常为本病发病的诱因。

（1）症状

1）腹泻、黏液脓血便:腹泻的程度轻重不一,轻者每日 2~4 次,或腹泻与便秘交替出现。重者每日排便次数可多达 10 次以上,粪质多呈糊状及稀水状,常混有脓血和黏液。

2）腹痛:一般呈轻度至中度腹痛,多局限在左下腹或下腹部,亦可全腹痛,轻型及病变缓解期可无腹痛。疼痛的性质常为痉挛性,有疼痛—便意—便后缓解的规律,常伴有腹胀。严重病例可有食欲不振、恶心及呕吐。

（2）体征:左下腹或全腹压痛,可扪及降结肠特别是乙状结肠呈硬管状,并有压痛,有时腹肌紧张,肛诊可发现肛门括约肌痉挛,指套有黏液或血性黏液分泌物,直肠有触痛。病程发展中可出现消瘦、衰弱、贫血、水与电解质平衡失调及营养不良等表现。

（3）并发症:常有结节性红斑、关节炎、葡萄膜炎、口腔黏膜溃疡、慢性活动性肝炎、溶血性贫血等免疫状态异常之改变。并发症可有大出血、穿孔、中毒性巨结肠及癌变等。

4. 实验室及其他检查

（1）血液检查:可有轻、中度贫血。重症患者白细胞计数增高及红细胞沉降率加速。严重者血清白蛋白及钠、钾、氯降低。缓解期如有血清 α_2 球蛋白增加、γ 球蛋白降低常预兆病情复发。

（2）粪便检查:活动期有黏液脓血便,反复检查包括常规、培养、孵化等均无特异病原体发现,如阿米巴包囊、血吸虫卵等。

（3）纤维结肠镜检查:是最有价值的诊断方法,通过结肠黏膜活体组织检查,可明确病变的性质。

（4）钡剂灌肠检查:钡灌肠检查是溃疡性结肠炎诊断的主要手段之一,但 X 线检查对轻型或早期病例的诊断帮助不大。气钡双重对比造影明显优于单钡剂造影,有利于观察黏膜水肿和溃疡。

5. 中医辨证

（1）湿热内蕴证

［症状］腹泻，脓血便，里急后重，腹痛灼热，发热，肛门灼热，溲赤。

［舌脉］舌红，苔黄腻，脉滑数或濡数。

（2）脾胃虚弱证

［症状］大便时溏时泻，迁延反复，粪便带有黏液或脓血，食少，腹胀，肢体倦怠，神疲懒言。

［舌脉］舌质淡胖或边有齿痕，苔薄白，脉细弱或濡缓。

（3）脾肾阳虚证

［症状］腹泻迁延日久，腹痛喜温喜按，腹胀，腰酸膝软，食少，形寒肢冷，神疲懒言。

［舌脉］舌质淡，或有齿痕，苔白润，脉沉细或沉弱。

（4）肝郁脾虚证

［症状］腹泻前有情绪紧张或抑郁恼怒等诱因，腹痛即泻，泻后痛减，食少，胸胁胀痛，嗳气。

［舌脉］舌质淡，苔白，脉弦或弦细。

（5）阴血亏虚证

［症状］大便秘结或少量脓血便，腹痛隐隐，午后发热，盗汗，五心烦热，头晕眼花。

［舌脉］舌红少苔，脉细数。

附：腹泻、血便（溃疡性结肠炎）SP 病例
病历摘要：

病名	溃疡性结肠炎
1. 基本情况	患者王某，女，35 岁。间断性下腹痛 1 年，加重 2 天。就诊状态：精神状态稍紧张，焦虑。
2. 现病史	患者近 1 年间断左侧腹部、肚脐下部疼痛，呈阵发性坠痛，大便前痛甚。偶有腹胀，恶心。大便呈稀糊样，有时带血。一天 5~6 次。排便前疼痛加重，排便后减轻。排便时有肛门下坠感，里急后重。发病以来食欲下降，小便正常。
3. 相关病史	既往史：既往体健，无药物过敏史。 个人史：无不良嗜好。 婚姻史：已婚，丈夫体健。 月经及生育史：已婚，月经周期正常，经量正常，无闭经史。育有一子。曾行剖宫产，无流产史，节育器避孕。 家族史：父亲高血压，母亲身体健康。

SP 模拟问诊训练案例：

	医生	患者
1. 问候及患者信息确认	您好，我是实习医生某，今天我来为你接诊，需要先了解一下你的情况。我会把你的情况和问题整理后提供给你要找的医生，希望你配合一下。	女病人用手按压下腹部来就诊。
	请问您的姓名，年龄、职业、住址？	王某，35 岁，教师，住在……

	医生	患者
2. 现病史	你感觉哪里不舒服?	肚子痛。
	疼了多长时间了?	这一年断断续续总有疼痛,有时候自己就过去了,没太在意。这两天疼得厉害了。
	你能具体说一下位置吗?是左边还是右边?还是肚脐这儿?	左边,肚脐下边也有点疼。 (患者手指左下腹)
	是一阵阵的还是一直疼?	一阵一阵痛。
	能形容一下怎么疼吗?刀割样,针扎样,拧紧疼,<u>丝丝拉拉疼</u>,坠着疼?	坠着疼。
	疼得剧烈吗?能忍受不?	还可以,基本上能忍受。
	一般什么情况下疼呢?	大便前疼得厉害。
	除了肚子疼你还有哪里不舒服吗?比如肚子胀,吃不下饭,恶心,想吐之类的?	有时候肚子胀,有恶心。
	你大便好不好?	不好,拉稀便。
	大便稀到什么程度,是水一样的,还是稀糊样的?	稀糊样的。
	你能形容一下是什么颜色的吗?	好像有血的样子,发红。
	每天大概能排几次大便?	5~6次吧。
	肚子疼和你排便有关系吗?	排便前感觉疼得厉害些,排便后就好多了。
	排便后感觉怎么样?	肛门往下坠,总感觉大便排不干净(肛门下坠感,想便时蹲后又无便感或排得很少,便后有便不净感)。
	小便正常吗?颜色深不深?	没注意,应该是没问题。
	你觉得发烧不?	不烧。
	得病之后你的食欲怎么样?	不如以前好。
	体重有变化吗?	好像瘦了,没称。
	除了上面我问到的这些情况之外,你最近有没有经常口腔溃疡,有没有觉得关节,后背等地方活动起来费劲,或者眼睛觉得不舒服呢?	两个膝关节活动费劲儿。口腔总溃疡。
	得病之后你到别的医生院看过吗?	没有看过。
	把舌头伸出来,我看一下。	SP配合伸舌(医生指导SP正确伸舌姿势)。
	诊脉(医生注意诊寸口脉方法和注意事项)。	SP配合诊脉。
3. 相关病史	我还想知道一些你过去的身体情况,得病之前你的身体怎么样?	没有得过别的病。
	有没有乙肝,结核?	没有。

续表

	医生	患者
3. 相关病史	受过外伤,做过手术吗?	做过剖宫产。
	你有过敏的东西吗?	没有。
	最近有去过外地吗?	没有。
	你抽烟吗?	不。
	喝酒吗?	不。
	你多大年龄来的月经啊?	大概 13 岁吧。
	你月经情况怎么样? 经期规律吗? 多少天来 1 次?	挺规律的,一般 27 或 28 天 1 次。
	1 次来几天啊?	5~6 天。
	量多不?	一般。
	来月经的时候肚子疼不疼?	不疼。
	白带多吗?	不多吧。
	有特殊气味吗?	没有。
	你有几个孩子?	1 个。
	有没有流产过?	没有。
	有避孕措施吗?	戴着环呢。
	你父母身体怎么样?	母亲身体还行。父亲有高血压。
	你得过高血压、糖尿病、肥胖之类的病吗?	体检时医生说我的血压有点高。
	你有兄弟姐妹吗? 他们身体怎么样?	有一个弟弟,身体还可以。
	好的,我大概梳理一下。您近一年断断续续腹部左侧还有肚脐下边疼痛,呈阵发性疼痛,大便前疼得厉害。有时候肚子胀,有恶心。拉稀糊样便,有时带血。一天 5~6 次。排便前疼痛加重,排便后减轻。排便时肛门下坠感,总感觉大便排不干净。13 岁来月经,周期规律。做过剖宫产。血压有时高于正常。母亲体健,父亲有高血压。发病以来饮食欠佳,体重减轻。小便正常。对吗?	对的。
	您的病情我已经差不多都了解了,已经有了一个初步的诊断,我知道您很着急,不过您还需要做一些其他辅助检查,这对您病情的确诊是很必要的,希望您能够配合。请放心,我向上级医生汇报后,会尽快拿出一个诊疗方案。谢谢您的合作。	谢谢医生。

(二) 结直肠癌

1. 概述 结直肠癌是指从齿状线至直肠乙状结肠交界处之间的恶性肿瘤,是消化道最常见的恶性肿瘤之一。我国结直肠癌发病群体以中老年人多见。目前,青年人发病率有升高的趋势。

2. 病因 病因仍不十分清楚,一般与社会环境、饮食习惯、遗传因素等有关。目前基本公认的是动物脂肪和蛋白质摄入过高,食物纤维摄入不足是结直肠癌发生的高危因素。此外,有些直肠息肉可发展为结直肠癌。

3. 临床表现

(1)结直肠癌早期多数无症状。随着病情发展,结直肠癌生长到一定程度时可出现排便习惯改变、血便、脓血便、里急后重、便秘、腹泻等。

(2)大便逐渐变细,晚期则有排便梗阻、消瘦甚至恶病质。

(3)肿瘤侵犯膀胱、尿道、阴道等周围脏器时出现尿路刺激症状、阴道流出粪液、骶部及会阴部疼痛、下肢水肿等。

4. 直肠指检 直肠指检是早期发现结直肠癌的重要检查手段。绝大部分结直肠癌患者就诊时通过直肠指检可被发现。直肠指检时可触及质硬、凹凸不平肿块;晚期可触及肠腔狭窄,肿块固定。指套表面有含粪的污浊脓血。

5. 辅助检查

(1)直肠镜检:直肠指检后应做直肠镜检查。在直肠镜直视下可观察肿块的形态、上下缘以及距肛门缘的距离,同时,可取肿块组织作病理切片检查,确定肿块性质及其分化程度。

(2)腹盆腔 CT:可了解肿瘤的部位、与邻近组织结构的关系、直肠周围及腹盆腔其他部位有无转移等。检查结果有助于结直肠癌的分期。

6. 诊断 依据患者临床表现,结合直肠指检和直肠镜检查结果方可做出诊断,通过镜检取肿块组织可获得病理诊断。

7. 中医辨证

(1)湿热蕴毒

[主症]腹痛腹胀,疼痛拒按,便中夹血,里急后重,或有发热,胸闷纳呆,肛门灼热。

[舌脉]舌质红绛,苔黄腻,脉弦数或弦滑。

(2)气滞血瘀

[主症]腹痛固定,状如锥刺,有形可扪,胁胀易怒,压痛,拒按,便下脓血,发热或不发热。

[舌脉]舌质紫黯有瘀点,瘀斑,苔薄黄,脉涩或细数。

(3)脾肾亏虚

[主症]腹痛隐隐,腹部肿物渐大,久泻久痢,便下脓血,形体消瘦,面色苍白,声低气怯,纳呆,腰膝酸软,畏寒肢冷。

[舌脉]舌淡胖晦黯,苔白,脉沉细。

附:结直肠癌 SP 病例

病历摘要:

病名	结直肠癌
1. 基本情况	患者李某,男性,52 岁。血便、排便次数增加 1 个月。就诊状态:精神状态稍紧张,焦虑。
2. 现病史	患者 1 月前开始无明显诱因出现排大便次数增加,大便从每日 1 次增加到每日 2~4 次,且渐加重。大便软,大便表面偶尔带少许黏液和血液,时有里急后重、排便不尽感。无腹胀、腹痛、恶心、呕吐。未予就医及治疗。 精神可,食欲好,小便正常,体重无改变。
3. 相关病史	既往史:35 年前患肺结核,已治愈。无高血压、心脏病史。20 年前做过阑尾炎手术。无外伤史。无药物过敏史。 个人史:偶尔少量饮酒,有吸烟史 20 多年。 婚姻史:已婚,妻子身体健康,育有一子体健。 家族史:父亲有高血压,母亲身体健康。

SP 模拟问诊训练案例:

		医生	患者
1. 问候及患者信息确认		你好,我是王大夫,是胃肠外科的专科医生。首先我想知道一下你的姓名?	我叫李某。
2. 现病史		多大年纪了?	52 岁。
		不要紧张,放松些,慢慢说,哪里不舒服?	主要是排大便次数较前增加了(有些紧张的表情,身体前倾,很关注医生的表情和语言)。
		有多长时间了?	大约有 2 个月。偶尔还有点血(更加紧张和担心的表情)。
		你在担心什么呢?	因为大便有血,其他人说可能是痔疮,我怕会不会是癌哟?
		不用紧张,毕竟患癌的是少数人,多数情况都是其他一些原因引起的。放轻松些,让我们来深入了解一下你的情况好吗?	谢谢你,但愿不是就好。
		你近来排大便与以前有什么不一样?	以前每天 1 次,这 1 个月每天 2~4 次。
		大便是什么样的,干的、软的、稀的?	软的。
		颜色怎样?	黄色。
		带血?	嗯,偶尔带点血。
		血是什么样的,黯红、污红、鲜红?	污红的。
		血与大便混在一起还是在表面?	混在一起的。
		大便带黏液吗?	有时有。
		其他还有哪些不舒服吗?	没有。

		医生	患者
2. 现病史		有没有想解大便,又解不出,或排便排不干净的感觉?	有时候有。
		有没有腹胀、腹痛、恶心、呕吐?	没有。
		自己感觉有发烧吗? 小便颜色有什么不对吗?	没有发烧,小便颜色没太注意,好像正常的吧。
		你曾经去哪里看过这个病吗? 做过什么检查或用过什么药?	没去看过医生,也没用过药。
		你的体重最近有变化吗?	没有。
		近来你的精神和体力如何?	还可以。
		胃口如何?	胃口好呀。
		把舌头伸出来,我看一下。	SP 配合伸舌(医生指导 SP 正确伸舌姿势)。
		诊脉(医生注意诊寸口脉方法和注意事项)。	SP 配合诊脉。
3. 相关病史		好,你的情况我基本了解了,还有几个关于你过去的身体情况和家人的健康问题。	
		你平常身体怎样? 以前得过什么病没?	身体还好,在 17 岁的时候得过肺结核。
		治疗了多久? 治好了吗?	吃药吃了大概 1 年,后来也复查了。照过 X 线片,医生说好了。近两年体健康,还照过 X 线片都说没问题。
		在哪个医院看的?	市结核病医院。
		除了结核,还有其他的什么病吗?	没有。
		有痔疮吗?	没觉得有。
		以前做过什么手术没有? 有没有受过伤?	32 岁的时候做过阑尾炎手术。没受过伤。
		有没有什么药物或食物过敏?	没有。
		其他的呢,有没有打过预防针?	小的时候打过。
		打了几次? 什么预防针?	记不得了。
		现在回想一下,有没有运动时心累、心慌、气促呀?	没有。
		有没有头昏、脚肿呀?	没有。
		你有什么特殊的爱好吗?	抽烟 20 多年了,以前多的时候每天 1 包多,近来少些了。
		那你结婚多久了?	已经 30 年了。
		你爱人身体好吗?	她身体挺好的。
		你父母身体怎么样?	我父母都退休在家,母亲 72 岁了,身体还好。
		那你父亲呢?	我父亲身体还行,就是高血压。

续表

	医生	患者
3. 相关病史	好的,我已经基本了解了你的情况,主要是排大便次数较前增加了,有 2 个月了。偶尔还带血,每天 2~4 次,有想解大便,又解不出,或排便不尽感。没去看过医生,也没用过药。在 17 岁的时候得过肺结核。经治疗后痊愈。32 岁的时候做过阑尾炎手术,没受过外伤。抽烟 20 多年了,结婚 30 年了,配偶体健,母亲身体还好。父亲身体有高血压。发病以来,精神可,食欲好,小便正常,体重无改变。对吗?	对。
	我们查体后,做一个直肠检查,你积极配合,我们会根据检查结果再和您谈下一步治疗计划。	谢谢大夫。

十三、水肿

(一) 急性肾小球肾炎

1. **概述**　急性肾小球肾炎是以急性肾炎综合征为主要临床表现的一组原发性肾小球肾炎。具有急性起病,血尿、蛋白尿、水肿和高血压,可伴一过性氮质血症等临床特点。多在链球菌感染后发病。本病为自限性疾病。以儿童青少年、男性多见。

2. **病因**　病因与 β- 溶血性链球菌 "致肾炎菌株"(常见为 A 组 12 型等)感染有关。常在上呼吸道感染、猩红热等链球菌感染后发病。主要由感染诱发了免疫反应。严重程度与急性肾炎的发生和病变轻重不完全一致。

3. **临床表现**　起病较急,通常于前驱感染后 1~3 周起病,病情轻重不一,轻者仅尿液出现异常。典型患者呈急性肾炎综合征表现,重症者可发生急性肾衰竭。大多预后良好,可在数月内临床自愈。本病典型者具有以下表现:

(1)水肿:这是起病的早期表现。典型的是晨起眼睑水肿或伴有下肢轻度凹陷性水肿,少数严重者可波及全身。

(2)血尿、蛋白尿:患者几乎都有肾小球源性血尿,有些是肉眼血尿,常为起病首发症状和患者就诊原因。可伴有轻、中度蛋白尿。

(3)高血压:多数患者有一过性轻、中度高血压,常与水钠潴留有关,利尿治疗后血压可逐渐恢复正常。

(4)肾功能异常:患者起病早期可因肾小球滤过率下降、水钠潴留而尿量减少。肾功能可有一过性受损,表现为轻度氮质血症。1~2 周后尿量逐渐增多,肾功能于利尿后数日可恢复正常。

(5)充血性心力衰竭:在急性期,因水钠严重潴留和高血压致一些患者出现充血性心力衰竭,需紧急处理。

4. 实验室检查

(1)免疫学检查异常：起病 2 周后有一过性血清补体 C3 下降，8 周内渐恢复正常，这对该病诊断很有意义。此外，患者可出现血清抗链球菌溶血素"O"滴度升高。

(2)尿液检查：血尿、蛋白尿。尿沉渣除红细胞外，早期尚可见白细胞和上皮细胞增多，并可有颗粒管型和红细胞管型等。

5. 诊断　依据前驱链球菌感染史以及患者临床表现，结合免疫学检查结果可做出诊断。

6. 鉴别诊断

(1)以急性肾炎综合征起病的肾小球疾病

1)其他病原体感染后急性肾炎：许多细菌、病毒及寄生虫感染均可引起急性肾炎。病毒感染后急性肾炎多数临床表现较轻，常不伴血清补体降低，少有水肿和高血压，肾功能一般正常，临床过程自限。

2)系膜毛细血管性肾小球肾炎：临床上除表现急性肾炎综合征外，常伴肾病综合征表现，病变常持续。50%~70% 患者有持续性低补体血症，8 周内不恢复。

3)系膜增生性肾小球肾炎(IgA 肾病及非 IgA 系膜增生性肾小球肾炎)：部分患者有前驱感染可呈现急性肾炎综合征，患者血清 C3 一般正常，病情无自愈倾向。IgA 肾病患者疾病潜伏期短，可在感染后数小时至数日内出现肉眼血尿，血尿可反复发作，部分患者血清 IgA 升高。

(2)急进性肾小球肾炎：起病与急性肾炎相似，但肾功能进行性恶化。重症急性肾炎呈现急性肾衰竭者与该病相鉴别困难时，应及时做肾活体组织检查以明确。

(3)全身系统性疾病肾脏受累：狼疮性肾炎、过敏性紫癜肾炎、细菌性心内膜炎肾损害、原发性冷球蛋白血症肾损害、血管炎肾损害等可呈现急性肾炎综合征表现；根据其他系统受累的典型临床表现和实验室检查，可资鉴别。

7. 中医辨证

(1)风寒束肺，风水相搏证

［主症］恶寒发热，且恶寒较重，咳嗽气短，面部浮肿，或有全身浮肿，皮色光泽。

［舌脉］舌质淡，苔薄白，脉浮紧或沉细。

(2)风热犯肺，水邪内停证

［主症］发热而不恶寒，或热重寒轻，咽痛，口干口渴，头面浮肿，尿少色赤。

［舌脉］舌质红，苔薄黄，脉浮数或细数。

(3)疮毒内归，湿热蕴结证

［主症］皮肤疮毒未愈，或有的疮疡已结痂，面部或全身水肿，口干口苦，尿少色赤，甚则尿血。

［舌脉］舌质红，苔薄黄或黄腻，脉滑数或细数。

附：水肿（肾小球肾炎）SP 病例

病历摘要：

病名	水肿（肾小球肾炎）
1. 基本情况	患者李某，男性，15岁，学生。咽部不适3周，浮肿，尿少1周。就诊状态：疲倦、焦虑。
2. 现病史	患者3周前劳累后出现咽部不适，轻咳，无发热。自服"诺氟沙星"未见效果。近1周感双腿发胀，两眼睑浮肿，以晨起时明显。同时出现尿少，每日300~500ml，尿色红黯，有泡沫。就诊于社区门诊，尿常规检查示尿蛋白阳性（红细胞、白细胞不详），血压增高，予口服"阿莫西林"治疗，服药后未见好转。生病以来，精神、食欲差，自觉乏力，轻度腰酸，无尿频、尿痛、尿急。体重增加3kg左右。 刻下症：眼睑浮肿、腿胀、少尿、尿红、纳差、乏力。
3. 相关病史	既往史：身体健康，青霉素过敏，否认高血压、心脏病、肝炎、结核等病史，无手术外伤史。 个人史：无吸烟、饮酒嗜好。 家族史：父母健康，无特殊病史。

SP 模拟问诊训练案例：

	医生	患者
1. 问候及患者信息确认	您好，我是实习医生某某，您是李某吗？	是的。
2. 现病史	您哪儿不舒服？	我眼皮有点肿，还有腿（SP用手指向眼和腿），也胀。
	多长时间了？	有1周了。
	眼皮肿之前，怎么不好？	一开始是嗓子痛。
	嗓子痛是什么时候开始的？	3周前吧。
	什么情况下出现了嗓子痛？有什么诱因吗？比如受寒或劳累？	期末复习考试，太累了，就病了。
	嗓子痛的同时，有没有什么别的不舒服？比如咳嗽、咳痰、恶心呕吐、心慌、乏力等？	当时有点轻微咳嗽。偶尔有点恶心，没有呕吐。自患病以来感觉神疲乏力，没精神，没有心慌。
	发烧么？	不发烧。
	嗓子痛去看病了？	没有。
	用过药吗？	自己吃了两天"诺氟沙星"。
	每天怎么吃的？	1次1粒，一天3次。
	用药后，好点吗？	没有。后来，眼皮就肿了，腿也胀，感觉尿少，尿红。
	尿少，尿红多长时间了？	有1周了。
	每天尿有多少？	300~500ml吧。
	尿很红吗？	黯红色的。
	每天尿几次？	1次。

续表

	医生	患者
2. 现病史	尿有泡沫吗？	有点。
	排尿时疼吗？	不疼。
	排尿有急迫感吗？感觉憋不住尿？	没有。
	眼皮每天什么时候肿得厉害？	早晨。
	腿胀是什么时候开始的？	差不多也是1周前吧。
	看过病吗？	3天前去社区门诊看了一下。
	医生给你做什么检查了？	给检查了心脏，测了血压，医生说血压偏高，还摸了肚子，查了尿，尿蛋白阳性。
	尿里有红细胞、白细胞吗？	不清楚。
	用药了吗？	口服"阿莫西林"不见好转。
	还有其他不舒服的感觉吗？	腰有点酸，感觉身子重了，今天称了一下体重，多了7斤。
	每天喝多少水？	喝水正常，跟以前一样。
	发病以来吃饭好吗？	不好，食欲差。
	睡眠如何？	一般吧。
	把舌头伸出来，我看一下。	SP配合伸舌（医生指导SP正确伸舌姿势）。
	诊脉（医生注意诊寸口脉方法和注意事项）。	SP配合诊脉。
3. 相关病史	以前身体怎样，有过什么病吗？如肝炎、高血压、心脏病等。	没病，身体健康。
	以前做过手术或受过严重的外伤吗？	没有。
	对什么药物、食物过敏吗？	青霉素过敏。
	有吸烟、喝酒嗜好吗？	没有。
	父母身体如何？有什么疾病？	健康。
	好的，我大概梳理一下。你3周前劳累后出现咽部不适，嗓子痛，有轻咳，无发热。自服"诺氟沙星"未见效果。近1周感双腿发胀，两眼睑浮肿，以晨起时明显。同时出现尿少，每日300~500ml，尿色红黯，有泡沫。学校医院门诊检查尿蛋白阳性，血压增高。自病以来，精神、食欲差，自觉乏力，轻度腰酸，体重增加3.5kg左右。	是的。
		医生，我的病严重吗？好治吗？（SP主动提问）
	你不要紧张，我们会根据你的病情进一步检查，根据检查结果再和你谈下一步治疗计划。	好的，谢谢！

(二) 肾病综合征

1. **概述**　肾病综合征是因多种疾病和不同病因、病理损害所致的一组常见于肾小球疾病的临床综合征。临床特征为：①大量蛋白尿（≥3.5g/24h）；②低白蛋白血症（≤30g/L）；③水肿；④高脂血症。其中"大量蛋白尿"和"低蛋白血症"为肾病综合征的最基本的特征。

2. **西医病因**　根据病因可分为原发性和继发性两大类。

3. **临床表现及并发症**　原发性肾病综合征常无明显病史，部分病人有上呼吸道感染等病史；继发性肾病综合征常有明显的原发病史。

(1)主要症状：水肿，纳差，乏力，腰痛，甚至胸闷气喘、腹胀膨隆等。

(2)体征

1)水肿：患者水肿常渐起，最初多见于踝部，呈凹陷性，晨起时眼睑、面部可见水肿。随病情进展，水肿发展至全身，可引起胸、心包、纵隔、腹腔积液，颈部皮下水肿。

2)高血压：20%~40%成年患者有高血压，水肿明显者约半数有高血压。

3)低蛋白血症与营养不良：长期持续性大量蛋白尿导致血浆蛋白降低，白蛋白下降尤为明显。病人出现毛发稀疏干枯、皮肤苍白、肌肉萎缩等营养不良表现。

(3)并发症：感染（常见感染好发部位的顺序为呼吸道→泌尿道→皮肤）；血栓栓塞性并发症（以肾静脉血栓最为常见）；急性肾衰竭；蛋白质和脂肪代谢紊乱。

4. **实验室检查及其他检查**

(1)24小时尿蛋白定量：24小时尿蛋白定量>3.5g/24h。

(2)血清蛋白测定　≤30g/L。

(3)血脂测定：血清胆固醇(TC)、甘油三酯(TG)、低和极低密度脂蛋白(LDL和VLDL)浓度增加，高密度脂蛋白(HDL)可以增加、正常或减少。

(4)肾功能测定：肾功能多数正常（肾前性氮质血症者例外）或肾小球滤过功能减退。

(5)肾B超、双肾ECT：此项理化检查有助于本病的诊断。

(6)肾活体组织检查：确定肾组织病理类型的唯一手段。

5. **中医辨证**

(1)风水相搏证

[主症]起始眼睑浮肿，继则四肢、全身亦肿，按之凹陷易恢复。

[兼次症]恶寒，发热，咽痛，小便不利等症。

[舌脉]舌苔薄白，脉浮。

(2)湿毒浸淫证

[主症]眼睑浮肿，延及全身。

[兼次症]身发疮痍，恶风发热，小便不利。

[舌脉]舌质红，苔薄黄，脉浮数或滑数。

(3)水湿浸渍证

[主症]全身水肿，下肢明显，按之没指。

[兼次症]身体困重，纳呆，泛恶，小便短少。

[舌脉]舌苔白腻，脉濡缓。

(4) 湿热内蕴证

[主症] 遍体浮肿,肌肤绷急,腹大胀满。

[兼次症] 胸脘痞闷,烦热,口渴,大便干结,小便短赤。

[舌脉] 舌红,苔黄腻,脉沉数或濡数。

(5) 脾虚湿困证

[主症] 浮肿,按之凹陷不易恢复。

[兼次症] 腹胀纳少,面色萎黄,神疲乏力,小便短少,便溏。

[舌脉] 舌质淡,苔白腻或白滑,脉沉缓或沉弱。

(6) 肾阳衰微证

[主症] 水肿反复消长,面浮身肿,按之凹陷不起。

[兼次症] 心悸胸闷,气促,腰部冷痛酸重,小便量少或增多,形寒神疲,面色灰滞。

[舌脉] 舌质淡胖,苔白,脉沉细或沉迟无力。

附:水肿(肾病综合征)SP 病例

病历摘要:

病名	肾病综合征
1. 基本情况	患者刘某,男性,35 岁,工人。浮肿 3 个月,门诊就诊。就诊状态:稍兴奋。
2. 现病史	患者 3 个月前感冒后出现眼睑浮肿,继而全身浮肿,就诊于当地医院,行血常规检查、生物化学检查及尿常规检查,示尿蛋白(+),余具体不详。诊断为"肾病综合征",予静脉滴注治疗(具体药物不详),后口服"激素药物"治疗(具体不详)。现症见:浮肿减轻,口干,出汗,纳可,眠欠安,大便干,小便黄。
3. 相关病史	既往史:既往体健,否认肝炎、结核等传染病史,无手术外伤史,无过敏史。 个人史:无吸烟饮酒史,无特殊不良嗜好。 婚姻史:28 岁结婚,爱人和儿子身体健康。 家族史:父母无类似的病,但父亲有高血压,母亲冠心病,都健在。

SP 模拟问诊训练案例:

	医生	患者
1. 问候及患者信息确认	您好,我是实习医生某某,您是刘某吗?	是的。
2. 现病史	您哪儿不舒服?	腿肿。
	多长时间了	3 个月了。
	什么原因引起的?	一开始感冒,没有多长时间眼睛肿了,很快全身都肿了。
	身上肿能按出凹陷来吗?	能的。
	按出的凹陷多长时间能复原?	得 2~3 分钟。
	什么时候肿得厉害?什么时候轻些?	吃药后水肿比开始轻了,但还是肿,有时累了会加重。
	有其他不舒服吗?	有时口干,汗多。

续表

	医生	患者
2. 现病史	喝水多么？	喝水多。
	小便怎么样？	小便黄。
	尿量有变化吗？	尿量基本正常吧，没啥变化。
	有泡沫吗？	有，泡沫多。
	排尿时疼吗？	不疼。
	每天排几次尿？	3~4 次。
	排尿急迫吗？有没有憋不住的感觉？	没有。
	去医院看了吗？	去了我们当地医院。
	做了什么检查？	查了尿，抽了血。
	检查结果是什么	记不住了，好像尿里有蛋白。
	诊断得什么病？	医生说我是肾病综合征。
	用的什么药？	先输了几天激素，又改成口服。
	效果怎么样？	水肿减轻了。
	生病这阵吃饭怎么样？	特别想吃饭，吃得特多。
	睡眠怎么样？	休息不好，做梦多。
	大便怎么样？	大便干。
	几天 1 次？	一天 1 次。
	把舌头伸出来，我看一下。	SP 配合伸舌（医生指导 SP 正确伸舌姿势）。
	诊脉（医生注意诊寸口脉方法和注意事项）。	SP 配合诊脉。
3. 相关病史	以前身体怎样，有过什么病吗？	没有。
	以前得过肝炎、肺结核等传染病吗？	没有。
	以前做过手术或受过严重的外伤吗？	没有。
	对药物、食物过敏吗？	没有过敏的。
	您抽烟、喝酒吗？	不抽烟，不喝酒。
	多大岁数结的婚？有小孩吗？	28 岁结婚，有个儿子。
	爱人和孩子身体怎么样？	都挺好的。
	父母或兄弟姐妹有类似您这样的病吗？	没有，但父亲有高血压，母亲有冠心病。
	好的，我大概梳理一下。您 3 个月前感冒后出现眼睑浮肿，进而全身浮肿，就诊当地医院，做了检查，尿中有蛋白，其他结果不详，诊为"肾病综合征"，予激素治疗，现浮肿减轻，口干出汗，吃饭多，睡眠不好，大便干，小便黄，既往体健，是这样吗？	是的。大夫，我的病重吗？
	您不要紧张，我们会给您做进一步检查，制订一个好的治疗方案。	好的，谢谢！

十四、小便异常

尿路感染

1. **概述**　尿路感染是由各种病原微生物侵袭泌尿系统引起的尿路炎症。细菌是尿路感染中最多见的病原体（多指大肠埃希菌），其他如病毒、支原体、霉菌及寄生虫等也可以引起尿路感染。根据感染部位，可将本病分为上尿路感染（肾盂肾炎）和下尿路感染（膀胱炎），本病可发生于所有人群，女性患者发病率约为男性的 10 倍，尤其以育龄期妇女最为常见。

2. **病因和发病机制**

（1）病原体：任何细菌入侵尿路均可引起尿路感染，最常见的是革兰阴性杆菌，革兰阴性菌属中以大肠埃希菌最为常见。

（2）易感因素：①尿路梗阻。②尿路损伤。③尿路畸形。④女性尿路解剖生理特点：尿道口与肛门接近，尿道直而宽；女性在月经期或发生妇科疾病时，阴道、尿道黏膜改变而利于致病菌侵入。⑤机体抵抗力下降。⑥遗传因素。

（3）感染途径

1）上行感染：为尿路感染的主要途径，常见的病原菌为大肠埃希菌。

2）血行感染：体内局部感染灶的细菌入血而引发。

3）直接感染：细菌从邻近器官的病灶直接入侵肾脏导致的感染。

4）淋巴道感染。

3. **临床表现**

（1）膀胱炎：主要表现为尿频、尿急、尿痛、排尿困难、下腹部疼痛等，部分患者迅速出现排尿困难。一般无全身症状，少数患者可有腰痛、发热，体温多在 38℃ 以下。多见于中青年妇女。

（2）肾盂肾炎

1）急性肾盂肾炎：常发生于育龄期妇女，起病急骤。

①全身症状：高热、寒战、头痛、食欲不振、恶心、呕吐，体温多在 38℃ 以上。

②泌尿系统症状：尿频、尿急、尿痛、排尿困难、下腹疼痛、腰痛。

③体格检查：体检时在肋腰点（腰大肌外缘与第 12 肋交叉点）有压痛，肾区叩击痛。

2）慢性肾盂肾炎：病程隐蔽，泌尿系统及全身表现均不太典型，半数以上患者有急性肾盂肾炎病史，可间断出现尿频、排尿不适、腰酸痛等，部分患者有不同程度的低热以及肾小管功能受损表现（多尿、夜尿增多、低比重尿等）。病情持续可进展为慢性肾衰竭。

（3）无症状性菌尿：患者无尿路感染的症状，尿常规可无明显异常，但尿培养为真性菌尿。

4. **实验室检查及其他检查**

（1）尿常规检查：可有白细胞尿、血尿、蛋白尿。尿沉渣镜检白细胞 >5 个 /HP。

（2）尿细菌培养：可采用清洁中段尿、导尿及膀胱穿刺尿做细菌培养，其中膀胱穿刺尿培养结果最可靠。中段尿细菌定量培养≥10^5/ml,称为真性菌尿,可确诊尿路感染;尿细菌定量培养10^4~10^5/ml,为可疑阳性,需复查;如<10^4/ml,可能为污染。耻骨上膀胱穿刺尿细菌定性培养有细菌生长,即为真性菌尿。

(3)亚硝酸盐还原试验:此法诊断尿路感染的敏感性在70%以上,特异性在90%以上。可作为尿路感染的过筛实验。

(4)血常规检查:急性肾盂肾炎时血白细胞常升高,中性粒细胞增多。

(5)影像学检查:如B超、X线腹平片、静脉肾盂造影(IVP)、排尿期膀胱输尿管反流造影、逆行性肾盂造影等,目的是了解尿路情况,及时发现有无尿路结石、梗阻、反流、畸形等导致尿路感染反复发作的因素。

5. 中医辨证

(1)膀胱湿热证

[主症]小便频数短涩,灼热刺痛,色黄赤。

[兼次症]少腹拘急胀痛,或腰痛拒按,或见恶寒发热,或见口苦,大便秘结。

[舌脉]舌质红,苔黄腻,脉滑数。

(2)肝胆郁热证

[主症]小便不畅,灼热刺痛,少腹胀满疼痛,可见血尿。

[兼次症]烦躁易怒,口干口苦,或寒热往来,胸胁苦满。

[舌脉]舌质黯红,脉弦或弦细。

(3)脾肾亏虚,湿热屡犯证

[主症]小便淋沥不已,时作时止,每于劳累后发作或加重,尿热,或有尿痛。

[兼次症]面色萎黄,神疲乏力,少气懒言,腰膝酸软,纳呆,口干不欲饮水。

[舌脉]舌质淡,苔薄白,脉沉细。

(4)肾阴不足,湿热留恋证

[主症]小便频数,滞涩疼痛,尿黄赤混浊。

[兼次症]腰膝酸软,手足心热,头晕耳鸣,四肢乏力,口干口渴。

[舌脉]舌质红,少苔,脉细数。

附:小便异常(尿路感染)SP病例

病历摘要:

病名	尿路感染
1. 基本情况	患者钱某,女性,53岁,工人。尿频、尿急、尿痛反复发作3年,加重1周,门诊就诊。就诊状态:疲惫。
2. 现病史	患者反复尿路感染3年。3年前出现尿频、尿急、尿痛,就诊于当地医院,尿常规检查示白细胞升高(具体不详),诊断为"尿路感染",予抗生素药物静脉滴注治疗(具体不详),用药后症状消失。后来每于"上火"后复发,复发时自服"消炎药"可缓解病情,但近来自服"消炎药"后疗效不佳。 1周前因喝水少复发尿频、尿急、尿痛,自服"氧氟沙星片",1次1片,1天2次,疗效欠佳。刻下症:小腹不适,尿频,尿道烧灼感,尿痛,腰酸,乏力。纳可,眠欠安,大便干,小便黄。

病名	尿路感染
3. 相关病史	既往史:既往体健,无糖尿病、冠心病病史。否认肝炎、结核等传染病史,无手术外伤史,无过敏史。 个人史:无吸烟饮酒史,无特殊不良嗜好。 婚姻史:25 岁结婚,爱人和儿子身体健康。 月经史:15 岁月经初潮,30 天 1 次,每次持续 5 天,50 岁绝经。 家族史:父母无类似的病。

SP 模拟问诊训练案例:

	医生	患者
1. 问候及患者信息确认	您好,我是实习医生某某,您是钱某吗?	是的。
2. 现病史	您哪儿不舒服?	每天小便次数多,总想去厕所,小便时疼。
	多长时间了	1 星期了。
	什么原因引起的?	最近有点着急上火,喝水比较少。
	去医院看了吗?	没有,我吃了点以前开的消炎药。
	吃的什么药?	氧氟沙星片。1 次吃 1 片,一天两次。
	好点吗?	以前吃管用,现在不怎么管用了,还是尿的次数多,尿时疼。
	以前也有这个病吗? 多长时间了?	3 年前就出现过这种症状。
	去医院看了吗?	去过,医生让查个尿。
	是什么结果?	尿中有白细胞。
	诊断得什么病?	说是"尿路感染"。
	用的什么药? 效果怎么样?	输了几天抗生素,就好了。
	这几年,又犯过吗?	经常犯,一上火就犯,犯病时我就自己吃点消炎药,就好了,但最近几次吃药,效果就不是那么好了。
	您这次犯病,还有其他不舒服吗?	有点腰酸,小肚子不舒服,尿道热,没劲。
	发烧了吗?	不烧。
	出汗吗?	不出汗。
	生病这阵吃饭怎么样?	还行。
	睡眠怎么样?	休息不好。
	大便怎么样?	大便干。
	几天 1 次?	1~2 天 1 次。
	小便怎么样?	小便黄。
	把舌头伸出来,我看一下。	SP 配合伸舌(医生指导 SP 正确伸舌姿势)。
	诊脉(医生注意诊寸口脉方法和注意事项)。	SP 配合诊脉。

续表

医生	患者
以前身体怎样,有冠心病、糖尿病吗?	没有。
以前得过肝炎、肺结核等传染病吗?	没有。
以前做过手术或受过严重的外伤吗?	没有。
对药物、食物过敏吗?	没有过敏的。
您抽烟、喝酒吗?	不抽烟,不喝酒。
多大岁数结的婚?有小孩吗?	25 岁结婚,有个儿子。
爱人和孩子身体怎么样?	还可以。
多大岁数来的月经?	15 岁。
多长时间来 1 次,每次持续多长时间?	30 天 1 次,每次 5 天。
现在还有月经吗?	没有了。
多大岁数绝经的?	50 岁。
3.相关病史 父母或兄弟姐妹有类似您这样的病吗?	没有。
好的,我大概梳理一下。您反复尿路感染 3 年了。3 年前尿频、尿急、尿痛,去医院查尿常规,有白细胞,诊断的是"尿路感染",输了抗生素,症状消失。后来每次一上火就犯,犯病时自己吃点消炎药,就好了,但最近几次吃药,效果不佳。1 星期前因喝水少又犯了,尿频、尿急、尿痛,吃了以前开的消炎药氧氟沙星片,1 次一片,一天两次,效果不好。现在小肚子不舒服,尿频,尿道烧灼感,排尿时有点疼,腰酸,身上没劲。吃饭行,睡眠不好,大便干,小便黄。既往体健,是这样吗?	是的。大夫,我的病重吗?
您不要紧张,我们会给您做进一步检查,制订一个好的治疗方案。	好的,谢谢!

第二节　外科常见病证、症状模拟问诊案例

一、急性腹痛

(一)胃、十二指肠溃疡急性穿孔

急性穿孔是胃、十二指肠溃疡病的严重并发症,为常见的外科急腹症,约占所有溃疡病患者的 5%,青壮年男性多见。其特点是起病急、病情重、变化快,常需紧急处理。

1. **病因与机制**　溃疡活动期,其病变可逐渐加深侵蚀胃、十二指肠壁,由黏膜层到肌层,最终穿破浆膜引起溃疡穿孔。寒冷、情绪波动、过度劳累、刺激性食物及某些药物等常为诱发因素。急性穿孔多位于幽门附近的胃小弯或十二指肠球部前壁,多数只有一处,直径一

般在 0.5cm 左右。位于后壁的溃疡,侵蚀至浆膜层前,多与邻近脏器粘连,形成慢性穿透性溃疡,而不发生急性穿孔。

急性穿孔发生后,胃及十二指肠内酸性、碱性的内容物溢入腹膜腔,强烈刺激腹膜,引起化学性腹膜炎;6~8 小时后细菌开始滋生,逐渐转变为细菌性腹膜炎,病原菌以大肠埃希菌、链球菌多见。由于强烈的化学刺激、细胞外液丢失及细菌毒素吸收,患者可出现休克。

2. 临床表现　多数患者既往有溃疡病史,近期有溃疡活动,溃疡症状加重。穿孔多在夜间空腹或饱食后突然发生,表现为突发上腹部刀割样、持续性、剧烈疼痛,疼痛迅速波及全腹,同时常伴有恶心呕吐;因剧烈疼痛,患者可出现面色苍白、四肢发冷、气促、脉搏细速、血压下降等早期休克表现。当胃内容物沿升结肠旁沟向下流注时,可出现右下腹疼痛。当腹腔内大量渗出液稀释溢出的消化液时,疼痛可略有减轻,但由于细菌感染,出现化脓性腹膜炎,疼痛可再次加重。

查体见痛苦病容,被动体位。腹式呼吸减弱或消失;全腹压痛、反跳痛,腹肌紧张,严重时出现"板状腹",以上腹部最明显;穿孔后气体积存于膈下,叩诊时常有肝浊音界缩小或消失,可有移动性浊音;听诊肠鸣音减弱或消失。

约 80% 患者 X 线立位检查可见半月形膈下游离气体影。可有发热、白细胞计数及中性粒细胞计数增高等全身感染症状。病情进一步发展,可出现寒战高热、血压下降、肠麻痹等,甚至感染性休克。

3. 诊断与鉴别诊断　根据既往有溃疡病反复发作史;突发上腹剧烈疼痛并迅速扩散至全腹,检查时有明显的腹膜刺激征,肝浊音界减小或消失等典型表现;X 线检查发现膈下游离气体,诊断性腹腔穿刺抽出含胆汁和食物残渣液,一般即能明确诊断。对既往无典型溃疡病史,症状、体征不典型,难以迅速做出诊断者,应与其他疾病鉴别。

(1)急性胆囊炎:表现为右上腹持续性疼痛伴阵发性加剧,疼痛向右肩背放射,伴畏寒、发热。右上腹局部压痛、反跳痛,可触及肿大的胆囊,墨菲征阳性。若胆囊坏疽穿孔时有弥漫性腹膜炎,易与溃疡病穿孔混淆,但 X 线检查膈下无游离气体,B 超对确定诊断有帮助。

(2)急性胰腺炎:有胆道疾病、暴饮暴食、饮酒史。左上腹部持续性疼痛,向腰背部放射,早期腹膜刺激征不明显。血、尿和腹腔穿刺液淀粉酶含量明显升高。X 线检查膈下无游离气体,B 超、CT 可提示胰腺肿胀。

(3)急性阑尾炎:急性穿孔后胃肠内容物沿升结肠旁沟流到右下腹,引起右下腹疼痛和腹膜炎体征,容易与急性阑尾炎混淆。但阑尾炎的症状、腹部体征比溃疡穿孔轻,局限于右下腹,且无腹壁板样强直,X 线检查亦无膈下游离气体。

(4)胃癌穿孔:症状、体征与溃疡穿孔相似,但两者的预后和处理不同,因而应注意鉴别。胃癌的胃病史一般较短,多在 1 年内。因此,对老年人既往无溃疡病史,近期内出现胃部不适、消化不良、消瘦、贫血等,出现溃疡穿孔的临床表现时,应警惕胃癌穿孔的可能。

4. 中医辨证

(1)气滞血瘀证

[主症]起病急骤,剧痛难忍,发自胃脘,迅及全腹,腹硬拒按,面色苍白,四肢厥冷,冷汗气短。

〔舌脉〕舌质紫黯、苔白滑,脉弦紧数。

(2)毒热炽盛证

〔主症〕持续腹痛,由胃脘渐及脐周、右下腹乃至全腹。发热、腹紧如板,便秘或便闭,恶心呕吐,尿短赤。

〔舌脉〕苔黄,脉洪数。

附:急性腹痛(胃、十二指肠溃疡急性穿孔)SP 病例

病历摘要:

病名	胃、十二指肠溃疡急性穿孔
1. 基本情况	患者李某,男性,35 岁,工人。上腹隐痛不适 1 周,突发上腹剧烈疼痛伴吐呕 2 小时来诊。就诊状态:急性痛苦病容,屈曲卧位。
2. 现病史	患者 1 周前出现上腹隐痛不适,饭前明显,偶有反酸、嗳气,2 小时前突发上腹剧烈疼痛伴呕吐,呕吐 1 次,为胃内容物,疼痛呈持续性、迅速波及全腹,拒按,不敢直腰。发病以来无发热、黄疸、黑便等。追问患者,近 1 周来工作紧张劳累。查体:体温 37℃、脉搏 90 次 /min、呼吸 22 次分 / 血压 130/90mmHg。急性痛苦病容,屈曲卧位,心肺检查未见异常。板状腹,腹直肌强直有明显腹膜刺激征,上腹剑突下为重,肝浊音界未叩出,肠鸣音减弱。
3. 相关病史	既往史:2 年前曾有过上腹部隐痛病史,未曾就医治疗。否认肝炎、结核等传染病史,无手术外伤史,无药物过敏史。 个人史:吸烟史 15 年,每天 10 支左右。饮酒量不多。 婚姻史:23 岁结婚,爱人和儿子身体健康。 家族史:无家族病史。

SP 模拟问诊训练案例:

	医生	患者
1. 问候及患者信息确认	您好,我是实习医生某某,您是李某吗?	是的。
2. 现病史	您哪儿不舒服?	肚子疼得厉害。(表情痛苦,不敢直腰。)
	多长时间了?	2 个小时了。
	刚开始发病时有什么原因吗?	没有原因啊,都睡着了突然疼醒了。但近几天工作比较忙,快到饭点时腹部不舒服,吐酸水。
	当时有什么具体表现?	就觉得肚子疼得受不了,起来后呕吐 1 次。
	什么部位疼痛? 哪里最重啊?	这儿(SP 用手指向腹部,尤其上腹剑突下)。
	怎么个痛法啊?	就是一直痛,不能忍受地痛,而且痛的片越来越大了,不能按,按了更痛。
	呕吐物是什么样的?	吐的是酸性黏液,少量晚饭吃的东西。
	去医院看过吗?	没有。
	用过药吗?	有时在家吃点 "助消化的药" 药名记不清了。
	效果怎么样?	不明显。

	医生	患者
2. 现病史	你说这几天工作忙肚子不舒服？有什么表现？	前几天肚子不舒服,吃过饭后就好了。
	打嗝吗？	嗯,打嗝。
	疼吗？	有点,不严重。
	还有其他不舒服的症状吗？	没有。
	小便正常吗？	还可以。
	大便怎么样？	正常。
	大便颜色有变化吗？	没有。
	睡眠怎样？	还好。
	把舌头伸出来,我看一下。	SP 配合伸舌(医生指导 SP 正确伸舌姿势)。
	诊脉(医生注意诊寸口脉方法和注意事项)。	SP 配合诊脉。
3. 相关病史	以前身体怎样,有过什么病吗？	以前身体挺好,除了"饿了胃不舒服"没有什么病。
	胃不舒服多少年了？	大概 2 年多了。
	都有哪些表现？	吃饭不注意时就反酸嗳气,腹部不适。
	去医院看过吗？	没有。
	做过什么检查？	没有检查。
	您抽烟、喝酒吗？	抽烟,喝酒。但量都不大。
	抽烟多少年了？	有 15 年了。
	每天抽多少？	半包吧,10 支左右。
	抽烟可引起很多病,应该戒掉了。	好的。
	以前得过肝炎、肺结核等传染病吗？	没有。
	以前做过手术或受过严重的外伤吗？	没有。
	对什么药物、食物过敏吗？	没有。
	多大岁数结婚的？	23 岁。
	爱人和孩子怎么样？	爱人和孩子身体都很好。
	父母或兄弟姐妹有类似您这样的病吗？	没有。
	好的,我大概梳理一下。您有"慢性胃病"2 年左右,但未做过相关检查,也没有明确是哪种胃病,服用"助消化"药物无明显效果。近 1 周来上腹隐痛不适、反酸,2 小时前夜间突发腹痛伴呕吐 1 次急诊。这次腹痛和以往的疼痛性质不同,剧烈、持续、不能忍受。	是的。
		大夫,我这是什么病？重吗？

续表

	医生	患者
3. 相关病史	请您不要紧张,您的家属在吗? 我们需要做些检查明确诊断,积极术前准备,很有可能需要紧急手术。希望你能积极配合。	

(二) 胆道感染、胆石症

胆道感染和胆石症包括各种胆道系统感染性炎症和胆道系统结石病。是外科常见疾病,可发生于任何年龄,女性多于男性。

1. 胆结石的类型 胆结石类型,按其所含成分可分为三类:

(1)胆固醇结石:多在胆囊内,含胆固醇为主,多呈椭圆形(单发者)或多面形(多发者),X线平片上不显影。

(2)胆色素性结石:多在肝内、肝外胆管中,成分以胆红素为主,多为泥沙样,质软而脆,X线平片上多不显影。

(3)混合性结石:多在胆囊内亦可见于胆管中,由胆固醇、胆色素和钙盐等混合形成。外形不一,因含钙质较多,在 X 线平片上有时显影(阳性结石)。

2. 病因

(1)胆囊炎病因

1)梗阻因素:由于胆囊管或胆囊颈的机械性阻塞,胆囊即膨胀,充满浓缩的胆汁,其中高浓度的胆盐即有强烈的致炎作用,形成早期化学性炎症,以后继发细菌感染,造成胆囊化脓性感染,以结石造成者居多,较大结石不易完全梗阻,主要为机械刺激,可呈现慢性炎症。

2)感染因素:致病菌可经血行、淋巴、胆道、肠道或邻近器官炎症扩散等途径侵入,寄生虫的侵入及其带入的细菌等均是造成胆囊炎的重要原因。常见的致病菌主要为大肠埃希菌,其他有链球菌、葡萄球菌、伤寒杆菌、产气杆菌、铜绿假单胞菌等。

3)化学因素:胆汁潴留于胆囊,其中高浓度的胆盐,或胰液反流进入胆囊,具有活性的胰酶,均可刺激胆囊壁发生明显炎症变化。

(2)胆结石成因

1)代谢因素:正常胆囊胆汁中胆盐、卵磷脂、胆固醇按比例共存于一稳定的胶态离子团中。妊娠后期、老年者,血内胆固醇含量明显增高,故多次妊娠者及老年人易患此病。

2)胆系感染:胆道感染、胆道寄生虫,尤其蛔虫感染与原发性胆结石关系密切。

3)其他因素:如胆汁的淤滞、胆汁酸碱值(pH)过低、维生素 A 缺乏、胆管狭窄等,也都是结石形成的原因之一。

总之,胆道感染和梗阻在结石的形成中,互为因果,相互促进。

3. 临床表现

胆囊炎、胆石症关系密切,临床表现有共性,主要如下:

(1)症状

1)急性胆囊炎

①腹痛:常因饮食不当、饱食或高脂肪餐所引起,多在夜间突然发作,上腹或右上腹剧烈

绞痛,阵发性加重,可放射至右肩背部或右肩胛骨下角区。常伴有恶心呕吐,病人坐卧不安、大汗淋漓、随病情发展,腹痛可呈持续或阵发性加剧,范围扩大。

②全身表现:早期无明显发热,随病情变化可有不同程度的发热,多在 38~39℃,当有化脓性胆囊炎或并发胆管炎时,可出现寒战高热。严重者可出现中毒性休克。

③消化道症状:患者常有恶心、呕吐、腹胀和食欲下降等,呕吐物多为胃内容物或胆汁。

④黄疸:1/3 病人因胆囊周围肝组织及胆管炎、水肿或梗阻,可出现不同程度的黄疸。

2)急性化脓性胆管炎

①腹痛:病人常为突发性右上腹、上腹胀痛或阵发性绞痛,有时放射至右背及右肩部,疼痛剧烈时常伴有恶心、呕吐。

②寒战高热:体温高达 40~41℃。这是胆管内感染向上扩散,细菌和内毒素进入血流引起的中毒反应。

③黄疸:因结石梗阻、胆道内压力增高,胆汁自毛细胆管中溢出,进入肝血窦,胆红素在血中滞留。胆总管下端完全阻塞时,黄疸较深。当结石松动浮起或排出时,黄疸可减轻或消退,结石再次梗阻时,症状复现。所以,病程中腹部绞痛和黄疸程度呈波动状态,这是本病特点。发病 1~2 天内,尿色深黄泡沫多,粪色浅或呈陶土色。上述腹痛、寒战发热和黄疸是胆总管结石并急性胆管炎的典型表现,称查科三联征(Charcot triad)。

(2)体征:急性胆囊炎者(结石和非结石),因其炎症波及胆囊周围和腹膜,表现局部腹膜刺激征,腹式呼吸减弱受限,右上腹或剑突下压痛、腹肌紧张,或有反跳痛,以胆囊区较明显,有时 1/3~1/2 的病人可扪及肿大而有压痛的胆囊,墨菲征(murphy sign)阳性。

胆管结石并急性胆管炎时,除有黄疸外,上腹剑突下或右上腹压痛、腹肌紧张较明显,1/3 的病人可触及肿大的胆囊、有压痛。

4. 诊断

(1)根据胆囊炎、胆石症的典型临床表现,认真仔细地综合分析,多可做出初步诊断。

(2)实验室检查:胆囊炎、胆石症急性发作期,白细胞计数和中性粒细胞计数增高,与感染程度呈比例上升。当有胆管或双侧肝管梗阻时,肝功能测定,显示有一定损害,呈现梗阻黄疸,黄疸指数、血清胆红素、碱性磷酸酶(alkaline phosphatase,ALP)、乳酸脱氢酶(lactate dehydrogenase,LDH)、γ- 谷氨酰转肽酶(γ-glutamyl transpeptidase,γ-GT)等均有升高。

(3)影像学检查

1)B 超:光团和声影是其诊断胆道结石的主要标志,能测胆囊的大小及其收缩功能,且可通过胆管的“靶环征”测定胆管横断面直径,可判断胆管扩张及其梗阻部位。

2)腹部平片:胆囊结石中 10%~20% 为阳性结石可显示;急性胆囊炎时,可显示肿大的胆囊及其炎性包块的软组织影,胆囊下方肠管积气、扩张等反射性肠郁积征等均有利于诊断。

3)经皮肝穿刺胆道造影术(PTC):适于原因不明的梗阻性黄疸,拟诊胆道结石、狭窄及与其他胆管疾病鉴别。

4)纤维内窥镜逆行胰胆管造影(ERCP):可清楚显示胆道病变(包括与本病有关的结石、胆管扩张与狭窄等),对诊断有较大意义。

5）术中胆道造影：对术前胆道疾病未明确诊断者，本法是一极好的补充。方法简单易行且安全。

6）CT 检查：对本病的诊断有一定帮助，准确率为 51.7%，可显示胆管扩张程度，证实胆道梗阻的存在及其部位。也能显示胆囊的大小及阳性结石。

5. 鉴别诊断　胆囊炎、胆石症急性发作期其症状与体征易与胃十二指肠溃疡急性穿孔、急性阑尾炎（高位者）、胆道蛔虫病、右肾结石等相混淆，应仔细鉴别。

6. 中医辨证

（1）肝胆湿热证

［主症］右胁肋部持续性剧痛、绞痛，呈阵发性加重，可放射至右肩背部；口苦、恶心呕吐，恶寒发热，身目发黄，大便秘结，小便短赤。

［舌脉］舌红，苔黄厚腻，脉滑数。

（2）热毒炽盛证

［主症］持续高热，右胁肋部疼痛剧烈，拒按，身目黄染，烦躁不安，大便秘结，小便短赤。

［舌脉］舌红绛，苔黄燥，脉弦数。

附：急性腹痛（胆道感染、胆石症）SP 病例

病历摘要：

病名	胆道感染、胆石症
1. 基本情况	患者刘某，男性，50 岁，干部。主因间歇性腹痛伴黄疸、发热 3 个月，加重 1 天来诊。就诊状态：急性病容，表情淡漠，营养中等。
2. 现病史	患者 3 个月前无明显诱因出现餐后突发上腹部剧烈疼痛，呈持续性阵发性加重，疼痛向肩背部放射，伴恶心呕吐，呕吐为胃内容物，之后出现发热，体温 38~39℃，次日发现巩膜、皮肤黄染，于当地社区医院应用抗生素及消炎利胆药物后，症状缓解。随后 2 个月又有类似症状发作 2 次，仍行消炎利胆治疗，症状减轻。1 天前，午餐饮酒后又出现上述症状并有加重趋势。为求进一步明确诊断及治疗来我院。查体：体温 38.5℃、脉搏 90 次/min、呼吸 22 次/min、血压 150/90mmHg。急性病容，营养中等，神清合作，巩膜、皮肤黄染，浅表淋巴结无肿大，头颈心肺未见异常。腹平坦，腹式呼吸减弱。右上腹压痛、反跳痛、肌紧张（+）。右上腹可触及肿大之胆囊，触痛明显，墨菲征（+）。肝区叩痛（+），移动性浊音阴性，肠鸣音减弱。
3. 相关病史	既往史：既往体健。否认肝炎、结核等传染病史，无手术外伤史，无药物过敏史。 个人史：吸烟史 30 年，每天 10 支左右。嗜酒，可饮 250g。 婚姻史：25 岁结婚，爱人和儿子身体健康。 家族史：其父有高血压病史。

SP 模拟问诊训练案例：

	医生	患者
1. 问候及患者信息确认	您好，我是实习医生某某，您是刘某吗？	是的。
2. 现病史	您怎么了？哪儿不舒服？	肚子痛、发烧。
	多长时间了？	断断续续 3 个月了，这两天又重了。

	医生	患者
2. 现病史	刚开始发病时有什么原因吗?	没有明显原因啊,但每次发病都是吃饭饮酒后。
	发病当时是什么表现?	饭后一会儿出现上腹部剧烈疼痛,扯到肩膀疼,同时恶心呕吐,过后还发烧、发黄。
	什么部位疼痛? 哪里最重啊?	这儿(SP用手指向右上腹部)。
	怎么个痛法啊?	就是一直隐隐地痛,还一阵一阵地拧着痛,疼痛重的时候就想吐。
	呕吐几次? 内容物是什么样的?	第一次吐了2次,吐得不多,就是吃下的东西。这次吐了1次,还是中午吃的东西。
	发烧是啥时候? 多少度?	腹痛1~2个小时后,开始发烧,38~39℃的样子。
	去医院看过吗?	在社区门诊看过,好像说是胆囊炎。
	做过检查吗?	没有。
	用过药吗?	在社区医院给输了消炎药,又服用了消炎利胆药物。
	效果怎么样?	用药5天后,症状缓解。
	之后又犯过吗?	这2个月犯过2次,还是到社区用的药好的。
	这次也是吃饭饮酒引起的吗?	嗯,昨天中午吃饭喝酒后出现的。
	表现和原来一样吗?	一样,但比原来重。
	还有其他不舒服的症状吗?	没有。
	大小便正常吗?	基本正常。
	大便1天几次?	1~2次。
	睡眠怎样?	一般,有时失眠。
	把舌头伸出来,我看一下。	SP配合伸舌(医生指导SP正确伸舌姿势)。
	诊脉(医生注意诊寸口脉方法和注意事项)。	SP配合诊脉。
3. 相关病史	以前身体怎样,有过什么病吗?	以前身体挺好,在单位经常打篮球。
	您抽烟、喝酒吗?	抽烟、喝酒。
	抽烟多少年了?	有30年了。
	每天抽多少?	半包吧,10支左右。
	抽烟可引起很多病,应该戒掉了。	好的。
	喝酒次数多吗?	还蛮多的,每次半斤吧。
	以前得过肝炎、肺结核等传染病吗?	没有。
	以前做过手术或受过严重的外伤吗?	没有。

续表

	医生	患者
3. 相关病史	对什么药物、食物过敏吗？	没有。
	多大岁数结婚的？	25 岁。
	爱人和孩子怎么样？	爱人和孩子身体都很好。
	父母或兄弟姐妹有类似您这样的病吗？	没有，但父亲有高血压 10 年了。
	好的，我大概梳理一下您的病情。您因间歇性腹痛伴黄疸、发热 3 个月，加重 1 天来看病的。3 个月来发作了 4 次，每次发作都是饭后，先出现右上腹疼痛、呈阵发性伴恶心呕吐，然后出现发热、黄疸，曾经在社区门诊按"胆囊炎"治疗，消炎利胆后症状缓解。1 天前上述症状又出现，还是饭后饮酒后，您觉得这次又加重了。没有做过相关检查。	是的。
		大夫，我这是什么病？重吗？
	请您不要担心，安心配合检查治疗，这两天暂时不要吃饭了，先给你输点液，我们需要化验血和 B 超来明确您的病情，诊断明确后我们再进一步协商治疗方案，好吗？	好的，谢谢！

(三) 急性阑尾炎

急性阑尾炎是外科最常见的疾病之一，发病率位居各种急腹症的首位。可发生于各种年龄，多见于青壮年，男性发病率高于女性。

1. 病因

(1)阑尾腔梗阻：阑尾为一细长的管道，仅一端与盲肠相通，开口狭小，多种原因可造成阑尾腔梗阻。常见原因有：①阑尾壁内淋巴滤泡增生；②粪石；③阑尾扭曲；④管腔狭窄及寄生虫等。一旦梗阻可使管腔内容物积聚、压力增高，压迫阑尾壁可致血运障碍，有利于腔内细菌繁殖、入侵受损黏膜，导致阑尾炎。故阑尾腔梗阻是导致急性阑尾炎发病的重要因素。

(2)细菌感染：阑尾腔与结肠相通，具有与结肠腔内相同的革兰氏阴性杆菌和厌氧菌。当机体抵抗力低下时，阑尾腔内细菌可直接侵入受损黏膜，引起阑尾炎症。

(3)其他：阑尾炎发病也可因腹泻、便秘等胃肠道功能障碍引起内脏神经反射，导致阑尾肌肉和血管痉挛，一旦超过正常强度，可以产生阑尾管腔狭窄、血供障碍、黏膜受损，细菌入侵而致急性炎症。

2. 病理类型

(1)急性单纯性阑尾炎：早期的阑尾炎，病变局限黏膜或黏膜下层。阑尾轻度肿胀、浆膜充血、失去正常光泽，可见少量纤维素性渗出。

(2)急性化脓性阑尾炎：又称急性蜂窝织性阑尾炎，常由单纯阑尾炎发展而致。阑尾显著肿胀，浆膜高度充血，表面覆以纤维素性渗出物及脓性渗出物，可与周围组织粘连，阑尾腔内积脓,阑尾黏膜坏死脱落或形成溃疡。

(3)急性坏疽性阑尾炎:化脓性阑尾炎进一步发展而成。阑尾腔内积脓、腔内压力增高及阑尾静脉受炎症波及而发生血栓性静脉炎等,均可引起阑尾壁血液循环障碍,以致阑尾壁坏死,失去弹性。此时,阑尾呈黯红色或黑色,极易破溃、穿孔,引起弥漫性腹膜炎或阑尾周围脓肿。

3. 临床表现

(1)转移性右下腹疼痛:70%~80% 患者有转移性右下腹疼痛。急性阑尾炎初期有中上腹或脐周疼痛,数小时后腹痛转移并固定于右下腹。早期阶段为一种内脏神经反射性疼痛,故中上腹和脐周疼痛范围较弥散,常不能确切定位。当炎症波及浆膜层和壁腹膜时,疼痛即固定于右下腹,原中上腹或脐周痛即减轻或消失。注意,无典型的转移性右下腹疼痛并不能除外急性阑尾炎。

单纯性阑尾炎常呈阵发性或持续性胀痛和钝痛,程度较轻;持续性剧痛往往提示为化脓性或坏疽性阑尾炎。持续剧痛波及中下腹或两侧下腹,常为阑尾坏疽穿孔的征象。有时阑尾坏疽穿孔,腹痛反而有所缓解,但这种疼痛缓解的现象是暂时的,且其他伴随的症状和体征并未改善,甚至有所加剧。

(2)胃肠道症状:单纯性阑尾炎的胃肠道症状并不突出。在早期可能由于反射性胃痉挛而有恶心、呕吐。盆腔位阑尾炎或阑尾坏疽穿孔可有排便次数增多。

(3)发热:一般只有低热,无寒战,体温超过 38~39℃常提示化脓、坏疽穿孔或已并发腹膜炎。伴有寒战和黄疸,则提示可能并发化脓性门静脉炎。

(4)压痛和反跳痛:腹部压痛是壁腹膜受炎症刺激的表现。阑尾压痛点通常位于麦克伯尼点(简称麦氏点),即右髂前上棘与脐连线的中、外 1/3 交界处。随阑尾解剖位置的变异,压痛点可相应改变,但关键是右下腹有一固定的压痛点。反跳痛(rebound tenderness)指腹部触诊时,用并拢的手指(示、中、环指)压于原处稍停片刻,使压痛感觉趋于稳定,然后迅速将手抬起,此时患者感觉腹痛骤然加重的体征。常伴有痛苦表情或呻吟。在肥胖或盲肠后位阑尾炎的病人,压痛可能较轻,但有明显的反跳痛。

(5)腹肌紧张:阑尾化脓时有此体征,坏疽穿孔并发腹膜炎时腹肌紧张尤为显著。但老年或肥胖病人腹肌较弱,须同时检查对侧腹肌进行对比,才能判断有无腹肌紧张。

(6)皮肤感觉过敏:在早期,尤其在阑尾腔有梗阻时,可出现右下腹皮肤感觉过敏现象,范围相当于第 10~12 胸髓节段神经支配区,位于右髂嵴最高点、右耻骨嵴及脐构成的三角区,也称 Sherren 三角,它并不因阑尾位置不同而改变,如阑尾坏疽穿孔则在此三角区的皮肤感觉过敏现象消失。

4. 辅助检查

(1)血常规检查:约 90% 的急性阑尾炎病人出现白细胞计数增多,是临床诊断中重要依据。一般在 $(10~15) \times 10^9/L$。随着炎症加重,白细胞数随之增加,甚至可超过 $20 \times 10^9/L$。但年老体弱或免疫功能受抑制的病人,白细胞数不一定增多。在白细胞数增多的同时,中性粒细胞数也有增高,二者往往同时出现,但也有仅中性粒细胞计数明显增高者,具有同样重要意义。

(2)尿常规:急性阑尾炎病人的尿液检查并无特殊,但为排除类似阑尾炎症状的泌尿系统疾病,如输尿管结石,常规检查尿液仍属必要。偶有阑尾远端炎症并与输尿管或膀胱相粘连,尿中也可出现少量红、白细胞。

(3)超声检查:阑尾充血、水肿、渗出,在超声显示中呈低回声管状结构,较僵硬。但坏疽性阑尾炎或炎症已扩散为腹膜炎时,大量腹腔渗液和肠麻痹胀气影响超声的显示率。超声检查可显示盲肠后阑尾炎,因为痉挛的盲肠作为透声窗而使阑尾显示。超声检查也可在鉴别诊断中起重要作用,因为它可显示输尿管结石、卵巢囊肿、异位妊娠、肠系膜淋巴结肿大等。因此,对女性急性阑尾炎的诊断和鉴别诊断特别有用。

(4)腹腔镜检查:该项检查是急性阑尾炎诊断手段中能得到最准确结果的一种方法。因为通过下腹部插入腹腔镜可以直接观察阑尾有无炎症,也能分辨与阑尾炎有相似症状的邻近其他疾病,不仅对确定诊断起决定作用,还可同时进行治疗。

5. **诊断**　依据转移性右下腹疼痛的病史和右下腹局限性压痛的典型体征,即可诊断。对症状不典型的患者,应详细询问病史和仔细体检,结合辅助检查及特殊检查,综合分析做出诊断。特殊检查包括:

(1)结肠充气试验:病人取仰卧位时,用右手压迫左下腹,再用左手挤压近侧结肠,结肠内气体可传至盲肠和阑尾,引起右下腹疼痛为阳性,对阑尾炎的诊断有帮助。

(2)腰大肌试验:病人取左侧卧位,使右大腿后伸,引起右下腹疼痛者为阳性。说明阑尾位于腰大肌前方、盲肠后位或腹膜后位。

(3)闭孔内肌试验:病人取仰卧位,使右髋和右大腿屈曲,然后被动向内旋转,引起右下腹疼痛者为阳性。提示阑尾靠近闭孔内肌。

6. **鉴别诊断**

(1)胃十二指肠溃疡穿孔:多有溃疡病史,突发上腹剧烈疼痛并波及全腹,部分病人穿孔后胃液可沿升结肠旁沟流至右下腹,类似阑尾炎的转移性右下腹疼痛,但腹膜刺激征明显,肠鸣音消失,多有肝浊音界消失,X线检查可发现膈下游离气体。必要时可腹腔诊断性穿刺加以鉴别。

(2)右侧输尿管结石:突发一侧腰腹部剧烈绞痛,可向大腿内侧及会阴部放射,腹部体征不明显,常有肾区叩击痛,伴有尿频、尿急及血尿等,一般无发热,X线、B超可发现结石。

(3)右侧输卵管妊娠破裂:对已婚者,月经过期或近期有不规则阴道出血的妇女,应考虑此病。腹痛位于下腹部,伴头晕、心慌、面色苍白、脉细数等急性失血表现,重者休克。阴道检查、阴道后穹隆穿刺及B超有助于诊断。

(4)卵巢滤泡或黄体破裂、出血:卵巢滤泡破裂多发于两次月经的中期,黄体破裂多发于月经中期以后。突发腹痛,开始较剧烈,随后可逐渐减轻,腹痛范围较广,可有内出血征象,多无消化道症状。B超有助于诊断。

(5)卵巢囊肿蒂扭转:腹痛呈阵发性绞痛,但位置偏低,一般不发热,盆腔检查可发现囊性肿块,B超有重要诊断价值。

(6)急性胃肠炎:有不洁饮食病史,出现腹痛、呕心呕吐、腹部压痛等与急性阑尾炎相似的表现,查体腹部压痛部位不固定,无腹膜刺激征,肠鸣音亢进,大便化验检查可有脓细胞。

7. 中医辨证

(1) 瘀滞证

［主症］转移性右下腹疼痛,呈持续性、进行性加剧,右下腹压痛,伴恶心纳差,轻度发热。

［舌脉］苔白腻,脉弦滑或弦紧。

(2) 湿热证

［主症］右下腹痛剧烈,腹壁拘挛,右下腹压痛、反跳痛,壮热,恶心纳差。

［舌脉］舌红苔黄腻,脉弦数或滑数。

(3) 热毒证

［主症］腹痛剧烈,腹壁拘挛,全腹压痛、反跳痛,高热不退或恶寒发热,恶心纳差,便秘或腹泻。

［舌脉］舌红绛苔黄厚,脉洪数或细数。

附: 急性腹痛(急性阑尾炎)SP 病例
病历摘要:

病名	急性阑尾炎
1. 基本情况	患者李某,男性,17 岁,学生。主因转移性右下腹疼痛伴恶心 6 小时来诊。就诊状态:急性病容,发育营养良好。
2. 现病史	患者 6 小时前无明显诱因出现脐周疼痛,5 小时后疼痛转移并固定于右下腹,呈阵发性,伴有恶心,未呕吐。急症来院就诊,发病来无腹泻,无不洁食物史。 体格检查:体温 38℃、脉搏 90 次/min、呼吸 20 次/min、血压 120/85mmHg。急性病容,发育营养良好,神清合作,巩膜、皮肤无黄染,浅表淋巴结无肿大,头颈心肺未见异常。腹平坦,腹式呼吸减弱。右下腹有明显固定压痛点及反跳痛,叩诊呈鼓音,肠鸣音正常。
3. 相关病史	既往史:既往体健。否认肝炎、结核等传染病史,无手术外伤史,无药物过敏史。 个人史:无吸烟、嗜酒史。 婚姻史:未婚。 家族史:家族中无遗传病史,无高血压、糖尿病病史。

SP 模拟问诊训练案例:

	医生	患者
1. 问候及患者信息确认	您好,我是实习医生某某,您是李某吗?	是的。
2. 现病史	您怎么了? 哪儿不舒服?	腹痛(痛苦表情)。
	疼痛部位在哪儿?	开始是脐周围疼痛,现在跑到右下腹疼了。
	腹痛多长时间了?	大约有 6 个小时了,开始是脐周隐痛约 5 个小时,1 小时前右下腹部开始疼痛。
	腹痛有什么原因吗?	没有原因,午餐后休息时开始感觉疼痛。
	具体形容一下怎么疼呢?	开始是隐隐地痛,在肚脐附近,现在是一阵一阵地拧着痛,好像越来越重了。

续表

医生	患者
2. 现病史 除了腹痛,还有没有其他不舒服吗? 比如说腹胀、腹泻,恶心呕吐等	没有腹胀、腹泻,但有恶心,没有呕吐。
有无尿频、尿急,发热?	没有尿频、尿急,发热有,测体温是 38℃。
腹痛时,其他部位痛吗?	没有。
有没有找医生看过或用过药呢?	没有看过,也没有用过药。
以前发生过类似情况吗?	没有。
饮食睡眠如何?	吃饭睡觉都正常。
把舌头伸出来,我看一下。	SP 配合伸舌(医生指导 SP 正确伸舌姿势)。
诊脉(医生注意诊寸口脉方法和注意事项)。	SP 配合诊脉。
3. 相关病史 以前身体怎么样,有过什么病吗?	以前身体很好。
得过肝炎、肺结核等传染病吗?	没有。
以前做过手术或受过严重的外伤吗?	没有。
对什么药物、食物过敏吗?	没有。
还是学生是吗? 是独生子吗?	是的。
父母身体好吗?	都挺好。
家族中有无遗传疾病吗?	没有。
好的,我大概梳理一下您的病情。您有转移性右下腹疼痛 6 个小时,开始是脐周隐痛,后又转移至右下腹部,呈阵发性腹痛,有逐渐加重的趋势,伴有恶心,无呕吐、腹胀、腹泻等胃肠道症状,无尿频尿急,有发热,体温是 38℃,没有用过药物,没有做过相关检查。	是的。
	大夫,我这是什么病? 重吗?
请不要担心,初步考虑很可能是急性阑尾炎,但还需要配合体格检查、化验和 B 超等来明确您的病情,诊断明确后我们再进一步协商治疗方案,好吗?	好的,谢谢!

(四) 急性胰腺炎

急性胰腺炎是指多种病因引起胰酶激活,继以胰腺局部炎症反应为主要特征,伴或不伴有其他器官功能改变的疾病,是外科常见的急腹症之一。

1. **病因**　病因仍不十分明了,与胆道疾病、过多饮酒等因素有关。

(1)胆管下端梗阻:胆道结石可阻塞胆总管的末端,胆道内压力升高,此时胆汁可经"共同通路"反流入胰管,同时将胰管内的胰酶激活,从而引起胰腺组织坏死,引发急性胰腺炎。此外造成梗阻的原因还有胆道蛔虫以及因炎症引发十二指肠乳头水肿或狭窄、Oddi 括约肌痉挛等。

(2)过量饮酒:长期饮酒者容易发生胰腺炎,在大量饮酒和暴食的情况下,促进胰酶的大量分泌,致使胰腺管内压力骤然上升,引起胰腺泡破裂,胰酶进入腺泡之间的间质而促发急性胰腺炎。此外,酒精对胰腺可造成直接损害。

(3)血管因素:胰腺的小动脉、静脉急性栓塞、梗阻,发生胰腺血液循环障碍而导致急性胰腺炎;另一个因素是建立在胰管梗阻的基础上,当胰管梗阻后,胰管内高压,则将胰酶被动性地"渗入"间质。由于胰酶的刺激则引起间质中的淋巴管、静脉、动脉栓塞,继而胰腺发生缺血坏死。

(4)外伤:胰腺外伤使胰腺管破裂、胰腺液外溢以及外伤后血液供应不足,导致发生急性重型胰腺炎。

(5)感染因素:主要是细菌和病毒感染。病毒或细菌通过血液或淋巴进入胰腺组织,引起胰腺炎。一般情况下这种感染均为单纯水肿性胰腺炎,发生出血坏死性胰腺炎者较少。

(6)代谢性疾病:可与高钙血症、高脂血症等病有关。

2. 临床表现 急性水肿型胰腺炎(轻型)主要症状为腹痛、恶心、呕吐、发热,而出血坏死型胰腺炎(重症)可出现休克、高热、黄疸、腹胀以至肠麻痹、腹膜刺激征以及皮下出现淤血斑等。

(1)主要症状

1)腹痛:最早出现的症状,多在暴饮暴食后突然发作,疼痛位于上腹正中或偏左。疼痛为持续性、进行性加重,似刀割样,常向左肩部及腰背部放射。若为出血坏死性胰腺炎,发病后短暂时间内出现全腹痛、急剧腹胀,同时很快出现休克。

2)恶心、呕吐:发作频繁,起初为进入食物胆汁样物,病情进行性加重,很快即进入肠麻痹,则吐出物为粪样。

3)黄疸:仅见部分病人,约占 1/4。黄疸程度较轻。

4)发热:早期为中度发热,38℃左右;重症胰腺炎有持续性发热,体温在 38.5℃以上。继发胆道感染者可出现寒战。

5)休克:急性出血坏死性胰腺炎因肠麻痹、呕吐及坏死物吸收,可出现面色苍白、脉搏加快、呼吸急促、血压下降、四肢湿冷的休克表现。

(2)主要体征

1)轻型胰腺炎:出现腹痛,无休克表现。腹部检查有轻度腹胀,上腹正中偏左有压痛,无腹膜刺激征。

2)重症胰腺炎:腹痛、腹胀严重,明显腹膜刺激征,可伴有休克症状。依据胰腺坏死范围及感染的程度,腹膜炎可局限于上腹部、或可波及全腹。严重者明显腹胀,肠鸣音减弱,移动性浊音阳性。后期可出现腰、腹部片状青(紫)色斑,称 Grey-Turner 征,脐周皮肤青(紫)色改变,称 Cullen 征,原因是胰液外溢至皮下组织间隙,溶解皮下脂肪、毛细血管破裂出血所致,反应病情严重。

(3)局部并发症

1)胰腺脓肿:常于起病 2~3 周后出现。此时患者高热伴中毒症状,腹痛加重,可扪及上腹部包块,白细胞计数明显升高。穿刺液为脓性,培养有细菌滋生。

2)胰腺假性囊肿:多在起病 3~4 周后形成。体检常可扪及上腹部包块,大的囊肿可压迫邻近组织产生相应症状。

(4)全身并发症:重症患者可出现急性呼吸衰竭、急性肾衰竭、心力衰竭、消化道出血、胰性脑病、全身性感染、高血糖等并发症。

3. 辅助检查

(1)血常规检查:多有白细胞计数及分类中性粒细胞计数增高以及核左移。

(2)血、尿淀粉酶测定:是诊断急性胰腺炎的重要依据。血清淀粉酶在起病后 2 小时开始升高,24 小时达高峰,48 小时开始下降,持续 3~5 天,血清淀粉酶超过正常值 3 倍可确诊为本病。尿淀粉酶在急性胰腺炎发作 24 小时开始上升,持续 1~2 周,下降缓慢。

(3)血清脂肪酶测定:血清脂肪酶常在起病后 24~72 小时开始升高,持续 7~10 天,对病后就诊较晚的急性胰腺炎患者有诊断价值,且特异性也较高。

(4)血钙测定:发病 2~3 天后可出现血钙降低,若血钙水平降低至 2mmol/L 以下,常提示预后较差。

(5)血生物化学检查:暂时性血糖升高,持久的空腹血糖高于 10mmol/L 反映胰腺坏死,提示预后不良。

(6)X 线腹部平片:可排除其他急腹症,如内脏穿孔等,弥漫模糊的腰大肌影提示存在腹腔积液,可发现肠麻痹或麻痹性肠梗阻。

(7)腹部 B 超:常作为初筛检查,急性胰腺炎 B 超可见胰腺肿大,胰内及胰周围回声异常;亦可了解胆囊和胆道情况;后期对脓肿及假性囊肿有诊断意义,但可因腹胀影响其观察效果。

(8)CT:对急性胰腺炎的严重程度附近器官是否受累提供帮助。

4. 诊断

(1)诊断标准:临床上符合以下 3 项特征中的 2 项,即可诊断为急性胰腺炎。①与急性胰腺炎临床表现相符合的腹痛;②血清淀粉酶 / 脂肪酶测定值高于正常上限值的 3 倍;③符合急性胰腺炎的影像学改变。

(2)严重程度分级

1)轻型胰腺炎:无器官功能衰竭和局部或全身并发症。主要表现为上腹疼痛、恶心呕吐;可有腹膜炎,但多局限于上腹部,体征较轻,经及时液体治疗,通常在 1~2 周内恢复,病死率极低。

2)重型胰腺炎:伴有持续性器官功能衰竭,且不能自行恢复,所涉及的器官包括呼吸系统、心血管和肾脏。除表现有上述症状以外,腹膜炎范围大,腹胀明显,肠鸣音减弱或消失;偶见腰肋部或脐周皮下瘀斑征。腹水呈血性或脓性。严重者发生休克,出现多器官功能障碍,病死率高达 30%。

5. 鉴别诊断　急性胰腺炎应与下列疾病鉴别:

(1)消化性溃疡急性穿孔:有较典型的溃疡病史,腹痛突然加剧,腹肌紧张,肝浊音消失,X 线透视见膈下有游离气体等,可资鉴别。

（2）胆石症和急性胆囊炎：常有胆绞痛史，疼痛位于右上腹，常放射到右肩部，墨菲征阳性，血及尿淀粉酶轻度升高，B超及X线胆道造影可明确诊断。

（3）急性肠梗阻：腹痛为阵发性，腹胀，呕吐，肠鸣音亢进，有气过水声，无排气，可见肠型，腹部X线可见液气平面。

（4）心肌梗死：有冠心病史，突然发病，有时疼痛限于上腹部，心电图显示心肌梗死，血清心肌酶升高，血尿淀粉酶正常。

6. 中医辨证

（1）肝郁化火证

［主症］突发中上腹剧痛，向胁肋、腰背部放射，发热，咽干口苦，恶心、呕吐，大便干结不畅。

［舌脉］舌红苔黄，脉弦数。

（2）肝胆湿热证

［主症］持续腹部剧痛，阵发性加重，胸闷恶心呕吐，发热或寒热往来，目、身黄染，小便黄。

［舌脉］舌红、苔黄腻，脉弦。

（3）瘀热互结证

［主症］腹痛持续不缓解，向两胁走窜，腰背、腹部胀满，压痛、高热、寒战、恶心呕吐、大便秘结，脐周可见瘀斑。

［舌脉］舌质紫黯、苔黄燥、脉洪数。

附：急性腹痛（急性胰腺炎）SP病例

病历摘要：

病名	急性胰腺炎
1. 基本情况	患者王某，男性，49岁，公务员。主因上腹疼痛伴恶心呕吐2天来诊。就诊状态：急性病容，发育营养良好。
2. 现病史	患者2天前酒席后突感上腹部疼痛，伴恶心、呕吐数次，腹痛为持续性剧痛，涉及左腰背部疼痛，呕吐物为胃内容物，不能平卧，曾用抗生素治疗，无效来诊。发病以来无呕吐黑便。自觉疲乏、腹胀、发热。 体格检查：体温39℃，脉搏96次/min，呼吸20次/min，血压90/60mmHg；急性痛苦病容，一般情况差，巩膜、皮肤无黄染，浅表淋巴结无肿大，头颈、心、肺未见异常。腹胀，剑突下及左上腹部压痛、反跳痛明显，叩鼓音，肠鸣音减弱。血常规检查示：血白细胞计数19×10^9/L，中性粒细胞比率90%，肝功能正常，血清淀粉酶8u/L，血清钙1.25mmol/L，血糖9.6mmol/L。
3. 相关病史	既往史：既往有胃炎病史，无糖尿病史，否认肝炎、结核等传染病史，无手术外伤史，无药物过敏史。 个人史：吸烟嗜酒多年。 婚姻史：已婚，爱人子女体健。 家族史：家族中无遗传病史。

SP 模拟问诊训练案例:

	医生	患者
1. 问候及患者信息确认	您好,我是实习医生某某,您是王某吗?	是的。
2. 现病史	您怎么了? 哪儿不舒服?	腹痛、呕吐(痛苦表情)。
	疼痛部位在哪儿?	左上腹部疼痛,牵涉腰背部也疼痛(手示一下)。
	多长时间了?	有 2 天了,开始是左上腹痛,后来牵涉左腰背部疼痛。
	腹痛有什么诱因吗?	有,喝酒后出现的腹痛。
	具体形容一下怎么疼吗? 是隐痛还是剧痛,是一阵阵还是一直痛呢?	开始是隐痛,后来是剧痛,而且是持续的疼痛。
	发病以来,呕吐几次?	吐了 4~5 次。
	呕吐的内容物?	开始吐的是吃下东西,后来吐酸水。
	吐后腹痛减轻吗?	没有减轻。
	除了腹痛呕吐外,还有其他不舒服吗?	疲乏无力,腹胀,发热。
	发病后腹泻吗?	没有。
	有没有找医生看过或用过药呢?	没有到医院看过,自己吃了 2 天消炎药,无效。
	以前发生过类似情况吗?	没有。
	把舌头伸出来,我看一下。	SP 配合伸舌(医生指导 SP 正确伸舌姿势)。
	诊脉(医生注意诊寸口脉方法和注意事项)。	SP 配合诊脉。
3. 相关病史	以前身体怎么样,有过什么病吗?	还行,5 年前检查有慢性胃炎。
	得过肝炎、肺结核等传染病吗?	没有。
	以前做过手术或受过严重的外伤吗?	没有。
	对什么药物、食物过敏吗?	没有。
	抽烟喝酒吗	抽烟喝酒多年。
	量大吗? 次数多吗?	抽烟每天一包,喝酒每次半斤吧,次数还是挺多的。
	抽烟喝酒对您的身体不好	是啊。
	结婚了吗?	是的。
	爱人孩子身体怎么样?	爱人孩子身体健康。
	父母身体好吗?	都挺好的。
	家族中有无遗传疾病吗?	没有。
	好的,我大概梳理一下您的病情。您是喝酒后出现左上腹部持续性疼痛,已经 2 天了,伴恶心、呕吐,疼痛向左腰背部放射,呕吐物为胃内容物,自服消炎药无效。发病后疲乏无力、发热、腹胀等,无腹泻。	是的。

医生	患者
	大夫,我这是什么病? 重吗?
3. 相关病史　请不要担心,根据您的病史喝酒后发病,结合腹痛的部位性质初步考虑很可能是急性胰腺炎,但还需要您配合查体、化验、B 超、CT 等进一步检查来明确您的病情,诊断明确后我们再进一步沟通协商治疗方案,好吗?	好的,谢谢!

二、丹毒

急性淋巴管炎

1. **概述**　丹毒是患部皮肤突然发红成片、色如涂丹的急性感染性疾病。根据其发病部位的不同又有不同的病名,如生于躯干部者,称内发丹毒;发于头面部者,称抱头火丹;发于小腿足部者,称流火;新生儿多生于臀部,称赤游丹毒。本病西医学也称丹毒。其特点是病起突然,恶寒发热,局部皮肤忽然变赤,色如丹涂脂染,焮热肿胀,边界清楚,迅速扩大,数日内可逐渐痊愈,但容易复发。本病相当于西医学的急性淋巴管炎。

2. **病因病机**　素体血分有热,或在肌肤破损处(如鼻腔黏膜、耳道皮肤或头皮等破伤,脚湿气糜烂,毒虫咬伤,臁疮等)有湿热火毒之邪乘隙侵入,郁阻肌肤而发。

本病总由血热火毒为患。凡发于头面部者,多夹风热;发于胸腹腰胯者,多夹肝脾郁火;发于下肢者,多夹湿热;发于新生儿者,多由胎热火毒所致。

西医学认为本病是由溶血性链球菌从皮肤或黏膜的破损处侵入皮内网状淋巴管所引起的急性炎症性疾病。

3. **临床表现**　多发于小腿、颜面部。发病前多有皮肤或黏膜破损史。发病急骤,初起往往先有恶寒发热、头痛骨楚、胃纳不香、便秘溲赤等全身症状。继则局部皮肤见小片红斑,迅速蔓延成大片鲜红斑,边界清楚,略高出皮肤表面,压之皮肤红色减退,放手后立即恢复。若因热毒炽盛而显现紫斑时,则压之不退色。患部皮肤肿胀,表面紧张光亮,摸之灼手,触痛明显。一般预后良好,经 5~6 天后消退,皮色由鲜红转为黯红及棕黄色,脱屑而愈。

病情严重者,红肿处可伴发紫癜、瘀点、瘀斑、水疱或血疱,偶有化脓或皮肤坏死。亦有一边消退,一边发展,连续不断,缠绵数周者。患处附近淋巴结可发生肿大疼痛。

抱头火丹如由于鼻部破损引起者,先发于鼻额,再见两眼睑肿胀不能开视;如由于耳部破损引起者,先肿于耳之上下前后,再肿及头角;如由于头皮破损引起者,先肿于头额,次肿及项部。流火多由趾间皮肤破损引起,先肿于小腿,也可延及大腿,愈后容易复发,常因反复发作,下肢皮肤肿胀、粗糙增厚而形成大脚风。新生儿赤游丹毒常游走不定,多有皮肤坏死,全身症状严重。

本病若出现红肿斑片由四肢或头面向胸腹蔓延者,属逆证。新生儿及年老体弱者,若火毒炽盛易导致毒邪内攻,出现壮热烦躁、神昏谵语、恶心呕吐等全身症状,甚则危及生命。

4. **实验室检查**　血常规检查示白细胞计数及中性粒细胞比例明显增高。

5. **中医辨证**

(1)风热毒蕴证

［主症］发于头面部,皮肤焮红灼热,肿胀疼痛。

［兼次症］甚则发生水疱,眼胞肿胀难睁;伴恶寒,发热,头痛。

［舌脉］舌质红,苔薄黄,脉浮数。

(2)肝脾湿火证

［主症］发于胸腹腰胯部,皮肤红肿蔓延,摸之灼手,肿胀疼痛。

［兼次症］伴口干口苦。

［舌脉］舌红,苔黄腻,脉弦滑数。

(3)湿热毒蕴证

［主症］发于下肢,局部红赤肿胀、灼热疼痛,或见水疱、紫斑

［兼次症］甚至结毒化脓或皮肤坏死,或反复发作,可形成大脚风;伴发热,胃纳不香。

［舌脉］舌红,苔黄腻,脉滑数。

(4)胎火蕴毒证

［主症］发生于新生儿,多见于臀部,局部红肿灼热,常呈游走性。

［兼次症］伴壮热烦躁,甚则神昏谵语、呕吐。

［舌脉］舌绛,苔黄,脉数。

附:**丹毒(急性淋巴管炎)SP 病例**

病历摘要:

病名	丹毒
1. 基本情况	患者李某,男,31 岁。左下肢红斑肿胀 2 天就诊。就诊状态:稍焦虑、紧张。
2. 现病史	患者 3 天前在劳动中不慎刮伤,致左下肢皮肤微微破损,2 天前,破损局部皮肤出现小片红斑,迅速蔓延成大片鲜红斑,边界清楚,略高出皮肤表面,压之色退,摸之灼手,触痛明显,伴有发热。体温 39.7℃,发育营养中等,左下肢大腿前有一 6cm×7cm 大小红肿区,如丹涂之状,边缘清楚。舌红,苔黄腻,脉滑数。 血常规检查示:白细胞计数 $14×10^9/L$,中性粒细胞比率 80%,淋巴细胞比率 20%。
3. 相关病史	既往史:既往身体健康,无糖尿病、冠心病病史。否认肝炎、结核等传染病史,无手术外伤史,无药物过敏史。 个人史:无特殊不良嗜好。 婚姻史:23 岁结婚,爱人和儿子身体健康。 家族史:父母身体健康。

SP 模拟问诊训练案例:

	医生	患者
1. 问候及患者信息确认	您好,我是实习医生某某,您是李某吗?	是的。

	医生	患者
	您哪儿不舒服？	腿上红了一片。
	大约从什么时候开始的？	3天前，干活中不小心碰了一下，左大腿部被刮破了，没当回事，第二天在局部出现一小片红斑，也无明显疼痛，有点儿发热。
	当时测体温了吗？	测了。
	多少度？	38.2℃。
	当时吃什么药物没？	自己在家吃了点阿莫西林。
	吃了药感觉怎么样？	吃药后，大腿的红斑还在继续扩大，感觉发烧越来越重。
	最高到过多少度？	最高到过39.7℃。
	什么时候？	就1小时前。实在受不了了，就来咱们这里了。
	现在还有哪儿不舒服？	大腿胀痛。
	嗓子疼不疼？	不疼。嗓子有点干。
2. 现病史	让我看看嗓子，(拿手电筒)啊……	啊……
	还有别的不舒服的吗？	脸发红发烫，身上也没劲儿。
	怕冷不？	不冷。
	出汗不？	不出汗。
	吃饭怎么样？	没胃口，不想吃。
	恶心吗？	不恶心。
	口渴不？	嗯，口渴。
	睡眠怎么样？	休息不好。
	大便怎么样？	有点干。
	几天1次？	1天1次。
	小便怎么样？	小便黄。
	把舌头伸出来，我看一下。	SP配合伸舌(医生指导SP正确伸舌姿势)。
	诊脉(医生注意诊寸口脉方法和注意事项)。	SP配合诊脉。
	以前身体怎样，有过什么病吗？	没有，身体一直挺好的。
	最近有什么事情让您很累或很有压力吗？	前段时间家里有事儿，一直休息不好。
	吃饭有什么偏好吗？	喜欢吃辣的。
3. 相关病史	喜欢吃肉吗？	嗯，喜欢。
	以前得过肝炎、肺结核等传染病吗？	没有。
	以前做过手术或受过严重的外伤吗？	没有。
	对什么药物、食物过敏吗？	没有。

续表

	医生	患者
	父母或兄弟姐妹有什么病吗？	父亲身体很好,母亲身体有点弱,经常犯胃病。
3. 相关病史	好的,我大概梳理一下您的情况。3 天前在劳动中不小心刮伤,导致左下肢处皮肤微微破损,第二天在局部出现一小片红斑,也无明显疼痛,有点儿发热。当时体温 38.2℃,自己在家吃了点阿莫西林,但用药后局部红斑仍在扩大,体温也逐渐升高。现在皮肤红斑,边界清楚,略高出皮肤表面,压之退色,患部皮肤肿胀,摸之灼手,触痛明显。体温 39.7℃,左下肢大腿前有一 6cm×7cm 大小红肿区。既往体健。	是的。
		医生,我这病严重吗？（SP 主动提问）
	您不要紧张,你得的是丹毒。这是由溶血性链球菌从皮肤或黏膜的破损处侵入皮内网状淋巴管所引起的急性炎症性疾病。需要输液并配合中药进行治疗,现在体温比较高,需对症给一些退烧药,希望您能积极配合我们。建议您卧床休息,患肢抬高 30°~40°。多饮水,清淡饮食,多吃蔬菜和水果,保持大便通畅。	好的,谢谢!

三、乳痈

急性化脓性乳腺炎

1. **概述** 乳痈是发生于乳房最常见的急性化脓性疾病。其临床特点是乳房结块,红肿热痛,溃后脓出稠厚,伴恶寒发热等全身症状。好发于产后 1 个月以内的哺乳妇女,尤以初产妇为多见。发生于哺乳期的称"外吹乳痈",占到全部乳痈病例的 90% 以上;发生于妊娠期的称"内吹乳痈";本病相当于西医的急性化脓性乳腺炎。

2. **病因病机** 外吹乳痈多因肝郁胃热,或夹风热毒邪侵袭,引起乳汁淤积,乳络闭阻,气血瘀滞,热盛肉腐而成脓。内吹乳痈多由妊娠期胎气上冲,结于阳明胃络而成,色红者多热,色白者气郁而兼胎旺。

(1)肝胃蕴热:女子乳头属肝,乳房属胃。新产伤血,肝失所养,若忿怒郁闷,肝气不舒,则肝之疏泄失畅,乳汁分泌或排出失调;或饮食不节,胃中积热,或肝气犯胃,肝胃失和,郁热阻滞乳络,均可导致乳汁淤积,气血瘀滞,热盛肉腐。

(2)乳汁淤积:因乳头破碎,怕痛拒哺,或乳头内陷等先天畸形,妨碍乳汁排出,或乳汁多而少饮,或初产妇乳络不畅,或断乳不当,均可引起乳汁淤滞不得出,宿乳蓄积,化热酿脓。

(3)外邪侵袭:新产体虚,腠理疏松,哺乳露胸,感受风邪;或乳头破碎,外邪乘隙而入;或乳儿含乳而睡,口中热气从乳窍吹入,导致邪热蕴结于肝胃之经,闭阻乳络,热盛肉腐。

西医学认为,本病多因产后乳汁淤积,或乳头破损,细菌沿淋巴管、乳管侵入乳房,继发感染而成。其致病菌多为金黄色葡萄球菌。

3. **临床表现**　本病多见于产后未满月的哺乳期妇女,尤其是初产妇。

初起乳房局部肿胀疼痛,乳汁排出不畅,或有结块。伴恶寒发热,头痛骨楚,或胸闷不舒,纳少泛恶,大便干结等。成脓期乳房结块逐渐增大,疼痛加重,焮红灼热,同侧腋窝淋巴结肿大压痛。伴壮热不退,口渴喜饮,便秘溲赤。7~10天成脓。

若初起大量使用抗生素或过用寒凉中药,导致乳房局部结块质硬,迁延数月难消。部分僵块也可再次染毒酿脓。若邪热鸱张则可发展为乳发、乳疽,甚至出现热毒内攻脏腑的危象。若脓出肿痛不减,身热不退,可形成袋脓,或脓液旁侵形成传囊乳痈。若乳汁从疮口溢出,或疮口脓水淋漓,久难收口,则为乳漏。均为乳痈之变证。

4. **实验室检查**　血常规检查、C 反应蛋白(CRP)、脓液培养等检查有助于明确病情。B 超有助于确定脓肿形成与否和脓肿的位置、数目和范围。

5. **中医辨证**

(1)肝胃郁热证

［主症］乳房肿胀疼痛,排乳不畅。

［兼次症］结块或有或无,皮色不变或微红。伴恶寒发热,头痛骨楚,胸闷呕恶,纳谷不馨,大便干结等。

［舌脉］舌质红,苔薄白或薄黄,脉浮数或弦数。

(2)热毒炽盛证

［主症］乳房肿痛加重,结块增大,皮肤焮红灼热,继之结块中软应指。

［兼次症］或脓出不畅,红肿热痛不消。伴壮热不退,口渴喜饮,便秘溲赤。

［舌脉］舌质红,苔黄腻,脉洪数。

(3)正虚邪滞证

［主症］溃后乳房肿痛减轻,脓液清稀,淋漓不尽,日久不愈。

［兼次症］或乳汁从疮口溢出。伴面色少华,神疲乏力,或低热不退,纳谷不馨。

［舌脉］舌质淡,苔薄,脉细。

(4)气血凝滞证

［主症］乳房结块质硬,微痛不热,日久不消。

［兼次症］皮色不变或黯红。

［舌脉］舌质正常或瘀黯,苔薄白,脉弦涩。

附:乳痈(急性化脓性乳腺炎)SP 病例

病历摘要:

病名	乳痈
1. 基本情况	患者吴某,女,30 岁。产后右乳结块肿痛 7 天伴发热 2 天就诊。就诊状态:稍焦虑、紧张。

续表

病名	乳痈
2. 现病史	患者 7 天前无明显诱因右乳内下方突然肿胀疼痛,泌乳欠畅,自行按摩热敷后减轻。3 天前因乳儿吮吸过度造成右乳头皮肤破损。昨日起右乳结块处肿痛明显加重,伴发热,最高 39.1℃。就诊于社区门诊,血常规检查示白细胞计数偏高,社区医生诊断为"急性化脓性乳腺炎",给予"阿莫西林""对乙酰氨基酚"片口服,并嘱注意休息。 服药后体温下降。今日再次发热,乳房局部肿胀较前加重,结块增大中软应指,皮肤焮红灼热,测体温 39.3℃,伴口渴喜饮,便秘溲赤。舌质红,苔黄腻,脉洪数。
3. 相关病史	既往史:既往身体健康,无糖尿病、冠心病病史。否认肝炎、结核等传染病史,无手术外伤史,有青霉素过敏史。 个人史:无特殊不良嗜好。 婚姻史:28 岁结婚,3 周前顺产 1 男孩,母乳喂养,爱人和儿子身体健康。 家族史:父母身体健康。

SP 模拟问诊训练案例:

	医生	患者
1. 问候及患者信息确认	您好,我是实习医生某某,您是吴某吗?	是的。
2. 现病史	您哪儿不舒服?	乳房胀痛,发烧。
	大约从什么时候开始的?	7 天前,也不知道什么原因,右侧的乳房内下方肿胀疼痛,给孩子喂奶也不如往常通畅,自行按摩热敷后减轻。
	孩子多大了?	3 周。
	一直在母乳喂养吗?	是的。
	奶够吃吗?	够。
	有没有碰着或压着右侧的乳房?	没觉着。
	当时发烧到了吗?	没觉得烫,所以也就没测体温。
	有没有去社区看病?	当时在家里我妈给揉了揉,用热水敷了敷,好多了也就没去看。
	后来呢?	3 天前孩子吃奶时可能吸吮劲太大了,造成右侧的乳头皮肤破了,裂了个口子。昨日起右侧的乳房原来的结块处肿痛又开始加重,并且发热,最高 39.1℃。
	这次去看医生了吧	是的,我们到社区门诊看病,检查了血常规,白细胞偏高,社区医生诊断为"急性化脓性乳腺炎"。
	社区医生开的什么药?	大夫说是细菌感染,给开了消炎药和退烧药"阿莫西林""对乙酰氨基酚"口服,并嘱注意休息。
	药吃了没?	给了就吃药了。

	医生	患者
2. 现病史	吃完这两种药怎么样？	吃药后体温很快就降下来了,但今天又升上去了,乳房胀痛也较前加重。
	最高到过多少度？	最高到过 39.3℃。
	现在除了发烧还有哪儿不舒服？	乳房胀痛,不能碰。
	头疼吗？	有点儿。
	嗓子疼不疼？	不疼,但嗓子干、口渴。
	让我看看嗓子,(拿手电筒)啊……	啊……
	还有别的不舒服的吗？	脸发红发烫,身上也没劲儿。
	吃饭怎么样？	没胃口,不想吃。
	睡眠怎么样？	休息不好。
	大便怎么样？	大便干。
	几天 1 次？	1 天 1 次。
	小便怎么样？	小便黄。
	把舌头伸出来,我看一下。	SP 配合伸舌(医生指导 SP 正确伸舌姿势)。
	诊脉(医生注意诊寸口脉方法和注意事项)。	SP 配合诊脉。
3. 相关病史	以前身体怎样,有过什么病吗？	没有。
	以前得过肝炎、肺结核等传染病吗？	没有。
	以前做过手术或受过严重的外伤吗？	没有。
	对什么药物、食物过敏吗？	没有。
	多大年龄结的婚？	28 岁。
	孩子 3 周,是顺产还是剖宫产？	顺产。
	父母或兄弟姐妹有什么病吗？	没有,都很健康。
	好的,我大概梳理一下。您现在是在哺乳期,孩子 3 周,母乳喂养,7 天前无明显诱因出现右侧乳房内下方肿胀疼痛,排乳不畅,当时无明显发热,在家自行按摩热敷后症状有所减轻,就没去看医生。3 天前因孩子吮吸过度造成右乳头皮肤破损。昨日起右侧乳房结块处肿痛加重,伴发热,体温最高 39.1℃。就到社区门诊看病,检查了血常规,白细胞偏高,社区医生诊断为"急性化脓性乳腺炎",给予"阿莫西林""对乙酰氨基酚"口服。服药后体温下降,但今天再次发热,乳房局部肿胀较前加重,现结块增大中软应指,皮肤焮红灼热,测体温 39.3℃,伴口渴喜饮。	是的。

续表

	医生	患者
		医生,我这病严重吗?什么时候能好?(SP 主动提问)
3. 相关病史	您不要紧张,您患的是急性化脓性乳腺炎。这是乳房部的最常见的急性化脓性疾病,中医称之为乳痈,一般发生在哺乳期妇女,预后良好,您不用担心。但现在需要输液,并且应用中药内外联合治疗,这样效果比较好。最近饮食宜清淡,忌食辛辣刺激食物,多吃蔬菜水果,保持心情舒畅。最好卧床休息,右侧乳房暂停哺乳,但须用吸奶器吸尽乳汁,希望您能配合。	好的,谢谢!

四、关节疼痛

膝骨关节炎

膝骨关节炎主要临床表现是膝关节疼痛、僵硬、活动受限等。是临床上的常见病、多发病。

多见于 45 岁以上的中老年患者,其属中医"骨痹"范畴。初起可见膝关节隐痛,屈伸不利,轻微活动后稍缓解,气候变化加重,反复缠绵不愈。起病隐匿,发病缓慢,见于中老年人,局部关节轻度肿胀,活动时关节常有咔嚓声或者摩擦声。严重者见肌肉萎缩,关节畸形。X 线片示骨质疏松,关节面不规则,关节间隙狭窄,软骨下骨质硬化,边缘唇样改变,骨赘形成。

1. **发病情况** 随着人口老龄化,本病的发病率呈上升趋势,流行病学研究表明 60 岁以上老年人患病率高达 49%,极大危害中老年人健康,严重影响中老年人生活质量。

2. **病因病机** 主要是由于中老年人肝肾不足,气血亏虚,筋骨失养,风寒湿邪乘虚而入,侵于骨节,阻塞脉道,气血运行不畅所致。年老体弱,肝肾亏损,血不荣筋,骨骼失养,不荣则痛;风寒湿邪,乘虚侵袭人体,邪气流注关节,或跌扑扭伤,或长期劳损导致经络痹阻,骨脉瘀滞,不通则痛。

3. **中医辨证**

(1)瘀血阻滞型:关节刺痛,可有关节畸形,活动不利,面色晦黯,脉沉或细涩。

(2)阳虚寒凝型:肢体关节疼痛、重著,屈伸不利,天气变化加重,昼轻夜重,遇寒痛增,得热稍减,舌淡、苔白,脉沉细缓。

(3)肾虚髓亏型:关节隐痛,腰腿不利,腰膝酸软,俯仰或转侧不利,并伴耳聋,耳鸣,眩晕,头晕,舌淡,苔薄白,脉细。

附：关节疼痛(膝骨关节炎)SP 病例

病历摘要：

病名	膝骨关节炎
1. 基本情况	患者冯某,女性,60 岁,农民。双膝关节疼痛活动受限 6 年进行性加重 3 个月门诊就诊。就诊状态：稍焦虑、紧张。
2. 现病史	患者 6 年前出现双侧膝关节疼痛,右膝较左膝疼痛明显,站立准备行走时疼痛明显,活动后好转。未予重视及治疗。后症状逐渐加重,上下台阶及下蹲起立时疼痛加重。曾口服止痛药物"双氯芬酸钠"及活血化瘀中成药治疗,疗效一般。近 3 个月疼痛明显加重,下蹲起立困难,无法受力,行走受限,需要骑三轮车代步。X 线示:双膝关节骨质增生。 发病以来精神可,纳可,寐安,大便干,小便尚调,无发热,无头痛、胸闷,无消瘦史,无夜间静息痛。
3. 相关病史	既往史:"腰椎间盘突出症"病史,行"钩活术"治疗后好转,否认高血压、糖尿病病史,否认肝炎、结核等传染病史,否认外伤、手术史,否认食物、药物过敏及输血史。 个人史:久居当地,未到过疫牧区及南方血吸虫地区。起居及生活规律,无烟酒嗜好,生活及工作条件佳,无粉尘及有毒害气体接触史。 婚姻史:21 岁结婚,孕 2 产 2,无巨大胎儿生产史,儿女及配偶体健,家庭和睦。 家族史:母亲患冠心病已去世,父亲患高血压;兄妹、子女体健;家族中无结核、肝炎等传染性疾病,家族中无家族、遗传病史。

SP 模拟问诊训练案例：

	医生	患者
1. 问候及患者信息确认	您好,我是实习医生某某,您是冯某吗?	是的。
2. 现病史	您哪儿不舒服?	这两边(SP 用手指向膝关节)经常痛,还有点变形。
	经常疼? 多长时间了?	有 6 年多了。
	当时是在什么情况下出现的? 有什么诱因吗? 比如运动或劳累? 或者着凉?	开始无明显原因出现双膝关节疼痛,右膝较左膝疼痛明显,行走启动时疼痛明显,活动后轻一些。
	当时具体哪个部位疼? 窜不?	就这边儿(SP 用手指向右膝关节),没觉得窜。
	当时是什么情况?	右膝较左膝疼痛明显,行走启动时疼痛明显,活动后好转,没注意,未做治疗,后来逐渐加重了,上下台阶及下蹲起立时疼痛加重。
	当时痛得很厉害么?	开始不厉害,后来疼得明显了。
	疼的时候你怎么办了? 有没有采取什么措施?	一般休息后减轻一些。疼厉害了就吃点止痛药。

续表

	医生	患者
2. 现病史	当时有没有其他部位疼痛？	没有。
	有没有什么别的不舒服？比如腿肿之类？	没有肿，腿的颜色有点发紫。
	疼痛过后去医院看过吗？	看过。
	医生给你做什么检查了？	拍 X 线片。
	拍 X 线片，医生说什么了？	说双膝关节骨质增生，嘱咐我不要太累，注意休息，走路不要着急，还给我开了双氯芬酸钠及活血化瘀中成药。我疼了就吃，不疼就不吃了。
	最近和以前的疼痛程度一样吗？	这次更重了，感觉腿都有点变形了。
	这么厉害的疼痛疼了多长时间？	3 个多月了。
	除了膝关节疼，身体其他部位有没有不舒服的感觉？	腰也发沉，原先有腰椎间盘突出症。
	这次疼的时候吃药了吗？	吃了止痛药布洛芬。
	吃了布洛芬感觉如何？	吃了药管事，过劲了还是疼。
	有没有四肢沉重的感觉？	有，走路时感觉腰沉，两腿也沉，不轻便。
	近来饮食、睡眠怎样？	还可以吧。
	近来大小便正常吗？	小便正常，有点便秘。
	大便干？	也不干，就是年纪大了，大便解着费劲。
	把舌头伸出来，我看一下。	SP 配合伸舌（医生指导 SP 正确伸舌姿势）。
	诊脉（医生注意诊寸口脉方法和注意事项）。	SP 配合诊脉。
3. 相关病史	以前身体怎样，有过什么病吗？	有腰椎间盘突出症。
	多长时间了？	腰椎间盘突出症有 10 来年了。
	腰椎间盘突出症治疗了不？	治疗过。
	吃的药还是做的手术？	做的"钩活术"治疗。
	手术效果怎么样？	好多了，除了腰有点沉，其他好多了。
	最近有什么事情让您很累或很有压力吗？	好像也没有。
	您抽烟、喝酒吗？	不抽烟，不喝酒。
	以前得过肝炎、肺结核等传染病吗？	没有。
	以前做过手术或受过严重的外伤吗？	没有。
	对什么药物、食物过敏吗？	没有。
	您平时脾气急吗？	有点，有时一点小事就急，从年轻就这样。
	父母或兄弟姐妹有类似您这样的病吗？	母亲患冠心病已去世，父亲患高血压；兄妹、子女都挺健康的。

续表

	医生	患者
3. 相关病史	好的,我大概梳理一下。您自6年前开始出现两个膝关节疼,右膝较左膝疼痛明显,站起来准备行走疼痛明显,活动后好转。当时没在意,也没做治疗,后症状逐渐加重,上下台阶及下蹲起立时疼痛加重。曾口服止痛药物双氯芬酸钠及活血化瘀中成药治疗,效果一般。最近3个月疼痛明显加重,曾拍片示双膝关节骨质增生。下蹲起立困难,打软腿,行走受限,需要骑三轮车活动。 发病以来精神可,纳可,寐安,大便干,小便尚调,无发热、无头痛、胸闷、无消瘦史,无夜间静息痛。	是的。
		医生,我这腿还能正常走路不?（SP主动提问）
	您不要紧张,按医生要求吃药和生活,是可以控制症状、正常生活的。我们查体后马上再做一个膝关节CT或MRI看看具体情况,护士会抽血做一个检查,你积极配合,我们会根据检查结果再和您谈下一步治疗计划。	好的,谢谢!

第三节　妇产科常见病证、症状模拟问诊案例

一、汗出

围绝经期综合征

1. **概述**　围绝经期综合征,现在新版教材里叫绝经综合征,指妇女绝经前后出现性激素波动或减少所致的一系列以自主神经系统功能紊乱为主、伴有神经心理症状的一组综合征。

2. **病因**　围绝经期综合征出现的根本的原因,是生理性或病理性或手术而引起的卵巢功能减退或衰竭。

3. **临床表现**　围绝经期综合征中最典型的症状是潮热、潮红。围绝经期综合征多发生于45~55岁,90%的妇女可出现轻重不等的症状,有人在绝经过渡期症状已开始出现,持续到绝经后2~3年。

（1）潮热、出汗:这是绝经期综合征最突出的特征性症状,是由于血管舒缩功能异常所致。潮热起自前胸,涌向头颈部,然后波及全身,少数妇女仅局限在头、颈和乳房。在潮红的区域患者感到灼热,皮肤发红,紧接着暴发性出汗。持续数秒至数分钟不等,发作频率每天数次至50次。夜间或应激状态易促发。这种表现可历时1年,有时长达5年或更长,因人而异。

（2）月经改变：月经周期改变是围绝经期出现最早的临床症状。大致分为 3 种类型：

1）月经周期延长，经量减少，最后绝经。

2）月经周期不规则，经期延长，经量增多，甚至大出血或出血淋漓不断，然后逐渐减少而停止。

3）月经突然停止，较少见。由于卵巢无排卵，雌激素水平波动，易发生子宫内膜癌。对于异常出血者，应行诊断性刮宫，排除恶变。

4. 鉴别诊断 妇女在围绝经期容易发生高血压、冠心病、肿瘤等，因此必须除外心血管疾病、泌尿生殖器官的器质性病变，要与神经衰弱、甲亢等鉴别。

5. 并发症

（1）自主神经系统功能紊乱

1）兴奋型：表现为情绪烦躁、易激动、失眠、头痛、注意力不集中、多言多语、大声哭闹等神经质样症状。

2）抑郁型：表现烦躁、焦虑、内心不安，甚至惊慌恐惧、记忆力减退、缺乏自信、行动迟缓，严重者对外界冷淡、丧失情绪反应，甚至发展成严重的抑郁性神经官能症。

（2）泌尿生殖道症状：临床上常出现外阴瘙痒、老年性阴道炎；有些出现萎缩性膀胱炎、尿道炎、尿道口外翻、肉阜及张力性尿失禁。曾有过多次分娩史及会阴严重撕裂者可出现子宫脱垂及阴道壁膨出。

（3）心血管症状：可有假性心绞痛伴心悸、胸闷。症状发生常受精神因素影响，且易变多样：症状多、体征少，心功能良好。轻度高血压，特点为收缩压升高、舒张压不高，阵发性发作，血压升高时出现头昏、头痛等。

（4）骨质疏松：表现腰背、四肢疼痛，出现驼背，严重者可致骨折，最常发生在椎体，其他如桡骨远端、股骨颈等都易发生骨折。

6. 中医辨证

（1）气血亏虚型

［主症］以自汗为主，或有盗汗。

［兼次症］汗出恶风，稍劳尤甚，易感冒，体倦乏力，面色少华，心悸眠差。

［舌脉］舌淡，苔薄白，脉细弱。

（2）营卫不和型

［主症］汗出恶风。

［兼次症］周身酸楚，时寒时热，可表现为局部出汗、半身出汗。

［舌脉］舌苔薄白，脉缓。

（3）虚火内炽型

［主症］以盗汗为主，或有自汗。

［兼次症］五心烦热，或午后潮热，颧红，口渴。

［舌脉］舌红少苔，脉细数。

（4）邪热郁蒸型

［主症］蒸蒸汗出。

〔兼次症〕面赤烘热,烦躁口苦,尿黄,大便偏干。

〔舌脉〕舌苔薄黄,脉弦数。

附:汗出(围绝经期综合征)SP 病例

病历摘要:

病名	围绝经期综合征
1. 基本情况	患者闫某,女性,53 岁,教师。间断汗出半年,加重半月,门诊就诊。就诊状态:急躁、汗出、焦虑、紧张。
2. 现病史	患者半年前出现汗出,近来加重,汗出之前常心里烦躁,继而出现身体发热、心慌、胸闷,夜间亦常见汗出,出汗后身体发冷。特别在活动后症状,需要随身携带干燥衣服替换。 3 月前到社区门诊就诊,行心脏查体、血压、血糖、心电图等检查,社区医生诊断为"高血压、心肌缺血、糖尿病",给予"阿司匹林、丹参片、速效救心丸、玄宁、二甲双胍"等药物口服。 近来汗出症状加重,伴心慌、气短、口渴、咽干,每天大量饮水后口渴症状不缓解,夜间出汗症状明显,常常沾湿被子,醒后难以入睡,烦躁。
3. 相关病史	既往史:既往高血压病史 5 年,口服"玄宁"控制。发现血糖升高 3 个月,口服"二甲双胍"控制。否认肝炎、结核等传染病史,无手术外伤史,无药物过敏史。 个人史:不吸烟不饮酒。 婚姻史:20 岁结婚,爱人和儿子、女儿身体健康。 家族史:母亲和哥哥、妹妹患高血压,父亲患糖尿病。

SP 模拟问诊训练案例:

	医生	患者
1. 问候及患者信息确认	您好,我是实习医生某某,您是闫某吗?	是的。
2. 现病史	您哪儿不舒服?	每天出汗非常多。
	经常出汗? 什么时间?	时间不固定,白天晚上都出。
	这样出汗多长时间了?	半年多了。最近更重了。
	在什么情况下出现的? 有什么诱因吗? 比如运动或劳累? 或者情绪激动?	活动、喝水、吃饭,精神紧张,睡醒容易出汗,活动后特明显。
	汗出具体哪个部位多?	前胸、后背、头部。
	汗出时是什么感觉?	当我紧张或者活动时,一下子烘热,心里特烦,紧接着汗出。
	汗出后身体发冷吗?	有时候冷。
	出汗持续多长时间?	1~3 分钟,感觉就好了。
	出汗的时候你怎么办了? 有没有采取什么措施?	我赶紧休息,用干毛巾擦一擦,只能随身携带毛巾擦汗。
	当时有没有其他部位不舒服?	大部分时间突然觉得很热,躁动不安,然后很快出汗,出了汗就不热了;有时会有心慌胸闷,长出气。

续表

		医生	患者
2. 现病史		有没有咳嗽、咳血?	没有。
		有没有无头晕、眼前发黑的现象?	没有。
		有没有口干口渴?	口干口渴,喝好多水,还是渴。
		总出汗,去医院看过吗?	看过。大约3个月前到社区门诊看过病。
		医生给你做什么检查了?	给检查了心脏,测了血压、血糖,还做了心电图。
		记得血压多少吗?	好像是150/90 mmHg。
		做了心电图,医生说什么了?	说心脏缺血,嘱咐我不要太累,注意休息,上楼不要太快,还给我开了阿司匹林、丹参片、速效救心丸、玄宁、二甲双胍。
		您有过心前区不舒适的感觉吗?	有过。
		怎么不舒适,您说说	胸闷,出汗,有时感觉憋,时间不长,几分钟吧。
		胸闷的感觉有多长时间了?	也得有半年了。
		胸闷时,身体其他部位有没有不舒服的感觉?	左肩、左胳膊也感觉有些痛。
		后来一直吃药了吗?	吃了。
		吃了这些药感觉如何?	吃了药,感觉好点。
		有没有四肢沉重的感觉?	有,走路时感觉两腿特沉,不轻便。
		近来饮食、睡眠怎样?	不想吃饭,晚上出汗醒了就再睡不着了,特别心烦,越来越重。
		月经还有吗?	没有了。1年以前绝经了。
		近来大小便正常吗?	小便正常,有点便秘。
		大便干?	干,就是解大便费劲。
		把舌头伸出来,我看一下。	SP配合伸舌(医生指导SP正确伸舌姿势)。
		诊脉(医生注意诊寸口脉方法和注意事项)。	SP配合诊脉。
3. 相关病史		以前身体怎样,有过什么病吗?	有高血压。
		多长时间了?	高血压5年了,高血糖从查出来到现在3个月了。
		高血糖和高血压吃药了吗?	吃着呢。
		吃的什么药?	"玄宁"和二甲双胍。
		吃药后,血压一般能控制在多少?	差不多130/90mmHg左右吧。
		最近有什么事情让您很累或很有压力吗?	好像也没有。
		您抽烟、喝酒吗?	不抽烟,不喝酒。

	医生	患者
	以前得过肝炎、肺结核等传染病吗?	没有。
	以前做过手术或受过严重的外伤吗?	没有。
	对什么药物、食物过敏吗?	没有。
	您平时脾气急吗?	急,有时一点小事就急,从年轻就这样。
	那您平时可要注意调整了,遇事不要着急。爱人和孩子怎么样?	爱人和孩子身体都很好。
	父母或兄弟姐妹有类似您这样的病吗?	母亲和哥哥、妹妹有高血压,父亲糖尿病。
3. 相关病史	好的,我大概梳理一下。您绝经 1 年,不间断汗出半年多,最近汗出得比较厉害,出汗之前心里烦躁,然后身体发热,这时候心慌胸闷,夜间也有出汗的情况,出汗后身体发冷。特别在活动后更加严重,需要随身携带毛巾擦汗。3 个月前到社区门诊看病,检查了心脏、测了血压、血糖,做了心电图,社区医生诊断为"高血压、心肌缺血、糖尿病",给予"阿司匹林、丹参片、速效救心丸、玄宁、二甲双胍",口服。最近汗出加重,出汗越来越多,伴有心慌气短,口渴咽干,每天需要喝水较多,喝水后还是口渴,晚上出汗也比较多,常常把被子弄湿了,醒后就难以入睡,烦躁,心烦越来越重。	是的。
		医生,我这是啥病?是围绝经期综合征?严重吗?不会哪天突然不行了吧?(SP 主动提问)
	您不要紧张,围绝经期综合征,也就是中医所说的汗证,如果早发现、早治疗,按医生要求吃药和生活,是可以控制的,不是每个人都会那么严重。我们进一步做一个检查,你积极配合,我们会根据检查结果再和您谈下一步治疗计划。	好的,谢谢!

二、不孕

不孕症

1. **概述** 不孕症(infertility)是指配偶正常,女性无避孕性生活至少 12 个月而未孕。分为原发性不孕症和继发性不孕症两类。对男性则称为不育症。不孕症的发病率由于种族、地域及年龄的不同而存在差别,我国不孕症发病率为 7%~10%。中医古籍将原发性不孕称为"全不产""绝产""绝嗣""绝子"等,继发性不孕称为"断续"。

2. 病因　目前认为,在女性不孕病因中,盆腔因素约占35%,排卵障碍因素占25%~35%。

(1)盆腔因素:输卵管病变、盆腔粘连、盆腔炎及其后遗症及盆腔手术后粘连造成盆腔和输卵管结构和功能的破坏;子宫内膜异位症主要表现为盆腔痛和不孕,其导致不孕的原因及发病机制尚不完全清楚,可能由盆腔和子宫腔免疫机制紊乱导致排卵、输卵管功能、受精、黄体生成和子宫内膜接受性等多个环节对妊娠产生影响;子宫内膜病变,以子宫内膜炎症、结核、息肉、宫腔粘连、子宫黏膜下肌瘤或子宫内膜分泌反应不良等影响受精卵着床;生殖道发育畸形,包括子宫畸形、先天输卵管发育异常等可能引起不孕或流产;雌激素不足或宫腔感染、宫颈管感染、宫颈息肉、宫颈口过小等均可影响精子通过而致不孕。

(2)排卵障碍:持续性无排卵、多囊卵巢综合征、卵巢早衰和卵巢功能减退、先天性性腺发育不良、低促性腺激素性性腺功能不良、高催乳素血症、黄素化卵泡不破裂综合征、卵巢子宫内膜异位症等。

此外,还有男方因素和不明因素导致的不孕症。

3. 临床表现

(1)症状:不同原因伴随不同症状。如排卵障碍者,常伴有月经紊乱、闭经等症状。生殖道器质性病变,如输卵管炎引起者,常伴有下腹痛、带下量增多等症状;子宫内膜异位症或腺肌病引起者,常伴有痛经、经量过多,或经期延长等症状;宫腔粘连引起者常伴有周期性下腹痛、闭经;免疫性不孕症患者可无症状。

(2)体征:因致病原因不同体征各异,如输卵管炎症时,妇科检查可见有附件增厚、压痛;子宫肌瘤者,可伴有子宫增大;多囊卵巢综合征常伴有多毛、肥胖,或盆腔检查可扪及增大的卵巢等。

4. 辅助检查

(1)妇科检查:详细检查外阴发育、阴毛分布,阴道和子宫颈有无异常排液及分泌物;子宫体的位置、大小、形状、质地及活动度;附件有无增厚、压痛;子宫直肠陷凹处有无触痛、结节和包块;盆腔有无包块;盆腔和腹壁有无压痛、反跳痛。

(2)女性不孕特殊检查

1)基础体温测定:可大致反映排卵和黄体功能,但不能作为独立的诊断依据。

2)激素水平测定:周期第2~4天的卵泡刺激素(FSH)、黄体生成素(LH)、雌二醇(E2)水平,可反映卵巢的储备功能和基础状态;促甲状腺素(TSH)水平可反映甲状腺功能,血中催乳激素(PRL)水平可反映是否存在高催乳素血症,雄激素(T)水平反映是否存在高雄激素血症等内分泌紊乱导致的排卵障碍。

3)阴道B超:可检查子宫大小、形态、肌层回声、憩室、血流阻力及内膜的厚度和分型;监测卵巢的体积、双侧卵巢窦卵泡计数、优势卵泡的直径;卵巢内异常回声的大小及特征;输卵管是否有积水及异常盆腔积液征象。

4)子宫输卵管超声造影:造影后超声下观察子宫腔的形态和占位以及输卵的通畅情况。

5)宫腔镜检查:观察是否有宫腔粘连、息肉、憩室、黏膜下肌瘤等病变。联合腹腔镜时可分别在输卵管内口插管,注射染料,以判别输卵管的通畅度。

6）腹腔镜检查：直视下可观察子宫、附件及其盆腔情况，有无粘连、输卵管扭曲和子宫内膜异位症病灶，可以同时进行粘连分离术、异位病灶电灼术及子宫肌瘤剔除术等。

7）其他：染色体检查；抗精子抗体、抗子宫内膜抗体等检查；CT 或 MRI 检查，对疑有垂体瘤时可作蝶鞍分层摄片，以及腹、盆腔情况检查。

5. 中医辨证

（1）肾虚证

1）肾气虚弱证

［主症］婚久不孕，月经不调或停闭，经量或多或少，经色黯红。

［兼次症］腰膝酸软，头晕耳鸣，精神不振，小便清长，夜尿频多。

［舌脉］舌淡，苔薄，脉沉细，尺弱。

2）肾阴虚证

［主症］婚久不孕，月经先期，量少或量多，色鲜红，无块。

［兼次症］形体消瘦，腰酸腿软，头目眩晕，耳鸣，五心烦热。

［舌脉］舌红少苔，脉细数。

3）肾阳虚证

［主症］婚久不孕，月经后期或伴量少，色淡红，质稀薄，或见月经稀发，甚则闭经。

［兼次症］面色晦黯，腰酸腿软，畏寒肢冷，性欲淡漠，大便不实，小便清长。

［舌脉］舌淡，苔白，脉沉细。

（2）肝气郁结证

［主症］婚久不孕，经前乳房、小腹胀痛或烦躁易怒，月经周期先后不定，经血夹块。

［兼次症］情志抑郁或急躁易怒，胸胁胀满。

［舌脉］舌质黯红，脉弦。

（3）痰湿内阻证

［主症］婚久不孕，经行后期，量少或闭经，带下量多色白，质黏稠。

［兼次症］形体肥胖，或有头晕，心悸，胸闷呕恶。

［舌脉］苔白腻，脉滑。

（4）瘀滞胞宫证

［主症］婚久不孕，月经后期，经量多少不一，色紫黯，夹血块，经行不畅而痛，块下痛减。

［兼次症］小腹疼痛拒按，或腰骶疼痛。

［舌脉］舌质黯或紫，脉涩。

（5）湿热内蕴证

［主症］继发不孕，或月经先期，或经期延长，淋漓不断，带下赤白，有臭味。

［兼次症］腰骶酸痛，少腹坠痛，或低热起伏。

［舌脉］舌红，苔黄腻，脉弦数。

附: 不孕症(继发性不孕)SP 病例

病历摘要:

病名	继发性不孕(双侧输卵管不通)
1. 基本情况	患者刘某,女性,29 岁,教师。结婚 4 年,未避孕未孕 2 年,门诊就诊。就诊状态:焦虑。就诊时间:2019.10.16。
2. 现病史	患者 2014 年 10 月结婚,结婚半年后曾行"人工流产术",此后一直避孕套避孕。2016 年 10 月开始想要孩子,不再避孕,2 年多来备孕未成功,深感焦急,遂前来就诊。 月经规律,13 岁初潮,4~5/28 天,末次月经 9 月 26 日。孕 1 人流 1。
3. 相关病史	既往史:既往无不适。无糖尿病、冠心病病史。否认肝炎、结核等传染病史,曾行"人工流产刮宫术",无外伤史,无过敏史。 个人史:无特殊不良嗜好。 婚姻史:24 岁结婚,爱人身体健康。 家族史:无。

SP 模拟问诊训练案例:

	医生	患者
1. 问候及患者信息确认	您好,我是实习医生某某,您是刘某吗?	是的。
2. 现病史	您主要是哪儿不舒服?	没有不舒服,就是怀不上孕。
	大约从什么时候开始发现不怀孕的?	两年了。
	你爱人正常吗?	不知道,没查过。
	月经怎么样?	挺正常的,每个月都有。
	月经周期和经期各多少天?	每次大约 28 天来 1 次,4~5 天干净。
	有痛经吗?	微微有些痛经,不严重。
	最近 1 次月经是什么时候?	9 月 26 日。
	平常白带量正常吗? 有没有腹痛腰痛?	白带稍多,偶尔会有腰腹胀痛不舒服。
	怀过孕吗?	怀过 1 次。
	什么时候?	2015 年,大概结婚半年时间的时候,没有避好孕怀过 1 次,当时不想要就做了人流。
	做完人流吃药没有? 当时有没有恢复好?	当时工作忙,没有按时吃药,出血和腹痛半个月没好,后来输了几天液才好。
	后来有没有腹痛或者白带增多?	后来劳累后白带就会增多,小肚子就会不舒服,休息休息就会好转。
	这种情况后来有没有治疗?	没有。
	还有别的不舒服的吗?	没有其他的不舒服。
	脾气好吗?	有时烦躁心情不太好,一想到这些事情,别人一问为啥不要孩子就郁闷。

	医生	患者
2. 现病史	怕冷吗？	嗯，多穿点或者在暖和地待着就好点。
	出汗正常吗？	不怎么爱出汗。
	吃饭怎么样？	基本上都没胃口，不想吃。
	恶心吗？	不恶心。
	口渴不？	嗯，口渴。
	睡眠怎么样？	睡眠质量差，休息不好。
	大便怎么样？	大便一般不成形。
	大便几天1次？	1天1次。
	小便怎么样？	小便多，喝点水老去厕所。
	把舌头伸出来，我看一下。	SP配合伸舌（医生指导SP正确伸舌姿势）。
	诊脉（医生注意诊寸口脉方法和注意事项）。	SP配合诊脉。
3. 相关病史	以前那次流产之后就没再怀过孕？	开始还避孕，后来不避孕了也没有再怀过孕，才发现怀不上了。
	去医院专门看病吃药了吗？	自己听人介绍吃过一些中成药助孕，没有好意思去正规医院检查过。
	吃的什么药？	逍遥丸，乌鸡白凤丸什么的，还有朋友推荐的鹿胎膏。
	以前得过肝炎、肺结核等传染病吗？	没有。
	以前做过手术或受过严重的外伤吗？	没有。
	对什么药物、食物过敏吗？	没有发现。
	好的，我大概梳理一下。您曾经怀过孕做过1次流产。现未避孕未孕两年，月经正常，末次月经9月26日；白带增多伴有腰腹不适，时有心情郁闷烦躁，无呕吐，纳差，睡眠欠佳，小便黄，大便溏。无结核、肝炎，没有发现药物或食物过敏史。	是的。
		医生，我为什么原来可以怀孕现在不能怀孕了？周围一起结婚的朋友都有孩子了，思想上好有压力呀（SP主动提问）。
	您不要紧张，不孕症是一种病理结局，好多情况都可以引起不孕，必须找到原因，才能对因治疗；如果不明原因自己吃药，往往不容易有针对性，只有查明原因，才能精准治疗，所以不能着急。	好的，谢谢！

三、胎漏、胎动不安

先兆流产

1. 概述　胚胎或胎儿尚未具有生存能力而妊娠终止者称为流产。我国妊娠不足 28 周,胎儿体重少于 1 000g 而终止者,称流产。发生在 12 周之前的流产称早期流产,之后为晚期流产。胚胎着床后 31% 发生自然流产,其中 80% 为早期流产。流产分为自然流产和人工流产。按自然流产发展的不同阶段,分为先兆流产、难免流产、不全流产、完全流产、稽留流产、复发(习惯)性流产、流产合并感染等类型。

根据自然流产的类型和发生时间的不同,中医有"胎漏""胎动不安""胎动欲堕""堕胎""小产""暗产""滑胎"等不同病名。妊娠期间出现阴道少量流血,时下时止,或淋漓不断,而无腰酸、腹痛、小腹坠胀者,称为"胎漏"或"胞漏""漏胎"等。妊娠期出现腰酸腹痛,胎动下坠,或阴道少量流血症状者,称为"胎动不安"或"胎气不安"。胎漏、胎动不安相当于先兆流产。若孕妇腹痛加剧,阴道流血增多或有流液,腰酸下坠,势有难留者,称"胎动欲堕",相当于难免流产。妊娠早期胚胎自然殒堕者,称"堕胎",相当于早期流产;孕妇妊娠 3 个月以上,7 个月以内,胎儿已成形而自然殒堕者,称为"小产",或"半产",相当于晚期流产。若怀孕 1 个月不知其已受孕而殒堕者,称为"暗产"。凡堕胎或小产连续发生 3 次或 3 次以上者,称为"滑胎",亦称"屡孕屡堕"或"数堕胎",相当于复发性流产。

2. 病因

(1)胚胎因素:胚胎或胎儿染色体异常是早期流产最常见的原因,占 50%~60%,非药物所能治疗。

(2)母体因素:包括全身性疾病、内分泌异常、生殖器官器质性疾病、强烈应激与不良习惯、免疫因素和血栓前状态等病因。

(3)父亲因素:有研究证明精子的染色体异常可以导致自然流产。

(4)环境因素:过多接触放射线和化学物质如砷、铅、甲醛、苯、氯丁二烯、氧化乙烯等,均可致流产。

3. 临床表现　流产的主要症状为停经后出现阴道流血和腹痛。早期流产先出现阴道流血,后出现腹痛;晚期流产往往先有腹痛(阵发性子宫收缩),然后出现阴道流血;稽留流产者就诊时亦可无明显的阴道流血和腹痛。

先兆流产,指妊娠 28 周前先出现少量阴道流血,常为黯红色或血性白带,无妊娠组织排出,随后出现阵发性下腹痛或腰背痛症状。妇科检查:子宫颈口未开,胎膜未破,子宫大小与停经周数相符。经治疗及休息后症状消失,可继续妊娠。中医称"胎漏""胎动不安"。若阴道流血量进一步增多或下腹痛加剧,可发展为难免流产。

4. 辅助检查

(1)B 超:了解宫内有无妊娠囊,观察有无胎动和胎心搏动等,确定胚胎或胎儿存活与否,以指导正确的治疗方法。若妊娠囊形态异常或位置下移,预后不良。不全流产及稽留流产均可借助 B 型超声检查协助确诊。

(2)妊娠试验:临床测定血人绒毛膜促性腺激素(human chorionic gonadotrophin,HCG)

的动态变化,有助于妊娠的诊断及预后判断。

(3)凝血功能测定:包括血浆凝血酶原时间(prothrombin time,PT)、活化的部分凝血活酶时间(activated partial thromboplastin time,APTT)、凝血酶时间(thrombin time,TT)、纤维蛋白原(fibrinogen)及 D- 二聚体(D-Dimer)水平,可协助筛查血栓前状态,指导用药。

(4)胚胎染色体检测:有绒毛染色体核型分析、荧光原位杂交(FISH)。用于检测胚胎染色体异常,协助诊断胚胎原因导致的自然流产。

5. 中医辨证

(1)肾虚证

[主症]妊娠期间出现阴道少量下血,色淡黯,腰酸软,小腹坠痛。

[兼次症]两膝酸软,头晕耳鸣,小便频数,夜尿频多,或曾有屡次堕胎病史。

[舌脉]舌淡,苔白,脉沉细,尺弱。

(2)气血虚弱证

[主症]妊娠期间出现阴道少量流血,色淡红,质地稀薄,或伴腰腹胀痛,小腹下坠。

[兼次症]面色苍白,头晕眼花,神疲肢倦,心悸气短。

[舌脉]舌质淡,苔薄白,脉细。

(3)血热证

[主症]妊娠期间出现阴道下血,色深红或鲜红,质稠或腰腹坠胀作痛。

[兼次症]口干口渴,心烦少寐,小便短黄,大便干结。

[舌脉]舌质红,苔黄,脉滑数。

(4)血瘀证

[主症]宿有癥疾者孕后阴道下血。

[兼次症]色黯红或红,甚则腰酸、腹痛下坠。

[舌脉]舌黯或边有瘀点,脉弦滑或沉弦。

附:先兆流产(胎漏、胎动不安)SP 病例
病历摘要:

病名	胎漏、胎动不安
1. 基本情况	患者赵某,女性,30 岁,教师。月经周期推迟 45 天,阴道少量出血伴腰酸腹坠 3 天,门诊就诊。就诊时间:2019.10.16。
2. 现病史	患者既往月经周期规律,现月经周期推后 45 天,少量阴道出血伴腰酸腹坠 3 天。既往月经规律,14 岁初潮,4~5/28~30 天,末次月经时间:9 月 1 日。孕 1 人流 1。自测尿妊娠试纸(+)。
3. 相关病史	既往史:既往无不适。无糖尿病、冠心病病史。否认肝炎、结核等传染病史,无外伤史,曾行"人工流产刮宫术"。无过敏史。 个人史:无特殊不良嗜好。 婚姻史:28 岁结婚,爱人体健。 家族史:无。

SP 模拟问诊训练案例：

	医生	患者
1. 问候及患者信息确认	您好,我是实习医生某某,您是赵某吗?	是的
2. 现病史	您主要是哪儿不舒服?	月经推迟半个月后自己测尿发现怀孕了,这3天发现一直有少量阴道出血伴有腰酸腹坠。
	什么时候发现早孕的?	大概10月初,停经1周时,自己用试纸检测发现怀孕了。
	发现早孕后有没有反应?	发现试纸阳性后没有啥反应,大概月经推迟十几天时感到恶心不想吃东西,就有反应了。
	做B超了没有?	还没有做B超。
	啥时候发现有阴道出血?	3天前,走路有点多,发现有点出血。
	出血多不多?什么颜色?肚子疼不疼?	很少,咖啡色,肚子不疼,只是觉得腰有点酸,小腹有些下坠。
	到医院检查了没有?吃药了没有	开始觉得可能休息休息会好,没去医院,怕对孩子不好就没吃药。
	这种情况后来有没有治疗?	没有。
	还有别的不舒服的吗?	没有其他的不舒服。
	情绪好吗?	想到可能流产,很担心害怕,情绪不好。
	口渴不?	嗯,有口渴。
	睡眠怎么样?	有时候担心就睡不好。
	大便怎么样?	大便一般不成形。
	几天1次?	1天1次。
	小便怎么样?	小便多,喝点水老去厕所。
	把舌头伸出来,我看一下。	SP配合伸舌(医生指导SP正确伸舌姿势)。
	诊脉(医生注意诊寸口脉方法和注意事项)。	SP配合诊脉。
3. 相关病史	以前怀过孕吗?	刚结婚不久怀过1次孕,当时不想要就做了人工流产。
	多长时间了?	2年前。
	去的是正规医院吗?当时人工流产后吃药预防感染了吗?	去的是县里面的医院,做完流产就回家了,没有吃药。
	当时人工流产后几天出血干净的?	当时一直有血,半个月了还没干净,后来吃药才止血了。
	以前得过肝炎、肺结核等传染病吗?	没有。
	以前做过其他手术或受过严重的外伤吗?	没有。
	对什么药物、食物过敏吗?	没有发现。

续表

医生	患者
好的,我大概梳理一下。您停经 45 天,阴道少量流血伴轻微腰酸腹坠 3 天。无结核、肝炎,没有发现药物或食物过敏史。	是的。
	医生,我的孩子会有问题吗? 赶紧帮我保胎吧(SP 主动提问)。
3. 相关病史 您估计是怀孕了,有先兆流产现象,但是没有做 B 超确定是否宫内孕,必须进一步检查,先做 B 超确定是否宫内,才能对因治疗,如果不明原因自己吃药,往往有危险,只有查明原因,才能精准治疗,所以不能着急。	好的,谢谢!

四、月经后期

多囊卵巢综合征

1. **概述** 多囊卵巢综合征(polycystic ovarian syndrome,PCOS)是以卵巢呈多囊性变化、排卵障碍、高雄激素血症为主要临床特征,且生殖功能障碍与糖代谢异常并存的一种内分泌紊乱综合征。本病好发于青春期及育龄期妇女。属中医妇科的"闭经""崩漏""不孕""癥瘕"范畴。

2. **病因** 病因不明,其可能由于遗传基因与环境因素等多种因素综合影响,使内分泌代谢功能紊乱,出现雄激素及雌酮过多,黄体生成素(LH)/卵泡刺激素(FSH)比值增大、胰岛素过多的内分泌特征。

3. **临床表现** 多起病于青春期,主要临床表现包括月经失调、雄激素过多和肥胖。

(1)月经失调:多为月经稀发、经量过少、闭经,也可表现为异常子宫出血等。

(2)不孕:由于排卵障碍,生育期的女性可致不孕。

(3)多毛、痤疮:是高雄激素血症最常见的表现。

(4)肥胖:约占 50%,多为中心型肥胖(腰围∶臀围 ≥ 0.80),体重指数 ≥ 25kg/m²。

(5)黑棘皮症:皮肤皱褶处出现对称性灰褐色色素沉着。

4. **相关检查**

(1)妇科检查:阴毛粗浓黑呈男性型分布,可扪及增大的卵巢。

(2)实验室及其他检查

1)激素测定:血清卵泡刺激素(FSH)偏低,黄体生成素(LH)升高,LH/FSH ≥ 2。血清睾酮、雄烯二酮水平增高,少数患者脱氢表雄酮(DHEA)及硫酸脱氢表雄酮(DHEAS)升高。尿 17-酮类固醇正常或轻度增高,正常时提示雄激素来自卵巢,升高时提示肾上腺功能亢进。血雌二醇(E2)正常或稍增高,恒定于卵泡期水平,雌酮(E1)水平升高,E1/E2>1。部分患者血清催乳素(PRL)轻度升高。空腹胰岛素增高。

2)基础体温测定:多呈现单相型。

3)B超:一侧或双侧卵巢体积增大,每侧卵巢内每个切面可见≥12个直径为2~9mm小卵泡,呈车轮状排列。连续监测无优势卵泡发育及排卵迹象。

4)腹腔镜检查:卵巢增大,包膜增厚呈珍珠白色,表面光滑,有新生血管,包膜下有多个卵泡散在,无排卵征象。活体组织检查可确诊。

5. 中医辨证

(1)肾虚证

1)肾阴虚证

[主症]月经迟至,常周期延后,多有月经量少,渐至停闭;或月经周期紊乱,经血淋漓不净,婚后日久不孕。

[兼次症]形体瘦小,腰膝酸软,头晕耳鸣,手足心热,便秘尿黄。

[舌脉]舌红,少或无苔,脉细数。

2)肾阳虚证

[主症]月经后期,常月经量少,色淡,质稀,渐至经闭;或月经周期紊乱,经量多或淋漓不净,婚久不孕。

[兼次症]头晕耳鸣,腰膝酸软,小便清长,大便不实,形寒肢冷,性欲淡漠,形体肥胖,多毛。

[舌脉]舌淡,苔白,脉沉无力。

(2)痰湿阻滞证

[主症]月经量少,经期延后,甚至停闭,婚久不孕,带下量多,质黏稠。

[兼次症]形体肥胖,头晕头重,胸闷泛恶,四肢倦怠,多毛。

[舌脉]舌体胖大,色淡,苔白腻,脉滑。

(3)肝经湿热证

[主症]月经紊乱,量多或淋漓不断;或月经延后,量少,婚久不孕,带下量多色黄。

[兼次症]面部痤疮,毛发浓密,经前胸胁、乳房胀痛,或有溢乳,大便秘结。

[舌脉]苔黄腻,脉弦数。

(4)气滞血瘀证

[主症]月经延后,量少不畅,经行腹痛拒按,甚或经闭,婚后不孕。

[兼次症]精神抑郁不舒,胸胁胀满,面额痤疮,或颈项、腋下、腹股沟等处色素沉着。

[舌脉]舌紫黯,或边尖有瘀点,脉沉弦或沉涩。

附:月经后期(多囊卵巢综合征)SP 病例

病历摘要:

病名	月经后期
1. 基本情况	患者连某,女性,19岁,大学生。月经周期推迟半月以上1年,门诊就诊。就诊时间:2019.9.16。
2. 现病史	患者近1年来月经后期,推迟时间逐渐延长,渐由1周至现推迟半个月到一个月。既往月经欠规律,12岁初潮,4~5/35~40天,末次月经时间:7月26日。至今月经未至。

续表

病名	月经后期
3. 相关病史	既往史:既往无不适。无糖尿病、冠心病病史。否认肝炎、结核等传染病史,无手术外伤史,有青霉素过敏史。 个人史:无特殊不良嗜好。 婚姻史:未婚。 家族史:无。

SP 模拟问诊训练案例:

	医生	患者
1. 问候及患者信息确认	您好,我是实习医生某某,您是连某吗?	是的
2. 现病史	您主要是哪儿不舒服?	月经周期总是往后推,越来推迟的时间越长。
	大约从什么时候开始的?	1 年前高考前开始,先推几天,越来推迟的时间越长,现在都快俩月了还没来。
	原来正常吗?	上高中之前正常,可能是压力大,慢慢不正常了。
	还有其他不舒服吗?	脸上长痘越来越多,身体也越来越变胖。
	身上有没有发现多毛? 比如乳房和后背?	不知啥时候开始,乳房上有好几根又粗又黑的长毛。
	大便怎么样?	大便干燥难解。
	这种情况有没有到医院治疗?	没有。
	还有别的不舒服的吗?	没有其他的不舒服。
	脾气好吗?	有时烦躁心情不太好,看到自己脸上的痘痘,就心情烦躁。
	口渴不?	嗯,口渴。
	睡眠怎么样?	一般还可以。
	小便怎么样?	小便多,喝点水老去厕所。
	把舌头伸出来,我看一下。	SP 配合伸舌(医生指导 SP 正确伸舌姿势)。
	诊脉(医生注意诊寸口脉方法和注意事项)。	SP 配合诊脉。
3. 相关病史	父亲有秃顶吗?	有秃顶。
	体重增长和月经有关系吗?	原来月经正常时,体重比较稳定,现在月经越来越推迟,体重好像随着增加,这一年都长了30斤了。
	去医院专门看病吃药了吗?	自己听人介绍吃过一些中成药,没有去正规医院检查过。

续表

	医生	患者
3. 相关病史	吃的什么药?	乌鸡白凤丸什么的。
	以前得过肝炎、肺结核等传染病吗?	没有。
	以前做过手术或受过严重的外伤吗?	没有。
	对什么药物、食物过敏吗?	没有发现。
	好的,我大概梳理一下。您月经周期越来越推迟,伴随着面部长痘,乳房上长毛和体重增加。无结核、肝炎,没有发现药物或食物过敏史。	是的。
		医生,我为什么吃饭正常,体重会越来越增加,另外月经推迟和体重增加越来越厉害(SP 主动提问)。
	您估计是得了多囊卵巢综合征,我们需要做几个相关检查才能确诊。	好的,谢谢!

五、癥瘕

子宫肌瘤

1. **概述** 子宫肌瘤(uterine myoma)是女性生殖器官常见的良性肿瘤,由平滑肌及结缔组织组成。常见于 30~50 岁妇女。根据本病的临床特点,多记载于中医“石瘕”“癥瘕”“崩漏”等疾病。

2. **病因** 确切病因尚不清楚。根据本病好发于生育年龄及青春期少见、绝经后萎缩或消失的现象,提示其发生可能与性激素相关。

3. **临床表现**

(1)症状:症状与肌瘤大小、数目关系不大,而与肌瘤部位、有无变性相关。多数患者无显著症状,仅在体检时偶被发现。

1)月经异常:多表现为经量增多、经期延长,少数表现为不规则阴道流血或血样脓性排液。

2)压迫症状:子宫体下段前壁或宫颈肌瘤压迫膀胱可发生尿频、尿急、排尿困难、尿潴留。子宫后壁特别是子宫体下段肌瘤可压迫直肠引起便秘等。

3)白带增多:肌壁间肌瘤可有白带增多,黏膜下肌瘤更为明显,当其感染坏死时可产生多量脓血性排液,伴有臭味。

4)其他:下腹坠胀,腰背酸痛。可伴不孕、继发性贫血等。浆膜下肌瘤蒂扭转时可出现急腹痛。肌瘤红色变性时,腹痛剧烈且伴发热。

(2)体征:子宫增大超过 3 个月妊娠大小或较大宫底部浆膜下肌瘤,可在耻骨联合上方或下腹部正中扪及包块,实性,无压痛,若为多发性子宫肌瘤则肿块之外形呈不规则状。妇科检查子宫增大,表面不规则单个或多个结节突起,或触及单个球形肿块与子宫相连(浆膜下肌瘤),质硬;或宫颈口扩张,可见红色、实质、光滑包块位于宫颈管内,或脱出于宫口位于阴道内(黏膜下肌瘤),伴感染时可有坏死、出血及脓性分泌物。

4. **相关检查**

(1)B超:为目前最为常用的辅助诊断方法。它可显示子宫增大,形状不规则,肌瘤数目、部位、大小及肌瘤内部是否均匀或液化、囊变等。

(2)宫腔镜检查:在宫腔镜下可直接观察宫腔形态、有无赘生物,有助于黏膜下肌瘤的诊断。

(3)腹腔镜检查:当肌瘤须与卵巢肿瘤或其他盆腔肿块鉴别时,可行腹腔镜检查,直接观察子宫大小、形态、肿瘤生长部位并初步判断其性质。

(4)磁共振成像:MRI在肌瘤大小、数目和位置的判断上有明显优势。

5. **中医辨证**

(1)气滞血瘀证

[主症]小腹可扪及包块,坚硬,胀痛拒按。

[兼次症]伴有月经量多,经行不畅,色紫黯有块,精神抑郁,经前乳房胀痛,胸胁胀闷,或心烦易怒,小腹胀痛或有刺痛。

[舌脉]舌边有瘀点或瘀斑,苔薄白,脉弦涩。

(2)痰湿瘀阻证

[主症]小腹内有包块、胀满。

[兼次症]常伴月经后期,量少不畅,或量多有块,经质黏稠,带下量多,色白质黏,形体肥胖,脘闷痞满,嗜睡肢倦。

[舌脉]舌体胖,色质紫黯,苔白腻,脉沉滑。

(3)气虚血瘀证

[主症]小腹内有包块,小腹空坠。

[兼次症]常伴月经量多,经期延长,色淡质稀有块,面色无华,神疲乏力,气短懒言,纳少便溏。

[舌脉]舌淡黯,边尖有瘀点或瘀斑,脉细涩。

(4)肾虚血瘀证

[主症]小腹内有包块,月经量多或少,色紫黯,有血块。

[兼次症]常有腰酸膝软,头晕耳鸣,夜尿频多。

[舌脉]舌淡黯,舌边有瘀点或瘀斑,脉沉涩。

(5)湿热瘀阻证

[主症]小腹内有包块,疼痛拒按,经行量多,经期延长,色红有块,质黏稠。

[兼次症]常伴带下量多,色黄秽臭。腰骶酸痛,溲黄便结。

[舌脉]舌黯红,边有瘀点瘀斑,苔黄腻,脉滑数。

附：癥瘕（子宫肌瘤）SP 病例

病历摘要：

病名	癥瘕
1. 基本情况	患者李某，女性，35 岁，教师。月经量多伴贫血五个月，门诊就诊。就诊时间：2019.9.16。
2. 现病史	检查发现子宫肌瘤伴月经量多 5 年，加重 5 个月。 月经规律，14 岁初潮，4~7/28~30 天，末次月经时间：5 月 26 日。孕 2 产 1 人流 1。
3. 相关病史	既往史：既往无不适。无糖尿病、冠心病病史。否认肝炎、结核等传染病史，无外伤史，曾行"人工流产刮宫术"。有青霉素过敏史。 个人史：无特殊不良嗜好。 婚姻史：28 岁结婚，爱人体健。 家族史：无。

SP 模拟问诊训练案例：

	医生	患者
1. 问候及患者信息确认	您好，我是实习医生某某，您是段某吗？	是的。
2. 现病史	您主要是哪儿不舒服？	月经量增多很明显，贫血。
	大约从什么时候开始的？	大概有 5 个月了，月经量特别多，现状每次月经干净后都头晕眼花，心慌气短。
	你每年体检做妇科超声检查吗？	做，每年都发现有一个子宫肌瘤 5 年了。
	发现子宫肌瘤多大？之后月经有什么变化？	4cm 左右。实际上发现子宫肌瘤之前，月经量就偏多，发现之后，感觉月经更多了，渐渐地，每次来完月经都头昏眼花，全身没劲。
	平常白带量正常吗？有没有腹痛腰痛？	好像伴随着月经的增多，白带也稍多，偶尔会有腰腹胀痛不舒服，大部分时间正常。
	有孩子吗？	有 1 个。
	流过产吗？	近 5 年来流过 1 个，本来想要二胎，结果胎停育，然后就做了人流。
	发现肌瘤后有没有治疗？	因为当时想要孩子，不能手术，所以也没有治疗。
	还有别的不舒服的吗？	就是乏力，心慌气短。
	还有生育要求吗？	没有了，不想要了。
	吃过什么药吗？	吃过治疗贫血的药，吃就好点，不吃就又贫血了。
	食欲怎么样？	总是没有食欲，不想吃饭。
	睡眠怎么样？	常有失眠多梦，睡眠质量不好。
	大便怎么样？	大便一般不成形。

	医生	患者
2. 现病史	几天 1 次？	1 天 1 次。
	小便怎么样？	小便多,喝点水老去厕所。
	把舌头伸出来,我看一下。	SP 配合伸舌(医生指导 SP 正确伸舌姿势)。
	诊脉(医生注意诊寸口脉方法和注意事项)。	SP 配合诊脉。
3. 相关病史	你母亲有没有子宫肌瘤？	母亲多发子宫肌瘤,生完 3 个孩子就子宫切除了。
	有其他不舒服吗？	没有了。
	以前得过肝炎、肺结核等传染病吗？	没有。
	以前做过手术或受过严重的外伤吗？	没有。
	对什么药物、食物过敏吗？	没有发现。
	好的,我大概梳理一下。您检查发现子宫肌瘤伴月经量多 5 年,加重 5 个月。无结核、肝炎,没有发现药物或食物过敏史。	是的。
		医生,我为什么乏力懒动,心慌气短,啥也不想干？（SP 主动提问）
	您估计是得了子宫肌瘤,使子宫内膜表面积增大,每次来月经量多,气血损伤严重,这是失血性贫血,所以心慌气短,头晕眼花。	好的,谢谢!

第四节　儿科常见病证、症状模拟问诊案例

一、抽搐

小儿惊厥

1. **定义**　小儿惊厥又称惊风,是小儿常见的危急重症,可发生于许多疾病的过程中,临床以抽搐并伴有神志障碍为特征。

2. **发病特点**　发病突然,变化迅速,证情凶险,是中医儿科四大要证之一。年龄越小发病率越高,最多见于 1~5 岁的小儿。

3. **中医分类**　根据临床表现,分为急惊风与慢惊风两类。急惊风发病急骤,临床表现多为阳证、实证。慢惊风起病缓慢,多由久病而来,也可由急惊风转变而来,临床多表现为阴证、虚证。

4. **西医范畴**　西医学中因各种颅内、颅外感染性或非感染性因素所引起的大脑神经元异常放电,例如高热、脑炎、脑膜炎,低血钙,大脑发育不全,癫痫等所导致的抽搐,属此范畴。

5. **病因病机**　急惊风的主要病因是外感时邪、内蕴痰热或暴受惊恐。外感时邪,从热

化火,内陷厥阴,热极动风;饮食不节,食滞痰郁,蒙蔽心包,引动肝风;暴受惊恐,气机逆乱,心神失守,而发惊风。其主要病机为热闭心窍,热盛动风,痰盛发搐。热、痰、风、惊四证是急惊风的主要证候表现,病变部位在于心肝二脏。

慢惊风,由于禀赋不足,久病正虚而致以脾肾阳虚或肝肾阴虚为其主要发病原因,因暴吐暴泻,久吐久泻,或温热病后正气亏损,脾肾亏虚,化源不足或肝肾阴虚,虚风内动所引起,其病变部位在脾、肾、肝三脏。

6. 中医辨证

主症:全身肌肉强直性或阵发性痉挛,可有神志不清。

(1)急惊风

1)外感惊风:证见高热,头痛,咳嗽,咽红,烦躁不安,继而神志昏迷,四肢抽搐或颤动,两目上视,牙关紧闭,苔薄黄,脉浮数。

2)痰食惊风:先见纳呆,呕吐,腹痛,便秘以及痰多等证,继而发热神呆,迅即出现昏迷痉厥,喉间痰鸣,腹部胀满,呼吸气粗,舌苔黄厚而腻,脉象弦滑。

3)惊恐惊风:有暴受惊吓病史,面色乍青乍赤,夜寐不安,频作惊惕,甚则痉厥,偶有发热,舌苔无异常变化,脉象多见数乱。

(2)慢惊风

1)脾虚肝亢:面黄肌瘦,形神疲惫,昏睡露睛,大便稀薄,色青带绿,四肢不温,足跗及面部浮肿,神志不清,时或抽搐,舌苔白,舌质淡,脉象沉弱。

2)脾肾阳衰:面色㿠白或灰滞,囟门低陷,精神极度萎靡,沉睡昏迷,四肢厥冷,手足蠕蠕震颤,大便澄澈清冷,舌淡、苔薄,脉沉细无力。

3)阴虚风动:神疲虚烦,面色潮红,手足心热,肢体拘挛或强直,时或抽搐,大便干结,舌光无苔,舌绛少津,脉细数。

附:抽搐(小儿惊厥)SP病例
病历摘要:

病名	小儿惊厥
1. 基本情况	患儿王某,男性,3岁。发热2天,因2小时内全身肌肉阵发性抽搐2次就诊。就诊状态:精神疲倦。
2. 现病史	患儿2天前因发热就诊于社区医院,体温39℃,心率120~130次/min。血常规检查示:白细胞计数12.25×10⁹/L。社区医生予口服布洛芬、头孢克肟等药物治疗,服药后体温降至正常,但4小时后又升高到38.5℃,2天来多次服药用体温降低,后反复发热。2小时前患儿体温39.5℃,突然出现四肢抽搐,两眼上翻,口唇青紫,角弓反张,2~3分钟后自行缓解,抽搐后入睡。半小时前又抽搐1次。发作时患儿无呕吐,无咳嗽、咯血。发病以来患儿睡眠稍差,食欲减退,大便干结,小便短少。
3. 相关病史	既往史:否认肝炎、结核等传染病史,无手术外伤史,无药物过敏史。 个人史:无特殊不良嗜好。 家族史:父母健康,无癫痫病史。

SP 模拟问诊训练案例：

	医生	患者家属
1. 问候及患者信息确认	您好,我是实习医生某某,您是王某的家属吗?	是的。
2. 现病史	孩子怎么不舒服?	发烧,抽。
	发烧多长时间了?	2 天了。
	抽的时候发烧多少度?	39.5℃。
	抽了几次?	2 次。
	什么时候抽的?	2 小时前 1 次,来医院前 1 次。
	说说具体情况	孩子 2 天前感冒嗓子疼,后来就总发烧,2 小时前量体温又高了,准备喂退烧药,没喂成孩子就抽开了。
	当时给孩子喂的什么药?	布洛芬、头孢克肟。
	这药是自己买的?	不是,是社区医生给开的。
	抽的时候是什么表现?	就见他两个眼睛直了,往上翻,也不眨眼,叫也不应,胳膊腿就开始哆嗦,后来就抽上了,嘴唇发紫。
	抽搐持续了多长时间?	得有二三分钟,然后才不抽了。
	孩子抽的时候你采取什么措施没有?	我让他平躺了,把衣服领子解开,赶紧往医院来了。
	有没有咳嗽、咳血?	没有。
	感冒后还有什么表现? 在哪儿看过病?	就是发烧,感冒后就开始了,当时体温 39℃,嗓子也疼。在社区医院看的病,吃了大夫开的药体温能降至正常,不过 4 小时后又升到 38.5℃,反反复复的。
	医生给孩子做什么检查了?	看了一下嗓子,说扁桃体肿大化脓了。做了个血常规。
	记得血常规结果吗?	就记得大夫说白细胞特别高。
	有没有打喷嚏、流鼻涕?	有的。
	近来饮食、睡眠怎样?	孩子不想吃饭,睡觉也不踏实。
	近来大小便正常吗?	大便干结,小便短少。
	大便干?	孩子有三四天没解大便。
	小便少?	少,颜色深。
	把舌头伸出来,我看一下。	SP 配合伸舌(医生指导 SP 正确伸舌姿势)。
	诊脉(医生注意诊寸口脉方法和注意事项)。	SP 配合诊脉。

续表

	医生	患者家属
3. 相关病史	孩子以前身体怎样,有过什么病吗?	挺好的,就是半年前发过1次烧,后来就发现扁桃体肿大了。
	孩子的疫苗正常接种吗	按时接种。
	以前得过肝炎、肺结核等传染病吗?	没有。
	以前做过手术或受过严重的外伤吗?	没有。
	对什么药物、食物过敏吗?	没有。
	好的,我大概梳理一下。患儿2天前因感冒嗓子疼发热就诊,体温39℃,其他正常。血液检查,白细胞高。口服布洛芬、头孢克肟等药物后体温降至正常,但4小时后又升高超过38.5℃,反反复复。2小时前患儿体温39.5℃,出现四肢抽搐,两眼上翻,口唇发紫,2~3分钟后自行缓解,抽搐后入睡。半小时前又抽搐1次。发作时患儿无呕吐,无咳嗽、咯血。发病以来患儿睡眠稍差,食欲减退,大便干结,小便短少。	是的。
		医生,孩子不会伤到大脑吧?(SP主动提问)
	您不要紧张,现在我们首先要控制好孩子的体温,查体后马上进行治疗,护士会给孩子抽血、做脑电图等检查,请您积极配合,我们会根据检查结果再和您谈下一步治疗计划。	好的,谢谢!

二、泄泻

婴儿腹泻

1. **概述** 婴儿腹泻(infantile diarrhea),是一组由多病原、多因素引起的消化道疾病,临床以大便次数增多和大便性状改变为特点。是我国婴幼儿最常见的疾病之一。本病一年四季均可发生,夏秋季节多见,不同季节发生的腹泻,临床表现有所不同。婴儿腹泻属中医"泄泻"范畴。

2. **病因**

(1)易感因素

1)消化系统特点:婴幼儿消化系统发育不成熟,胃液分泌少,消化酶活性低,但营养需要相对较多,胃肠道负担重。

2)免疫功能低下:血清中免疫球蛋白M(IgM)、免疫球蛋白A(IgA)和胃肠道分泌型IgA均较低,易于感染。

3)人工喂养:母乳中含有大量体液因子、巨噬细胞、粒细胞及溶酶体等,有很强的抗肠道感染作用。兽乳在加热过程中上述成分被破坏,故人工喂养儿易发生肠道感染。

(2)感染因素：肠道内感染可由病毒、细菌、真菌、寄生虫引起，以前两者多见，尤其是病毒。

1)病毒感染：人类轮状病毒是引起秋季腹泻的最常见病原，其他如诺沃克病毒、埃可病毒、柯萨奇病毒、腺病毒、冠状病毒均可致腹泻。

2)细菌感染：主要为致腹泻大肠埃希菌（包括致病性大肠埃希菌、产毒性大肠埃希菌、侵袭性大肠埃希菌、出血性大肠埃希菌、黏附 - 集聚性大肠埃希菌），其他细菌（如：空肠弯曲菌、耶尔森氏菌、变形杆菌、铜绿假单胞菌、枸橼酸杆菌等）。

3)真菌感染：如白念珠菌、毛霉菌、曲菌等。

4)寄生虫：如梨形鞭毛虫、结肠小袋虫、隐孢子虫等。

(3)非感染因素

1)饮食因素：多为人工喂养儿，常因喂养不定时；饮食量不当；突然改变食物品种，过早喂给大量淀粉类食品引起。

2)过敏因素：如对牛奶或大豆过敏而引起腹泻。

3)双糖酶不足：原发性或继发性双糖酶（主要为乳糖酶）缺乏或活力降低，使肠道对果糖的消化吸收不良，乳糖积滞引起腹泻。

4)气候因素：气候突变，腹部受凉肠蠕动增加，天气过热消化液分泌减少等都可能诱发消化功能紊乱而致腹泻。

此外还有症状性腹泻，如患中耳炎、上呼吸道感染、肺炎、肾盂肾炎、皮肤感染或急性传染病时，可由于发热和病原体的毒素作用而并发腹泻。

3. 临床表现 临床上将病程在 2 周以内的腹泻称为急性腹泻；病程 2 周~2 月者为迁延性腹泻；病程在 2 个月以上者为慢性腹泻。

(1)急性腹泻

1)腹泻的共同临床表现

①轻型：常由饮食因素及肠道外感染引起，以胃肠道症状为主，表现为食欲低下，常有呕吐，严重者可吐咖啡色液体；腹泻频繁，大便每日数次至数十次，多为黄色水样或蛋花样大便，含有少量黏液，少数患儿也可有少量血便。

②重型：较重的胃肠道症状及全身中毒症状，常有较明显的脱水、电解质紊乱。

2)常见类型肠炎的临床特点：轮状病毒肠炎：秋、冬季最常见，故又称秋季腹泻。多发生在 6~24 个月婴儿，可散发或呈小流行。轮状病毒经粪口传播，也可以气溶胶形式经呼吸道感染而致病。起病急，多有发热和上呼吸道感染症状，呕吐常先于腹泻；大便为黄色水样或蛋花样夹少量黏液，量、次均多，水分为主，无腥臭味，常并发脱水、酸中毒及电解质紊乱。大便镜检正常或有少量白细胞。感染后 1~3 天即有大量病毒自大便中排出，最长可达 6 天。血清抗体一般在感染后 3 周上升。本病为自限性疾病，病程 3~8 天，少数较长。

(2)迁延性、慢性腹泻：病因复杂，感染、营养物质过敏、酶缺陷、免疫缺陷、药物因素、先天性畸形等均可引起。以急性腹泻未彻底治疗或治疗不当、迁延不愈最为常见。人工喂养、营养不良小儿患病率高。

4. 实验室检查

(1)粪便检查:有助于腹泻病的病因和病原学诊断。大便显微镜检查,可发现脓细胞、白细胞、红细胞与吞噬细胞,以及虫卵、寄生虫、真菌孢子和菌丝。反复多次大便培养对确定腹泻病原有重要意义。酶联免疫吸附试验、大便乳胶凝集试验、粪便电镜检查对某些病毒性肠炎有诊断价值。粪便还原糖检查有助于双糖酶缺乏的诊断。

(2)血常规检查:病毒性肠炎白细胞计数一般不增高。细菌性肠炎白细胞计数可增高或不增高,半数以上的患儿有杆状核增高,杆状核大于10%,有助于细菌感染的诊断。

(3)细菌培养:对细菌性痢疾、大肠埃希杆菌和沙门菌等细菌性肠炎有诊断意义。

(4)其他检查:对腹泻较重的患儿,应及时检查血酸碱值(pH)、二氧化碳结合力、碳酸氢根、血钠、血钾、血氯、血渗透压,对于诊断及治疗均有重要意义。

(5)其他:对迁延性和慢性腹泻者,必要时做乳糖、蔗糖或葡萄糖耐量试验,氢呼气试验,也可做纤维结肠镜检查。

5. 诊断
根据发病季节、病史(包括喂养史和流行病学资料)、临床表现和大便性状并结合大便常规检查易于做出临床诊断。必须判定有无脱水(程度和性质)、电解质紊乱和酸碱失衡;可通过细菌培养、补体结合试验、酶联免疫吸附试验及电镜检查等寻找病因。肠道内感染的病原学诊断比较困难,从临床诊断和治疗需要考虑,可先根据大便常规有无白细胞初步区分:

(1)大便无或偶见少量白细胞:多为侵袭性细菌以外的病因(如病毒、非侵袭性细菌、寄生虫等肠道内、外感染或喂养不当)引起的腹泻,多为水泻,有时伴脱水症状,应与下列疾病鉴别:

1)生理性腹泻:6个月以内婴儿多见,外观虚胖,常有湿疹,生后不久即出现腹泻,除大便次数增多外,无其他症状,食欲好,不影响生长发育。添加辅食后,大便即转为正常。

2)其他疾病:常见如乳糖酶缺乏、葡萄糖-半乳糖吸收不良、失氯性腹泻、原发性胆酸吸收不良、过敏性腹泻等,可导致小肠消化吸收功能障碍,引起腹泻。可根据各病特点进行鉴别。

(2)大便有较多白细胞:多由侵袭性细菌感染所致,难凭临床表现区分,应进行大便细菌培养、细菌血清型和毒性检测。

6. 中医辨证

(1)湿热泻

[主症]泻下次频,量多,呈蛋花样水便,泻下急迫,气味秽臭,或见少许黏液,或伴呕吐、发热、烦渴,小便短黄。

[舌脉]舌质红,苔黄腻,脉滑数,指纹青紫。

(2)风寒泻

[主症]大便清稀,色淡黄,夹有泡沫,臭气不甚,肠鸣腹痛,或伴恶寒发热,鼻流清涕,咳嗽,呕吐。

[舌脉]舌质淡,苔薄白,脉浮紧,指纹淡红。

(3)伤食泻

〔主症〕大便稀溏,夹有乳凝块或食物残渣,气味酸臭,或如败卵,脘腹胀满,便前腹痛,泻后痛减,腹痛拒按,嗳气酸馊,或有呕吐,不思乳食,夜卧不安。

〔舌脉〕舌苔厚腻,或微黄,脉滑实,指纹滞。

(4)脾虚泻

〔主症〕大便稀溏,色淡不臭,多于食后作泻,时轻时重,食欲不振,神疲面黄,形体消瘦。

〔舌脉〕舌淡、苔白,脉缓弱,指纹淡。

(5)脾肾阳虚泻

〔主症〕久泻不止,大便清稀,完谷不化,或见脱肛,形寒肢冷,面白而虚浮,精神萎靡,睡时露睛。

〔舌脉〕舌淡、苔白,脉细弱,指纹色淡。

附:泄泻(婴儿腹泻)SP病例

病历摘要:

病名	泄泻(婴儿腹泻)
1. 基本情况	患儿刘某,女,9个月,因腹泻伴发热2天,加重1天,门诊就诊。就诊状态:哭闹不安。
2. 现病史	患儿2天前上午流涕、喷嚏,喝奶哭闹,中午出现发热,体温38.5℃,呕吐1次,为奶和米糊样物,随即大便偏稀如水,呈蛋花汤样,每次量约100ml,臭味不甚,当天达6次。尿量较平时减少。夜间体温最高达39.6℃。次日仍无缓解,曾服用两次布洛芬混悬液,服药后体温稍下降,但4~6小时后又升高。故前来就诊。查体:体温39.4℃,精神稍差,面色苍白,皮肤弹性欠佳,前囟微凹,口唇黏膜略干燥,心、肺未见异常;腹部胀气,肠鸣音亢进,7~9次/min。
3. 相关病史	既往史:既往健康,无任何疾病病史。 过敏史:无药物及食物过敏史。 个人史:无特殊。 家族史:无。

SP模拟问诊训练案例:

	医生	患者家属
1. 问候及患者信息确认	您好,我是实习医生某某,您是刘某的妈妈吗?	是的。
2. 现病史	您家孩子哪儿不舒服?	发烧、拉稀。
	大约从什么时候开始的?	2天前上午开始流鼻涕、打喷嚏,喝奶哭闹。
	什么原因引起的呢?	大概是着凉了,要不就是吃了什么不干净的东西了。
	发热是从什么时候开始的呢?	当天中午。
	体温多少呢?	当时量的是38.5℃
	当时还有别的症状吗?	中午还吐了1次,把之前吃的奶和米糊都吐了。

续表

	医生	患者家属
2. 现病史	什么时候开始拉肚子的呢?	下午吧,大便就成稀水样,像蛋花汤一样了。
	一天拉了几次?	当天就拉了 6 次。
	每次量多吗?	不太多,1 次大概一小碗底吧(用手比画)。
	臭不臭?	还好,不算太臭。
	小便的情况如何?	小便量比平时少多了。
	体温一直是 38.5℃吗?	不,夜里最高烧到 39.6℃。
	哦,这么高? 怎么处理的呢?	用了布洛芬。
	用完烧退了吗?	大概过了 1 个小时烧就慢慢退了,但是早上体温又开始升高。
	第二天的体温情况如何?	第二天最高还是 39℃多,又用了 1 次美林,降下来后还是不彻底,过半天又烧上去。
	第二天大便拉了几次呢?	7 次。
	拉之前哭闹吗?	有点。
	肚子咕噜咕噜叫吗?	有咕噜叫。
	宝宝吃奶好不好?	不好,这两天都不怎么爱吃奶了。昨天也吐了 1 次。
	还有别的什么不舒服的吗?	就是从拉肚子以来精神不太好了。所以今天抱她来看看。
	嗯,好的,让宝宝把舌头伸出来,我看一下。	SP 配合伸舌(医生指导 SP 正确伸舌姿势)。
	诊脉(医生注意诊小儿食指络脉方法和注意事项)。	SP 配合诊脉。
3. 相关病史	以前身体怎样,得过什么病吗?	没有。
	对药物、食物过敏吗?	没有。
	孩子是足月顺产吗?	是的。
	您一直母乳喂养?	是的。
	好的,我大概梳理一下病情。宝宝从 2 天前上午开始流涕、喷嚏,喝奶哭闹,中午开始发热,体温 38.5℃,呕吐 1 次,呕吐物是奶和米糊样物,然后大便就偏稀像水、蛋花汤样,每次量大约 100ml,臭味不明显,当天有 6 次。尿量比平时减少。夜里体温最高到 39.6℃。第二天拉稀还是没有缓解,曾服用两次布洛芬混悬液,体温稍有下降,但过 4~6 小时又升高。宝宝精神不好了,所以今日前来就诊。没有药物和食物过敏史,以前也没有生过病,足月顺产,一直母乳喂养。	是的。

续表

	医生	患者家属
3. 相关病史		医生,我孩子这病严重吗?发烧、拉肚子还得几天?（SP 主动提问）
	您不要紧张,宝宝很可能是婴儿腹泻。这是由病毒引起的自愈性疾病,一般疗程为 3~8 天。目前宝宝有轻度脱水,建议补液、蒙脱石散口服以及退热对症治疗,脱水就会纠正,大便性状也会恢复正常的。	好的,谢谢!

三、奶麻

幼儿急疹

1. **概述** 幼儿急疹(exanthema subitum,ES)又称婴儿玫瑰疹,是由人类疱疹病毒(human herpes virus,HHV)6 型或 7 型引起的一种急性出疹性传染病,临床以突然高热,持续 3~4 天后体温骤降,同时全身出现玫瑰红色小丘疹为主要特征。

本病一年四季均可发生,以冬春季节为多见。发病年龄以 2 岁以内婴幼儿为多,6 个月至 1 岁最多,6 个月以内和 3 岁以后少见。患儿多能顺利康复,病后可获得持久性免疫。本病的主要传染源为成人患者。经呼吸道飞沫传播。并发症少,预后良好。

中医因其多发生于乳婴儿,故称为"奶麻";又因其皮疹形似麻疹,又称"假麻"。

2. **病因**

(1)中医病因病机:中医学认为本病病因为感受幼儿急疹时邪,其属于风热时邪范畴,由口鼻而入,侵袭肺卫,故初起可见肺卫表证。继而邪蕴肺胃,正邪交争,故见高热。风热时邪与气血相搏,外发肌肤,故见皮疹。

(2)西医病因机制:本病病原体是 HHV-6 与 HHV-7,主要存在于健康成人的唾液中。病毒可能经呼吸道侵入血液,致病毒血症与临床症状和体征,发病机制不是十分清楚。

3. **临床表现** 突然高热,体温达 39~40℃或更高,全身症状轻微;高热 3~4 天后骤然下降,热退出疹,皮疹为玫瑰红色斑丘疹,以躯干、腰、臀部为多,面部及肘膝关节少见。2~3 天后疹退,无脱屑及色素沉着斑。

4. **实验室检查**

(1)血常规检查:外周血白细胞计数偏低,淋巴细胞计数增高。

(2)病毒分离:病毒分离是 HHV-6、HHV-7 型感染的确诊方法,但不适于早期诊断。

(3)病毒抗体测定:测定 HHV-6、HHV-7 型 IgG、IgM 抗体,是目前最常使用和最简便的方法。

(4)病毒核酸检测:用主成分分析(PCR)方法及核酸杂交方法检测 HHV-6、HHV-7 脱氧核糖核酸(DNA)。

5. **诊断与鉴别诊断**

(1)诊断要点:出疹前常常难以诊断。根据发病年龄,本病患儿的暴露史,典型临床表现为突然高热,一般情况良好,持续 3~4 天,热退出疹,即可诊断为幼儿急疹。

(2)鉴别诊断:与麻疹、风疹、猩红热进行鉴别。

6. 中医辨证

(1)邪郁肌表证

[主症]突然高热,神情正常或稍有烦躁,伴纳呆,呕吐,腹痛,泄泻,纳差,可有囟填,或见惊厥,咽红。

[辨证]本证常见于幼儿急疹初起。以突然出现高热,持续 3~4 天,其他伴随症状不多为其辨证要点。

[舌脉]舌质偏红,舌苔薄黄,指纹浮紫。

(2)毒透肌肤证

[主症]热退,肌肤出现玫瑰红色小丘疹,皮疹从颈部很快延及全身,经 1~2 天皮疹消退。

[辨证]本证常见于幼儿急疹出疹期,以热退疹出为辨证要点。

[舌脉]舌质偏红,苔薄少津,指纹淡紫。

附:幼儿急疹(奶麻)SP 病例

病历摘要:

病名	幼儿急疹
1. 基本情况	患儿王某,女,8 个月,因发热 2 天、全身皮疹半天,门诊就诊。就诊状态:较平静。
2. 现病史	患儿 2 天前上午突然发热,体温 38.5℃,中午体温升到 39.4℃,纳差,精神可。予酒精擦浴后,体温降至 38.7℃,家长予双黄连口服液按说明书服用两天,两天来体温波动在 39℃左右,最高达 39.5℃,余无不适。今早体温突然下降到 36.8℃,随即全身起红色小丘疹,密布周身,尤其是前胸、后背,四肢稍少。故前来就诊。查体:体温 36.3℃,精神尚可,全身密布红色丘疹。纳可、二便调。
3. 相关病史	既往史:既往健康,无任何疾病病史。 过敏史:无药物及食物过敏史。 个人史:无特殊。 家族史:无

SP 模拟问诊训练案例:

	医生	患者家属
1. 问候及患者信息确认	您好,我是实习医生某某,您是王某的妈妈吗?	是的。
2. 现病史	您家孩子哪儿不舒服?	出疹子了。
	大约从什么时候开始?	今天早上开始出的,挺突然的。
	什么原因引起的呢?	不太清楚。两天前发烧了,以为是感冒了。
	用退烧药了吗?	开始没用,是用酒精擦的。
	有效果吗?	擦完体温降到了 38.7℃。

续表

	医生	患者家属
2. 现病史	后来怎么处理的呢?	后来喝了双黄连口服液。
	喝了体温如何?	体温始终都挺高,最高 1 次量的是 39.5℃。
	孩子精神怎么样?	精神还好。
	孩子吃东西怎么样?	吃东西也还行。
	还有别的不舒服吗?	别的都还好,照常玩。
	出疹子是今天开始的?	是的,今天烧退了,身上就开始出小红疹子,以前从来没出过,所以不放心,抱到医院来看看。
	开始出得多吗?	开始不多,就是胸前几点。
	后来呢?	后来越出越多,前胸后背密密麻麻的,我们拿不准是什么病,就来找医生了。
	痒不痒? 孩子用手抓吗?	还好,不怎么抓。
	疼吗?	不知道。她还玩得挺高兴,应该不疼吧。
	孩子是按照正常免疫接种程序接种的吗?	是的,一针都没落过。
	嗯,好的,让宝宝把舌头伸出来,我看一下。	SP 配合伸舌(医生指导 SP 正确伸舌姿势)。
	诊脉(医生注意诊小儿食指络脉方法和注意事项)。	SP 配合诊脉。
3. 相关病史	以前身体怎样,得过什么病吗?	没有。
	对药物、食物过敏吗?	没有。
	孩子是足月顺产吗?	是的。
	您一直母乳喂养?	是的。
	好的,我大概梳理一下。宝宝于 2 天前上午突然发热,体温 38.5℃,至中午很快升到 39.4℃,饮食稍差,精神挺好。予酒精擦浴后,体温降到 38.7℃,家长予双黄连口服液按说明书服用两天,但两天来体温始终偏高,波动在 39℃ 左右,最高达 39.5℃,其他无不适。今早体温突然下降到 36.8℃,但全身遍起红色小丘疹,密布周身,尤其是前胸、后背,四肢较少。所以今日前来就诊。没有药物和食物过敏史,以前也没有生过病,足月顺产,一直母乳喂养。宝宝从出生一直按正规免疫接种程序接种。	是的。
		医生,我孩子这病严重吗? 为什么会突然全身出疹子呢? (SP 主动提问)

续表

	医生	患者家属
3. 相关病史	您不要紧张,根据"热退疹出"的特点,宝宝很可能得的是幼儿急疹,是由人类疱疹病毒引起的一种急性出疹性传染病,病情轻,预后好,不用担心,可以回家观察,好好照顾,过几天疹子就自行消退了。	好的,谢谢!

四、发热、咳嗽

小儿肺炎

1. 概述　肺炎(pneumonia)是由不同病原体或多种因素引起的肺部炎症。临床以发热、咳嗽、气促、呼吸困难和肺部固定湿啰音为特征,严重者可累及循环、神经等系统而出现相应的临床症状,如心力衰竭、中毒性脑病等。

本病一年四季均可发生,尤以冬春二季多见,寒冷地区发病率高。可发生于任何年龄,但以婴幼儿居多,年龄越小,病情越重,是婴儿死亡的第一原因。

2. 病因

(1)中医病因病机:小儿肺炎喘嗽的发生,外因责之于感受外邪,或由其他疾病如感冒、麻疹、百日咳传变而来;内因责之于小儿形气未充、先天不足或后天失养。肺炎喘嗽的病机关键为肺气郁闭,痰热是其主要病理产物,病变部位主要在肺,常累及心肝等脏。

(2)西医病因:最常见的病原体为病毒和细菌,部分为病毒与细菌混合感染。发达国家小儿肺炎的病原以病毒为主,主要有呼吸道合胞病毒、腺病毒、流感及副流感病毒。发展中国家则以细菌为主,流感嗜血杆菌和肺炎链球菌引起的肺炎占细菌性肺炎的60%以上,其他有金黄色葡萄球菌、大肠埃希菌等。儿童肺炎支原体感染、婴儿衣原体感染有增多的趋势。此外,尚可见非感染因素导致的肺炎如吸入性肺炎、坠积性肺炎、过敏性肺炎等。

3. 临床表现　2 岁以下婴幼儿多见,起病急,发病前多数有上呼吸道感染表现。以发热、咳嗽、气促、肺部固定的中、细湿啰音为主要表现。

(1)主要症状

1)发热:热型不定,多为不规则发热,也可表现为弛张热或稽留热,但新生儿及体弱儿可表现为不发热或低于正常。

2)咳嗽:咳嗽频繁,早期多为刺激性干咳,以后咳嗽有痰,痰色白或黄,新生儿、早产儿则表现为口吐白沫。

3)气促:多发生于发热、咳嗽之后。

4)全身症状:精神不振,食欲减退,烦躁不安,轻度腹泻或呕吐。

(2)主要体征

1)呼吸增快:月龄<2 个月,呼吸 ≥60 次/min;月龄 2~12 个月,呼吸 ≥50 次/min;1~5 岁,呼吸 ≥40 次/min,可出现呼吸困难,表现为鼻翼煽动、点头呼吸、三凹征等。

2)肺部听诊:早期可不明显或仅有呼吸音粗糙,以后可闻及固定的中、细湿啰音;若病灶融合,出现肺实变体征,则表现语颤增强,叩诊浊音,听诊呼吸音减弱或管状呼吸音。

3)发绀:口周、鼻唇沟、指趾端发绀,轻症患儿发绀不明显。

新生儿肺炎肺部听诊仅可闻及呼吸音粗糙或减低,病程中亦可出现细湿啰音或哮鸣音。

（3）重症肺炎的表现

1)循环系统:可发生心力衰竭。表现:①心率突然加快,>180 次 /min;②呼吸突然加快,>60 次 /min;③突然发生极度烦躁不安,明显发绀,皮肤苍白发灰,指(趾)甲微血管再充盈时间延长;④心音低钝,有奔马律,颈静脉怒张;⑤肝脏迅速增大;⑥颜面、眼睑或下肢水肿,尿少或无尿。具有前 5 项者即可诊断为心力衰竭。

2)神经系统:常见肺炎合并中毒性脑病,症见烦躁不安,嗜睡,两目凝视或上窜,继之出现昏迷,惊厥,前囟隆起,呼吸不规则,瞳孔对光反应迟钝或消失及有脑膜刺激征。

3)消化系统:表现为食欲不振、呕吐、腹胀、腹泻等。重症肺炎可见中毒性肠麻痹,肠鸣音消失,腹胀严重时致使膈肌上升,压迫胸部,使呼吸困难加重。

4)DIC:表现为血压下降,四肢发凉,脉速而弱,皮肤、黏膜及胃肠道出血。

4. 实验室检查

（1）外周血检查

1)白细胞检查:细菌性肺炎的白细胞总数和中性粒细胞多增高,可见核左移,胞浆可有中毒颗粒;病毒性肺炎的白细胞总数正常或降低,淋巴细胞增高,有时可见异型淋巴细胞。

2)C 反应蛋白（CRP）:细菌感染时,血清 CRP 浓度上升;非细菌感染时则上升不明显。

（2）病原学检查

1)细菌培养和涂片:采取痰液、肺泡灌洗液、胸腔穿刺液、脓液等进行细菌培养,可明确病原菌,同时可进行药物敏感试验。亦可做涂片染色镜检,进行初筛试验。

2)病毒分离:应于起病 7 日内取鼻咽或气管分泌物标本作病毒分离,阳性率高,但需时间较长,不能作早期诊断。

3)病原特异性抗体检测:急性期特异性 IgM 测定有早期诊断价值;急性期与恢复期双份血清特异性 IgG 检测 4 倍以上增高或降低,对诊断有重要意义。

4)其他试验:如鲎珠溶解物试验,是测定内毒素的一种简单、快速及敏感的方法,对革兰阴性杆菌肺炎的诊断有帮助。

（3）血气分析:对重症肺炎有呼吸困难的患儿,可做血氧分压（PaO_2）、血二氧化碳分压（$PaCO_2$）及血酸碱值（pH）测定,以此了解缺氧、酸碱失衡的类型及程度,有助于诊断、治疗和判断预后。

（4）X 线检查:早期肺纹理增强,透光度减低,以后两肺下野、心膈角区及中内带出现大小不等的点状或小斑片状影,病灶部分融合在一起则成为大片状浸润影,甚至可波及节段。发生肺不张可见均匀致密的阴影,占据一侧胸部、一叶或肺段,阴影无结构,肺纹理消失;肺气肿可见病侧肋间距较大,透明度增强;并发脓胸时,患侧胸腔可见液平面。

5. 并发症　早期正确治疗者并发症很少见。若延误诊断或病原体致病力强者可引起并发症。细菌性肺炎最易出现的并发症为脓胸、脓气胸及肺大疱。

6. 中医辨证

(1)常证

1)风寒闭肺证

［主症］恶寒发热,无汗,呛咳气急,痰白而稀。

［舌脉］舌苔薄白或白腻,脉浮紧,指纹浮红。

［辨证］本证多见于肺炎喘嗽的初期。以恶寒重发热轻、呛咳气急、痰白清稀为辨证要点。

2)风热闭肺证

［主症］发热恶风,微有汗出,咳嗽气急,痰多,痰黏稠或黄,口渴咽红,重证则见高热,咳嗽微喘,气急鼻煽,喉中痰鸣,面赤,便干尿黄。

［舌脉］舌红,苔薄白或黄,脉浮数。重证舌红,苔黄,脉滑数,指纹浮紫或紫滞。

［辨证］本证亦多见于肺炎喘嗽初期。轻证乃风热在表,故症状较轻,见咳嗽气急伴发热恶风,咽红口渴,舌红,苔黄;重证以高热、咳嗽气急鼻煽、喉中痰鸣等为辨证要点。

3)痰热闭肺证

［主症］发热,烦躁,咳嗽喘促,气急鼻煽,喉间痰鸣,面赤口渴,口唇青紫,胸闷胀满,泛吐痰涎,痰黄黏稠。

［舌脉］舌质红,舌苔黄腻,脉弦滑。

［辨证］本证多见于肺炎喘嗽中期,痰热俱甚。以发热重,喉间痰鸣,气急鼻煽等症状为辨证要点。严重者肺气闭塞,可致气滞血瘀,口唇青紫,救治不及时,易出现变证。

4)毒热闭肺证

［主症］高热持续,咳嗽剧烈,气急鼻煽,喘憋,涕泪俱无,鼻孔干燥,面赤唇红,烦躁口渴,小便短黄,大便秘结。

［舌脉］舌红而干,舌苔黄,脉滑数。

［辨证］本证以高热不退、气急鼻煽、鼻孔干燥、涕泪俱无为辨证要点。该证型救治不及时,易出现变证。

5)阴虚肺热证

［主症］病程较长,干咳少痰,低热盗汗,面色潮红,五心烦热。

［舌脉］舌质红乏津,舌苔花剥、少苔或无苔,脉细数。

［辨证］本证多见于肺炎喘嗽的恢复期。以病程长、干咳无痰、舌红少津、脉细数为辨证要点。辨证时要注意辨明有无余邪留恋。

6)肺脾气虚证

［主症］低热起伏不定,面白少华,动则汗出,咳嗽无力,喉中痰鸣,食欲不振,大便溏。

［舌脉］舌质偏淡,舌苔薄白,脉细无力。

［辨证］本证多见于肺炎喘嗽病程迁延,或素体虚弱的患儿。以咳嗽无力、动辄汗出、脉细无力为辨证要点。

(2)变证

1)心阳虚衰证

［主症］突然面色苍白,口唇青紫,呼吸困难,或呼吸浅促,额汗不温,四肢厥冷,烦躁不

安,或神萎淡漠,右胁下出现痞块并逐渐增大。

[舌脉]舌质略紫,苔薄白,脉细弱而数,指纹青紫,可达命关。

[辨证]本证多见于年龄小或素体虚弱的患儿,感邪较重,多发生于肺炎喘嗽的极期。以突然出现面色苍白、口唇发绀、四肢厥冷、右胁下痞块增大、脉细弱而数为辨证要点。

2)邪陷厥阴证

[主症]壮热烦躁,神昏谵语,四肢抽搐,口噤项强,两目上视。

[舌脉]舌质红绛,指纹青紫,可达命关,或透关射甲。

[辨证]本证多见于邪毒炽盛,邪陷心肝的患儿,多发生于肺炎喘嗽的极期。以壮热、烦躁、神昏、四肢抽搐、口噤项强为辨证要点。

附:发热、咳嗽(小儿肺炎)SP 病例
病历摘要:

病名	小儿肺炎
1. 基本情况	患儿李某,女,9 岁,持续发热、咳嗽 5 天,加重 1 天,门诊就诊。就诊状态:精神萎靡。
2. 现病史	患儿 5 天前受凉后下午出现咳嗽,纳差,夜间发热,体温 38.5℃,次日就诊于某省医院,血常规检查示:白细胞计数、淋巴细胞比率、中性粒细胞均正常,静脉滴注抗生素后体温降至正常。夜间再次发热,咳嗽加重。静脉滴注治疗几日均未见好转,肌内注射退热药物后体温下降,后复发热,体温在 38℃左右,最高达 39.2℃,最低 37.2℃,其间也服用蒲地蓝等中成药,咳嗽、发热无减轻,痰声重。遂今日门诊就诊。刻下症见:精神萎靡、咽痒、咳嗽、咳痰、畏寒肢冷。体格检查:体温 38.8℃,P 95 次/min,R 35 次/min。舌红,苔黄腻,脉滑数。
3. 相关病史	既往史:否认肝炎、结核等传染病史,无手术外伤史。 过敏史:无药物或食物过敏史。

SP 模拟问诊训练案例:

	医生	患者家属
1. 问候及患者信息确认	您好,我是实习医生某某,您是李某的爸爸吗?	是的。
2. 现病史	孩子哪儿不舒服?	发烧 5 天了,还咳嗽得挺厉害。
	大约从什么时候开始的?	5 天前,大概有点受凉了,下午开始咳嗽,不想吃东西,晚上就发烧了。
	当时发烧到多少度?	体温 38.5℃。
	当时吃什么药物没? 有没有去社区看病?	当时太晚了,吃了点家里备的感冒清热颗粒就睡了。
	后来去哪看病没?	第二天又发烧了,还是咳嗽,就去了省医院,医生让查了个血,说结果是正常的,考虑是急性支气管炎。
	医生开的什么药?	大夫让打了退烧针,还有输液,另外开了蒲地蓝。
	这几天规律吃药没?	一直按时吃药呢。

	医生	患者家属
2. 现病史	用完这些药怎么样？	每次输完液就不烧了，一般上午还好点，下午和晚上体温就上来了。
	最高到过多少度？	最高到过 39.2℃。
	最低呢？	白天最低 37.2℃。
	现在除了发烧还有哪儿不舒服？	咳嗽厉害，还有痰，"吼吼"的。
	除了咳嗽呢？	精神不好，烧得头疼。
	嗓子疼不疼？	疼。
	让我看看嗓子,(拿手电筒)啊……	啊……
	怕冷不？	怕冷！
	出汗不？	不出汗。
	还有别的不舒服的吗？	脸发红发烫，身上也没劲儿。
	口渴不？	嗯，口渴。
	吃饭怎么样？	没胃口，好几天都没怎么吃东西了。
	睡眠怎么样？	不好，晚上老咳嗽。
	大便干吗？	没怎么吃，好几天都没拉大便了。
	小便怎么样？	小便少、发黄。
	把舌头伸出来，我看一下。	SP 配合伸舌(医生指导 SP 正确伸舌姿势)。
	诊脉(医生注意诊寸口脉方法和注意事项)。	SP 配合诊脉。
3. 相关病史	以前身体怎样,有过什么病吗？	以前常常感冒。
	每次都这么厉害吗？	不是，平时也还好，就是普通感冒，但每年到秋冬季节就得咳嗽上一两个月，吃好长时间药。
	好的，我大概梳理一下：患儿 5 天前受凉后下午开始咳嗽，不想吃东西，晚上发烧，体温上升至 38.5℃，次日去某省医院就诊，查血常规：白细胞计数、淋巴细胞、中性粒细胞均正常，静脉滴注抗生素后体温降正常。但夜间回家又发烧，咳嗽加重。反复输液几日均如此，打退烧针体温就降，药效过了又烧起来，这几天体温在 38℃ 上下波动，最高 39.2℃，最低 37.2℃，其间还服用蒲地蓝等中成药，咳嗽无减轻，痰声重，仍发烧。现在：精神萎靡，咽痒、咳嗽、咳痰、畏寒肢冷。	是的。
		医生,我娃这病严重吗？是不是肺炎(SP 主动提问)
	您不要紧张，目前还不好说，但是孩子发烧时间较长，恐怕还得做进一步检查，很有可能是由病毒引起的肺炎，我们会采取中西医结合疗法，您先别着急。	好的，谢谢！

五、丹痧

猩红热

1. 概述 猩红热（scarlet fever）是由 A 组 β 型溶血性链球菌引起的急性呼吸道传染病。临床以发热、咽峡炎、全身弥漫性猩红色皮疹及疹退后脱皮脱屑为特征。少数在病后 2~3 周发生风湿热或急性肾小球肾炎。

一年四季都可发病，以冬春季节最为多见。儿童尤其是 3~7 岁是主要易感人群。感染后可获得较长久的抗感染和抗红疹毒素能力。

本病属于中医"丹痧""烂喉痧""疫痧"范畴。《丁甘仁医案》记载："有烂喉丹痧一症，发于冬春之际，不分老幼，遍相传染。"指出丹痧是一种具有强烈传染性的疾病。

2. 病因

(1)中医病因病机：中医学认为猩红热的病因为感受痧毒疫疠之邪。乘时令不正之气，寒暖不调之时，病邪从口鼻而入，蕴于肺胃二经。按卫气营血进行传变。时邪初起，犯于肺卫，正邪抗争，而见壮热骤起，继而邪毒化火化毒入里，炽盛于肺胃，咽喉是肺胃的门户，咽通于胃，喉通于肺，邪毒熏蒸咽喉，导致咽部红肿糜烂。肺主皮毛，脾主肌肉，邪毒内蕴肺胃，外泄肌表，则全身出现皮疹。邪毒进一步化火入里，传入气营，或内逼营血，见壮热烦渴，嗜睡萎靡，痧疹密布，成片成斑，痧疹色泽转红紫或见瘀点等症，若邪毒炽盛，内陷心肝，可见昏迷、抽搐等症。邪从火化，最易伤阴耗津，故后期可见肺胃阴伤之证。

此外，本病在病程中或恢复期，毒热伤于心络，耗损气阴，可致心悸；若毒热流窜筋骨、关节，可致痹症；若余邪内归，损伤肺脾肾，导致三焦水液通调失职则可致水肿。

(2)西医病因机制：病原为具有红疹毒素的 A 组 β 型溶血性链球菌。有较强的侵袭力，能产生 A、B、C 三型红疹毒素，人体感染后可获得抗菌与抗毒两种免疫。由于红疹毒素有型特异性，各型之间无交叉免疫，故可再患猩红热。传染源为病人及带菌者，主要通过呼吸道飞沫传播，或经皮肤伤口、产道感染均可致猩红热。

3. 临床表现 潜伏期 1~7 天，通常 2~4 天，外科型猩红热为 1~2 天。其临床表现轻重差别较大，可有几种不同类型。最常见为普通型。普通型，典型病例可分为三期：

(1)前驱期：起病急骤，从发热到出疹时间在 24 小时内，发热，头痛，咽痛，呕吐，腹痛。体温在 38~40℃，幼儿常有惊厥。咽部、扁桃体明显充血水肿，扁桃体腺窝处可有点状或片状白色脓性分泌物，易剥离。软腭充血，有细小红疹或针尖大小出血点，称为黏膜内疹。病初舌被白苔，红肿的乳头突出于白苔之外，称为白草莓舌；以后白苔脱落，舌面光滑鲜红，舌乳头红肿突起，称为红草莓舌。颈部及颌下淋巴结肿大并有触痛。

(2)出疹期：皮疹多在发热第二天出现，最先见于颈部、腋下、腹股沟等处，一天之内布满全身。皮肤呈弥漫性充血性潮红，上有均匀、密集的猩红色针尖大小细小皮疹，呈鸡皮样，触之似砂纸感；疹间见皮肤潮红，用手按压消退，显出苍白色，去压后红疹又现。面部潮红，没有皮疹，而口唇周围皮肤苍白色，形成环口苍白圈。皮疹在皮肤皱褶处，如腋窝、肘窝、腹股沟等处密集，并伴有出血点，形成明显的横纹线，称为帕氏线或线状疹。

(3)恢复期：体温降至正常，一般情况良好。皮疹按出疹的顺序消退，疹退 1 周后开始脱皮,先从面部及颈部开始,渐及躯干,最后四肢(手掌、足底),脱皮的程度与出疹轻重有关,轻者糠屑样,重者则大片状脱皮,可迁延 2~4 周,无色素沉着。

4. 实验室检查

(1)血常规检查:白细胞计数可达(10~20)×10⁹/L 或更高,中性粒细胞>75%,有时胞浆可见到中毒颗粒,恢复期可见嗜酸性粒细胞增多。

(2)病原学检查:咽拭子或伤口细菌培养有 A 组 β 型溶血性链球菌生长。

(3)血清学:85%~90% 链球菌感染患者于感染后 1~3 周至病愈后数月可检出链球菌溶血素 O 抗体,一般效价在 1:400 以上,并发风湿热患者的血清滴度明显增高。

(4)尿常规:链球菌感染急性期或恢复期早期,尿中可出现一过性蛋白尿、镜下血尿,这与感染 2 周后出现的急性肾炎不同。

5. 中医辨证

(1)邪侵肺卫证

[主症]发热骤起,头痛畏寒,灼热无汗,咽喉红肿疼痛,常影响吞咽,上腭有粟粒样红疹,皮肤潮红,痧疹隐隐。

[舌脉]舌质红,苔薄白或薄黄,脉浮有力。

[辨证]本证见于起病之初,病期较短。以发热,咽喉红肿、疼痛,皮肤潮红,痧疹隐现为辨证要点。

(2)毒炽气营证

[主症]本证见于疾病的出疹期。以壮热烦躁、口渴,咽喉肿痛、糜烂、痧疹密布。

[舌脉]色红如丹,草莓舌为特点。

[辨证]本证见于疾病的极期,传变极快,容易出现变证。以壮热烦躁口渴,咽喉肿痛糜烂、痧疹密布,色红如丹,草莓舌为辨证要点。

(3)疹后阴伤证

[主症]丹痧布齐后,身热渐退,咽部糜烂、疼痛减轻,或见低热,唇干口燥,或伴有干咳,食欲不振,约 2 周后可见皮肤脱屑、或呈大片脱皮。

[舌脉]舌红少津,苔剥脱,脉细数。

[辨证]本证见于恢复期。以口干唇燥,皮肤干燥脱屑脱皮,舌红少津为辨证要点。

附:丹痧(猩红热)SP 病例

病历摘要:

病名	猩红热
1. 基本情况	患者苏某,女性,6 岁,小学生。咽痛发热 2 天,全身可见猩红色皮疹 1 天,门诊就诊。就诊状态:稍焦虑、紧张。
2. 现病史	患儿昨日早起出现咽痛、浑身不适,中午发热,体温迅速从 38.5 ℃上升至 39.5℃,纳差,下午腋下出现猩红色皮疹,继而颈部、腹股沟、躯干部也出现弥漫性潮红,上有针尖大小的红色斑丘疹。服用布洛芬后体温稍降,几小时后又升高。今日仍咽痛较甚,体温 39.3℃,皮疹加重,范围较前一天扩大,遂来门诊就诊。

续表

病名	猩红热
3. 相关病史	既往史：无 过敏史：食鱼虾过敏

SP 模拟问诊训练案例：

	医生	患者家属
1. 问候及患者信息确认	您好，我是实习医生某某，您是苏某的妈妈吗？	是的。
2. 现病史	孩子哪儿不舒服？	发烧、嗓子痛 2 天，身上起皮疹 1 天了。
	大约从什么时候开始的？	昨天早上起床后，孩子说嗓子疼，浑身不舒服，就没吃早餐，后来请假没去上学，到中午开始发烧。
	当时发烧到多少度？	38.5℃。
	当时吃什么药物没？有没有去医院看病？	午睡了一会儿，体温升高到 39.5℃了，我把家里的布洛芬给孩子吃了一袋。
	吃了以后怎么样了？	吃了过了半个小时，出了一身汗，体温降了一点。
	体温降到多少了？	大概 37.8℃。
	后来又烧起来没有？	嗯，后来体温慢慢又上升到 39.4℃。
	最高到过多少度？	最高就是 39.4℃。
	嗓子疼有变化吗？	嗓子越疼越厉害，啥也吃不进去，喝水都哭。
	让我看看嗓子，(拿手电筒)啊……	啊……
	确实咽部腐烂红肿厉害。	啊！（惊讶）
		那怎么办？
	先别着急，我看看皮肤。	（解开衣服）
	全身出红色斑丘疹的地方不少呢。	对啊，就 1 天工夫，出满了，全身都是，看着颜色挺吓人的。
	从什么时候开始起皮疹的呢？	是昨天下午，午睡起来后发现的。
	最开始在哪个部位发现的呢	是从胳肢窝开始的。
	后来呢？	后来很快就发现到大腿根、腹部、后背都起红色皮疹了，一片一片的，很恐怖。
	今天皮疹加重了吗？	嗯，比昨天颜色更红，范围更大，上面有像鸡皮疙瘩一样的小粒粒，胳膊、腿上都有。

续表

	医生	患者家属
2. 现病史	按着疼吗？	不怎么疼,但按着红色皮肤会变白,过一会又变红了
	孩子吃东西怎么样？	没胃口,不想吃
	恶心吗？	不恶心。
	口渴不？	嗯,口渴。
	睡眠怎么样？	休息不好。
	大便怎么样？	大便干。
	几天1次？	两天没解。
	小便怎么样？	小便发黄。
	把舌头伸出来,我看一下。	SP配合伸舌(医生指导SP正确伸舌姿势)。
	诊脉(医生注意诊寸口脉方法和注意事项)。	SP配合诊脉。
3. 相关病史	以前身体怎样,有过什么病吗？	没有,就是小时候长过湿疹。
	对什么药物、食物过敏吗？	对鱼虾过敏。
	那以后注意暂时先别吃这类异物蛋白了。	好的,大夫。
	好的,我大概梳理下。患儿昨天早起咽痛、浑身不适,中午发热,体温迅速从38.5℃上升至39.5℃,食欲不好,下午腋下开始出现猩红色皮疹,继而脖子、腹股沟、躯干部也出现弥漫性潮红,上有针尖大小的红色斑丘疹。服用布洛芬后体温稍降,但过几小时又升高。今日仍咽痛较甚,体温39.3℃,皮疹加重,范围较前一天扩大,遂来门诊就诊。	是的。
		医生,我娃这病严重吗？看着好吓人(SP主动提问)
	您不要紧张,孩子很可能得的是猩红热,是由A组β型溶血性链球菌引起的急性呼吸道传染病。家里如果还有小孩,要注意隔离,谨防传染。孩子会收治到隔离病房,我们会给孩子进一步完善相关检查,支持对症处理病情,不用太担心。	好的,谢谢!

六、五迟、五软

维生素D缺乏性佝偻病

1. **概述** 维生素D缺乏性佝偻病(vitamin D deficiency rickets)是因小儿体内维生素D不足引起全身钙、磷代谢紊乱,导致钙盐不能正常沉着于骨骼的生长部分而发生骨骼畸形的一种慢性营养性疾病。典型的表现是生长着的长骨干骺端或骨组织钙化障碍。

本病常发生于冬春两季,多见于 3 岁以下小儿,尤以 6~12 个月婴儿发病率较高。北方佝偻病患病率高于南方,工业城市高于农村。本病预后一般良好。

中医文献对本病无专门论述,其症状散见于中医"五迟""五软""鸡胸""龟背""汗证""疳证"等病证中。

2. 病因

(1)中医病因病机:小儿先天禀赋不足,后天调护失宜,日照不足为本病主要发病原因。脾肾亏虚是本病主要病机,常累及心肝肺脏。肾气不足,则骨髓不充,骨失所养,出现颅骨软化、发稀、囟门迟闭、齿迟,甚至骨骼畸形等症状;脾虚则气血生化乏源,久之全身脏腑失于濡养,出现全身乏力,肌肉无弹性。日久影响它脏,如肺气不足,卫外不固,则多汗,易患外感;心气不足,心失所养则心神不安;脾虚肝失所制,则肝木亢盛,而出现夜惊、烦躁。

(2)西医病因机制

1)日照不足:紫外线照射不足,是维生素 D 缺乏的主要原因之一。日光中波长 296~310μm 的紫外线,照射皮肤基底层内贮存的 7- 脱氢胆固醇转化为胆钙化醇即维生素 D_3,为人类维生素 D 的主要来源。只要经常接受紫外线照射,维生素 D 就能内源生成而不会缺乏。

2)维生素 D 摄入不足:婴儿一般每天从食物中摄入维生素 D 的量很少,若平时不直接晒太阳再加之未及时添加补充富含维生素 D 的食物如鱼肝油、蛋黄、肝脏等富含就容易患佝偻病。此外,食物中钙、磷含量不足或比例不适宜,或食物搭配不合理的婴儿易患维生素 D 缺乏性佝偻病。

3)生长过速:骨骼生长速度与维生素 D 和钙的需要量成正比,因此婴儿生长发育快对维生素 D 和钙的需要量增多,故易引起佝偻病;早产儿或双胎婴儿体内钙、磷、维生素 D 储备不足,出生后因生长速度快,极易发生此病。

4)疾病影响:慢性呼吸道感染、胃肠道疾病和肝、胰、肾疾病等均可影响维生素 D 及钙、磷的吸收、利用,引起佝偻病。

5)药物影响:长期服用苯妥英钠、苯巴比妥等抗惊厥类药物,可激活肝细胞微粒体氧化酶系统的活性,加速维生素 D 和 25- 羟胆钙化醇分解成无活性的代谢产物;糖皮质激素有对抗维生素 D 对钙的转运作用而引起佝偻病。

3. 临床表现 维生素 D 缺乏性佝偻病按其病情的发展阶段不同,临床可分四期:

(1)初期:多数从 3 个月左右开始发病,此期以精神神经症状为主,患儿有睡眠不安,好哭,易出汗等现象。多汗与气候无关,由于汗液刺激,患儿经常摩擦枕部,形成枕秃或环形脱发。骨骼改变不明显,骨骼 X 线可正常,或钙化带模糊。血清 25- 羟胆钙化下降,血钙浓度正常或稍低,血磷降低,碱性磷酸酶正常或稍高,此期可持续数周或数月,若未经适当治疗,可发展为激期。

(2)激期:除初期症状外,患儿以骨骼改变和运动功能发育迟缓为主。

1)骨骼改变

①头部:6 个月以内婴儿的佝偻病以颅骨改变为主,即颅骨软化,是佝偻病最早出现的体征。前囟边较软,颅骨薄,检查者用双手固定婴儿头部,指尖稍用力压迫枕骨或顶骨的后

部,可有压乒乓球样感觉。8~9个月以上的患儿额骨和顶骨双侧骨样组织呈对称性增生,变成"方盒样"头型即方颅(从上向下看),如隆起加重可出现鞍形颅,臀形颅和十字形颅,头围也较正常增大。前囟大及闭合延迟,严重者18个月时前囟尚未闭合。出牙较迟,可延迟至10个月甚至1岁多方出牙,牙齿不整齐,容易发生龋齿。

②胸部:1岁左右的小儿可见到胸廓畸形,可出现肋软骨区膨大,以两侧7~10肋软骨部位为主,因骨组织堆积膨大而形成钝圆形隆起,上下排列如串珠状,称为"肋骨串珠",如"串珠"向胸内扩大可压迫肺组织,故患儿易患肺炎。肋骨软化后,因受膈肌附着点长期牵引,造成肋缘上部内陷,肋缘外翻,形成沟状,称为肋软沟,又称郝氏沟。由于第6~8肋骨与胸骨柄相连处内陷,可使胸骨向前突出,称为鸡胸,亦可见到由剑突为中心内陷的漏斗胸。

③四肢:6个月以后的佝偻病患儿,四肢各骺部均显膨大,尤以腕关节的尺、桡骨远端常可见圆钝和肥厚的球体,称为佝偻病"手镯";由于骨质软化与肌肉关节松弛,小儿开始站立与行走后,由于骨质软化和肌肉关节松弛,因躯体的重力和张力所致,可出现股骨、胫骨、腓骨弯曲,形成膝内翻("O"形)或膝外翻("X"形)畸形,重症下肢骨畸变时,常可引起步态不稳,呈"鸭步"态。

④脊柱与骨盆:患儿会坐与站立后,因韧带松弛,久坐后可致脊柱畸形,出现脊柱后弯或侧弯;严重病例骨盆亦可变形,前后径往往缩短,日后将成为女性难产的因素之一。

2)运动功能及其他:严重低血磷使肌肉糖代谢障碍,使全身肌肉松弛、乏力、肌张力降低和肌力减弱,故患儿抬头、坐、站、行走都较晚,关节松弛而有过伸现象。腹肌张力减退时,腹部膨隆呈蛙腹状。可有肝脾下垂或肿大(间质增生)。重症患儿神经系统发育迟缓,表情淡漠,语言发育落后,条件反射形成缓慢,免疫力低下,易合并感染及贫血。

此期血生物化学检查除血清钙稍低外,其余指标改变显著,X线显示长骨钙化带消失,干骺端呈毛刷样、杯口状改变,骨骺软骨盘增宽(>2mm),骨质稀疏,骨皮质变薄,可有骨干弯曲畸形或青枝骨折。

(3)恢复期:经过足量维生素D治疗和日光照射后,各种临床表现和体征逐渐减轻、消失,肌张力恢复,血液生物化学检查恢复正常,X线出现不规则的钙化线,骨质密度逐渐恢复正常。

(4)后遗症期:临床症状消失,血生物化学检查正常,X线片干骺端病变消失。仅重度佝偻病遗留下不同部位不同程度的骨骼畸形或运动功能障碍。年龄约在3岁以后。

4. 实验室检查

(1)骨碱性磷酸酶(BALP)测定:佝偻病早期BALP开始上升,其血清活性与病情呈正相关,是反映骨生长障碍最特异、最敏感的指标,适用于佝偻病早期诊断和散居普查。

(2)血清25-羟胆钙化醇[25-(OH)D$_3$]测定:是反映体内维生素D营养状况的最佳指标,佝偻病早期血清25-(OH)D$_3$即下降,是诊断佝偻病的可靠指标。

(3)血清骨钙素(BGP)测定:佝偻病早期BGP增多,是诊断佝偻病的敏感指标,但需要一定的设备和技术条件,临床应用受限制。

(4)尿脱氧吡啶啉/肌酐测定:尿脱氧吡啶啉为骨吸收的特异性指标,为去除尿浓缩稀释对其水平影响,通常用尿脱氧吡啶啉/肌酐表示。佝偻病早期即可引起尿脱氧吡啶啉升高,该检测方法简便,可应用于佝偻病普查。

(5)血清钙、磷、碱性磷酸酶(ALP)测定:血清中钙、磷、ALP检测是较传统的佝偻病检测方法,因受饮食和测定时各种因素的影响敏感性较低,故对早期佝偻病的诊断价值不大。

(6)骨密度测定:骨密度直接测量骨的矿物质,主要是钙含量,能直接反映人体长期的钙营养状况,对佝偻病早期诊断具有特异性。

(7)X线检查:X线片反映了相应的骨骼组织学病理改变,对佝偻病的诊断客观性较强。

各期X线表现如下:

1)初期或轻症:先期钙化带正常或模糊不清。

2)激期或重症:先期钙化带可模糊消失,干骺端向两侧增宽,中央呈杯口状凹陷,边缘显示为毛刷状,骨皮质局限性变薄,骺软骨边缘不清,可伴有不完全性骨折及下肢弯曲畸形。

3)恢复期:尺骨远端先期钙化带重新出现,但仍不太规则,其杯口凹陷及毛刷状边缘渐整齐,密度增高。

5. 诊断要点

主要依据维生素D缺乏史、日光照射缺乏史和临床症状与体征,结合血生物化学检查及骨骼X线检查可做明确诊断。临床按骨骼畸形分为轻、中、重三度。

(1)轻度:有轻度颅骨软化、方颅、肋骨串珠等骨骼改变。

(2)中度:有中度骨骼改变,如明显的肋骨串珠、手镯、鸡胸、郝氏沟,轻、中度的下肢畸形,如"O"形腿或"X"形腿。

(3)重度:有严重的骨骼畸形,影响生理功能和运动功能,如影响步态的"O"形腿和"X"形腿,或伴有病理性骨折。

6. 中医辨证

(1)肺脾气虚证

[主症]多汗夜惊,肌肉松软,发稀枕秃,囟门迟闭,或形体虚胖,烦躁不安,纳差,大便不实,或反复感冒。

[舌脉]舌质淡,苔薄白,指纹偏淡,脉弱无力。

[辨证]此证多为佝偻病的初期阶段,脾虚及肺,以肌肉松软,纳差、多汗、反复感冒为辨证要点。

(2)脾虚肝旺证

[主症]面色少华,纳呆食少,多汗,发稀枕秃,坐立、行走无力,夜啼不宁,时有惊惕,甚至抽搐,囟门迟闭,出齿较晚。

[舌脉]舌淡,苔薄,指纹淡紫或脉细弦。

[辨证]本证由脾虚气弱,气血生化乏源致肝失阴血濡养,以面色少华,纳呆食少,多汗,夜啼不宁,易惊惕、抽搐为辨证要点。

(3)肾精亏损证

[主症]有明显的骨骼畸形,如头颅方大,鸡胸,龟背,肋骨串珠,肋骨外翻,漏斗胸,手镯,足镯,O形或X形腿等;出牙、坐立、行走迟缓;面色苍白,多汗,神情淡漠。

[舌脉]舌淡,苔少,指纹淡或脉细无力。

［辨证］本证多在疾病的激期、恢复期和后遗症期，以明显的骨骼畸形、发育迟缓、四肢筋骨痿软为辨证要点。

附：五迟、五软（维生素 D 缺乏性佝偻病）SP 病例

病历摘要：

病名	维生素 D 缺乏性佝偻病
1. 基本情况	患者张某，男，5 个月。多汗、烦躁、枕秃 1 个月，加重 1 周，门诊就诊。就诊状态：较烦躁。
2. 现病史	患儿 1 个月前开始夜间睡眠不安，烦躁易怒，闻声易惊，汗出浸衣，发稀枕秃，枕骨软化，按之如"乒乓球"状。近 1 周加重，在妇幼保健院查：血钙正常，血磷降低，碱性磷酸酶略高，舌淡、苔白、脉软。
3. 相关病史	既往史：无

SP 模拟问诊训练案例：

	医生	患者家属
1. 问候及患者信息确认	您好，我是实习医生某某，您是张某的家长吗？	是的。
2. 现病史	宝宝哪儿不舒服？	他多汗、烦躁，还有头发也蹭秃了，晚上睡眠不好。
	大约从什么时候开始的？	大概从 1 个多月以前。
	最开始是什么情况呢？	最开始是孩子晚上睡觉不踏实，老是翻来覆去的。
	还有其他表现没有？	还有宝宝爱出汗。
	怎么个爱出汗呢？	其实家里不热，宝宝出汗特别多，经常汗湿衣服，一层一层出汗。
	烦躁是怎么回事呢？	就是晚上爱哭闹，怎么哄都哄不好。
	既不是饿了，也不是尿了，就是哭闹哄不好？	是的，常常哭一两个小时，哭得我也很烦躁。宝宝还很容易受惊吓，一点动静就一抖。
	枕秃是怎么回事呢？	宝宝好像很痒，老是在枕头上来回蹭，现在这一片头发都没了。
		另外，医生，我还发现孩子脑袋偏软，使劲按好像能按动似的。
	好，我来检查一下……嗯，是的	
	宝宝是足月顺产吗？	宝宝是剖宫产，足月了。
	吃奶怎么样？	我奶水不够，加了奶粉。
	宝宝户外活动多吗？	不太多，我们平时上班，老人帮着带，出门少。
	加辅食了吗？	加了米粉和果汁。
	您平时吃肉、蛋、奶多吗？	我不是特别爱吃这些，一吃就上火。

续表

	医生	患者家属
2. 现病史	吃鱼肝油了吗?	快两个月时才吃
	大便怎么样?	大便干。
	几天 1 次?	1 天 1 次。
	小便怎么样?	小便黄。
	去医院看过吗?	在妇幼保健院查过。
	结果如何?	有点问题吧(化验单递给医生)。
	好的,我看看,血钙正常,血磷降低,碱性磷酸酶略高。让宝宝把舌头伸出来,我看一下。	SP 配合伸舌(医生指导 SP 正确伸舌姿势)。
	诊脉(医生注意查小儿食指络脉方法和注意事项)。	SP 配合诊食指络脉。
3. 相关病史	以前身体怎样,有过什么病吗?	没有。
	好的,我大概梳理一下。患儿 1 个月前开始夜间睡眠不安,烦躁易怒,听到声易受惊吓,出汗较多浸透衣服,头发稀少,有枕秃,枕骨软化,按上去像"乒乓球"状。近 1 周加重,在妇幼保健院查:血钙正常,血磷降低,碱性磷酸酶略高。孩子是足月剖宫产。户外活动较少,2 个月才吃鱼肝油。大便干,小便黄。	是的。
		医生,孩子这病严重吗? (SP 主动提问)
	您不要紧张,宝宝目前出现的症状很有可能是佝偻病的早期症状,跟鱼肝油加得过晚,户外活动不足、辅食种类较少有关。如果不治疗,有可能加重,出现骨骼畸形。我们将完善相关检查,予维生素 D 治疗,并且告诉您相关知识,包括如何添加辅食,户外活动、来治疗和预防本病加重。	好的,谢谢!

七、积滞

消化不良

1. **概述**　积滞是由于小儿内伤乳食,停积中焦,积而不化,气滞不行引起的一种脾胃病证。临床以不思乳食,脘腹胀满,嗳气酸腐,大便酸臭或便秘为特征。本病一年四季皆可发生,各种年龄均可发生,但婴幼儿居多。预后一般良好。脾胃虚弱、先天不足以及喂养不当的婴幼儿容易发病。个别患儿若迁延不愈或失治日久可出现气血生化乏源,甚至影响其生长发育,可转化成为"疳证"。本病相当于现代医学中的消化不良。

2. **病因** 本病的主要病因是乳食不节,脾胃功能受损,运化不健,或素体脾胃虚弱,腐熟运化不及导致的乳食停滞不化。病机为乳食停滞不化,气滞不行。病位在脾胃。

(1)乳食不化:小儿脾常不足,乳食不能自节。伤于乳者,多见于哺乳方法不当,或过急过量,或冷热不调;伤于食者,多因喂养不当,偏食嗜食,暴饮暴食,或过食膏粱厚味,煎炸炙煿,或贪食生冷、坚硬难化之物,或添加辅食不当,皆可伤及脾胃,脾胃受损,升降失宜,则宿食停聚,积而不化,发为积滞。伤于乳者,为乳积;伤于食者,为食积。

(2)脾虚夹积:患儿若禀赋不足,素体脾阳虚弱;或病后失调,脾气亏虚;或过用寒凉攻伐之品,导致脾胃虚寒,腐熟运化不及,加之喂养失宜,则易出现乳食停滞不化,发为积滞。

若积滞日久不消,迁延失治,病情进展可继续损伤脾胃的功能,导致气血生化乏源,影响小儿的营养吸收,妨碍小儿的生长发育,可见到形体日渐消瘦转为疳证。

3. **辨证要点** 本病辨证虽有虚实两端,但以虚实夹杂证居多。可根据病史、伴随症状以及病程长短来辨别虚、实、寒、热。

(1)辨轻重:轻证多病程较短,主要表现为不思乳食,时有呕吐,大便酸臭见有食物残渣;重证除具有轻证表现外,还可见到脘腹胀满,胸胁苦满,胃纳不振,不思饮食,手足心及腹部灼热,或午后发热,心烦易怒,夜卧不宁等症状。

(2)辨虚实:病程短,见到脘腹胀满,疼痛拒按,或伴低热,哭闹不安者属实证;病程较长,脘腹胀满,喜温喜按,喜爱热饮,伴神倦乏力,体形瘦弱者多为虚中夹实证。

(3)辨寒热:若素体阴盛,喜食肥甘辛辣之品,致不思乳食,脘腹胀满或疼痛,得热则甚,遇凉稍缓,口气臭秽,呕吐酸腐,面赤唇红,烦躁易怒,大便秘结臭秽,手足胸腹灼热,舌红,苔黄厚腻,为热证;若素体阳虚,贪食生冷,或过用寒凉药物,致脘腹胀满,喜温喜按,面白唇淡,四肢欠温,朝食暮吐,或暮食朝吐,吐物酸腥,大便稀溏,小便清长,舌淡、苔白腻,为寒证。

4. **中医辨证**

(1)乳食内积证

[主症]不思乳食,纳减食少,嗳气酸腐,或呕吐,脘腹胀满,或疼痛拒按,大便酸臭,烦躁哭吵,或有低热,夜卧不宁,手足心热。

[舌脉]舌红,苔腻,脉弦滑,或指纹紫滞。

[辨证]本证多有乳食不节史。以不思乳食,脘腹胀满,嗳吐酸腐,大便酸臭为辨证要点。

(2)脾虚夹积证

[主症]面色少华或萎黄,神疲倦怠,形体消瘦,不思乳食,食则饱胀,腹满喜按,喜俯卧,大便稀溏酸腥,夹有乳片或食物残渣。

[舌脉]舌质淡,苔白腻,脉细滑或细弱,指纹淡滞。

[辨证]本证多见于素体脾虚患儿,或有病后失调、过用寒凉药物病史者;也可由乳食内积证日久不愈转化而来。以神疲倦怠、不思乳食、腹满喜按为辨证要点。

附：积滞（消化不良）SP 病例
病历摘要：

病名	积滞
1. 基本情况	患者曹某，男，2 岁半，纳差，腹胀疼痛 3 月，近日加重，门诊就诊。就诊状态：捂肚子，表情较痛苦。
2. 现病史	患儿近 3 个月来纳差，常脘腹胀满，疼痛拒按，常嗳气，大便酸臭，日 1~2 次，伴有不消化食物，有时便秘。近日夜晚常哭闹不宁，遂来就医。舌质淡红，苔白腻，脉滑。
3. 相关病史	既往史：既往体健，无过敏史，按时接种计划内疫苗。

SP 模拟问诊训练案例：

	医生	患者家属
1. 问候及患者信息确认	您好，我是实习医生某某，您是曹某的家长吗？	是的。
2. 现病史	孩子哪儿不舒服？	他最近老是喊肚子胀疼，胃口不好，不想吃东西。
	大约从什么时候开始的？	大约 3 个月前，有 1 次带孩子出去吃饭，可能比较合胃口，吃得不少，一些油炸的和甜食，晚上回来肚子就撑得不行，直喊肚子疼。后来孩子胃口慢慢就不好了，常常一吃多点就撑了。
	当时吃什么药物没？有没有去社区看病？	第二天去社区门诊看医生，医生让吃了健胃消食片。
	效果怎么样？	药吃了效果不太好，后来 3 天都没解大便，还吐过几次。
	再后来去哪看病没？	没有。第四天解了大便，很费劲。
	后来孩子吃饭怎么样？	胃口一直都不太好了，稍吃多一口就喊肚子胀疼。
	肚子疼时让碰吗？	不让碰。
	大便怎么样？	大便也不正常，里面常有不消化食物，时干时稀。
	大便一天几次？	1~2 次，有时也几天不解。
	还有别的哪些不舒服？	常常打饱嗝。
	最近有加重吗？	嗯，最近晚上睡觉不安稳，翻来覆去的，肚子不舒服就哭闹。搞得大人也睡不好。
	把舌头伸出来，我看一下。	SP 配合伸舌（医生指导 SP 正确伸舌姿势）。
	诊脉（医生注意诊小儿食指络脉方法和注意事项）。	SP 配合诊脉。

续表

		医生	患者家属
3. 相关病史		以前身体怎样,有过什么病吗?	没有。
		打过哪些预防针?	打过,都是按接种本打的。
		对食物或药物过敏吗?	没有过。
		好的,我大概梳理一下孩子病情。孩子3个月前有1次暴饮暴食的经历,之后就出现腹胀腹痛,疼痛拒按,打饱嗝,有时1天大便2次,有时便秘。近3个月来胃口不好,不想吃东西,稍吃多一口就腹胀腹痛,无缓解,打饱嗝,大便酸臭,日1~2次,伴有不消化食物。近日夜晚常哭闹不宁,前来就医。	是的。
			医生,这病严重吗?怎么办?（SP主动提问）
		您不要紧张,孩子就是吃积食了,中医叫积滞。最开始就是暴饮暴食引起的,饮食超过了孩子娇嫩脾胃的限度,他消化不了,就罢工了,不用太担心,我们会采用内外合治的方法,通过汤药和推拿来帮助孩子恢复脾胃功能。	好的,谢谢!

第四章

临床诊疗实践操作要领

一位合格的临床医生不仅要有丰富的医学理论,同时还要具备过硬、扎实的临床诊疗实践基本技能。为此,我们总结归纳了中医学、中西医临床医学专业临床基本操作内容和要领,规范培训中医学、中西医临床医学专业学生的临床基本功,力求教学与临床应用相结合。本章节内容主要包括中医临床基本技能(中医四诊技能操作要领、针灸推拿操作要领)、诊断学临床基本技能(体格检查操作要领、心电图检查操作要领)、西医临床基本技能(临床穿刺术操作要领、心肺复苏术操作要领、外科基本操作要领、妇产科检查操作要领和儿科检查操作要领)。

"中医四诊技能操作要领"主要培养学生运用四诊来诊察患者的病证,以了解疾病的病因、病机,为辨证论治提供依据。"针灸推拿操作要领"主要培养学生以中医理论为指导,应用正确的针法和灸法进行防病、治病的能力。"诊断学临床基本技能"主要培养学生应用视、触、叩、听基本检查法,通过规范的体格检查来准确获取体征,完善临床资料,正确诊断疾病。"西医临床基本技能"主要培养学生们运用临床穿刺技术、外科基本技能以及妇产科、儿科常规检查技术的能力,为今后顺利步入临床工作打下坚实的基础。

第一节 中医四诊技能操作要领

一、望诊

(一)准备要求

光线自然、柔和、充足,注意避开有色光源。诊室温度适宜,病人充分暴露受检部位,以便完整、细致地观察。望舌时,应嘱患者自然伸舌,舌体充分暴露、放松,舌面平展,舌尖略微向下。注意病人伸舌不可过分用力,避免舌体紧张、蜷缩或伸舌时间过长。若一次望舌观察不清,可让病人休息 3~5 分钟,重复望舌一次。

(二)望诊方法

1. **整体望诊** 重视对病人神、色、形、态的第一印象,或诊病过程中,注意观察病人整体状态。

2. 局部望诊 对于病人某一局部出现异常,可从局部的神、色、形、态进行单独地仔细观察。

注意,望诊与其他诊法可同步进行。

3. 望舌

(1)舌诊顺序:先观察舌质与舌苔,然后观察舌下络脉;按照舌尖、舌中、舌边、舌根顺序依次观察。

(2)刮舌与揩舌:观察舌苔有根无根,舌苔的松腐与坚敛,或排除染苔,可用刮舌法或揩舌法。用消毒压舌板的边缘,以适中的力量,在舌面上由后向前刮 3~5 次,为刮舌。以消毒纱布裹于手指上,蘸少许生理盐水在舌面上揩抹数次,为揩舌。

(3)问舌:望舌同时,可通过询问病人,了解舌体味觉,舌体有无疼痛、麻木等异常感觉,及舌体运动是否灵活等,有助于诊断。

(三) 舌象

1. 正常舌象 舌质淡红、鲜明、润泽;大小适中,柔软灵活;舌苔均匀,薄白而润。简称"淡红舌、薄白苔"。

2. 常见舌象

(1)荣舌:舌质滋润,红活鲜明,运动灵活,称舌之有神。常见于健康人,主气血充盈;虽病,但病吉。

(2)枯舌:舌质干枯死板,晦黯无光,毫无生气,运动不灵,称舌之无神。主气血衰败,主病凶。

(3)淡红舌:指舌色白里透红,不深不浅,淡红适中,红活鲜明。常见于健康人,亦可见于外感病初起,或见于内伤杂病之轻病,气血未伤。

(4)淡白舌:比正常舌色浅淡,白色偏多而红色偏少者,称为淡舌;舌色白,几无血色者,称为枯白舌。主阳虚、气血两虚;枯白舌主脱血夺气。

(5)红舌:比正常舌色红,甚至呈鲜红色者,即为红舌。红舌既可见于整个舌体,也可只见于舌尖、舌两边。主热证(实热证与虚热证)。

(6)绛舌:比红舌颜色更深,或略带黯红色者,称为绛舌。主外感热病之热入营血、阴虚火旺。

(7)青紫舌:全舌呈现紫色或局部现青紫色斑点,统称青紫舌。主气血运行不畅。

(8)嫩舌:舌质纹理细腻,舌体浮胖娇嫩,舌色浅淡者,称为嫩舌。多主虚证。

(9)老舌:舌质纹理粗糙或皱缩,舌体坚敛苍老,舌色较黯者,称为老舌。多主实证。

(10)瘦舌:舌体较正常舌瘦小而薄者,称为瘦薄舌。多主气血两虚和阴虚火旺。

(11)胖舌:舌体较正常舌大而厚,伸舌满口,称为胖大舌;舌体肿大满嘴,甚至不能闭口缩回,称为肿胀舌。胖大舌多主水湿、痰饮证,是水湿停滞的表现;肿胀舌主酒毒或热毒上泛。

(12)裂纹舌:舌面上出现各种形状的裂纹、裂沟,深浅不一,多少不等,称为裂纹舌。主热盛伤津、阴虚火旺、血虚不润、脾虚湿困。若生来舌面上即有较浅的裂沟、裂纹,裂纹中一般有苔覆盖,且无不适者,称先天性舌裂舌,应与病理性裂纹舌相区分。

(13)齿痕舌:舌体边缘有牙齿压迫的痕迹,称为齿痕舌。主脾虚、水湿内盛。

(14)点、刺舌:点为突起于舌面的红色或紫红色星点,大者为星,小者为点,分别称为红星舌、红点舌;刺,指舌乳头增大,肿胀高突,形如尖锋,状如芒刺,抚之棘手,称为芒刺舌。均主脏腑热极,或血分实热。

(15)痿软舌:舌体软弱无力,不能随意伸缩回旋,痿废不用,称为痿软舌。主气血两虚、热灼津伤、阴亏已极。

(16)强硬舌:舌体失于柔和,板硬僵直,屈伸不利,不能随意转动,称为强硬舌。主热入心包、高热伤津、风痰阻络。

(17)歪斜舌:伸舌时舌体偏向一侧,舌体不正,称为歪斜舌。多主中风或中风先兆。

(18)颤动舌:舌体震颤抖动,不能自主。主肝风内动。

(19)吐弄舌:舌伸出口外,不即回缩者,称为吐舌;反复伸舌即回,或反复舐弄口唇四周者,称为弄舌。主心脾有热。

(20)短缩舌:舌体卷短、紧缩,不能伸长,甚至舌不抵齿者,称为短缩舌。主寒凝筋脉、热极生风、气血亏虚、肝风夹痰。

(21)薄苔:透过舌苔能隐隐见到舌体者,称为薄苔,又称见底苔。薄苔属正常舌苔,可见于正常人;若有病见之,多主表证,或内伤轻病。

(22)厚苔:不能透过舌苔见到舌体者,称为厚苔,又称不见底苔。厚苔主里证,或内有痰湿、食积。

(23)润苔:舌苔润泽有津,干湿适中,不滑不燥,称为润苔。是正常舌苔表现之一;若在病中,提示体内津液未伤。

(24)滑舌:舌面水分过多,伸舌欲滴,扪之湿滑,称为滑苔。为水湿之邪内聚的表现,主痰饮、水湿。

(25)燥苔:舌苔干燥,扪之无津,甚则舌苔干裂,称为燥苔。主热盛伤津、阴液不足,或阳虚气不化津。

(26)糙苔:苔质干燥而粗糙,扪之碍手,称为糙苔。主热盛伤津之重证。

(27)腐苔:苔质颗粒粗大疏松,形如豆腐渣堆积舌面,边中皆厚,揩之易去,根底松浮,称为"腐苔"。多因阳热有余,蒸腾胃中腐浊之气上泛而成。主食积胃肠、痰湿蕴热。

(28)腻苔:苔质颗粒细腻致密,融合成片,如涂油腻之状,中厚边薄,紧贴舌面,揩之不去,刮之不脱者,称为腻苔。多因湿浊内盛,阳气被遏,湿浊痰饮停聚于舌面所致。主湿浊、痰饮、食积。

(29)剥落苔:舌苔全部或部分脱落,剥落处舌面光滑无苔者,称为剥落苔。其中舌苔偏前部,或中部,或根部剥落,分别称为前剥苔、中剥苔、根剥苔;舌苔多处剥脱,舌面仅斑驳残存少量舌苔者,称为花剥苔;舌苔全部剥脱,光滑如镜者,称为镜面舌;舌苔不规则剥脱,边缘凸起,界限清楚,形似地图,部位时有转移者,称为地图舌。均主胃气不足、胃阴亏损或气血两虚。

(30)偏、全苔:舌苔遍布舌面,称为全苔;舌苔仅布于前、后、左、右之某一局部,称为偏苔。病中见全苔,主邪气弥漫,多为湿痰阻滞之征;偏苔,提示邪气停聚于舌所分候脏腑。

(31)真、假苔:舌苔紧贴舌面,刮之难去,刮后仍留有苔迹,不露舌质,像从舌体长出者,称为有根苔,此属真苔。舌苔不紧贴舌面,刮之易去,刮后无垢而舌质光洁,不像舌所自生而似涂于舌面者,称为无根苔,即是假苔。舌苔真假对于辨别疾病的轻重、预后有重要意义。真苔是有胃气的征象,气血充足,预后良好;假苔提示胃气衰败,气血乏源,预后不良。

(32)白苔:舌面所附苔色呈白色,称为白苔。可见于正常人,病中主表证、寒证、湿证,亦可见于热证。

(33)黄苔:舌苔呈现黄色者,称为黄苔。主里证、热证。

(34)灰黑苔:苔浅黑者,称为灰苔;苔深灰者,称为黑苔,常灰黑并称。主寒盛、热极。

(35)舌下络脉:位于舌系带左右两侧各有一条纵行的大络脉,称为舌下络脉。观测方法:让病人张口,将舌体向上腭方向翘起,舌尖轻抵上腭,勿用力太过,使舌体自然放松,舌下络脉充分显露。若舌下络脉出现怒张、紧束、弯曲、增生,或颜色呈青紫、绛、绛紫、紫黑色,多为血瘀;若舌下络脉色偏淡,或短而细,多为气血不足。

二、闻诊

闻诊内容包括听声音和嗅气味。闻诊信息一般在医生与病人进行交流时同时获得,如病人声音的高、低、强、弱、缓、急,气味的酸、腐、浊、秽、腥、臭。无须特别诊察。

三、问诊

(一)准备要求

诊室安静,避免干扰,尤其对于病人不便当众表述时,应单独询问。态度既要和蔼,又要严肃认真,以取得病人的信任与合作。问诊中语言要亲切,通俗易懂,切忌使用纳呆、潮热等医学术语问诊;适当提示,避免诱导、暗示病人,以致获得病情资料片面或失真;避免出现悲观、惊讶的语言或表情,增加病人思想负担。

(二)问诊方法

1. 抓住主诉,全面询问 主诉是病人就诊时最感痛苦的症状或体征及持续时间。一般病人就诊时最先反映的病情资料往往就是主诉。医生要认真倾听,确定主诉,围绕主诉有目的地深入、细致地询问。如主诉为咳嗽3天,可围绕咳嗽进一步询问咳嗽的特点、时间规律等,及是否有痰,痰的颜色、质地。同时还要了解一般兼症,避免遗漏病情。

2. 边问边辨,问辨结合 在问诊过程中,医生根据理论知识和临床经验,抓住主诉,理清思路,结合望、闻、切三诊信息,进一步有目的、有重点地询问,边问边辨边思考,问辨结合,从而减少问诊的盲目性,有利于疾病的正确诊断。

注意,对危急病人应抓住主症扼要询问和重点检查,以便争取时机,迅速抢救。待病情缓解后,再详细补问。

四、按诊

(一) 准备要求

根据检查部位的不同,嘱咐病人取坐位或卧位,充分暴露被检部位。医生手法要轻柔,避免暴力和冷手按诊。注意各种按诊手法要综合运用,常常是先触摸,后按压,再叩击,由远而近,由轻到重,由浅而深,逐层了解病变情况。此外,检查过程中,要随时观察病人的反应,并详细询问病人的感觉,结合按诊所得,进行综合分析,做出正确判断。

(二) 按诊方法

1. **触法**　以手指或手掌轻轻触摸病人局部皮肤。

2. **摸法**　以手指稍用力寻抚局部。

3. **按法**　以手指或手掌重手按压或推寻局部。

4. **叩法**　又称叩击法,是医生用手指或手掌叩击病人身体某部,使之产生叩击音、波动感或震动感。分为直接叩击法和间接叩击法两种。①直接叩击法:医生用手指中指指尖或并拢的示指、中指、环指、小指的掌面轻轻地叩击或拍击被检部位。②间接叩击法:包括拳掌叩击法和指指叩击法。拳掌叩击法是医生用一手掌平贴在受检部位体表,另一手握成空拳叩击手背,边叩边听有无叩击音的异常,询问被叩击部位的感觉。指指叩击法是一手中指第二指节紧贴于被检部位,手掌和其余手指稍微抬起,另一手中指指端垂直快速叩击第二指节,边叩边听叩击音是否异常。

(三) 寸口脉诊方法

1. **寸口部位**　桡骨茎突(高骨)内侧的一段桡动脉。

2. **寸口分部**　寸口分寸、关、尺三部,即以桡骨茎突为标记,其内侧部位即为关,关前为寸,关后为尺,两手合而为六部脉。

3. **寸口诊脉步骤**

(1)时间:《黄帝内经》认为"诊法常以平旦",清晨是诊脉的最佳时间。因为清晨气血经脉受到的干扰因素最少,故诊得的脉象较客观真实。但临床实际中不可能都在清晨诊脉,但诊脉务必要求病人呼吸调匀,气血平静,同时诊室保持安静,以利于医生体会脉象。

(2)体位:病人取坐位或仰卧位,手臂自然向前平伸,和心脏近于同一水平,手腕自然伸直,手心向上,手指自然弯曲,并在腕关节下垫上脉枕,以便于切脉。可简单概括为"平臂、平心、直腕、仰掌、指曲"五步。

(3)平息:一呼一吸谓之一息。医生一是要"平息定神",即调匀呼吸,聚精会神,专注指下,仔细辨脉;二是要"平息定至",即调匀呼吸,以医生1次正常呼吸为时间单位测量患者脉搏次数。

(4)指法

1)选指:示指(食指)、中指、环指(无名指)三指,三指略呈弓形,指端平齐,指目(指端和指腹交界处,感觉较灵敏)按压脉体。

2)布指:①中指定关,即医生首先用中指按在病人桡骨茎突内侧关脉部位,然后用食指按在关前的寸脉部位,无名指按在关后的尺脉部位,简称"中指定关,食指定寸,无名指定尺"。②布指疏密合适,要和病人的身长相适应。身高臂长者,布指宜疏,身矮臂短者,布指宜密。小儿寸口部位甚短,一般多用一指定关法诊脉,即用拇指统按寸关尺三部脉。③给自己和病人诊脉一般讲求"左诊右,右诊左",即用右手诊左手脉,左手诊右手脉。

3)指力:举、按、寻,是诊脉时运用指力的轻重和挪移,以探索、辨别脉象的指法。用手指轻按于皮肤上为举,又称浮取或轻取;手指重按在筋骨间,为按,又称沉取或重取;指力从轻到重,从重到轻,左右前后推寻,以寻找脉动最明显的特征,称为寻;寻又指手指指力不轻不重按在肌肉之间,又称中取。诊脉时应细心体会举、按、寻之间的脉象变化。

寸口分寸关尺三部,每部又分浮中沉三候,这就是寸口诊法的三部九候。

4)总按、单诊:三指同时用力按脉,称为总按。目的是总体体会三部九候脉象。分别用一指单按其中一部脉象,重点体会某一部脉象特征,称为单诊。临床上总按、单诊常配合使用。

(5)五十动:医生对患者诊脉的时间一般不应少于 50 次脉搏跳动的时间,即每手至少 1 分钟,两手以 3~5 分钟为宜,避免漏诊节律不齐的脉象等。

(四)脉象

1. 正常脉象(平脉)特点　三部有脉,一息四至,闰以太息(60~90 次/min),不浮不沉,不大不小,从容和缓,柔和有力,节律一致,尺脉沉取有力。随生理活动和气候环境改变脉象具有相应变化。平脉特点可概括为有胃、有神、有根。

2. 常见病理脉象

(1)浮脉:轻取即得,重按稍减而不空。主病:一般主表证,亦见于虚阳外越证。也可见于健康人、瘦人;秋季脉象偏浮。

(2)散脉:浮散无根,稍按则无,至数不齐。主病:元气耗散,脏腑之气将绝。

(3)芤脉:浮大而软,中空边实,如按葱管。主病:失血、伤阴。

(4)革脉:浮大搏指,中空外坚,如按鼓皮。主病:亡血、失精、半产、漏下。

(5)沉脉:轻取不应,重按始得。主病:里证。有力为里实,无力为里虚。亦可见于正常人、胖人;冬季脉象偏沉。

(6)伏脉:重按推筋着骨始得,甚则伏而不见。主病:邪闭、厥证、痛极。

(7)牢脉:沉而实大弦长,坚牢不移。主病:阴寒内实,疝气癥瘕。

(8)迟脉:脉来迟缓,一息不足四至。主病:寒证,亦可见于伤寒阳明病邪热与燥屎结聚的里实热证。运动员可见生理性缓脉,脉迟而和缓有力。

(9)缓脉:一息四至,来去怠缓。主湿病,脾胃虚弱。生理性缓脉脉来和缓有力,应指均匀,见于正常人,是脉有胃气的一种表现。

(10)数脉:脉来急促,一息脉动五至六至。主病:热证,亦可见于里虚证。生理性数脉可见于儿童,正常人在运动和情绪激动时,也可见数脉。

(11)疾脉:脉来急疾,一息七八至。主病:阳极阴竭,元气将脱。

(12)虚脉:三部脉举之无力,按之空虚,是一切无力脉象的总称。主病:虚证。

(13)实脉:三部脉举按皆有力,为有力脉象的总称。主病:实证。

(14)长脉:脉动应指的范围超过寸、关、尺三部,脉体较长,超过本位。主病:阳证、实证、热证。

(15)短脉:脉动应指范围不足本位,只出现在寸或关部,尺脉常不显。主病:主气病。短而有力为气郁,无力为气虚。

(16)洪脉:脉体宽大而浮,充实有力,状若波涛汹涌,来盛去衰。主病:多见于阳明气分热盛,亦主邪盛正衰。夏季脉象偏洪。

(17)大脉:脉体宽大,但无脉来汹涌之势。主病:病中脉大有力为邪实;脉大无力为正虚。亦可见于健康人。

(18)细脉:脉细如线,但应指明显。主病:气血两虚,诸虚劳损,又主湿病。

(19)濡脉:浮细无力而软。主病:诸虚证或湿。

(20)弱脉:沉细无力而软。主病:阳气亏虚、气血不足。

(21)微脉:极细极软,按之欲绝,若有若无。主病:气血大虚,阳气衰微。

(22)滑脉:往来流利,应指圆滑,如盘走珠。主病:痰饮、食滞、实热。生理性滑脉可见于妇女妊娠期、月经期,也可见于正常人,为气血充盛调和之象。

(23)动脉:脉形如豆,滑数而短,厥厥动摇,关部尤显。主病:疼痛、惊恐。

(24)涩脉:形细而迟,往来艰涩不畅,如轻刀刮竹。主病:主伤精、血少,或气滞血瘀,痰食阻滞。

(25)弦脉:端直以长,如按琴弦。主病:肝胆病、诸痛、痰饮,亦可见于虚劳。老年人多脉弦;春季脉偏弦。

(26)紧脉:脉来绷紧,状如牵绳转索,左右弹手。主病:寒证、剧痛、宿食。

(27)促脉:脉来数而时一止,止无定数。主病:阳盛实热,气血痰饮宿食停滞;亦主脏气虚弱,阴血衰少。

(28)结脉:脉来缓而时一止,止无定数。主病:主阴盛气结,寒痰血瘀;亦主气血虚衰。

(29)代脉:脉来时止,止有定数,良久方来。主病:脏气衰微,亦主风证、痛证、跌打损伤或七情惊恐。

第二节　针灸推拿操作要领

一、常用针灸穴位

(一) 手太阴肺经穴

1. **尺泽**　在肘横纹中,肱二头肌腱桡侧凹陷处。

2. **孔最**　在前臂掌面桡侧,当尺泽与太渊连线上,腕横纹上7寸。

3. **列缺**　在前臂桡侧缘,桡骨茎突上方,腕横纹上1.5寸。当肱桡肌与拇长展肌腱之间。

4. **鱼际**　在手拇指本节(第1掌指关节)后凹陷处,约当第1掌骨中点桡侧,赤白肉际处。

5. **少商**　在手拇指末节桡侧,距指甲角0.1寸(指寸)。

(二) 手阳明大肠经穴

1. **商阳**　在手食指末节桡侧,距指甲角 0.1 寸(指寸)。

2. **合谷**　在手背,第 1、2 掌骨间,当第二掌骨桡侧的中点处。

3. **手三里**　在前臂背面桡侧,当阳溪与曲池连线上,肘横纹下 2 寸。

4. **曲池**　在肘横纹外侧端,屈肘,当尺泽与肱骨外上髁连线中点。

5. **肩髃**　在肩部,三角肌上,臂外展,或向前平伸时,当肩峰前下方凹陷处。

6. **迎香**　在鼻翼外缘中点旁,当鼻唇沟中。

(三) 足阳明胃经穴

1. **地仓**　在面部,口角外侧,上直瞳孔。

2. **下关**　在面部耳前方,当颧弓与下颌切迹所形成的凹陷中。

3. **头维**　在头侧部,当额角发际上 0.5 寸,头正中线旁 4.5 寸。

4. **天枢**　在腹中部,距脐中 2 寸。

5. **梁丘**　屈膝,在大腿前面,当髂前上棘与髌底外侧端的连线上,髌底上 2 寸。

6. **犊鼻**　屈膝,在膝部,髌骨与髌韧带外侧凹陷中。

7. **足三里**　在小腿前外侧,当犊鼻下 3 寸,距胫骨前缘一横指(中指)。

8. **条口**　在小腿前外侧,当犊鼻下 8 寸,距胫骨前缘一横指(中指)。

9. **丰隆**　在小腿前外侧,当外踝尖上 8 寸,条口外,距胫骨前缘二横指(中指)。

10. **内庭**　在足背,当 2、3 趾间,趾蹼缘后方赤白肉际处。

(四) 足太阴脾经穴

1. **公孙**　足内侧缘,当第 1 跖骨基底的前下方。

2. **三阴交**　在小腿内侧,当足内踝尖上 3 寸,胫骨内侧缘后方。

3. **地机**　小腿内侧,当内踝尖与阴陵泉的连线上,阴陵泉下 3 寸。

4. **阴陵泉**　在小腿内侧,当胫骨内侧髁后下方凹陷处。

5. **血海**　屈膝,在大腿内侧,髌底内侧端上 2 寸,当股四头肌内侧头的隆起处。

(五) 手少阴心经穴

1. **通里**　在前臂掌侧,当尺侧腕屈肌腱的桡侧缘,腕横纹上 1 寸。

2. **神门**　在腕部,腕掌侧横纹尺侧端,尺侧腕屈肌腱的桡侧凹陷处。

(六) 手太阳小肠经穴

1. **后溪**　在手掌尺侧,微握拳,当小指本节(第 5 掌指关节)后的远侧掌横纹头赤白肉际。

2. **天宗**　在肩胛部,当冈下窝中央凹陷处,与第四胸椎相平。

3. **听宫**　在面部,耳屏前,下颌骨髁状突的后方,张口时呈凹陷处。

(七) 足太阳膀胱经穴

1. **攒竹**　在面部,当眉头陷中,眶上切迹处。

2. **天柱**　在项部,大筋(斜方肌)外缘之后发际凹陷中,约当后发际正中旁开 1.3 寸。

3. **肺俞**　在背部,当第 3 胸椎棘突下,旁开 1.5 寸。

4. **膈俞**　背部,当第 7 胸椎棘突下,旁开 1.5 寸。

5. **胃俞**　在背部,当第 12 胸椎棘突下,旁开 1.5 寸。

6. **肾俞** 在腰部,当第 2 腰椎棘突下,旁开 1.5 寸。

7. **大肠俞** 在腰部,当第 4 腰椎棘突下,旁开 1.5 寸。

8. **次髎** 在骶部,当髂后上棘内下方,适对第二骶后孔处。

9. **委中** 腘横纹中点,当股二头肌腱与半腱肌肌腱的中间。

10. **承山** 在小腿后面正中,委中与昆仑之间,当伸直小腿或足跟上提时腓肠肌肌腹下出现尖角凹陷处。

11. **昆仑** 在足部外踝后方,当外踝尖与跟腱之间的凹陷处。

12. **申脉** 在足外侧部,外踝直下方凹陷中。

13. **至阴** 在足小趾末节外侧,距趾甲角 0.1 寸(指寸)。

(八)足少阴肾经穴

1. **涌泉** 在足底部,卷足时足前部凹陷处,约当足底 2、3 趾趾缝纹头端与足跟连线的前 1/3 与后 2/3 交点上。

2. **太溪** 在足内侧,内踝后方,当内踝尖与跟腱之间的凹陷处。

3. **照海** 在足内侧,内踝尖下方凹陷处。

(九)手厥阴心包经穴

1. **内关** 在前臂掌侧,当曲泽与大陵的连线上,腕横纹上 2 寸,掌长肌腱与桡侧腕屈肌腱之间。

2. **大陵** 在腕掌横纹的中点处,当掌长肌腱与桡侧腕屈肌腱之间。

3. **中冲** 在手中指末节尖端中央。

(十)手少阳三焦经穴

1. **外关** 在前臂背侧,当阳池与肘尖的连线上,腕背横纹上 2 寸,尺骨与桡骨之间。

2. **支沟** 在前臂背侧,当阳池与肘尖的连线上,腕背横纹上 3 寸,尺骨与桡骨之间。

3. **翳风** 在耳垂后方,当乳突与下颌角之间的凹陷处。

(十一)足少阳胆经穴

1. **风池** 在项部,当枕骨之下,与风府相平,胸锁乳突肌与斜方肌上端之间的凹陷处。

2. **肩井** 在肩上,前直乳中,当大椎与肩峰端连线的中点上。

3. **环跳** 在股外侧部,侧卧屈股,当股骨大转子最凸点与骶管裂孔连线的外 1/3 与中 1/3 交点处。

4. **阳陵泉** 在小腿外侧,当腓骨头前下方凹陷处。

5. **悬钟** 在小腿外侧,当外踝尖上 3 寸,腓骨前缘。

(十二)足厥阴肝经穴

1. **行间** 在足背侧,当第 1、2 趾间,趾蹼缘的后方赤白肉际处。

2. **太冲** 在足背侧,当第 1 跖骨间隙的后方凹陷处。

3. **期门** 在胸部,当乳头直下,第 6 肋间隙,前正中线旁开 4 寸。

(十三)督脉穴

1. **腰阳关** 在腰部,当后正中线上,第 4 腰椎棘突下凹陷中。

2. **命门** 在腰部,当后正中线上,第 2 腰椎棘突下凹陷中。

209

3. **大椎** 在后正中线上,第 7 颈椎棘突下凹陷中。

4. **百会** 在头部,当前发际正中直上 5 寸,或两耳尖连线的中点处。

5. **神庭** 在头部,当前发际正中直上 0.5 寸。

6. **水沟** 在面部,当人中沟的上 1/3 与中 1/3 交点处。

7. **印堂** 在额部,当两眉头之中间。

(十四)任脉穴

1. **中极** 在下腹部,前正中线上,当脐中下 4 寸。

2. **关元** 在下腹部,前正中线上,当脐中下 3 寸。

3. **气海** 在下腹部,前正中线上,当脐中下 1.5 寸。

4. **神阙** 在腹中部,脐中央。

5. **中脘** 在上腹部,前正中线上,当脐中上 4 寸。

6. **膻中** 在胸部,当前正中线上,平第 4 肋间,两乳头连线的中点。

(十五)经外穴标准定位

1. **四神聪** 在头顶部,当百会前后左右各 1 寸,共四穴。

2. **太阳** 在颞部,当眉梢与目外眦之间,向后约一横指的凹陷处。

3. **定喘** 在背部,当第 7 颈椎棘突下,旁开 0.5 寸。

4. **夹脊** 在背腰部,当第 1 胸椎至第 5 腰椎棘突下两侧,后正中线旁开 0.5 寸,一侧 17 穴。

5. **十宣** 在手十指尖端,距指甲游离缘 0.1 寸(指寸),左右共十穴。

二、针灸技术

(一)毫针刺法

1. 针刺进针法

(1)单手进针法:术者以拇指、食指持针,中指端紧靠穴位,指腹紧靠针身下段。当拇、食指向下用力按压时,中指随之屈曲,将针刺入,直刺至所要求的深度。适用:短针进针。

(2)双手进针法:①指切进针法,操作:用左手拇指或食指或中指的爪甲切按在腧穴位置上,右手持针,紧靠左手指甲面将针刺入腧穴。适用:短针进针。②舒张进针法,操作:用左手食、中二指或拇、食二指将所刺腧穴部位的皮肤向两侧撑开,使皮肤绷紧,右手持针,使针从左手食、中二指或拇、食二指的中间刺入。适用:皮肤松弛部位的腧穴。③夹持进针法,操作:左手拇、食二指持捏消毒的干棉球,夹住针身下端,露出针尖,将针尖固定于针刺穴位的皮肤表面位置,右手持针柄,使针身垂直,在右手指力下压时,左手拇食二指同时用力,两手协同将针刺入穴位皮肤。适用:此法适用于长针的进针。④提捏进针法,操作:左手拇、食二指将所刺部位的皮肤捏起,右手持针,从捏起的上端将针刺入。适用:适用于皮肤浅薄部位(如印堂、列缺)的进针。

2. 行针手法
又名运针,是指将针刺入腧穴后为使之得气,调节针感和进行补泻而施行的各种针刺手法。行针基本手法:提插法、捻转法。行针辅助手法:循法、弹柄法、刮柄法、摇柄法、挫柄法、震颤法。

(1)提插法:将针刺入腧穴一定深度后,施以上提下插动作的操作手法。(这种使针由浅层向下刺入深层的操作谓之插,从深层向上引退至浅层的操作谓之提,如此反复地上下呈纵向运动的行针手法,即为提插法)。要领:使用提插法时的指力要均匀一致,幅度不宜过大,一般以 3~5 分(10-13mm)为宜,频率不宜过快,每分钟 60 次左右,保持针身垂直,不改变针刺角度、方向和深度。

(2)捻转法:将针刺入腧穴一定深度后,施以向前向后捻转动作的操作手法。(这种使针在腧穴内反复前后来回的旋转行针手法,即为捻转法)。要领:使用捻转法时,指力要均匀,角度要适当,一般应掌握在 180° 左右,不能单向捻针,否则针身易被肌纤维等缠绕,引起局部疼痛和导致滞针而使出针困难。

3. 针刺补泻手法 针刺补泻手法中,最重要的是提插补泻法、捻转补泻法。

(1)提插补泻法:先浅后深,重插轻提,提插幅度小,频率慢,操作时间短者,为补法(下插用力为主);先深后浅,轻插重提,提插幅度大,频率快,操作时间长者,为泻法(上提用力为主)。

(2)捻转补泻法:捻转角度小,频率慢,时间短为补;捻转角度大,频率快,时间长为泻;捻转时补法拇指向前,食指向后,左转为主;捻转时泻法拇指向后,食指向前,右转为主。

(3)迎随补泻法:进针时,针尖随着经脉循行去的方向刺入,为补法;进针时,针尖迎着经脉循行来的方向刺入,为泻法。

(4)疾徐补泻法:进针时徐徐刺入,少捻转,疾速出针者,为补法;进针时快速刺入,多捻转,徐徐出针者,为泻法。

(5)开阖补泻法:出针时迅速按揉针孔为补法;出针时摇大针孔而不立即按揉为泻法。

(二) 三棱针法

三棱针刺法是用三棱针点刺穴位或浅表血络,放出少量血液,以防治疾病的方法。操作过程一定要注意无菌操作,防止感染。另外,宜轻、浅、快、出血不宜过多,不要刺伤深部大动脉。

1. 三棱针点刺出血

(1)针刺前在预定针刺部位上下用左手拇食指向针刺处推按,使血液积聚于针刺部位。

(2)对针刺部位,用 2% 碘酒棉球消毒,再用 75% 酒精棉球脱碘。

(3)针刺时,左手拇指、食指、中指三指捏紧被刺部位,右手持针,用拇指、食指捏住针柄,中指指腹紧靠针身下端,针尖露出 3~5mm,对准已消毒部位,刺入 3~5mm。

(4)刺入后,随即将针迅速退出,轻轻挤压针孔周围,使之出血少许,然后用消毒干棉球按压针孔。

2. 散刺法(又称围刺、豹纹刺) 消毒后,根据病变大小的不同,持三棱针由病变边缘呈环行向中心点刺,可刺 10~20 针或以上。

3. 挑刺法

(1)首先消毒,以左手按压施术部位的两侧,使其皮肤固定;

(2)右手持三棱针迅速刺入皮肤 1~2mm,随即将针身倾斜,挑破皮肤,使之出少量血液或黏液;

(3) 也可再刺入 5mm 深,将针身倾斜并使针身轻轻提起,挑断部分皮下纤维组织;

(4) 出针,局部消毒,覆盖敷料。

(三)皮肤针叩刺

皮肤针又叫"梅花针""七星针",是用 5~7 枚钢针集束固定在针柄的一端而成,用它在皮肤上进行叩打以治疗疾病。

1. 操作方法 局部消毒后,手握针柄的后端,针尖对准扣刺部位,食指压在针柄的中端,使用手腕的力量将针垂直叩打在皮肤上,并立即提起,反复进行(按叩打部位可分为循经叩刺、穴位叩刺和病变局部叩刺)。

2. 注意事项

(1) 针具和叩刺部位必须严格消毒,针尖应平齐、无钩。

(2) 叩刺时应使用手腕的力量,针尖必须垂直而下,用力均匀,避免斜刺或钩挑。

(3) 局部有外伤和溃疡者,不宜使用。

三、灸法技能

(一)艾炷灸

1. 隔姜灸 操作:将鲜姜切成直径为 2~3cm,厚为 0.2~0.3cm 的薄片,中间用针刺数孔,然后将姜片置于应灸的腧穴部位或患处,再将艾炷放在姜片上点燃施灸,以使皮肤红润而不起泡为度。

2. 隔蒜灸 操作:用鲜大蒜头,切成厚 0.2~0.3cm 的薄片,中间以针刺数孔(捣蒜如泥亦可),置于应施灸腧穴及患处,然后将艾炷放在蒜片上,点燃施灸。

3. 隔盐灸 操作:用干燥的食盐填敷于脐部,或于盐上再置一薄姜片,上置大艾炷施灸。

4. 隔附子饼灸 操作:将附子研成粉末,用酒调和成直约 3cm,厚约 0.8cm 的附子饼,中间以针刺数孔,放在应灸腧穴或患处,上面再放艾炷施灸。

(二)艾条灸

1. 温和灸 操作:施灸时将艾条的一端点燃,对准应灸的腧穴部位或患处,距皮肤 2~3cm,进行熏烤,使患者局部有温热感而无灼痛为宜,一般每处灸 10~15 分钟,至皮肤出现红晕为度。

2. 雀啄灸 操作:施灸时,将艾条点燃的一端与施灸部位的皮肤并不固定在一定距离,而是像鸟雀啄食一样,一上一下活动地施灸。

3. 回旋灸 操作:施灸时,艾条点燃的一端与施灸部位的皮肤虽然保持一定的距离,但不固定,而是向左右方向移动或反复旋转地施灸。

四、拔罐技能

(一)火罐的吸附方法

1. 投火法 操作:将酒精棉球或纸片点燃后,投入罐内,趁火最旺时迅速将火罐罩在施术部位。适用:此法适于侧面横拔,否则会因燃物下落而烧伤皮肤。

2. **闪火法** 操作:用镊子或止血钳挟住燃烧的 95% 的酒精棉球,在火罐内壁中段绕 1~3 圈后,迅速退出,然后将罐罩在施术部位。注意:点燃的棉球切勿将罐口烧热,并且酒精棉球不能下滴酒精,以免点燃后烫伤皮肤。

(二) 拔罐方法

1. **留罐法** 操作:将罐吸附在体表后,使罐子吸拔在施术部位 10~15 分钟,然后将罐起下。适用:此法一般疾病均可应用。

2. **走罐法** 操作:拔罐时先在所拔部位的皮肤或罐口上,涂一层凡士林等润滑剂,再将罐拔住,然后,医者用右手握住罐子,向上、下或左右部位,往返推动,至所拔部位的皮肤红润、充血、甚或瘀血时,将罐起下。适用:此法应用于面积较大、肌肉丰厚部位。

3. **闪罐法** 操作:将罐拔住后,立即取下,如此反复多次地拔住、取下,直至皮肤潮红、充血,或瘀血为度。适用:多用于局部皮肤麻木、疼痛或功能减退等疾患。

4. **刺血拔罐法** 操作:在应拔罐部位的皮肤消毒后,用三棱针点刺出血或用皮肤针叩打后,再将火罐吸拔于点刺的部位,使之出血,以加强刺血治疗的作用。一般刺血后拔罐留置 10~15 分钟。适用:多用于治疗丹毒、扭伤、乳痈等。

5. **留针拔罐法** 操作:在针刺留针时,将罐拔在以针为中心的部位上,5~10 分钟,待皮肤红润、充血或瘀血时,将罐起下,然后将针起出。适用:此法能起到针罐配合的作用。

(三) 起罐方法

操作:取罐时,先用一手夹住火罐(扶罐身),另一手拇指或食指从罐口旁边按压一下(按压罐口的皮肤),使空气进入罐内,即可将火罐取下。若罐的吸附力强,不可硬拉或拖动,以免擦伤皮肤。

(四) 拔罐出现皮肤灼伤(起疱)的处理

拔罐过程中,若烫伤或留罐时间太长而皮肤起疱时,小的不需要处理,仅敷消毒纱布,防止擦破即可。疱较大时,应用消毒针将疱刺破放出脓液,涂以甲紫药水,或用消毒纱布包敷,以防感染。

五、推拿技能

(一) 揉法

1. 肩、臂放松,肘关节微屈曲 120 度。

2. 以小指掌关节背侧作为吸定点和着力点。

3. 以肘部为支点,前臂做主动摆动,带动腕部做伸屈和前臂旋转的复合动作。

4. 压力、频率、摆动幅度要均匀,动作要协调而有节律。

(二) 一指禅推法

1. **沉肩** 肩关节放松,不要耸起,不要外展。

2. **垂肘** 肘部自然下垂。

3. **悬腕** 腕关节自然屈曲。

4. **掌虚** 半握拳,拇指指间关节的掌侧与食指远节的桡侧轻轻接触。

5. **指实** 着力部位要吸定在治疗部位上。

6. **紧推**　是指摆动的频率略快,一般每分钟 140 次左右。

7. **慢移**　是指从一个治疗点到另一个治疗点时应缓慢移动。

(三) 揉法

着力点:用手掌根或大鱼际,或用指腹,前臂背面,定于一定的部位或穴位上。

1. 施术部位放松,以肘部或腕为支点,前臂做主动摆动,带动腕部做轻柔缓和的环旋揉动。

2. 着力部位要吸定于治疗部位,并带动深层组织。

3. 压力均匀,动作协调有节律。

4. 揉动的幅度适中。

(四) 摩法

着力点:①掌摩法:掌根或掌面(多用于腹部);②指摩法:食指、中指、无名指、小指的指腹(多用于面部、胸部)。

1. 腕关节为中心,环形而有节律地抚摩。

2. 肘关节自然屈曲,腕部放松,前臂带动腕及着力部位做环旋活动。

3. 动作缓和协调。

4. 用力宜轻不宜重,速度宜缓不宜急。

(五) 推法

1. 着力部位紧贴皮肤,压力适中。

2. 单方向直线运动,速度均匀。

3. 顺着肌肉、肌腱走行方向用力。

(六) 按法

着力点:①指按法:用拇指端或指腹按压;②掌按法:用单掌或双掌重叠按压;③肘按法:用肘部操作。

1. 按压体表。

2. 着力部位要紧贴体表,不可移动。

3. 垂直向下用力。

4. 逐渐用力,由轻到重,不可用暴力猛然按压。

(七) 拿法

1. 拇指与其余四指对合呈钳形,施以夹力,以掌指关节的屈伸运动所产生的力,捏拿治疗部位,即捏而提起称为拿。

2. 前臂放松,手掌虚空。

3. 捏拿方向与肌腹垂直。

4. 动作连贯,用力由轻到重。

5. 掌指关节运动为主,指间关节不动。

第三节　体格检查操作要领

一、基本检查法

体格检查是检查者利用自己的感官和简单检查工具(如听诊器、血压计、叩诊锤、体温计、音叉等)对人体状况进行检查的方法。包括视诊、触诊、叩诊、听诊和嗅诊。体格检查是医生诊断疾病最基本的手段之一,在临床诊疗工作中有着不可替代的作用。

(一) 视诊

视诊是以医生通过视觉观察被检查者(病人)的全身或局部状态的检查方法。通过视诊可以观察到全身及局部的体征,如年龄、发育、营养、意识状态、面容、步态以及皮肤、黏膜、眼、耳、鼻、口等局部的情况。但对特殊部位(如眼底、呼吸道、消化道等)则需要某些仪器(检眼镜、内镜等)帮助检测。

【视诊注意事项】

1. **光线适宜**　一般在自然光线下进行,也可以借助灯光。但是观察黄疸和某些皮疹须在自然光线下进行,而观察搏动、肿物和某些器官的轮廓则以侧面光线为宜。

2. **温度适宜**　检查室的温度要适宜,根据检查需要充分暴露检查部位,采取适当的体位,并嘱被检查者配合做相应的动作。

3. **方法正确**　应先全身再局部,要全面系统、规范细致地进行观察。

(二) 触诊

触诊是医生采用一定的手法对被检查者(病人)进行触摸检查。它可以进一步检查视诊发现的异常征象,也可以明确视诊所不能发现的体征。触诊时一般用手指指腹和掌指关节的掌侧面进行。触诊的适用范围很广,尤以腹部检查更为重要。由于触诊时的目的不同,检查过程中施加的压力不同,因而可分为:

1. **浅部触诊**　将一手轻置于被检查部位,利用掌指关节和腕关节的协同动作,进行滑动触摸。主要适用于体表浅在部位的检查,如淋巴结、浅表软组织或血管、关节等检查。

2. **深部触诊**　为腹部检查的重要方法,用单手或双手重叠,由浅入深,逐步施压,以达深部。①深部滑行触诊法:检查者以右手并拢的示、中、环三指平放在腹壁上,以指端逐渐触向腹腔脏器或包块,并在其上做上下左右滑动触摸,主要用于检查胃肠和包块。②双手触诊法:将左手置于被检查脏器或包块后部,并将被检查部位推向右手方向。多用于肝、脾及腹部肿物的触诊。③深压触诊法:以拇指或并拢的2~3个手指逐渐深压触摸,以探测腹腔深在部位的病变或确定腹部压痛点,如阑尾压痛点、胆囊压痛点等。④冲击触诊法(浮沉触诊法):在大量腹水时,触诊肝、脾、包块等需要冲击触诊。右手示、中、环三指并拢,放在腹壁检查部位,手指与被检查部位呈70°~90°角,用指腹迅速地冲击腹壁,感知腹腔内的器官或包块。

【触诊注意事项】

1. **准备充分**　检查前向被检查者(病人)说明触诊目的,消除其紧张情绪,以取得同意和配合。检查时,手要温暖,手法轻柔,以免引起被检查者肌肉紧张,影响检查效果。触诊下腹部时,应嘱其排尿,以免将充盈的膀胱误认为腹腔包块,有时需排便后检查。

2. **体位合理** 被检者(病人)取适当体位,以获得满意检查效果。通常取仰卧位,双手置于身体两侧,双腿稍屈曲,腹肌放松。必要时可嘱其取侧卧。

3. **方法正确** 触诊的检查顺序,应先从"健康"部位开始,逐渐移向病变部位。在检查过程中,应随时观察被检查者面部表情。边检查边思考,做到手脑并用。要注意病变的部位、特点、毗邻关系,以明确病变的性质和来源。

(三) 叩诊

叩诊包括直接叩诊法和间接叩诊法,后者更为常用。

1. **间接叩诊法** 医生以左手中指第 2 指节紧贴被叩诊部位,其他手指稍抬起,勿与体表接触。右手中指指端叩击左手中指第 2 指骨前端,叩击方向与叩诊部位的体表垂直。在同一部位每次只需连续叩击 2~3 下,力度适中,均匀叩击。如印象不深,可再连续叩击 2~3 下,切勿不间断地连续叩击,避免因多次连续叩击影响音响的振幅与节律,反而不利于对叩诊音的分辨。常用于胸、腹脏器的检查。

2. **直接叩诊法** 医生用右手掌侧面直接拍击被检查部位,借拍击的反响和指下的振动感来判断病变情况。常用于气胸、大量胸腔积液的检查。

3. **叩诊音** ①清音:为正常肺部的叩诊音。②浊音:正常情况下产生于叩击被少量含气组织覆盖的实质脏器,如心脏和肝脏的相对浊音区;病理情况下可见于肺部病变所致肺组织含气量减少时。③实音:正常情况下见于叩击无肺组织覆盖区域的心脏和肝脏所产生的音响;病理状态下见于大量胸水或肺实变等。④鼓音:正常情况下见于左前下胸部的胃泡区及腹部;病理性情况下见于肺内空洞、气胸和气腹等。⑤过清音:临床上主要见于肺组织含气量增多、肺泡弹性减弱时,如慢性阻塞性肺气肿等。

【 叩诊注意事项 】

1. **环境要求** 环境应安静,以免影响叩诊音的判断。

2. **体位变化** 根据叩诊部位不同,嘱被检者(病人)采取适当体位,如叩诊胸部时,可取坐位或卧位;叩诊腹部时常取仰卧位;确定有无少量腹水时,可嘱病人取肘膝位。

3. **声音对比** 叩诊时应注意对称部位的比较与鉴别。此外要注意叩诊音响的变化,注意不同病灶处震动感的差异,两者应相互配合。

4. **叩诊力度** 叩诊力量应视不同的检查部位、病变组织性质、范围大小或位置深浅等情况而定。叩诊操作应规范,用力要均匀适当。病灶或检查部位范围小或位置浅,宜采取轻(弱)叩诊,如确定心、肝相对浊音界及叩诊脾界时;当被检查部位范围比较大或位置比较深时,则需要用中度力量叩诊,如确定心、肝绝对浊音界。

(四) 听诊

听诊是医生直接用耳或借助听诊器听取被检查者(病人)身体内各部活动时发出的声音,以判断其组织器官是否处于正常状态的一种检查方法。听诊是体格检查的基本技能和重要手段,对心、肺疾病的诊断尤为重要。

1. **直接听诊法** 是用耳直接贴附在被检查者的体表进行听诊的方法。目前仅用于某些特殊或紧急情况下用。

2. **间接听诊法** 借用听诊器进行听诊的方法。这种方法适用范围广,除用于听诊心、肺、腹部外,还可听取身体其他部分的声音如血管杂音、皮下捻发音、肌束颤动音、关节活动音、骨折面摩擦音等。

【听诊注意事项】

1. **查前准备** 听诊环境要安静,避免干扰;要正确使用听诊器;要温暖避风,以避免因被检查者肌束颤动出现的附加音影响听诊效果。切忌隔着衣服听诊,听诊器体件应直接接触皮肤,以获取确切的听诊结果。

2. **听诊要求** 根据被检查者(病人)实际情况和听诊需要,嘱其采取适当的体位。听诊时注意力要集中,听肺部时要排除心音的干扰,听心音时要排除呼吸音的干扰,必要时嘱其控制呼吸,配合听诊。

(五) 嗅诊

嗅诊是医生通过嗅觉来辨别发自被检查者(病人)的异常气味与疾病之间关系的一种检查方法。来自病人皮肤、黏膜、呼吸道、胃肠道、呕吐物、排泄物、分泌物、脓液和血液等的气味,根据疾病的不同,其特点和性质也不一样。常见的异常气味的临床意义如下:

1. **汗液味** 正常汗液无特殊强烈刺激气味。酸性汗液见于风湿热和长期服用水杨酸等解热镇痛药物者。狐臭味见于汗臭症。脚臭味见于多汗症或脚癣合并感染。

2. **痰液味** 正常痰液无特殊气味。特殊的呈恶臭味,提示厌氧菌感染,见于支气管扩张症或肺脓肿。恶臭的脓液可见于气性坏疽。

3. **呼气味** 呼吸呈刺激性蒜味,见于有机磷杀虫药中毒。烂苹果味,见于糖尿病酮症酸中毒者。氨味,见于尿毒症;肝腥味,见于肝性脑病者。

4. **呕吐物** 呕吐物出现粪便味,可见于长期剧烈呕吐或肠梗阻患者。呕吐物夹杂有脓液并有令人恶心的烂苹果味,可见于胃坏疽。

5. **粪便味** 粪便具有腐败性臭味,见于消化不良或胰腺功能不良者。腥臭味粪便,见于细菌性痢疾。肝腥味粪便,见于阿米巴性痢疾。

6. **尿液味** 尿有浓烈氨味见于膀胱炎,由于尿液在膀胱内被细菌发酵所致。

7. **口腔味** 口臭见于口鼻病变、肺脓肿、支气管扩张症、消化不良等。口腔中有苦杏仁味,见于苦杏仁、氰化物的食物、药物中毒。有血腥味见于体内大出血、维生素 C 缺乏等。

二、一般检查

(一) 体温

1. **查前准备** 取消毒后的体温计,观察并确认体温计水银柱处于35℃以下。

2. **检查要领**

(1)口腔检查法:①测温前先检查体温计有无破损。将体温计水银端放于患者舌下,嘱闭口用鼻呼吸,5分钟后取出。②擦净体温计,查看度数记录,将水银柱甩到35℃以下。

(2)腋下检查法:用干毛巾拭净腋下皮肤,将体温计水银端放于腋窝深处紧贴皮肤,将体温计夹紧,10分钟后取出,察看度数并记录,将水银柱甩到35℃以下。

(3)肛门检查法：①水银端蘸少许润滑剂。②患者侧卧(或平卧)屈膝，将体温计水银端轻轻插入肛门 3~4cm，5 分钟后取出。③小儿及神志不清患者，应协助扶持体温计，不得离开，以防折断、脱落或滑入直肠内。④擦净体温计，察看度数并记录，将水银柱甩到 35℃以下。

(二) 呼吸

嘱被检查者(病人)取舒适体位，观察其胸或腹部的起伏次数；一呼一吸为 1 次，观察60s，同时要注意呼吸节律和深度的变化。

(三) 脉搏

1. **查前准备** 检查脉搏前嘱被检查者(病人)应安静休息，精神放松，取坐位或仰卧位。

2. **检查要领** 医生用食指、中指、环指指端以适当力度按在被检查者(病人)桡动脉上，以清楚地触到脉搏为准，计数 30~60s，如果是 30s，所测得脉搏数乘以 2 即为脉率。触诊脉搏要注意频率、节律、强弱以及血管壁弹性和紧张度的变化。

(四) 血压

1. **查前准备** 被检查者(病人)半小时内禁烟、禁咖啡、排空膀胱，安静环境下休息至少5 分钟。

2. **检查要领**

(1)检查血压计水银汞柱在"0"位点。

(2)嘱被检查者(病人)坐位或卧位，暴露右上臂，调整其手臂位置，使肱动脉、血压计、心脏(坐位第 4 肋间，平卧位腋中线)在同一水平。

(3)打开血压计水银开关。将袖带均匀紧贴皮肤，缠于右上臂，松紧适度(可插入一指)，其下缘距肘窝 2.5cm。袖带中央位于肱动脉处。

(4)正确戴听诊器，用手指触摸肘部肱动脉搏动位置后，将听诊器体件置于肱动脉搏动处听诊搏动(不能将体件塞于袖带下)。

(5)边听诊边向袖带内充气，待肱动脉搏动消失后，继续向袖带内充气，将汞柱上升20~30mmHg(1mmHg=133.322Pa)。

(6)缓慢放气，控制血压计汞柱以 2~6mmHg/s 速度缓慢下降，双眼平视，观察水银柱凸面，同时仔细听诊肱动脉搏动声，第一响亮拍击声对应的血压计值为收缩压，音变调或突然消失时对应的血压计值为舒张压，正确记录、读出测量结果。

(7)将汞柱降至 0 位点，间隔 1~2 分钟，重复测量 1 次。取两次读数的平均值并记录收缩压 / 舒张压(mmHg)。正确整理好血压计。

(五) 浅表淋巴结检查

1. **检查方法** 触诊与视诊配合是检查淋巴结的主要方法。将示、中、环指三指并拢，以指腹紧贴检查部位，在指腹按压的皮肤与皮下组织间转动式滑动触诊，可采用多个方向或者旋转式滑动。触诊不同部位的淋巴结时应使该部位皮肤和肌肉松弛，以便于触诊。

2. **检查顺序** 头颈部淋巴结检查的顺序为：耳前、耳后、枕部、颌下、颏下、颈前、颈后、锁骨上淋巴结。上肢淋巴结检查的顺序为：腋窝、滑车上淋巴结；下肢淋巴结的检查顺序为：腹股沟、腘窝淋巴结。

3. **检查要点**　病变淋巴结的部位、数目、大小、质地、压痛、活动度、有无粘连、局部皮肤有无红肿、瘢痕、瘘管等。

4. **各部位淋巴结检查要领**

(1)头颈部淋巴结检查：被检查者(病人)取坐位或仰卧位,嘱其头稍低或偏向检查侧,使皮肤、肌肉松弛。医生站在被检查者前面或背后,示、中、环指指腹紧贴检查部位由浅入深进行滑动触诊。由耳前开始,然后触诊耳后、枕后、颌下(嘱被检查者分别向左右侧歪头,屈曲手指指腹贴颌骨内表面触诊)、颏下(嘱被检查者低头,屈曲手指于颏下中线处触诊)、颈前(胸锁乳突肌前缘浅表处触诊)、颈后(胸锁乳突肌后缘浅表处触诊)淋巴结;最后嘱被检查者(病人)稍松肩、放松,头部稍向前倾,用双手触诊锁骨上淋巴结(于锁骨上窝处,由浅部逐渐触摸至锁骨后深部),左手触诊右侧、右手触诊左侧。

(2)腋窝淋巴结检查：被检查者(病人)取坐位或仰卧位,医生面向被检查者(病人),以右手检查左侧,左手检查右侧。检查左侧时,左手握住被检查者(病人)左腕向外上屈肘外展并抬高45°,右手示、中、环指并拢,掌面贴近胸壁向上逐渐达腋窝顶部,滑动触诊,然后依次触诊腋窝后内前壁,再翻掌向外,将被检查者(病人)外展之臂下垂,触诊腋窝外侧壁。检查前壁时,应在胸大肌深面仔细触摸。检查后壁时,应在腋窝后壁肌群深面触摸。用同样方法检查右侧。

(3)滑车上淋巴结检查：被检查者(病人)取坐位或仰卧位,医生站在被检查者(病人)的右侧。检查右侧滑车上淋巴结时,医生右手握住被检查者右手腕,抬至胸前,左手掌向上,小指抵住肱骨内上髁,环指、中指、示指并拢在肱二头肌与肱三头肌之间的肌间沟中,横行滑动触摸。检查左侧滑车上淋巴结时,左手握住被检查者左手腕,右手触摸,检查方法同右侧。

(4)腹股沟淋巴结触诊：被检查者(病人)平卧,医生站其右侧。右手除拇指以外四指并拢,以指腹触及腹股沟,由浅入深滑动触诊,先触摸腹股沟韧带下方水平组淋巴结,再触摸腹股沟大隐静脉处的垂直组淋巴结。左右腹股沟对比检查。

三、头面部、颈部检查

(一) 检查前准备

检查室温度适宜,有良好的照明。嘱被检查者(病人)取坐位或仰卧位,充分暴露被检查部位。医生准备好电筒、压舌板、软尺、直尺、棉签等。向被检查者说明检查目的和要求,取得被检查者配合。

(二) 检查内容及方法

1. 瞳孔检查

(1)对光反射：①检查直接对光反射：医生用手电光源从被检查者(病人)眼侧方移向前方照射瞳孔,观察其动态反应。正常人,眼受到光线刺激后瞳孔立即缩小,移开光源后瞳孔迅速复原。②检查间接对光反射：医生一手隔挡其两眼之间,挡住光线,用手电光照射一侧瞳孔时观察对侧瞳孔缩小情况。

(2)集合反射：嘱被检查(病人)者注视 1m 以外检查者的示指尖,然后将示指逐渐移近眼球约 10cm 处,正常人双眼内聚,瞳孔缩小。动眼神经功能受损时集合反射消失。

（3）眼球运动：嘱被检查者（病人）取坐位或仰卧位，头部固定，医生置目标物于被检者眼前 30~40cm 处，眼球随目标方向移动，一般按左→左上→左下，右→右上→右下 6 个方向的顺序进行。

2. 鼻窦检查

（1）上颌窦：医生双手固定于被检查者（病人）的两侧耳后，将拇指分别置于左右颧部向后按压，询问有无压痛。也可用右手中指叩击颧部，并询问有否叩击痛。注意比较两侧压痛、叩击痛有无区别。

（2）额窦：医生一手扶持被检查者（病人）枕部，用另一拇指或示指置于眼眶上缘内侧用力向后、向上按压。或以两手固定头部，双手拇指置于眼眶上缘内侧向后、向上按压，询问有无压痛，两侧有无差异。也可用中指叩击该区，询问有无叩击痛。

（3）筛窦：医生双手固定于被检查者（病人）两侧耳后，双手拇指分别置于鼻根部与眼内眦之间，向后方按压，询问有无压痛。

（4）蝶窦：解剖位置较深，不能在体表进行检查。

3. 咽扁桃体检查　嘱被检查者（病人）坐于椅上，头稍后仰，张口发长"啊"音。医生用压舌板在被检查者舌前 2/3 与后 1/3 交界处迅速下压，此时软腭上抬，在照明的配合下可见软腭、腭垂、软腭弓、扁桃体、咽后壁等。注意咽部颜色、对称性，有无充血、肿胀、分泌物及扁桃体大小。扁桃体增大一般分为三度：不超过咽腭弓者为Ⅰ度；超过咽腭弓者为Ⅱ度；达到或超过咽后壁中线者为Ⅲ度。

4. 甲状腺检查

（1）视诊：被检查者（病人）取坐位，头稍后仰，嘱其做吞咽动作的同时，观察甲状腺的大小和对称性。如不易辨认时，再嘱被检查者两手放于枕后，头向后仰，再进行观察即较明显。正常人甲状腺外观不突出。

（2）触诊：触诊包括甲状腺峡部和甲状腺侧叶的检查。

1）甲状腺峡部：甲状腺峡部位于环状软骨下方第二至第四气管环前面。医生站于被检查（病人）前面用拇指或站于受检者后面用示指从胸骨上切迹向上触摸，可感到气管前软组织，判断有无增厚，请受检者吞咽，可感到此软组织在手指下滑动，判断有无增大和肿块。

2）甲状腺侧叶：①前面触诊：医生立于被检查（病人）前面，一手拇指施压于一侧甲状软骨，将气管推向对侧，另一手示指、中指在对侧胸锁乳突肌后缘向前推挤甲状腺，拇指在胸锁乳突肌前缘触诊，配合吞咽动作，用同法检查另一侧甲状腺。②后面触诊：检查者立于受检者后面，一手示指、中指施压于一侧甲状软骨，将气管推向对侧，另一手拇指在对侧胸锁乳突肌后缘向前推挤甲状腺，示指、中指在其前缘触诊甲状腺，配合吞咽动作。用同法检查另一侧甲状腺。

（3）听诊：触及肿大的甲状腺时应以钟形听诊器置于肿大的甲状腺上进行听诊。甲状腺功能亢进时，可闻及低调连续的血管杂音或收缩期吹风样杂音。

甲状腺肿大分三度：不能看出肿大但能触及者为Ⅰ度；能看到肿大又能触及，但在胸锁乳突肌以内者为Ⅱ度；超过胸锁乳突肌外缘者为Ⅲ度。

5. 气管检查

(1)检查方法：主要采用触诊。检查时嘱被检查者(病人)取坐位或仰卧位,保持颈部于自然直立状态。医生将示指与环指分别置于两侧胸锁关节上,后将中指置于气管上,观察中指和示指之间以及中指和环指之间的距离是否等宽,或将中指置于气管与两侧胸锁乳突肌之间的间隙,据两侧间隙是否等宽来判断气管有无偏移。根据气管的偏移方向判断病变情况。

(2)气管移位临床意义：一侧大量胸腔积液、积气、纵隔肿瘤以及单侧甲状腺肿大可将气管推向健侧,一侧肺不张、肺硬化、胸膜粘连可将气管拉向患侧。患主动脉弓动脉瘤时,由于心脏收缩时瘤体膨大向后下方挤压气管,故可触到气管随着心脏的搏动向下搽动,即Oliver征。

四、胸廓、乳房检查

(一)检查前准备

检查室温度适宜,照明良好。嘱被检查者(病人)取坐位或仰卧位,充分暴露胸部。医生准备好软尺、直尺、记号笔、棉签等。向被检查者说明检查目的和要求,取得被检查者配合。

(二)检查内容及方法

1. 乳房检查

(1)视诊：仔细观察两边乳房是否对称,有无大小变化,乳头是否在同一水平线上,乳头有无内陷、糜烂、异常分泌物等。皮肤有无回缩,水肿或"橘皮样"变化。此外,还需观察腋窝和锁骨上窝有无红肿、包块、溃疡、瘘管和瘢痕等。

(2)触诊：①被检查者取坐位时,先两臂下垂,然后双臂高举超过头部或双手叉腰再行检查。当仰卧位检查时,可垫以小枕头抬高肩部使乳房能较对称地位于胸壁上,以便进行详细地检查。②触诊时先由健侧乳房开始,后检查患侧。检查者的手指和手掌应平置在乳房上,应用指腹,轻施压力,以旋转或来回滑动进行触诊。以乳头为中心作一垂直线和水平线,可将乳房分为4个象限。检查左侧乳房时由外上象限开始,然后顺时针方向、由浅入深进行触诊,直至4个象限检查完毕为止,最后触诊乳头。以同样方式检查右侧乳房,但沿逆时钟方向进行。③触诊乳房时应着重注意乳房有无压痛、有无肿块及其部位、大小、形状、硬度、活动度、表面是否光滑、边界是否清楚、有无粘连等;最后轻挤乳头,注意有无异常分泌物。④除检查乳房外,还应包括引流乳房部位的淋巴结。

2. 胸廓检查

(1)视诊：观察胸廓外形变化。正常胸廓的大小和外形一般来说两侧大致对称,呈椭圆形。双肩基本在同一水平上。锁骨稍突出,锁骨上、下稍下陷。成年人胸廓的前后径较左右径短,两者的比例约为1:1.5。小儿和老年人胸廓的前后径略小于左右径或几乎相等。

(2)触诊：进行扩张度检查。①前胸廓扩张度：医生先将自己的双手对搓使之温暖,然后两手置于被检查者(病人)胸廓下方的前侧部,左右手拇指分别沿两侧肋缘指向剑突,拇指尖在前正中线两侧的对称部位,两手掌和伸展的手指置于两侧前壁,嘱被检查者做深呼吸运动。观察拇指随呼吸运动而分离的距离、两侧胸部呼吸运动的范围和对称性。②后胸廓扩张度：将两手平置于被检查者（病人）背部，约于第 10 肋骨水平，拇指与后正中线平行，并将两侧皮肤向中线轻推，嘱被检查者做深呼吸运动，观察拇指随呼吸运动而分离的距离、两侧胸部呼吸运动的范围和对称性。

五、肺脏、胸膜检查

（一）检查前准备

检查室温度适宜，并有良好的照明。嘱被检查者（病人）取坐位或仰卧位，充分暴露胸部。医生准备好听诊器、软尺、直尺、记号笔、棉签等。

（二）检查内容及方法

1. 视诊　嘱被检查者（病人）取卧位，医生站床旁观察，必要时视线与被检查者胸廓同高度观察。注意观察胸廓两侧呼吸运动是否一致以及呼吸频率、节律和深度的变化。

2. 触诊

（1）触觉语颤：嘱被检查者（病人）用同等的强度重复发"yi"长音。医生将左右手掌的尺侧缘或掌面轻放于被检查者两侧胸壁的对称部位，自上至下、从前到后、从内到外比较两侧相应部位语音震颤的异同，双手交叉互换，注意有无增强或减弱。

（2）胸膜摩擦感：医生将手掌轻贴于被检查者（病人）前下胸侧部或腋中线 5~7 肋间胸壁，嘱其反复做深慢呼吸运动，感受胸膜脏、壁两层摩擦感。患急性胸膜炎时，因纤维蛋白沉着于两层胸膜而变粗糙，呼吸时脏层和壁层胸膜相互摩擦，医生触诊可有皮革相互摩擦的感觉，即胸膜摩擦感。

3. 叩诊

（1）叩诊方法：采用间接叩诊法。医生将左手中指第二指节紧贴于被叩诊部位，其他手指稍微抬起，勿与体表接触；右手指自然弯曲，用中指指端叩击左手中指末端指关节处或第二节指骨的远端；叩击方向应与叩诊部位的体表垂直；叩诊时应以腕关节与掌指关节的活动为主，避免肘关节和肩关节参与运动；叩击动作要灵活、短促、富有弹性，叩击后右手中指应立即抬起，在同一部位叩诊可连续叩击 2~3 下，若未获得明确印象，可再连续叩击 2~3 下，应避免不间断连续、快速地叩击。

（2）叩诊顺序：胸部叩诊时，被检查者（病人）取坐位或仰卧位，放松肌肉，两臂垂放，呼吸均匀。首先检查前胸，胸部稍向前挺，叩诊由锁骨上窝开始，沿锁骨中线自第 1 肋间隙从上至下逐一肋间隙进行叩诊。其次检查侧胸壁，嘱被检查者举起上臂置于头部，自腋窝开始沿腋中线由上向下检查至肋缘。最后检查背部，被检查者向前稍低头，双手交叉抱肘，尽可能使肩胛骨移向外侧方，上半身略向前倾，叩诊自肺尖开始，叩得肺尖峡部宽度后，沿肩胛线逐一肋间隙由上向下检查，直至肺底膈活动范围被确定为止。并作左右、上下、内外进行对比，并注意叩诊音的变化。

（3）肺界叩诊：①肺上界：被检查者（病人）取坐位，医生立于其身后，自斜方肌前缘中央部开始叩诊，此音为清音，逐渐向外侧叩诊，当音响变为浊音时，用笔作一记号，然后转向内侧叩诊，直到清音变为浊音为止，浊音之间的宽度即肺尖的宽度，正常为 4~6cm，又称克勒尼希峡（Kronig isthmus）。②肺下界：嘱被检查者（病人）平静呼吸，在两侧锁骨中线、腋中线和肩胛线上,从肺野的清音区开始,沿肋间隙自上而下进行肺部叩诊,由清音变为浊音即为肺下界。正常人,两侧肺下界大致相同,平静呼吸时位于锁骨中线第6肋,腋中线第8肋,肩胛线第10肋。③肺下界移动度:嘱被检查者(病人)平静呼吸,于肩胛线上叩出肺下界的位置,而后嘱其深吸气后屏住呼吸,沿该线继续向下叩诊,当由清音变为浊音时,即为肺下界的最低点,待被检查者恢复平静呼吸后,同样先于肩胛线上叩出平静呼吸时的肺下界,再嘱其做深呼气后屏住呼吸,然后再由下向上叩诊,直至浊音变为清音时,即为肺下界的最高点。最高至最低两点间的距离即为肺下界的移动度(移动范围)。正常人肺下界的移动范围为6~8cm。

4. **听诊**　嘱咐被检查者(病人)取坐位或仰卧位,暴露胸壁,作均匀而平静的呼吸。医生从肺尖开始听诊,自上而下,从外到内,由前胸到侧胸、背部,左右两侧对称部位进行比较,每处至少听1~2个呼吸周期。根据检查需要可嘱被检者深呼吸、屏气或咳嗽。

(1)正常呼吸音:①支气管呼吸音:于喉部、胸骨上窝、背部第6、7颈椎及第1、2胸椎附近均可听到;吸气相较呼气相短,呼气音较吸气音强而高调。②支气管肺泡呼吸音:于胸骨两侧第1、2肋间隙,肩胛间区第3、4胸椎水平以及肺尖前后部可听到;吸气相与呼气相大致相同。③肺泡呼吸音:在大部分肺野内均可听及;吸气时音响较强,音调较高,时相较长;呼气时音响较弱,音调较低,时相较短。

(2)异常呼吸音:①异常支气管呼吸音:在正常肺泡呼吸音部位听到支气管呼吸音,即异常的支气管呼吸音,又称管呼吸音。见于肺实变、肺空洞、压迫性肺不张。②异常肺泡呼吸音:肺泡呼吸音减弱或消失,见于胸廓活动受限(胸外伤、肋软骨骨化)、呼吸肌疾病(肌无力、膈肌瘫痪)、支气管阻塞(阻塞性肺气肿、支气管狭窄)、压迫性肺膨胀不全(胸腔积液或气胸)、腹部疾病(腹腔积液、腹腔肿瘤)。肺泡呼吸音增强,双侧肺泡呼吸音增强,见于机体需氧量增加(运动、发热或代谢亢进)、缺氧兴奋呼吸中枢(贫血、心力衰竭),以及酸中毒;一侧肺泡呼吸音增强,见于一侧肺胸病变引起肺泡呼吸音减弱,致健侧肺代偿性肺泡呼吸音增强。呼气音延长,见于下呼吸道部分阻塞、痉挛或狭窄(支气管炎、支气管哮喘)。断续性呼吸音,见于肺结核和肺炎等。粗糙性呼吸音,见于支气管或肺部炎症的早期。③异常支气管肺泡呼吸音:于正常肺泡呼吸音的区域内听到的支气管肺泡呼吸音。常见于支气管肺炎、肺结核、大叶性肺炎初期以及胸腔积液上方肺膨胀不全的区域。

(3)啰音:①干啰音:双侧肺部的干啰音,常见于支气管哮喘,慢性支气管炎和心源性哮喘等。局限性干啰音,常见于支气管内膜结核或肿瘤等,是由于局部支气管狭窄所致。②湿啰音:肺部局限性湿啰音,见于肺炎、肺结核或支气管扩张等。两侧肺底湿啰音,见于心力衰竭所致的肺淤血和支气管肺炎等。如两肺野满布湿啰音,多见于急性肺水肿以及严重支气管肺炎等。

(4)语音共振:嘱被检者用一般强度重复发长"yi"声(耳语1、2、3),用听诊器被检者胸壁对称部位对比听诊。顺序:由上而下、前胸 - 侧胸 - 背部。语音共振减弱见于支气管阻塞,胸腔积液,胸膜增厚,胸壁水肿,肥胖及肺气肿等疾病。语音共振增强,如支气管语音,见于肺实变、肺空洞、压迫性肺不张。

(5)胸膜摩擦音:纤维素性胸膜炎、肺梗死、胸膜肿瘤等疾病出现,最常出现的部位是胸廓下方沿腋中线处。

六、心脏检查

(一) 检查前准备

检查室温度适宜,有良好的照明。嘱被检查者(病人)取坐位或仰卧位,充分暴露胸部。医生准备好听诊器、软尺、直尺、记号笔等。向被检查者说明检查目的和要求,取得被检查者配合。

(二) 检查内容和方法

1. **视诊** 嘱咐被检查者(病人)取卧位,医生站床旁观察,必要时视线与被检查者胸廓同高,观察心尖冲动位置、范围、强度以及有无异常搏动。

(1)心尖冲动:正常成人心尖冲动位于第5肋间,左锁骨中线内侧0.5~1.0cm处,搏动范围2.0~2.5cm。生理情况下,肥胖者不易看到,此外,受体位、体型影响,心尖冲动位置可发生变化。病理情况下,如高热、严重贫血、甲状腺功能亢进等心尖冲动增强;左心室肥大时,心尖冲动向左下方移位,搏动增强,范围增大。扩张型心肌病、急性心肌梗死等心尖冲动减弱。心包积液时心尖冲动减弱或消失。

(2)心前区搏动:①胸骨左缘第3~4肋间搏动:多见于先天性心脏病,如房间隔缺损。②剑突下搏动:可见于肺源性心脏病右心室肥大、腹主动脉瘤。③心底部搏动:胸骨左缘第2肋间(肺动脉瓣区)收缩期搏动,多见于肺动脉扩张或肺动脉高压;胸骨右缘第2肋间(主动脉瓣区)收缩期搏动,多为主动脉弓动脉瘤或升主动脉扩张。

2. **触诊**

(1)触诊方法:医生先用右手全手掌触摸心前区(手掌按压力度适当),然后逐渐缩小到用右手掌尺侧小鱼际或示指、中指、环指并拢,以其指腹进行触诊。

(2)触诊内容:①心尖冲动:医生用单一示指指腹进行触诊。正常心尖冲动位置、范围同视诊。抬举性心尖冲动见于左心室肥大。②心前区震颤:医生用右手掌或手掌尺侧小鱼际肌平贴于被检查者(病人)心前区各个部位,触知有无细微的震动感。某些先天性心脏病或狭窄性瓣膜病常出现震颤。如二尖瓣狭窄,心尖部有舒张期震颤;室间隔缺损,胸骨左缘3~4肋间有收缩期震颤。

3. **叩诊**

(1)叩诊方法:医生用间接叩诊法,按照先左后右,自下而上,由外向内顺序进行。叩诊结束,用尺子测量各肋间标记点与前正中线的垂直距离。

(2)叩诊内容:①叩诊左界:于心尖冲动外2~3cm处开始叩诊,由外向内叩诊,闻及清音变为浊音时做标记,逐个肋间向上叩,直至第2肋间,将其标记点连线。②叩诊右界:于右锁骨中线上先叩出肝上界,然后在其上一肋间由外向内叩诊,闻及清音变为浊音时做标记,逐一向上叩,直至第2肋间,将其标记点连线。③正常心界:正常心脏左界自第2肋间起向外逐渐形成一外凸弧形,直至第5肋间。右界各肋间几乎与胸骨右缘一致,仅第4肋间稍超过胸骨右缘。左锁骨中线距胸骨中线为8~10cm。正常成人心脏相对浊音界见表4-1。

表 4-1　正常成人心脏相对浊音界

右界（cm）	肋间隙	左界（cm）
2~3	Ⅱ	2~3
2~3	Ⅲ	3.5~4.5
3~4	Ⅳ	5~6
	Ⅴ	7~9

心脏疾病可使心界发生变化,如,左心室肥大,心界呈靴形;左心房增大合并肺动脉段扩张,心界如梨形;心包积液,坐位时心界呈三角烧瓶样。左右心室增大时,心浊音界向两侧扩大,且心左界向左下方增大,呈普大型。心外因素也会影响心界。如一侧大量胸腔积液或气胸可使心界移向健侧,一侧胸膜粘连、增厚与肺不张则使心界移向病侧。大量腹水、腹腔巨大肿瘤可使横膈抬高、心脏横位,心界向左增大等。

4. 听诊

(1)瓣膜听诊区:①二尖瓣区:心尖冲动最强点,又称心尖区;②肺动脉瓣区:胸骨左缘第 2 肋间;③主动脉瓣区:胸骨右缘第 2 肋间;④主动脉瓣第二听诊区:胸骨左缘第 3 肋间;⑤三尖瓣区:胸骨下端偏左或偏右的位置。

(2)听诊顺序:由二尖瓣区开始,依次进行肺动脉瓣区、主动脉瓣区、主动脉瓣第二听诊区、三尖瓣区听诊。

(3)听诊内容:心率、心律、正常心音、心音改变、额外心音、心脏杂音、心包摩擦音等。

1)心率:于心尖部听诊心率,时间不能少于 30s;正常成人在安静、清醒时心率为 60~100 次 /min,老年人偏慢,女性稍快,儿童较快。受生理性、病理性或药物性因素影响,心率可增快或减慢。

2)心律:听诊时注意心律是否整齐,有无心律失常;正常人心律基本规则,部分青少年吸气时心率增快,呼气时减慢,称窦性心律不齐,一般无临床意义。听诊发现的心律失常最常见的是期前收缩,其次是心房颤动。

3)心音:于心尖部、心底部听诊第一心音(first heart sound,S_1)、第二心音(second heart sound,S_2)、第三心音(third heart sound,S_3)(部分青少年可闻及),第四心音(fourth heart sound,S_4)一般听不到,如听到第四心音,属病理性。

心脏听诊最基本的技能是正确判定 S_1 和 S_2,进而可进一步确定杂音或额外心音所处的心动周期时相。S_1、S_2 区别:① S_1 音调较 S_2 低,时限较长,心尖部最响;S_2 音调高,时限较短,心底部较响;② S_1 至 S_2 的距离较 S_2 至下一心搏 S_1 的距离短;③ S_1 与颈动脉搏动几乎同步(可通过触诊颈动脉搏动确认 S_1),S_2 出现于颈动脉搏动之后。

4)心音改变:听诊心音时注意强度、性质变化以及心音分裂。①心音强度变化:第一心音强度变化:S_1 增强,常见于二尖瓣狭窄,高热、贫血、甲状腺功能亢进等使 S_1 也增强。S_1 减弱,常见于二尖瓣关闭不全,此外,心肌炎、心肌病、心肌梗死或心力衰竭时 S_1 也减弱。S_1 强弱不等,常见于心房颤动和完全性房室传导阻滞。第二心音强度变化:S_2 有两个主要成分即主动脉瓣成分(A_2)和肺动脉瓣成分(P_2)。高血压、动脉粥样硬化 A_2 增强;肺源性心脏病、左向右分流的先天性心脏病(室间隔缺损、动脉导管未闭等)、二尖瓣狭窄伴肺动脉高压等 P_2 增强。低血压、主动脉瓣或肺动脉瓣狭窄等，A_2 或 P_2 减弱。②心音性质变化:心肌严重病变时,可闻及"钟摆律"或"胎心律",如大面积急性心肌梗死和重症心肌炎等。③心音分裂:完全性右束支传导阻滞、肺动脉高压等可出现 S_1 分裂;青少年可出现生理性 S_2 分裂;二尖瓣狭窄伴肺动脉高压、肺动脉瓣狭窄等可出现 S_2 通常分裂;房间隔缺损常出现 S_2 固定分裂。

5)额外心音:舒张期奔马律是心肌严重损害的体征;开瓣音,提示二尖瓣有弹性,适合做二尖瓣分离术。

6)心脏杂音:杂音对心血管病的诊断与鉴别诊断有重要价值。但是,有杂音不一定有心脏病,有心脏病也可无杂音。听诊各瓣膜区杂音时注意部位、时期、性质、强度、传导等,不同时期的杂音反映不同的病变。杂音分收缩期杂音、舒张期杂音、连续性杂音和双期杂音。一般认为,舒张期杂音和连续性杂音均为器质性杂音。①二尖瓣狭窄:心尖部舒张期隆隆样杂音,局限在心尖部;②二尖瓣关闭不全:心尖部全收缩期粗糙的吹风样杂音,向左腋下、左肩胛下传导;③室间隔缺损,胸骨左缘第 3、4 肋间响亮而粗糙的收缩期杂音;④主动脉瓣关闭不全,主动脉瓣第二听诊区舒张期叹气样杂音,杂音向胸骨左缘及心尖传导;⑤主动脉瓣狭窄,主动脉瓣第一听诊区收缩期喷射样杂音,向颈部传导;⑥动脉导管未闭,肺动脉瓣区粗糙、响亮的连续性机器样杂音。

7)心包摩擦音:音质粗糙、高音调、搔抓样、比较表浅,类似纸张摩擦的声音。在心前区或胸骨左缘第 3、4 肋间最响亮。见于各种感染性心包炎,也可见于急性心肌梗死、尿毒症等。

七、腹部检查

(一) 检查前准备

检查室温度适宜,有良好的照明。被检查者检查前排空膀胱,取仰卧位,充分暴露全腹。医生准备好听诊器、软尺、直尺、记号笔、棉签等,同时要注意剪短指甲。检查前向被检查者说明检查目的和要求,取得被检查者配合。

(二) 检查内容和方法

1. 视诊 医生站立于被检查者右侧。嘱其放松腹肌,按顺序自上而下,左右对比进行全面观察。必要时,医生下蹲,视线与被检查者腹平面同水平,自侧面切线方向观察。内容包括:腹外形、腹壁静脉、胃肠蠕动波、呼吸运动、腹壁情况(皮疹、色素、腹纹、疝等)上腹部搏动等。

(1)腹外形:全腹部膨隆,见于腹腔积液(大量积液时出现蛙腹)、腹内积气,腹内巨大肿块等;局部膨隆,多为脏器肿大,腹内肿瘤或炎性肿块、胃或肠胀气,以及腹壁上的肿物和疝等。全腹凹陷,严重时出现舟状腹,见于结核病、恶性肿瘤等慢性消耗性疾病患者。

(2)腹壁静脉:门静脉高压、腔静脉回流受阻常出现腹壁静脉曲张。门静脉高压显著时,曲张静脉以脐为中心向四周放射,如水母头,血流方向正常;腔静脉阻塞时,曲张的静脉大都分布在腹壁两侧,下腔静脉阻塞,脐下腹壁浅静脉血流方向向上;上腔静脉阻塞时,上腹壁或胸壁的浅静脉曲张血流方向向下。

（3）胃肠蠕动波：胃肠道发生梗阻时，梗阻近端的胃或肠段饱满、隆起，并出现各自的轮廓，即胃型或肠型，同时蠕动增强，故可以看到蠕动波。

2. 触诊 嘱被检查者（病人）仰卧位，暴露全腹，双腿屈曲并稍分开，张口缓慢做腹式呼吸运动。医生站于被检查者右侧，检查时手要温暖，动作轻柔。先以右手全掌放于腹壁上部，使患者适应片刻，轻轻以掌指关节和腕关节用力，感受腹壁紧张度。对于精神紧张的被检查者，可与病人谈话，转移其注意力使腹肌放松。检查顺序从健康部位开始，逐渐移向病变区域，一般常规体检先从左下腹开始，逆时针方向，由上而下，先左后右，由浅入深，进行触诊，并注意比较病变区与健康部位。

触诊是腹部检查的主要方法。内容包括腹壁紧张度、压痛及反跳痛、脏器触诊、腹部肿块、液波震颤等。

（1）腹壁紧张度：正常人腹壁触之柔软，较易压陷，有一定张力。某些病理情况可使全腹或局部腹肌紧张度增加或减弱。急性胃肠穿孔或脏器破裂所致急性弥漫性腹膜炎，腹肌痉挛，紧张度增加，腹肌强直硬如木板，称板状腹；结核性腹膜炎、癌性腹膜炎时腹壁柔韧不易压陷，称揉面感或柔韧感。慢性消耗性疾病或大量放腹水后腹壁紧张度降低。

（2）压痛、反跳痛：①压痛点检查，医生用单指或双指采用深压触诊法检查腹部各处，特别是与各脏器有关的部位（如上腹部、脐部、右肋下、左腹下、麦氏点等），观察被检查者有无痛苦反应，以发现局限性压痛，即腹部压痛点。脐与右髂前上棘连线中、外 1/3 交界处（麦氏点）压痛，见于阑尾炎。②反跳痛检查：当患者腹壁出现压痛时，检查者用并拢的 2~3 个手指压于原处稍停片刻，给被检查者短暂的适应时间，待压痛感觉趋于稳定，然后迅速将手抬起，此时病人如果感觉腹痛加重，并出现痛苦表情或呻吟，即为反跳痛，表示炎症已波及腹膜壁层。

（3）肝脏触诊：可用单手或双手触诊；若病人有大量腹水时，则用冲击触诊法；儿童和腹壁薄弱者可采用钩指触诊法。①单手触诊肝脏：嘱被检查者做缓慢而自然的腹式呼吸。医生右手平放于被检查者（病人）右侧腹壁腹直肌外缘，腕关节自然伸直，手指并拢，示指和中指的指端指向肋缘，或示指桡侧对着肋缘，配合腹式呼吸进行触诊。②双手触诊肝脏：嘱被检查者（病人）做缓慢而自然的腹式呼吸。医生将左手掌与四指平放于病人右腰部后方（相当于第 11、12 肋骨与其稍下的部位）向上托起肝脏，大拇指张开，置于右季肋上，以限制吸气时的胸廓扩张。右手自髂前上棘连线水平开始，在右锁骨中线的延长线上，自下而上逐渐向右季肋缘进行滑动触诊，触诊的手应与被检查者的呼吸运动密切配合，即呼气时，腹壁松弛下陷，触诊的右手手指逐渐向腹部加压；吸气时，腹壁隆起，触诊的右手手指随腹壁缓慢被动抬起（即手指上抬的速度要落后于腹壁上抬的速度，使手指不要离开腹壁且稍加压力），此时，由于吸气时膈肌下降，而将肝下缘推向下方，恰好右手缓慢抬起且稍向前上方加压，便与肝下缘相遇，肝自手指下滑过；若未触及时，则可逐渐向上移动，每次移动不超过 1cm，一直到右肋缘下。并沿腹前正中线由脐水平自下向上直至剑突下触诊肝左叶，以了解全部肝下缘的情况。③钩指触诊法肝脏：医生面向被检查者（病人）足部，将右手掌搭在其右前胸下部，右手第 2~5 指弯成钩状，嘱其做深呼吸动作，医生随吸气而进一步屈曲指关节触诊肝脏。

(4)脾脏触诊:可用单手或双手触诊法。双手触诊脾脏:医生左手自被检查者(病人)腹前方绕过,将手掌置于其左腰部第9~11肋处,尽可能固定胸廓;右手掌平放于脐部与左肋弓大致成垂直方向,以稍弯曲的手指末端轻压向腹部深处,并随被检查者的腹式呼吸自下而上逐渐向左肋弓处进行有节奏的滑动触诊检查。脾脏轻度肿大而仰卧位不易触到时,可嘱其取右侧卧位,右下肢伸直,左下肢屈曲,再用双手触诊法进行检查。

(5)胆囊触诊:①单手滑行触诊:医生右手平放于被检查者(病人)右侧腹壁腹直肌外缘,腕关节自然伸直,手指并拢,示指和中指的指端指向肋缘,或示指桡侧对着肋缘。嘱其做缓慢而自然的腹式呼吸。医生自髂前上棘连线水平开始,在右锁骨中线的延长线上,自下而上逐渐向右季肋缘进行滑动触诊,触诊的手应与被检查者的呼吸运动密切配合,即呼气时,腹壁松弛下陷,触诊的右手手指逐渐向腹部加压;吸气时,腹壁隆起,触诊的右手手指随腹壁缓慢被动抬起(即手指上抬的速度要落后于腹壁上抬的速度,使手指不要离开腹壁且稍加压力),此时,由于吸气时膈肌下降,而将胆囊推向下方,恰好右手缓慢抬起且稍向前上方加压,便与胆囊相遇,胆囊自手指下滑过;若未触及时,则可逐渐向上移动,每次移动不超过1cm,一直到右肋缘下。②胆囊触痛检查:医生以左手掌平放在被检查者(病人)的右肋缘部,将拇指放在胆囊点(腹直肌外缘与肋弓交界处),并随被检查者呼气而按压腹壁,然后其缓慢深呼吸,如果深吸气时被检查者因疼痛而突然屏气(在吸气过程中有炎症的胆囊随深吸气时膈肌下降而下移,碰到用力按压的拇指而出现疼痛),则称胆囊触痛或墨菲征(Murphy sign)阳性。

(6)肾脏触诊:可用双手触诊肾脏、反击触诊肾脏。①双手触诊肾脏:医生左手放在被检查者的后腰部,手指托住肋脊角部位(触左肾时左手自被检查者前方绕过)。右手平放于被检测季肋部,手指微弯,指端位于肋弓下方,随每次呼气将右手逐渐压向深部,直到与在后腰部向前托起的左手接近。如已接近,但未触到肾脏,则让被检查者深吸气,这时随吸气下移的肾脏有可能滑入两手指间而被触知。②反击触诊肾脏:若被检查者腹壁较厚或配合不当,以致右手难以压抵后腹壁时,可采用反击触诊法。即当被检查者吸气时左手向前冲击后腰部,这时如肾下移至两手之间,则右手有被顶举之感。

3. **叩诊** 一般从左下腹开始,逆时针方向至右下腹部,再至脐部,借此可了解腹部脏器的大小和叩痛,胃肠道充气情况以及腹腔内有无积气、积液和肿块等。

(1)腹部叩诊音:正常情况下,腹部叩诊大部分区域均为鼓音,肝、脾部位以及两侧腹部近腰肌处叩诊为浊音。当肝、脾或其他脏器极度肿大,腹腔内肿瘤或大量腹水时,鼓音范围缩小,病变部位可出现浊音或实音。当胃肠高度胀气和胃肠穿孔致气腹时,则鼓音范围明显增大。

(2)叩诊肝界:用间接叩诊法沿右锁骨中线、右腋中线和右肩胛线,由肺区向下叩向腹部。匀称体型者正常肝脏在右锁骨中线上,上界位于第5肋间,下界位于右季肋下缘。二者之间的距离为肝上下径,约为9~11cm;在右腋中线上,上界位于第7肋间,下界相当于第10肋骨水平;在右肩胛线上,上界为第10肋间。肝癌、肝脓肿、肝炎、肝淤血等可致肝浊音界扩大;肝浊音界缩小见于急性重型肝炎、肝硬化和胃肠胀气等;肝浊音界消失代之以鼓音,是急性胃肠穿孔的重要征象;肝浊音界上移,可见于右肺纤维化、右下肺不张及气腹、鼓肠等;

肝浊音界下移,见于肺气肿、右侧张力性气胸等。肝区叩击痛对肝炎、肝脓肿或肝癌的诊断有一定的意义。

(3)移动性浊音:嘱患者仰卧位,医生于腹中部叩诊呈鼓音,两侧腹部叩诊呈浊音,医生板指固定不动,嘱患者右侧卧,再度叩诊,如呈鼓音,提示浊音移动;同样方法向右侧叩诊,叩得浊音后嘱患者左侧卧位,以明确浊音是否移动。这种随体位变化而出现的浊音,为移动性浊音。腹腔内游离腹水在 1 000ml 以上时常叩出移动性浊音。

八、脊柱四肢检查

(一) 检查前准备

检查室温度适宜,环境安静,光线宜充足而柔和。医生要准备好叩诊锤、尺子、记号笔等,手要温暖、指甲剪短。检查前向患者解释检查的目的和要求,以取得配合。

(二) 检查内容和方法

1. 脊柱弯曲度　嘱被检查者(病人)脱去上衣,暴露背部。双足并拢站立,双下肢直立,双手自然下垂。医生站其背侧,从后面观察脊柱有无侧弯。轻度侧弯时需借助触诊确定,检查时医生用示、中指或拇指沿脊椎的棘突以适当的压力由上向下划压脊柱棘突,划压后皮肤出现一条红色充血痕,以此痕为标准,观察脊柱有无侧弯。侧面观察脊柱各部形态,了解有无前后突出畸形。

2. 脊柱活动度　嘱被检查者(病人)做前屈、后伸、侧弯、旋转等动作,以观察其脊柱的活动情况及有无变形。检查脊柱颈段活动度时,医生用手固定被检查者双肩,嘱其以最大限度做颈部的前屈、后伸,侧弯及左右旋转;检查脊柱腰段活动度时,被检查者取直立位,髋、膝关节伸直,医生用手固定其骨盆,让其以最大限度做腰部的前屈、后伸,侧弯及左右旋转(已有脊柱外伤可疑骨折或关节脱位时,应避免脊柱活动,以防止损伤脊髓)。颈、腰及软组织有病变时,活动常不能达正常范围,并感疼痛。

3. 脊柱压痛与叩击痛

(1)压痛:嘱被检查者(病人)取端坐位,身体稍向前倾,医生以右手拇指从枕骨粗隆开始自上而下逐个按压脊椎棘突及椎旁肌肉。

(2)叩击痛:常用的脊柱叩击方法有两种,①直接叩击法:用中指或叩诊锤垂直叩击各椎体的棘突,多用于检查胸椎与腰椎;②间接叩击法:嘱被检查者取坐位,医生将左手掌置于其头部,右手半握拳以小鱼际肌部位叩击左手背,了解脊柱各部位有无疼痛。

4. 浮髌试验　嘱被检查者(病人)取平卧位,下肢伸直放松,医生一手虎口卡于被检查者膝髌骨上极,并加压压迫髌上囊,使关节液集中于关节腔内,另一手置于膝关节下方,用示指反复按压髌骨,在髌上囊处可感到波动,下压髌骨并迅速抬起时可感到髌骨与关节面的碰触感,松手时髌骨浮起,即为浮髌试验阳性。

九、神经系统检查

(一) 检查前准备

检查室温度适宜,环境安静,光线宜充足而柔和。医生于检查前向患者解释检查的目的和要求,以取得配合。准备好叩诊锤、棉签、尺子等。

(二)检查内容和方法

1. 运动功能检查

(1)肌力检查:检查时嘱被检查者(病人)做肢体伸屈动作,医生从相反方向给予阻力,测试其肢体的拮抗力量,并进行两侧比较。肌力的记录采用0~5级的六级分级法。0级:完全瘫痪,测不到肌肉收缩。1级:仅测到肌肉收缩,但不能产生动作。2级:肢体在床面上能水平移动,但不能抵抗自身重力,即不能抬离床面。3级:肢体能抬离床面,但不能抗阻力。4级:能做抗阻力动作,但不完全。5级:正常肌力。

不同程度的肌力减退可分别称为完全性瘫痪和不完全性瘫痪(轻瘫)。不同部位或不同组合的瘫痪可分别命名为 ①单瘫:单一肢体瘫痪,多见于脊髓灰质炎;②偏瘫:为一侧肢体(上、下肢)瘫痪,常伴有同侧脑神经损害,多见于颅内病变或脑卒中;③交叉性偏瘫:为一侧肢体瘫痪及对侧脑神经损害,多见于脑干病变;④截瘫:为双侧下肢瘫痪,是脊髓横贯性损伤的结果,见于脊髓外伤、炎症等。

(2)肌张力检查:医生根据触摸被检查者(病人)肌肉的硬度以及伸屈其肢体时感知肌肉对被动伸屈的阻力作判断。①肌张力增高:触摸肌肉,坚实感,伸屈肢体时阻力增加。痉挛状态见于锥体束损害;铅管样强直见于锥体外系损害。②肌张力降低:肌肉松软,伸屈其肢体时阻力低,关节运动范围扩大,见于下运动神经元病变(周围神经炎、脊髓前角灰质炎等)、小脑病变等。

(3)共济运动检查

1)指鼻试验:嘱被检查者先以示指接触距其前方0.5m医生的示指,再以示指触自己的鼻尖,由慢到快,先睁眼、后闭眼,重复进行。

2)跟-膝-胫试验:嘱被检查者仰卧,上抬一侧下肢,将足跟置于另一下肢膝盖下端,再沿胫骨前缘向下移动,先睁眼、后闭眼重复进行。

3)快速轮替动作:嘱被检查者伸直手掌并以前臂作快速旋前旋后动作,或一手用手掌、手背连续交替拍打对侧手掌。

4)闭目难立征:嘱被检查者足跟并拢站立,闭目,双手向前平伸,若出现身体摇晃或倾斜则为阳性。

共济运动检查阳性呈共济失调,见于小脑病变等。

2. 生理反射检查

(1)浅反射

1)角膜反射:嘱被检查者注视内上方。医生用棉絮从侧方轻触一侧角膜外缘。观察被刺激一侧的眼睑立即闭合,称为直接角膜反射,若对侧眼睑也闭合,称间接角膜反射。

2)腹壁反射:嘱被检查者仰卧位,双下肢稍屈曲使腹壁松弛。上腹壁反射:医生用钝竹签于肋弓下左右两侧分别由外下向内上方迅速轻轻划过,可见腹壁肌肉收缩。中腹壁反射:医生用钝竹签于脐水平左右两侧分别由外向内迅速轻轻划过,可见腹壁肌肉收缩。下腹壁反射:医生用钝竹签于髂前上棘上方左右两侧分别由外上向内下迅速轻轻划过,可见腹壁肌肉收缩。

3)跖反射:被检查者仰卧位,双下肢伸直。医生左手握住被检者踝部,右手用钝竹签由后向前划足底外侧至小趾跖关节处,再转向蹬趾侧。观察正常表现为足趾向跖面屈曲。

(2)深反射

1)肱二头肌反射:被检查者上肢放松。医生以左手托扶被检查者屈曲的肘部,使被检查者上肢屈曲,前臂稍内旋。以左拇指置于被检查者肱二头肌肌腱上,用右手持叩诊锤叩击左拇指指甲。观察正常反应为肱二头肌收缩,表现为前臂快速屈曲运动。

2)肱三头肌反射:被检查者上肢放松,医生以左手托扶被检查者屈曲的肘部,右手持叩诊锤直接叩击尺骨鹰嘴上方肱三头肌肌腱。观察正常反应为肱三头肌收缩,表现为前臂伸展运动。

3)桡骨膜反射:被检查者上肢放松。医生左手托扶被检查者腕部,使被检查者前臂呈半屈半旋前位,以叩诊锤叩击桡骨茎突上方。观察正常反应为肱桡肌收缩,出现前臂旋前及肘屈运动。

4)膝跳反射:嘱被检查者取坐位,小腿自然下垂;或仰卧位医生用左手在被检查者腘窝部托起下肢,使膝关节稍屈曲。医生右手持叩诊锤叩击髌骨下方股四头肌肌腱。观察正常反应为股四头肌收缩,表现为小腿伸展。

5)跟腱反射:嘱被检查者仰卧位,髋关节、膝关节稍屈曲,下肢呈外展、外旋位。医生用左手托住被检查者的足掌,使其背屈,呈过伸位。用右手持叩诊锤叩击跟腱。观察正常反应为腓肠肌收缩,表现为足向跖面屈曲。

中枢性瘫痪者深反射亢进。

3. **病理反射检查**

(1)巴宾斯基征(Babinski sign):被检查者(病人)仰卧位,双下肢伸直。医生左手握住被检者踝部,右手用钝竹签由后向前划足底外侧至小趾跖关节处,再转向蹬趾侧。观察被检查者足趾变化,如果蹬趾背伸,其余四趾扇形展开为巴宾斯基征阳性。

(2)奥本海姆征(Oppenheim sign):医生用拇指及示指沿被检查者(病人)胫骨前缘用力由上向下推压。观察有无巴宾斯基征反应的表现,如果有,为阳性。

(3)戈登征(Gordon sign):医生用拇指和其余手指分置于被检查者(病人)腓肠肌两侧,捏握腓肠肌。观察有无巴宾斯基征反应的表现,如果有,为阳性。

(4)查多克征(Chaddock sign):医生用钝竹签由后向前划被检查者(病人)足背外侧。观察有无巴宾斯基征反应的表现,如果有,为阳性。

(5)霍夫曼征(Hoffmann sign):医生用左手握住被检查者(病人)前臂近腕关节处,右手示指和中指夹住病人中指,并向前上方提拉,使被检查者腕部呈轻度过伸位。然后用拇指的指甲急速弹刮其中指的指甲。观察手指表现,如果拇指屈曲内收,其余手指关节有屈曲动作(微掌屈),为阳性反应。

锥体束损伤时出现病理反射。

4. **脑膜刺激征检查**

(1)颈强直:嘱被检查者(病人)去枕仰卧位,双下肢伸直。医生右手置于被检查者胸前,左手托住其枕部做被动屈颈运动。正常时下颏可抵近前胸。若被动屈颈时抵抗力增强,下颏不能接近前胸,则为颈强直。

(2)凯尔尼格征(Kernig sign):嘱被检查者(病人)仰卧位,双下肢伸直。医生将被检查者一侧下肢的髋关节和膝关节均屈曲成直角,然后检查者左手置于膝关节上,右手握住踝部,抬高小腿。正常人膝关节可伸达135°,若在135°以内出现抵抗感,并感疼痛,即为凯尔尼格征阳性。

(3)布鲁津斯基征(Brudzinski sign):嘱被检查者(病人)去枕仰卧位,双下肢伸直。医生右手置于被检查者胸前,左手托住其枕部做被动屈颈运动。被动屈颈运动时双侧髋关节、膝关节有反射性屈曲者即为阳性。

第四节　心电图检查操作要领

一、心电图机操作

1. **前期准备**　接好地线,以防交流电干扰并保障被检查者安全。接通电源,校正心电图机的走纸速度(25mm/s)、标准电压(10mm=1mV),调整滤波防止干扰。检查心电图机性能。

2. **患者准备**　温暖环境下,被检查者仰卧位,暴露胸部,露出手腕以及脚踝部。全身肌肉放松,操作过程中不可活动、说话。注意身体不应与任何金属导电体、墙壁和地面接触,以免受到干扰。

3. **操作步骤**

(1)医生用生理盐水涂擦导联连接的皮肤部位。

(2)安放导联电极:肢体导联:右上肢(手腕处R);左上肢(手腕处L);左下肢(脚踝处F)。胸导联:V_1导联,胸骨右缘第4肋间;V_2导联,胸骨左缘第4肋间;V_3导联,V_2、V_4连线中点;V_4导联,左锁骨中线与第5肋间交点;V_5导联,左腋前线同V_4水平处;V_6导联,左腋中线同V_4水平处。

(3)按下起止键,描记、录图。

(4)描记完毕,取下心电图纸,关机。

二、心电图分析步骤

1. **检查导联排序**　将各导联心电图按标准导联,加压单极肢体导联及胸导联排列。检查各导联有无技术误差,有无电压减半或加倍。

2. **确定心律**　检查每个心动周期,是否有P波,P波的方向、形态、顺序及其与QRS波群的关系,以确定心脏的节律是窦性心律还是异位心律。

3. **计算心率**　用分规测量P-P间期是否规律,测定时限,计其心率。计算的方法:60s/P-P间期。

4. **测量平均心电轴**　观察Ⅰ及Ⅲ导联QRS波群主波方向,计算Ⅰ及Ⅲ导联QRS波群波幅的代数和,查表即可求出平均心电轴的度数。

5. **观察转位** 过渡区波形(V_3 导联图形 RS)出现于 V_5 V_6 导联上,提示心脏沿长轴发生顺钟向转位;过渡区波形(V_3 导联图形 RS)出现于 V_1 V_2 导联,提示心脏沿长轴发生逆钟向转位。

6. **分析波、段、间期**

(1)检查各导联 P 波的方向、形态、电压及时间。

(2)测量 P-R 间期。在标准导联中,选择 P 波宽而明显且有 Q 波的导联进行测量,如无 Q 波,则在有明显 P 波及 QRS 波群最宽的导联中测量即可。

(3)观察各导联 QRS 波群的形态,测量电压。主要注意 V_1、V_5,aVL 及 aVF 导联,测量 QRS 时限,以时限最长的导联为准。根据胸导联 QRS 波群形态判断心脏是否循长轴转位。

(4)检查 S-T 段有无偏移及其偏移程度,以无偏移或上下偏移若干毫米(mv)表示。

(5)检查各导联 T 波的形态、方向及高度。方向用"向上,倒置及双向"表示,高度用"正常,低平及平坦"表示。

(6)测量 Q-T 间期。选择 T 波较高且终点明显的导联进行测量。

7. **进行诊断** 根据以上分析所得资料,做出心电图诊断。正常心电图、大致正常心电图、可疑心电图、不正常心电图。

第五节 临床穿刺术操作要领

一、胸膜腔穿刺术

(一)穿刺准备

器械车铺台、清洁盘、穿刺包、留置送检标本的无菌试管和消毒容器、消毒液(安尔碘)、2% 利多卡因、急救药品(如 0.1% 肾上腺素等)、无菌手套、棉签、纱布及注射器,并备好血压计、听诊器等。

(二)操作要领

1. 术者洗手,打开消毒包。

2. 局部常规皮肤消毒,铺无菌洞巾。术者抽取 2% 利多卡因麻醉直至壁层胸膜,轻轻刺入胸腔试抽吸有无积液。

3. 选择穿刺点。胸腔积液可选取实音最明显的部位,常选择部位:①肩胛线 7~9 肋间;②腋后线 7~8 肋间;③腋中线 6~7 肋间;④腋前线 5~6 肋间。对于积液量少或包裹性积液者,可通过 B 超定位确定穿刺点。气胸定位点常选取患侧锁骨中线第 2 肋间。

4. 急性穿刺。用止血钳夹住穿刺针的橡胶连接管,左手固定穿刺点皮肤,右手持穿刺针,经麻醉点沿肋骨上缘垂直缓慢刺入,当穿刺针有突破感时表示已进入胸膜腔,停止进针,接上 50ml 注射器。助手戴无菌手套,帮助松开止血钳,然后用止血钳固定穿刺针。

5. 缓慢抽取液体,初次抽液不超过 600ml,以后再次抽取不超过 1 000ml。

6. 抽液结束后用止血钳夹紧橡胶管,拔出穿刺针,无菌纱布覆盖穿刺处,稍压迫后,用胶布固定。

二、腹膜腔穿刺术

(一) 穿刺准备

器械车铺台、清洁盘、穿刺包、留置送检标本的无菌试管和消毒容器、消毒液(安尔碘)、2% 利多卡因、急救药品(如 0.1% 肾上腺素等)、无菌手套、棉签、纱布及注射器,并备好血压计、听诊器等。

(二) 操作步骤

1. 术前嘱患者排空尿液。术者洗手,打开消毒包。

2. 局部常规皮肤消毒,铺无菌洞巾。术者抽取麻药,以 2% 利多卡因麻醉皮肤至壁腹膜。

3. 穿刺点选择:①脐与耻骨联合上缘间连线的中点上方 1cm,偏左或偏右 1~2cm;②脐与左髂前上棘的中 1/3 与外 1/3 交界处;③侧卧位时可选脐平面与腋前线或腋中线交点处。

4. 夹闭与穿刺针连接的乳胶管。术者左手固定皮肤,右手持针经麻醉点垂直逐步刺入腹壁,腹水量大时,穿刺针应在腹壁内转变方向,待抵抗感突然消失时接上注射器,打开乳胶管,即可抽吸腹水置于无菌试管中,待送检。

5. 抽液完毕后拔针,安尔碘消毒针眼,覆盖无菌纱布,手指压迫数分钟。大量放水后,束以多头腹带以防腹压骤降。

三、腰椎穿刺术

(一) 穿刺准备

器械车铺台、清洁盘、穿刺包、留置送检标本的无菌试管和消毒容器、消毒液(安尔碘)、2% 利多卡因、急救药品(如 0.1% 肾上腺素等)、无菌手套、棉签、纱布及注射器,并备好血压计、听诊器等。

(二) 操作步骤

1. 术者洗手,打开消毒包。

2. 患者取侧卧位,背部与床边成垂直平面,脊椎棘突成一直线,头向胸部屈曲,双膝向腹壁屈曲,使脊椎间隙增宽,以便于穿刺。

3. 常规选择第 3、4 腰椎棘突间隙为穿刺点(双侧髂嵴连线与脊柱交叉点)。局部常规皮肤消毒,铺无菌洞巾,局部麻醉深达韧带。

4. 术者左手固定穿刺点皮肤,右手持针,从棘间隙与脊柱呈垂直方向慢慢刺入,针头稍偏向头侧。穿过棘间韧带及硬脑膜时,常有落空感(成人刺入深度为 4~6cm,儿童为 2~4cm),拔出针芯,即可见脑脊液流出。

5. 接测压管,待管内液面波动相对平稳后,记录压力数值,此为初压。

6. 移去测压管,留取脑脊液 1~6ml,依需要送常规、生物化学检查、细菌学及血清学等检验。

7. 脑脊液留取后,再接测压管测试脑脊液压力,此为终压。测压完毕,移去测压管,将穿刺针连同注射器一并拔出,用拇指压迫穿刺点 1~2 分钟,消毒穿刺点,覆盖无菌纱布,胶布固定。

四、骨髓穿刺术

(一) 穿刺准备

器械车铺台、清洁盘、穿刺包、留置送检标本的无菌试管和消毒容器、消毒液(安尔碘)、2% 利多卡因、急救药品(如 0.1% 肾上腺素等)、无菌手套、棉签、纱布及注射器,并备好血压计、听诊器等。

(二) 操作步骤

1. 术者洗手,打开消毒包。

2. 嘱病人仰卧,确定髂前上棘后 1~2cm 处为穿刺部位。

3. 解开穿刺包,戴无菌手套,检查穿刺包内器械,铺无菌孔巾。

4. 在穿刺点用 2% 利多卡因进行皮肤、皮下、骨膜麻醉。

5. 将骨髓穿刺针的固定器固定在离针尖 1~1.5cm 处。用左手下的拇指和示指将髂嵴两旁的皮肤拉紧并固定。以右手持针向骨面垂直刺入。当针头接触骨质后,将穿刺针左右转动,缓缓钻入骨质。当感到阻力减小且穿刺针已固定在骨内直立不倒时为止。

6. 拔出针芯,接上无菌干燥的 10ml 或 20ml 注射器,适当用力抽吸,即有少量红色骨髓液进入注射器。吸取 0.2ml 左右骨髓液涂片用。如进行骨髓液细菌培养则可抽吸 1.5ml,若抽不出骨髓液,可放回针芯,稍加旋转或继续钻入少许,再行抽吸。

7. 取得骨髓液后,将注射器及穿刺针迅速拔出。在穿刺位置盖以消毒纱布,按压 1~2 分钟后胶布固定,迅速将取出的骨髓液滴于载玻片上制备涂片。

第六节 心肺复苏术操作要领

一、仪器设备

心肺复苏模拟人 1 个。弯盘 1 个,无菌纱布 3 块。

二、操作要领

1. **判断周围环境** 目光从左到右,从上往下观察判断周围环境安全。

2. **判断患者有无意识** 用双手轻拍病人双肩判断意识,并对着病人耳朵说:"喂! 你怎么了?",判断患者有无意识。

3. **摆放病人体位** 放置病人于地面或硬质床面。

4. **判断有无呼吸和脉搏** 用右手食指及中指先触及气管正中的喉结,然后向旁滑移 2~3cm,在胸锁乳突肌内侧触摸颈动脉搏动,同时观察胸廓有无起伏(呼吸脉搏同时进行判断,时间不超过 10s)。

5. **实施心肺复苏** 判断患者无颈动脉搏动及自主呼吸,立即解开衣扣,暴露胸壁,给予人工胸外按压。

(1)按压的位置:①剑突上 2.5~5cm(两横指),即胸骨柄中下 1/3 交界处。②在胸骨下 1/2 处,即乳头连线中点的胸骨下方

(2)按压的要点:右手掌根置于按压部位,左手掌重叠其上,两手手指交叉,翘起离开胸壁。双上肢伸直,以上身的重量垂直按压胸骨,按压后迅速抬起,使胸廓复原,但掌根不能离开胸壁。连续、有节律地按压 30 次。

(3)按压深度:成人胸骨下陷 5~6cm,婴幼儿为 1~2cm。

(4)按压频率:100~120 次 /min。

6. 清除分泌物 清除口腔内分泌物,清除鼻腔分泌物。

7. 开放病人呼吸道,人工呼吸 使用仰头提颏法开放气道,同时左手食指与拇指捏闭鼻腔,以口腔将患者口部包严,向患者吹气,以患者胸廓明显抬起为有效指标。吹气后口松开,手松鼻,转头观看胸廓是否回陷。连续人工呼吸 2 次。

8. 按压通气比率 为 30:2,依次做五个循环。

9. 判断生命体征恢复情况 五个循环做完后,立即判断患者生命体征是否恢复(操作要领同前,时间不超过 10s)。

第七节 外科基本操作要领

一、手臂消毒法

(一)一般准备

1. 进手术室前更换手术室准备的清洁鞋、无袖洗手衣和洗手裤;

2. 上衣的下摆塞入洗手裤内;

3. 戴好口罩及帽子;口罩要遮盖住口、鼻,帽子要遮盖住全部头发;

4. 剪短指甲,除去甲缘下积垢;

5. 手臂皮肤有破损或化脓性感染时,不能参加手术。

(二)肥皂刷洗酒精浸泡法

1. 用肥皂和清水将手和手臂清洗一遍;

2. 用无菌毛刷蘸软皂液刷洗手臂,由指尖逐渐向手指、指间、手掌、手背,前臂的前、后、内、外侧、肘窝至上臂肘上 10cm 处顺序均匀地刷洗,刷洗动作应稍用力,两臂交替刷洗,如此刷洗三遍,共约 10 分钟;

3. 用水冲洗时,手指朝上,肘部屈曲朝下,使清水顺指尖向肘部流下,不可由肘部再流向手臂;

4. 刷洗完毕后用无菌小毛巾自手指向上擦干手、前臂和肘部,擦过肘部的毛巾不可再擦手部;

5. 将手和前臂浸泡在 70% 酒精内 5 分钟,浸泡范围到肘上 6cm 处,用桶内的小毛巾轻轻擦洗 5 分钟后取出,待其自干。

（三）洗手液洗手,消毒液涂擦手臂消毒

1. 流动水冲洗双侧手臂;

2. 取洗手液 4~5ml,按七步洗手法:手掌相对→手掌对手背→双手十指交叉→双手互搓→揉搓拇指→指尖→手臂至上臂下 1/3,两侧手臂在同一水平交替上升,不得回搓,手指朝上,肘朝下冲洗干净,重复 2 次,共约 5 分钟。洗手过程保持双手位于胸前并高于肘部;

3. 用无菌小毛巾擦干手、前臂及肘部;

4. 常用新型化学消毒液(碘伏、氯己定等),取消毒液 8~10ml,按洗手法揉搓双手、前臂至肘上 6cm 一遍,自干后穿手术衣、戴手套。

（四）氯己定制剂手臂消毒法

1. 清水清洗双手、前臂至肘上 10cm 后,用无菌刷蘸氯己定 3~5ml 刷手到肘上 10cm 范围,约 3 分钟,只需刷 1 遍,流动水冲洗干净。(刷洗方法同肥皂刷洗法);

2. 用无菌小毛巾擦干手、前臂及肘部;

3. 取无菌纱布吸足氯己定液涂擦手和前臂一遍,待其自然干燥后,可形成灭菌屏障,然后穿手术衣、戴手套。

二、穿无菌手术衣和戴无菌手套

（一）穿无菌手术衣

1. 手臂消毒后,取手术衣(手不得触及下面的手术衣),双手提起衣领两端,远离胸前及手术台和其他人员,认清手术衣无菌面,抖开手术衣,反面朝向自己。

2. 将手术衣向空中轻掷起,两手臂顺势插入袖内,并略向前伸。

3. 由巡回护士在身后协助拉开衣领两角并系好背部衣带,穿衣者将手向前伸出衣袖(可两手臂交叉将衣袖推至腕部,或用手插入另一侧手术衣袖口内面,将手术衣袖由手掌部推至腕部,避免手部接触手术衣外面)。

4. 穿上手术衣后,稍弯腰,使腰带悬空(避免手指触及手术衣),两手交叉提起腰带中段(腰带不交叉)将手术衣带递于巡回护士。

5. 巡回护士从背后系好腰带(避免接触穿衣者的手指)。

（二）戴无菌手套

取出手套夹内无菌滑石粉包,轻轻地敷擦双手,使之干燥光滑。用左手自手套夹内捏住手套套口翻折部,将手套取出。先将右手插入右手手套内,注意勿触及手套外面;再用已戴好手套的右手四指插入左手手套的翻折部,帮助左手插入手套内。已戴手套的右手不可触碰左手皮肤及手套翻折部。将手套翻折部翻回盖住手术衣袖口。用无菌盐水冲净手套外面的滑石粉。

三、手术区皮肤消毒

1. **碘酊法**　用 2.5%~3% 碘酊由内向外涂擦皮肤,待碘酊干后,用 70% 酒精涂擦 2 遍,以充分脱碘。

2. **苯扎溴铵法**　用 1∶1 000 苯扎溴铵或 0.5% 碘尔康溶液涂擦 2~3 遍。

3. **婴儿手术消毒**　对婴儿、面部皮肤，口腔、肛门、外生殖器等部位，一般用 1∶1 000 苯扎溴铵或 1∶1 000 氯己定涂擦两次消毒。也可用 0.75% 碘伏消毒，此药刺激性小，作用持久。

4. **植皮消毒**　在植皮时，供皮区的消毒可用 70% 酒精涂擦 2~3 次。

四、铺无菌手术单

1. 铺单者(第一助手)站在病人的右侧，确定切口后，先铺 4 块无菌治疗巾于切口四周(近切口侧的治疗巾反折 1/4，反折部朝下)。

2. 器械护士按顺序传递治疗巾，前三块折边向着手术助手，第四块折边向着器械护士。

3. 铺单者将第一块治疗巾覆盖手术野下方，然后按顺序铺置于手术野上方、对侧和铺单者同侧。

4. 4 块治疗巾交叉铺于手术野后，以 4 把布巾钳固定。使用巾钳时避免夹住皮肤及巾钳向上翘。

5. 铺单者和器械护士二人分别站在手术床两侧，由器械护士传递中单，在切口上方、下方铺置中单，头侧超过麻醉架，足侧超过手术台。

6. 铺完中单后，铺单者应再用消毒剂泡手 3 分钟或用碘伏涂擦手臂，再穿无菌手术衣、戴无菌手套。

7. 最后铺带孔洞的大单，将大单孔洞开口对准切口部位，短端向头部、长端向下肢，并将其展开。铺盖时器械护士和其他助手一起，寻找到上、下两角，先展开铺上端，盖住患者头部和麻醉架，按住上部，再展开铺下端，盖住器械托盘和患者足端，两侧及足端应下垂过手术床缘 30cm 以下。

五、外科换药

1. 伤口外层绷带和敷料用手取下，紧贴创口的一层敷料用镊子揭去，揭除敷料的方向与伤口纵轴方向平行，以减少疼痛。

2. 左手持另一把无菌镊子将换药碗内的酒精棉球传递给右手的镊子，用来擦拭伤口周围皮肤消毒。清洁伤口由伤口边缘向外擦拭，勿使酒精流入伤口引起疼痛和损伤组织。感染化脓的伤口，由外向伤口边缘擦拭。

3. 交换左、右手镊子，右手持的无菌镊子，处理伤口内。直接用右手的无菌镊子取换药碗内的盐水棉球，轻轻清拭伤口，禁用干棉球擦拭伤口，以防损伤肉芽组织。

4. 去除过度生长的肉芽组织、腐败组织及异物等，观察伤口的深度及有无引流不畅等情况，再用酒精棉球清除沾染皮肤上的分泌物。最后用无菌敷料覆盖伤口。

5. 一般创面可用消毒凡士林纱布覆盖，必要时用引流物，上面加盖纱布或棉垫，包扎固定。

六、伤口拆线

1. 一般部位用酒精棉球消毒皮肤。颜面部、会阴部、黏膜、婴幼儿皮肤用 0.1% 苯扎溴铵棉球消毒皮肤。先清洗干净伤口内血迹,并浸湿缝线线头。使线头不粘在皮肤上。

2. 操作者左手持血管钳或镊子夹住线头,轻轻向上提起。用拆线剪刀插入线结下空隙,紧贴皮肤,从由皮内拉出的部分将线剪断,由对侧拉出。全部缝线拆除后,用酒精棉球再擦拭一遍,覆盖无菌敷料,包扎固定。

七、脓肿切开

(一) 准备
局部皮肤常规消毒、戴手套、铺无菌巾。

(二) 浅部脓肿切开

1. 用 1% 普鲁卡因沿切口进行局部麻醉;

2. 用刀尖刺入脓肿腔中央,向两端延长切口,如脓肿不大,切口最好到达脓腔边缘;

3. 切开脓腔后,如果脓腔较大,可用止血钳或手指伸入脓腔,轻轻地分离纤维间隔组织,使其成为单一的空腔,以利于排脓。如脓腔较大引流不畅时,也可在脓腔另一侧切开,进行对口引流;

4. 伤口内可填入蓬松的盐水纱布、碘伏纱布或凡士林纱布,并用干纱布或棉垫包扎。观察,及时换药。

(三) 深部脓肿切开

1. 选用适当的有效麻醉;

2. 切开之前先用穿刺针抽吸,找到脓腔后,将针头留在原处,作为切开的标志;

3. 切开皮肤、皮下组织,然后顺针头的方向,用止血钳钝性分开肌层,到达脓腔后,将其充分打开,并以手指伸入脓腔内检查;

4. 手术后置入纱布条引流脓液,一端留在外面,或置入有侧孔的橡胶引流管;

5. 若脓肿切开后,腔内有多量出血时,可用干纱布按顺序紧紧地填塞整个脓腔,以压迫止血,术后 2 天,用无菌盐水浸湿全部填塞之敷料后,轻轻取出,改换凡士林纱布引流;

6. 切开术后做好手术记录,特别应注明引流物的数量。

八、止血

(一) 手压止血法
用手指、手掌或拳头压迫出血区域近侧动脉干,暂时性控制出血。压迫点应在易于找到的动脉径路上,压向骨骼方能有效。

(二) 加压包扎止血法
用厚敷料覆盖伤口后,外加绷带缠绕,略施压力,以能适度控制出血而不影响伤部血运为度。四肢的小动脉或静脉出血、头皮下出血多数患者均可获得止血目的。

（三）强屈关节止血法

前臂和小腿动脉出血不能制止时,如无合并骨折或脱位时,立即强屈肘关节或膝关节,并用绷带固定,即可控制出血,以利迅速转送医院。

（四）填塞止血法

广泛而深层软组织裂伤,特别是腹股沟或腋窝等部位活动性出血以及腹腔内实质性脏器破裂,如肝粉碎性破裂出血,可用无菌纱布或纱布垫填塞伤口,外加包扎固定。在作好彻底止血的准备之前,不得将填入的纱布抽出,以免发生大出血时措手不及。

（五）钳夹止血

对于明显的血管活性出血,多用血管钳尽可能准确地钳夹出血组织,一般数分钟后即可止血。

（六）结扎止血

1. **单纯结扎止血**　先用血管钳夹住出血点,注意使钳的尖端朝上,便于结扎。然后将线绕过钳下的血管和少许周围组织,结扎止血。

2. **缝扎止血**　适用于较大血管或重要部位的血管出血。先用血管钳钳夹血管及少许周围组织,然后用缝针穿过血管端和组织并结扎。可行单纯缝扎或"8"字缝扎。对较大的动脉血管,通常采用双重结扎止血。

（七）电凝止血

用于小血管的止血。利用高频电流的电热作用,使血液凝结、炭化。可先用止血钳钳夹出血点,然后通电止血,也可用单极或双极电凝镊直接钳夹住出血点止血。

（八）止血带止血法

止血带的使用,一般适用于四肢大动脉的出血,常常在采用加压包扎不能有效止血的情况下,才选用止血带。

1. **橡皮管止血带**　常用弹性较大的橡皮管,便于急救时使用。

2. **弹性橡皮带**　用宽约5cm的弹性橡皮带,先抬高患肢,在出血肢体的近心端,先放好衬垫物,重叠加压,以达到止血目的。

3. **充气止血带**　压迫面宽而软,压力均匀,还有压力表测定压力,比较安全,常用于四肢活动性大出血或四肢手术时采用。

第八节　妇产科检查操作要领

一、妇科检查

（一）检查前准备与注意事项

1. 检查者要关心患者,态度要严肃认真,语言亲切。动作要轻柔,仔细检查,并及时向患者做好解释工作。

2. 检查前嘱患者排空膀胱,排尿困难者应导尿,大便充盈者应排便后检查。

3. 每检查1人,应更换臀下垫单,以防交叉感染。一般妇科检查患者脱下一侧裤腿后取膀胱截石位,臀部置检查床边缘,头略抬高,两手平放于身体两侧或放于胸部,使腹肌放松,便于检查。

4. 月经期、阴道出血时应避免阴道检查,如必须检查时,查前先消毒外阴,使用无菌手套及器械。

5. 未婚者限做肛腹诊,禁用窥阴器及双合诊检查。如病情需要必须行阴道检查时,须征得家属及本人同意后方可进行阴道指诊检查。

6. 男医生检查时必须有其他医务人员在场。

7. 检查所用器械必须严格消毒。每人使用一套检查器械,如阴道窥器、镊子、手套等。每检查一人,应更换臀下垫巾,防止交叉感染。

(二) 检查方法及操作要领

1. **外阴检查** 观察外阴发育、皮肤色泽、阴毛分布及疏密情况,注意有无充血、水肿、溃疡、损伤、畸形、炎症及肿瘤。用拇、食指分开小阴唇,暴露前庭、尿道口和阴道口,检查有无炎症、赘生物,处女膜是否完整,未婚者可见到处女膜,已婚已产者可见到处女膜残痕。嘱患者用力向下屏气后,观察有无阴道前后壁膨出、子宫脱垂和尿失禁。

2. **阴道窥器检查** 将阴道窥器两叶合拢,用润滑油润滑窥器两叶,左手拇、食指分开两侧小阴唇,暴露阴道口,右手持准备好的阴道窥器避开尿道口周围,前端向下倾斜45°,沿阴道侧后壁缓慢插入阴道内,然后向上向后推进,边推进边转成正位,并逐渐张开两叶,直至完全暴露宫颈。动作要轻,防止窥器损伤宫颈及阴道。①检查宫颈:观察宫颈大小、位置、颜色、外口形状,有无糜烂、裂伤、囊肿、息肉、赘生物,宫颈分泌物的量、性状及宫颈管内有无出血,如行宫颈刮片应此时进行;②检查阴道:旋转窥器,观察阴道前后壁、侧壁黏膜颜色及皱襞,有无阴道隔、畸形、赘生物、裂伤、炎症、溃疡、出血,注意阴道分泌物的量、性状、色泽及有无臭味,有异常者取其白带化验查滴虫、霉菌、淋菌。宫颈阴道检查后将阴道窥器两叶合拢退出。

3. **双合诊** 双合诊即阴道、腹壁的联合检查。检查者戴消毒手套后一手食指和中指涂润滑剂后进入阴道内,另一手放于腹部,两手配合检查。目的是触诊阴道、宫颈、子宫、输卵管、卵巢及宫旁组织,检查阴道的通畅度、深度,有无畸形、肿块、结节或瘢痕。触诊宫颈大小、形状,硬度及宫颈外口情况,有无接触性出血及宫颈举痛(向上或向两侧拨动宫颈,患者感到疼痛)。扪诊子宫的大小、位置、形态、活动度、软硬度以及有无压痛。触诊子宫附件处有无肿块、压痛、增厚,注意肿块的大小、位置、形状、软硬度、活动度、与子宫的关系以及有无压痛。正常卵巢偶尔可扪及,触之有酸胀感。正常输卵管多不能触及。

4. **三合诊** 三合诊为腹部、阴道、直肠的联合检查。多在双合诊后即进行,将双合诊时的中指退出进入直肠内,即一手食指在阴道内,中指在直肠内,另一手在腹部配合。主要检查子宫后壁、直肠子宫陷凹、宫骶韧带、盆腔后壁、直肠阴道隔有无病变。

5. **直肠 - 腹部诊** 直肠 - 腹部诊即检查者一手食指伸入直肠内,另一手在腹部配合检查,亦称肛腹诊。适用于未婚女性和阴道闭锁不能做双合诊检查者。

(三) 检查记录内容

盆腔检查结束后,应将检查结果按解剖部位顺序如下记录。

1. **外阴**　发育情况及婚产式(未婚、已婚未产或经产式)。有异常发现时,应详加描述。

2. **阴道**　是否通畅,黏膜情况,分泌物量、色、性状及有无气味。

3. **宫颈**　大小,硬度,有无糜烂样改变、撕裂、息肉、腺囊肿、有无接触性出血、举痛及摇摆痛等。

4. **宫体**　位置、大小、硬度、活动度、表面是否平整、有无突起,有无压痛等。

5. **附件**　有无块物、增厚或压痛。若扪及块物,记录其位置、大小、硬度、表面光滑与否,活动度,有无压痛以及与子宫及盆壁关系。左右两侧情况分别记录。

二、产科四步触诊法

1. **第一步手法**　检查者面向孕妇,双手置于子宫底部。以双手指腹相对轻推,判断子宫底部的胎儿部分,如为胎头,则硬而圆有浮球感,如为胎臀则软而宽形状略不规则。了解子宫外形并摸清子宫底高度,胎儿大小与妊娠月份是否相符。

2. **第二步手法**　检查者面向孕妇,两手分别置于腹部左右两侧,一手固定,另一手轻轻深按检查,两手交替,分辨胎背及胎儿四肢的位置。平坦饱满者为胎背,确定胎背是向前、侧方或后方;可变形的高低不平部分是胎儿的肢体,有时可以感到胎儿肢体的活动。

3. **第三步手法**　检查者面向孕妇,右手置于耻骨联合上方,拇指与其余四指分开,握住胎先露部。进一步查清胎头或胎臀,并左右推动以确定是否衔接。如先露部仍高浮,表示尚未入盆;如已衔接,则先露部不能推动。

4. **第四步手法**　检查者面向孕妇足端,两手分别置于胎先露部的两侧,向骨盆入口方向向下深压。再次判断先露部的诊断是否正确,确定先露部入盆的程度。

第九节　儿科检查操作要领

一、体重检查

体重为各器官、系统和体液的总重量。体重测量最佳时间在清晨空腹排空大小便后、仅穿单衣的状况下进行。学会读婴儿磅秤读数,注意单位是千克。儿科临床多用体重计算药量和静脉输液量。当无条件测量体重时,为便于临床应用,才可按公式粗略估计体重:

$$<6 月龄婴儿体重(kg)= 出生时体重 + 月龄 × 0.7;$$

$$7~12 月龄婴儿体重(kg)= 6 + 月龄 × 0.25;$$

$$2~12 岁体重(kg)= 年龄 × 2 + 8。$$

二、身高(长)检查

身高(长)是指头部、脊椎与下肢长度的总和。3 岁以下儿童立位测量不易准确,应仰卧位测量,称身长;3 岁以后立位测量为身高,立位的测量值比仰卧位少 1~2cm。

3 岁以下卧位测量时,要脱去宝宝的鞋子、袜子、帽子、外衣裤,测量者站在宝宝的右侧,将其平放在测量床上,头顶轻触床头板,用左手按住宝宝的双膝部,使两下肢伸直并拢,并紧贴木板床。右手平移靠近足部的硬木板,使其紧贴宝宝的足底,读取测量床侧面软尺的刻度即为身长的刻度,要注意足部的纸板,要紧贴宝宝的足底,不能只测量到宝宝的脚尖,否则会使测量的身长大于实际值。

3 岁以上站立测量时,也要脱鞋帽上秤,双脚并拢,全身挺直,目视前方,枕、背、臀、足跟均紧贴测量尺。滑动标尺至孩子头顶,读数即为身高值。

2~12 岁身高(长)的估算公式为:身高(cm)= 年龄 × 7 + 75。

三、头围测量

测量时用软尺齐双眉弓上缘,后经枕骨结节绕头一周的长度为头围。头围的增长主要反映脑和颅骨的生长。

四、胸围测量

测量时用软尺由乳头下缘向后背绕肩胛角下缘平绕胸一周的长度为胸围,取呼气和吸气的平均值。胸围代表肺与胸廓的生长。

五、上臂围测量

经肩峰与尺骨鹰嘴连线中点绕臂一周即为上臂围。上臂围代表肌肉、骨骼、皮下脂肪和皮肤的生长。

六、检查囟门

囟门有前后之分,前囟是额骨和顶骨之间的菱形间隙,对某些疾病诊断有一定意义。后囟临床意义不大。前囟出生时长 1~2cm,测量时用软尺量菱形对边中点的连线距离。前囟到小儿 1~1.5 岁时闭合。

七、牙齿检查

人一生有乳牙(共 20 个)和恒牙(共 28~32 个)两副牙齿。生后 4~10 个月乳牙开始萌出,12 个月后尚未萌出者,为乳牙萌出延迟,乳牙萌出顺序一般为:下颌先于上颌,自前向后,上下第一乳磨牙先于上下单尖牙萌出。乳牙最晚 2 岁半出齐。2 岁以内乳牙的数目约为月龄减 4(6)。

八、检查指纹

查指纹主要用于观察 3 岁以下小儿示指桡侧的浅静脉。先令家长抱患儿于光线充足处。若先诊患儿右手,医生用左手的拇、示二指握住患儿右手的示指尖,将患儿右手的中指、环指、小指贴近医生左手的掌心,然后用医生右手的拇指桡侧,从命关到风关,用力适中地反复推按,使指纹显露,便于观察。

九、脉诊

小儿脉诊与成人脉诊不同,3 岁以下小儿由于其手臂短,难分三部,加之诊病时小儿多有哭闹,影响脉象的真实性,故一般以察指纹诊法代替切脉。3 岁以上小儿用"一指定三关"的方法诊脉,也称作"寸口一指脉",即一般以一指正按定关脉,向前辗定寸脉,向后辗定尺脉。正常小儿脉象平和,较成人细软而快。小儿平脉次数,年龄越小,脉搏越快。

十、体温测量

可根据小儿的年龄和病情选用测温的方法:

1. **腋下测温法**　最常用,也最安全方便,但测量的时间偏长。将消毒的体温表水银头放在小儿腋窝中,将上臂紧压腋窝,保持 5~10 分钟,36~37℃为正常。

2. **口腔测温法**　口表置于舌下 3~5 分钟,正常不超过 37.5℃,适用于神志清楚而且配合的 6 岁以上的小儿。

3. **肛门内测温法**　测温时间短、准确。小儿取侧卧位,下肢屈曲,将已涂满润滑油的肛表水银头轻轻插入肛门内 3~4cm,测温 3~5 分钟,36.5~37.5℃为正常,1 岁以内小儿、不合作的儿童以及昏迷、休克患儿可采用此方法。

4. **耳内测温法**　准确快速,不会造成交叉感染,但仪器贵。目前临床比较少用。

十一、呼吸、脉搏检查

在小儿安静时进行,年幼儿腹式呼吸为主,小儿呼吸频率可通过观察腹部起伏而得或用听诊器记呼吸音次数,也可将棉花少许置于小儿鼻孔边缘,观察棉花纤维的摆动而得。要同时观察呼吸的节律和深浅。对年长儿一般选择较浅的动脉如桡动脉来检查脉搏,婴幼儿最好检查股动脉或通过心脏听诊来检测。要注意脉搏的速率、节律、强弱及紧张度。各年龄组小儿呼吸脉搏正常值见表4-2。

表 4-2　各年龄小儿呼吸、脉搏(次数 / 每分钟)

年龄	呼吸	脉搏	呼吸：脉搏
新生儿	40~45	120~140	1：3
—1 岁	30~40	110~130	1：3~1：4
—3 岁	25~30	100~120	1：3~1：4
—7 岁	20~25	80~100	1：4
—14 岁	18~20	70~90	1：4

十二、测量血压

测量血压时应根据不同的年龄选择不同宽度的袖带,一般说来,袖带的宽度应为上臂长度的 1/2~2/3。袖带过宽时测得的血压值较实际值偏低,过窄时则较实际值为高。新生儿及小婴儿可用监护仪测量。年龄越小,血压越低。不同年龄小儿血压的正常值可用公式推算:收缩压[mmHg(1mmHg=133.322Pa)]=80 +(年龄 ×2); 舒张压应该为收缩压的 2/3。

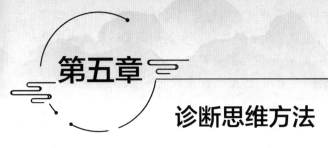

第五章

诊断思维方法

正确诊断疾病是临床医生的神圣使命。面对患者、面对疾病，能够以科学的诊断思维方法正确地诊断疾病，以恰当、得力、有效的手段解决临床的实际问题，是临床医生必备的职业能力和职业素养。如何科学诊断疾病呢？翔实的临床病史、系统的体格检查、准确的实验室及其他检查结果是科学诊断疾病的前提条件，在此基础上，对上述材料进行归纳整理、综合分析、推理判断，得出合乎患者客观实际情况的结论，即科学正确的临床诊断。为此，需要临床医生具备系统广博的医学知识和扎实娴熟的诊疗技术，同时还要有正确的服务意识、工作责任心、同情心以及良好的医患沟通能力。

一、诊断步骤

确定诊断的过程，实质上是医生认识疾病的过程，是透过疾病的表面现象去探求其本质的过程。这个过程需要经过"调查研究、搜集资料，归纳整理、综合分析，推理判断、提出诊断，反复验证、确定诊断"等步骤完成，各步骤环环相扣，相辅相成，缺一不可。

(一) 调查研究、搜集资料

全面的调查研究、搜集资料是实施临床诊断的始动环节。主要包括详细问诊(采集病史)、系统查体、进行有意义的实验室检查及其他辅助检查等。

1. **搜集资料的原则**　医生在搜集临床资料时应做到真实、全面和系统，这对建立正确的诊断思路、获得正确的临床诊断至关重要。

(1)真实性：临床上采集病史和进行体格检查时，应遵循实事求是的原则，本着对患者认真负责的态度，从实际情况出发，切忌先入为主、主观臆断，随意取舍患者的临床资料。如果这样，搜集到的临床资料无疑会带有片面性和不真实性，导致误诊、漏诊，最终延误病情，使患者失去最佳的治疗时机，甚至死亡。

(2)全面性：临床资料不仅要客观真实，而且要保证全面完整，否则同样会导致误诊或漏诊。例如，一位老年男性，突发中上腹部剧痛，因初次发病，既往健康，故未及时给患者做心电图和心肌标志物检查，只是按胃肠疾病的腹痛给予了常规处理。由于临床资料的不完整，出现错误诊断，延误了治疗，最终使患者死于急性心肌梗死。真实的案例提醒临床医生在进行临床诊断时绝不能只根据病人的个别或部分表现轻易做出临床判断。

（3）系统性：患者在叙述病史时，有时会杂乱无章，缺乏条理。医生应当按顺序逐一问诊，并不断考虑分析患者所述症状之间的内在联系及其发展过程。体格检查时同样按顺序进行，规范、系统地逐一检查。这个过程中，注意分析各种体征产生的病理基础及其内在联系，而后有目的、有重点地选择相关的辅助检查，力争使诊断资料系统化。

2. 搜集资料的内容　包括问诊获取的病史资料、体格检查发现的体征、实验室及其他辅助检查的结果资料。

（1）病史：病史采集应做到全面系统、真实可靠。完整而翔实的病史资料可提供诊断疾病的重要线索，有些疾病单靠问诊就可初步确立诊断，如消化性溃疡、支气管哮喘等。相反，如果采集的病史不真实、不翔实则会导致诊断错误。采集病史并非单纯的询问，应当充分应用症状诊断学的理论知识，围绕患者的主诉展开询问，包括起病情况、病因、诱因、主要症状的特点、病情发展演变、伴随症状、诊治经过、一般情况以及既往的健康情况等。在询问过程中要做到边问、边想、边思考，综合进行分析和判断。要学会梳理患者复杂的临床症状，从中归纳出可能的疾病特征，要关注疾病的动态变化，注意搜集诊断和鉴别诊断的依据。成功的病史询问，对做出符合患者病情的初步印象至关重要。

（2）体格检查：临床医生对病人进行体格检查是在问诊的基础上完成的，通过问诊明确查体的目标、查体的重点，然后进行系统深入的体格检查，这是搜集临床资料的又一重要步骤。体格检查不仅可以验证在询问病史中已获取的临床资料，更重要的是可以发现患者疾病过程中客观存在的异常表现，即体征，这是临床医生确立正确诊断及进行鉴别诊断的客观依据之一。进行体格检查时要做到技术娴熟、系统规范、重点突出；既要关注那些支持诊断的阳性体征，也要重视对诊断或鉴别诊断有重要意义的阴性表现。临床医生必须熟悉各系统常见疾病的相关体征，做到边查边问、边查边想，反复验证进行核实。

（3）实验室及其他检查：血液、尿液、粪便检查作为基础的实验室三大常规，在疾病诊断中起着筛查的重要作用。临床医生应根据问诊和体格检查结果，结合病人的病情特点，有针对性地选择必要的辅助检查，切忌撒网式检查。目前，用于临床诊断的实验室及其他检查项目非常多，有些检查可能会出现假阳性或假阴性。这就要求临床医生熟悉所选检查项目的适应证、特异性、敏感性和准确性，以便对检查结果进行客观准确地分析、判断。避免单靠实验室或其他辅助检查的结果对疾病进行诊断，而忽视了问诊和体格检查获取的临床资料。

（二）归纳整理、综合分析

尽管在搜集资料的时候已经注意到了真实性、全面性和系统性，但有时由于患者提供的资料缺乏条理，有些甚至与现存疾病无任何关系。因而医生必须将调查所得到的资料进行归纳整理，抓住疾病的特征表现逐一进行综合分析。

1. 遵循原则

（1）用全面整体的观念分析病情：机体是一个有机的整体，各系统、各组织器官的功能既相对独立又密切联系，既相互制约又互相协调。疾病过程也是如此，往往病变不限于一个系统或一个器官，而是彼此重叠，相互影响。因而分析病情时要有全面整体的观念。

（2）用动态发展的眼光观察病情：疾病是在发展和不断变化的，医生在面对患者时有可能看到的是疾病过程中某一个阶段的表现,而并非疾病的全程全貌,故存在一定程度的局限性。观察病情时必须用动态发展的眼光去观察,在疾病的动态变化中不断修正对疾病的认识。

(3)用科学严谨的思维识别病情:整理分析资料时要依据医学理论、临床证据,同时要结合临床经验,学会从凌乱无序的资料中找出疾病的特征表现,善于甄别假阳性、假阴性,理顺诊断疾病的关键线索,进而辨清疾病的本质,为最终做出正确诊断奠定基础。

2. 理清关系

(1)现象与本质:症状、体征及各项辅助检查的异常结果是疾病存在的表现。临床医生必须学会透过现象看本质,掌握各种症状、体征及各项检查异常结果与疾病本质的关系,这是认识疾病的主要基础。例如:一位中学生受寒后出现寒战、高热、胸痛、咳嗽、咳铁锈色痰;查体胸痛部位语颤增强,叩诊呈浊音,听诊有异常支气管呼吸音、湿啰音等,这些是疾病的表面现象,其本质是肺炎链球菌引起了肺脏炎症。疾病的临床表现有时很复杂,尤其是当现象和本质不符合时,或者临床表现不能用已知疾病解释时,则提示有可能存在着另一种未知的临床情况或疾病。

(2)主要表现与次要表现:疾病的临床表现和病理过程往往错综复杂。所以,医生必须学会在复杂的临床表现中,分清主次,找出主要表现,抓住疾病的本质。主要表现即特征表现。例如:消化性溃疡患者上腹部的慢性、周期性、节律性疼痛;急性阑尾炎患者的转移性右下腹部疼痛及麦克伯尼点(mcburney point)的压痛;支气管哮喘患者的发作性呼气性呼吸困难等,均为其疾病的特征表现。此外,在疾病的诊断中既要重视特征表现,也应关注次要表现。因为次要表现同样可以反映疾病的病情变化。例如,一位中年女性患者就诊时有厌食腹胀、肝区疼痛、心悸气短、呼吸困难、咳嗽咳痰、咯血、下肢水肿;查体发现该患者口唇发绀、颈静脉怒张、肝脏肿大、肝颈静脉回流征阳性、心尖区有舒张中晚期隆隆样杂音。梳理患者就诊情况,发现既有消化系统疾病的表现,也有呼吸系统疾病的表现以及循环系统疾病表现;既有肺循环淤血的表现,也有右心衰体循环淤血的表现等。

在这些表现中,唯有心尖区舒张中晚期隆隆样杂音只见于风湿性心脏病二尖瓣狭窄。显然,循环系统疾病的表现是主要的,杂音是特征表现,而其他表现是次要的,是由于风湿性心脏病二尖瓣狭窄导致血流动力学发生变化,患者心功能代偿不全所致,故可得出风湿性心脏病二尖瓣狭窄、全心衰竭的诊断。在错综复杂的临床表现中,只有抓住主要表现又不忽略次要表现,才能做出正确判断。

(3)局部与整体:人体是一个复杂的统一体,各系统、器官功能既相对独立,又密切相关;既相互配合,又相互制约。局部病变可以影响整体,整体的病变也可突出地表现在某一局部,这就是局部和整体的关系。例如:毛囊炎常表现为局部红肿,但严重时也会引起寒战、发热、白细胞计数升高、红细胞沉降率加快等全身表现,这就是局部病变引起了全身改变。糖尿病是一全身代谢障碍性疾病,但常导致肢体坏疽、局部炎症等,这就是全身疾病在局部的表现。局部的症状、体征可以是全身性疾病表现的一部分,而全身性表现又常由局部病变所引起。因而,临床医生在诊断疾病时切忌片面地、孤立地、粗枝大叶地对待各种表现,一定要关注患者疾病过程中局部和整体的内在关系。

(4)共性与个性:不同疾病可出现相同的临床表现,这就是疾病的共性;而同一个临床表现在不同的疾病中又具有各自的临床特点,这就是疾病的个性。诊断疾病时处理好共性和个性的关系非常重要。例如:水肿,心脏病、肾脏病、肝脏病等均可引起。水肿是这些疾病的共性,但心源性水肿常始于身体的低垂部位,受重力影响大;肾性水肿则首先出现于颜面、眼睑等处;肝源性水肿则突出地表现为腹水,这就是上述诸病水肿的个性。又如黄疸,临床上很常见。红细胞大量破坏可引起溶血性黄疸,严重肝脏病变可引起肝细胞性黄疸,胆管结石、胆道肿瘤等则引起胆汁淤积性黄疸。黄疸是这些疾病的共性,但不同原因所致黄疸其血清胆红素升高的程度和种类则不一样,且辅助检查结果也不同:溶血性黄疸,以非结合胆红素升高为主,尿胆红素检查为阴性,尿胆原增加,外周血网织红细胞增加,骨髓红细胞系列增生旺盛等;肝细胞性黄疸,血清结合胆红素和非结合胆红素均升高,尿胆红素检查为阳性,尿胆原可多、可少、可正常,肝功能受损,血清转氨酶增高等;胆汁淤积性黄疸,血清结合胆红素明显升高,尿胆红素检查呈强阳性,尿胆原减少或消失,粪便呈白陶土色,碱性磷酸酶明显升高,影像学检查可发现梗阻病灶等。这就是上述诸病所致黄疸的个性。在临床诊断疾病时,既要注意共性,也要关注个性。抓共性,进行全面考虑可以避免漏诊;抓个性,就等于抓住了疾病鉴别要点,可以减少误诊。

(5)典型与不典型:疾病的典型临床表现为人们所熟知,故诊断并不难,但有些疾病的临床表现并不典型,常给人以许多模糊的假象,诊断有难度。例如:典型的急性肾小球肾炎常有链球菌感染史,经1~3周无症状间歇期后出现水肿、高血压、血尿、蛋白尿等,诊断不困难;但有些不典型者常无水肿、高血压,而仅表现为血尿/蛋白尿。又如:临床上有一部分急性心肌梗死患者发病时没有典型胸痛,而表现为莫名其妙的牙痛等;也有些右下叶肺炎的患者没有胸痛而表现的是右上腹痛等。所有这些病例均不典型,临床表现如此多变,体征和实验室检查结果也可因病情不同而异乎寻常,如果考虑不周全,很可能造成误诊或漏诊。

(6)器质性疾病与功能性疾病:器质性疾病和功能性疾病有时不易区分。临床上有些器质性疾病的患者,早期临床表现可能不明显,我们做诊断时不能因为临床表现不明显而做出功能性疾病的诊断;同时也不能因为患者临床表现明显就一定是器质性疾病。例如,心脏神经症的病人,往往有多种多样的心血管系统的症状,但经过临床检查发现,这类病人一般无心脏病的证据。故对这类疾病做诊断时一定要慎重,要排除器质性心脏病的诊断。临床上也确实存在器质性疾病患者同时存在相关神经症的表现。器质性和功能性疾病的鉴别问题,在临床疾病的诊断中同样值得关注。否则,也会致漏诊、误诊。

综上所述,临床医生对疾病的认识要以全面调查研究所得到的翔实资料为依据,进行归纳整理、分析判断,要去粗取精、去伪存真、由表及里,学会透过现象看本质,找出它们之间的内在联系与规律;要分清主次,抓主要表现,学会辨识局部和整体关系以及共性和个性关系,能准确鉴别器质性疾病和功能性疾病等。最终,以全面完善的诊断依据对患者的疾病情况做出正确评估,拟定完善的治疗方案。

(三)科学判断、提出诊断

临床资料经过归纳整理、综合分析后明确了一些诊断线索,借此可考虑哪种病比较符合患者的实际情况,结合医师掌握的医学理论和临床经验,遵循循证医学,逐一进行鉴别,科学

判断,提出初步诊断。在疾病诊断过程中可用以下几种思路进行科学判断:

1. **类比诊断** 临床医生在诊断疾病过程中,可以将新接诊的病例与曾经诊治过的有类似表现特点的病例进行比较,找出相似处,进而对新病例做出诊断。例如,医生在长期临床工作中对一些常见病、多发病已非常熟悉,并建立了相关的"临床诊断模板",如果再遇到类似病例,往往经验再现,会很快对新病例做出诊断。用这种方法诊断疾病的优势是直接、简捷,尤其适合于一些急危重症病例的诊断。注意,类比必须是疾病本质的类比,绝不只是表面现象的类比。因为,临床上有同病异症(如同是急性心肌梗死患者,有些表现为胸痛,而有些表现为腹痛)、异病同症(如阑尾炎、胆囊炎、肠炎,均可以出现发热、腹痛、呕吐等)的现象。因此,类比诊断对某些疾病,尤其是一些不太典型的病例可能不太适合。

2. **排除诊断** 对初期不典型病例,在确诊时由于诊断依据不充分难以确诊时可采用排除诊断。方法是:在现有的资料中寻找相对特征的、有意义的表现,将其组合在一起,列出一组可能的疾病,即临床表现很相似的疾病,依次分析比较,然后逐一给予肯定或否定并除外,逐渐接近最可能的诊断。应用排除诊断时,医生必须具备丰富的医学知识,掌握逻辑思维的基本原则。

3. **推测诊断** 推测诊断即假设诊断。假设,是根据已知的理论和证据,对未知的现象及其规律性做出的一种推测诊断或假定性说明。当遇到一些患者的临床资料不充足、诊断有困难时,可先提出推测诊断,而后根据推测诊断有目的地观察病人,搜集支持推测诊断的相关资料(包括辅助检查),最后达到确诊的目的。例如,一位中年男性就诊时自述上腹疼痛不适,痛无规律,感觉最近有些消瘦。此时,医生可结合已有的医学理论,不妨先做出"胃癌"的假设,然后再进一步观察患者的病情演变,比如检查患者是否有左锁骨上窝淋巴结肿大,是否有腹部包块,便潜血是否持续阳性等。进一步进行胃镜检查、病理检查,最后证实诊断。注意推测诊断必须以取得的证据为基础,用证据证明推测诊断是成立的。

4. **演绎诊断** 演绎诊断是医生以某一种疾病的"诊断标准"为依据,找出新病例的临床征象,观察是否符合这一疾病的诊断标准,有几条符合,假如患者临床表现基本符合这一疾病的诊断标准,即可初步考虑该疾病。演绎诊断是建立在归纳基础之上的,由归纳而建立的诊断标准必须能反映疾病的本质和特征。由于疾病的复杂性以及认识疾病的过程要受诸多主、客观因素的影响和制约,不可能对每个疾病都提出完整、准确的诊断标准,所以演绎诊断在临床应用上存有一定的局限性。

(四)反复验证、确定诊断

提出初步诊断仅仅是诊断工作的初始阶段,许多疾病的认识过程不可能一次性完成。初步诊断是否真正符合患者的实际情况还需在临床实践中反复进行验证,即通过"实践、认识、再实践、再认识"的过程,在实践的验证中修正、补充和完善最后诊断。

1. **验证诊断的手段** ①仔细观察病程进展情况:患病后病理变化的过程是动态的,是不断变化的。往往是一些临床表现出现的同时,另一些临床表现就不太明显了;或者疾病本身的主要表现与次要表现相互发生了转化;也可能一个病变稳定了,另一种病理情况又出现了。也就是说每一次的诊断有可能看到的是疾病过程中的某一个阶段,因而要分析每个阶段的表现特征。如果患者疾病的全过程基本符合某一疾病的病程特点,就证明初步诊断是正确的。②复查必要的辅助检查：对初步诊断病例，如果诊断依据中包含一些辅助检查内容，为验证其可靠性及在诊断中的价值，应进行必要的复查。因为有些辅助检查项目在实际操作过程中受多种因素（人为因素、仪器设备、试剂浓度、室温、时间、时机等）的影响，易出现假阳性或假阴性结果，验证诊断时应考虑这一点。如果几次复查结果基本一致，符合患者的病情特点，诊断有意义。③试验性治疗：初步诊断提出后，可拟定试验性治疗方案，实施并观察疗效。如果达到预期效果，说明初步诊断是正确的；如果治疗没有达到预期效果，提示初步诊断可能有误，应重新审视诊治经过。

2. **修正、确立诊断的思路**　经过验证，初步诊断不符合患者的客观实际，说明有误或不完善。此时，医生应重新审视前一阶段的诊断思路、诊疗方案以及诊治过程等。仔细查找原因，发现问题、提出问题。如：搜集的临床资料是否完整？患者的"病程"目前进入了什么阶段？典型临床表现是否出现？还是已经消失？患者是单一的一种疾病还是多种疾病并存？辅助检查项目可信度如何？检查结果是否准确？临床证据是否是当前最佳证据？对初步诊断拟定的治疗方案是否存在问题等。针对上述问题，提出解决办法，展开病例讨论、同时查阅文献、进一步进行医学资料检索，尤其是针对一些辅助检查项目，检索该项辅助检查是否对当前疾病的诊断最有价值？最有意义？通过循证医学思维明确最佳证据，及时补充、修正、完善诊断，使新诊断更符合患者客观实际，直至最后确定诊断。

总之，疾病是动态的、不是静止的，面对疾病发展的各个阶段，临床医生应及时、准确掌握病情，这是正确诊断的前提。缜密思考、动态观察、全面分析是正确诊断的关键。试验性治疗、根据循证医学理论检索最佳证据则是验证诊断、修正诊断、确定诊断的保证。

二、临床思维方法

临床思维方法是医生对疾病现象进行调查研究、分析综合、推理判断等过程中的一系列思维活动，由此展开对疾病的认识、分析、鉴别和最后的决策。这个过程能够充分体现医生严谨的逻辑思维方法和认识疾病、处理疾病的能力和水平。掌握临床思维方法需要长期、反复的临床实践，需要在不断地汲取临床教训和总结经验的基础上反思、学习和提高。

(一) 临床诊断思维的两大要素

临床医生在诊断疾病的过程中应遵循科学的思维方法，运用循证医学理念，结合临床实践，以实事求是的态度客观分析搜集到的各种临床资料，尊重事实，尊重证据，不先入为主、不主观臆断，将临床实践与科学思维贯穿疾病诊断过程的始终。

1. **临床实践**　这是临床医生获取第一手诊断资料的重要过程。主要是床旁接触病人进行问诊采集病史、体格检查和诊疗操作。这个过程中有助于临床医生及时发现患者疾病过程中的各种病理变化，不断获取新的最佳证据。充分的实践、翔实的第一手资料对正确诊断疾病极其重要。因而，每一位临床医生都应重视临床实践。

2. **科学思维**　运用科学、严谨的思维方法诊断疾病，对临床医师至关重要。临床医生对任何疾病的认识均是一个有步骤、有层次、有程序地揭示疾病本质的过程。应以"逻辑思维"为基础，依据循证医学，运用已有的医学理论和经验展开对疾病现象的调查取证、分析和判断。例如，面对患者，在对其疾病诊断时应首先考虑：患者是否有病？是功能性疾病还是器质性疾病？如果是器质性疾病，那么是何系统疾病？何器官疾病？病因是什么？病变器官的组织结构可能出现了哪些变化等；通过对上述问题的分析，提出几个可能的疾病，并寻找彼此的鉴别诊断要点，同时借助可信度高、诊断价值大的辅助检查结果进一步分析，以获取最佳证据，逐步缩小诊断范围，直至确立最有可能的疾病。

(二) 临床诊断思维的基本原则

确立诊断时可把握以下几个基本原则：

1. 实事求是的原则　对搜集到的临床资料，临床医师必须遵循实事求是的原则，对其进行分析和判断。有些资料可能不符合某些疾病的一般规律，但也不能随意取舍，应考虑患者的个体差异以及一些疾病的特殊性，绝不能主观臆断、牵强附会地将其纳入自己理解的框架中。尊重事实，尊重证据，仔细观察，全面分析是临床医师诊断疾病的最基本原则。

2. "一元论"原则　即单一病理学原则。诊断疾病时最好能用一个病来解释患者疾病过程中出现的多种临床现象。但如果确有两种或多种疾病并存时，要重新分析，全面考虑。诊断时应将疾病分清主次和轻重缓急，顺序排列。

3. 首先考虑"器质性疾病"　临床上有时会遇到一些不典型病例，临床表现像器质性疾病，又像神经症。如果难以鉴别，而又没有充分证据排除器质性疾病的诊断以前，不要随意做出神经症的诊断。因为有些器质性疾病的早期表现很像神经症，如高血压、甲状腺功能亢进症等。一旦将器质性疾病误诊为神经症，必将延误治疗，对患者造成难以弥补的伤害。

4. 优先考虑"常见病、多发病"　疾病受地域、季节、气候、环境等多种因素的影响，疾病谱也在不断地发生变化。诊断疾病时应该用发病率和疾病谱的观点，结合当地的实际情况优先考虑常见病、多发病以及当地当时流行的传染病、地方病。其次再考虑少见病、罕见病。这种选择诊断的原则，符合概率分布的基本原理，能明显减少临床误诊的机会。

5. 首先考虑"可治性疾病"　有时会遇到一些疾病，临床表现像良性又像恶性，鉴别点不明确。良性病变是可治愈的，而恶性病变是不可治愈的，针对这种情况应首先考虑可治性疾病。如肺结核与肺癌就是如此，患者均有发热、咳嗽、咯血、体重减轻等，如果鉴别不清，应按肺结核边治疗边观察，同时进一步搜集新的诊断资料明确诊断。

6. 采用"简化思维程序"的原则　对急诊、重症、病危患者进行诊断时，应采用"简化思维程序"的原则。首先将获取的临床资料进行系统归类，确认有诊断意义的特征表现，哪些有价值，哪些没价值，哪些具有鉴别诊断意义，逐一对照，逐一排除，最后将患者多种临床征象中的最有诊断意义的临床特征锁定到一个较小的范围中，在这个小范围中考虑可能性最大的疾病。采用"简化思维程序"的原则有利于迅速理清诊断思路，对急诊重症患者的救治有重要意义。

三、临床常见漏诊、误诊原因分析

在临床工作中，由于受主客观因素的影响，医务人员有时会出现误诊、漏诊。医学本身是一门经验科学，经验的积累需要一个过程、需要一定的时间。一个医生在其成长的道路上可能要经历许许多多的挫折和失败，包括漏诊、误诊和误治的教训。为了避免和减少漏诊、误诊的发生，应认真分析原因，吸取前人的经验和教训。常见漏诊、误诊的原因既有主观因素,也有客观因素。

(一) 主观因素

主观因素是临床出现漏诊、误诊的常见原因。主要包括:①业务水平低,理论基础差,临床经验欠缺,缺乏对疾病的全面认识,不能正确分析病情。②临床基本功不扎实,没有及时发现有诊断意义的症状和体征。③主观臆断,片面思维,忽视了某些症状、体征和实验室及其他辅助检查异常结果的临床意义。④工作马虎、粗枝大叶、查体不认真、不全面、不细致、有遗漏。⑤没有及时请示上级医生查看患者,没有及时请相关科室医生会诊。⑥没有及时进行必要的重复检查,没有及时总结、分析病情发展情况和治疗反应情况等。

(二) 客观因素

客观因素是临床出现漏诊、误诊又一常见的原因。主要包括:①疾病本身的因素影响,如患者主要临床表现未出现或已错过;部分患者的临床表现不典型,鉴别要点不明显;一些疾病的病理变化过于复杂,临床医生在短时间内不能充分理清;一些疾病在临床上很罕见,临床医生从未见过等。②病人因素的影响,如患者本身痴呆、昏迷,使临床医生无法正常采集病史;患者自用了一些药物,干预了疾病过程;患者提供的病史不确切,有遗漏或个别情况下有意隐瞒了真实的病史等。③环境因素及医疗条件的影响,有些医院医疗条件差,检查设备陈旧简陋,不能及时为临床医生提供准确的辅助检查结果等。

上述主、客观因素是导致漏诊、误诊的主要原因。漏诊、误诊,必然导致误治,从而延误了病情,使患者错过了最佳的治疗时机,甚至导致死亡。所以,每一位医生都应不断努力学习,完善知识结构,丰富临床经验,用严谨科学的思维方式认识疾病,诊断疾病。

四、诊断内容

完整的诊断应能涵盖患者所患疾病的全部临床状况。内容包括病因诊断、病理解剖诊断、病理生理诊断等。如患者同时患有多种疾病,诊断时要进行排序。按照本科疾病在前、他科疾病在后,主要疾病在前、次要疾病在后的原则排列。如:某患者既患有冠心病又患有慢性浅表性胃炎,此次就诊的最主要原因是心绞痛发作,故冠心病心绞痛为主要疾病,列在最前,而慢性浅表性胃炎为次要疾病,列其之后。有些疾病是一组有直接因果关系的疾病,则按其发展顺序来写。例如由慢性支气管炎发展为慢性阻塞性肺气肿,后者又发展为慢性肺源性心脏病。诊断时应顺序排列慢性支气管炎、慢性阻塞性肺气肿、慢性肺源性心脏病。

1. **病因诊断** 这是临床诊断内容中最重要的部分,应列首位。它包括致病原因及其所引起的疾病的名称。该诊断内容依据疾病的致病原因确定,它体现了疾病的病因和本质。对判断病情发展、估计预后以及拟定治疗方案均有指导意义。致病原因可分为外因(感染、外伤、中毒、理化因素和环境因素等)及内因(免疫、遗传和代谢方面的缺陷等)两大类。例如:风湿性心脏瓣膜病、结核性腹膜炎、肺炎链球菌肺炎、病毒性肝炎、过敏性鼻炎等疾病的名称,均体现了疾病的致病原因。风湿性、结核性、遗传性、先天性、病毒性、过敏性均属于病因诊断。

有些疾病的原因目前还不十分清楚,临床诊断时只能用其某些病变的特点或其他形式来表示,如原发性高血压、原发性血小板减少性紫癜、特发性肺间质纤维化等。有些疾病有分期和分型,因对拟定治疗方案有重要的指导意义,可归在病因诊断中。

2. 病理形态诊断　体现病理形态特点,反映病变部位、范围、性质以及组织结构的改变,列在第二位。如前壁心肌梗死、二尖瓣狭窄、胃溃疡、肺脓肿、肝硬化、肾盂肾炎等。

3. 病理生理诊断　病理生理诊断是对病变脏器的功能诊断,表明疾病引起的功能改变,列在第三位。如慢性肾衰、呼吸衰竭等。各系统疾病的病理生理诊断内容不一样,如心血管系统疾病的病理生理诊断有心功能分级、心律失常、休克以及心脏神经症等。病理生理诊断对估计患者的预后、判断其劳动力以及指导治疗均有重要的意义。

4. 疾病的分型与分期　有些疾病常有分型和分期,这对拟定防治方案及判断预后很有帮助,故在诊断中应予以明确。如慢性支气管炎分为急性发作期、慢性迁延期、临床缓解期,有单纯型、喘息型之分。冠状动脉粥样硬化性心脏病临床有五种分型,即无症状型、心绞痛型、心肌梗死型、猝死型和缺血性心肌病型。病毒性肝炎分为急性肝炎、慢性肝炎、重症肝炎、淤胆型肝炎和肝炎后肝硬化。

5. 并发症诊断　并发症是由于原发病进一步发展而造成的,在发病机制上与主要疾病有密切关系并同时存在。如消化性溃疡并发急性胃穿孔、上消化道出血、幽门梗阻等;重度二尖瓣狭窄并发急性肺水肿;急性心肌梗死并发心室壁破裂等。

6. 伴发病诊断　伴发病是指发病机制、病理变化等方面,与主要疾病无关但又同时并存的疾病。如:甲状腺功能亢进症患者同时有颈椎病;冠状动脉粥样硬化性心脏病患者同时患有慢性胃炎等。伴发病虽然与主要疾病关系不大,但有些伴发病对机体组织器官的功能和主要疾病也会产生影响。

以上内容基本上能比较完整的对临床疾病做出诊断。但临床上也有一些疾病的诊断内容不符合上述诊断要求。此时,可依据疾病的病变特点做出一项、两项或三项、四项的诊断。对于病因不明,一时不能对其病理解剖、病理生理做出诊断时,则应依其突出的症状或体征为诊断名称提出"××原因待查",如"头晕原因待查"等。并尽量根据所收集的资料、证据进一步推理、分析、判断,提出一些可能的诊断,按可能性的大小顺序排列,反映诊断的倾向性。临床诊断内容和格式举例如下:

例一:

1. 风湿性心脏瓣膜病

二尖瓣狭窄

心房颤动

心功能 Ⅲ级

2. 慢性浅表性胃炎

3. 过敏性鼻炎

例二:

1. 慢性肾小球肾炎

慢性肾衰竭(尿毒症期)

2. 急性上呼吸道感染

例三：

1. 冠状动脉粥样硬化性心脏病

急性广泛前壁心肌梗死

频发室性期前收缩

心功能 Ⅲ级

2. 慢性扁桃腺炎

例四：

咯血原因待查

肺结核？

支气管肺癌？

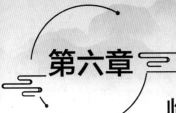

第六章

临床诊断(治)实训病案

临床诊断(治)思维能力能够反映一名医生的职业素养和执业水平。进行临床病例的分析讨论,是培养医学生临床诊断(治)思维能力的重要途径。本章节临床诊断(治)实训病案涵盖"中医诊断实训病案""针灸诊治实训病案""西医诊断实训病案""中医内科疾病诊治实训病案""中西医结合外科疾病诊治实训病案""西医外科疾病诊断实训病案""中医妇科疾病诊治实训病案""中医儿科疾病诊治实训病案"等内容。旨在借助临床典型病例,帮助学生们重温"从基础到临床"的多学科知识内容,并学会全面理解、横向联系、综合运用医学知识,提升"分析问题、解决问题"的实战能力,为今后步入临床工作岗位打下坚实的基础。

第一节　中医诊断实训病案

案例 1

刘某,男,28 岁,学生。腹胀半年,加重 2 周。自述半年来时感腹部胀满,食后益甚,面色萎黄,肢体倦怠,神疲乏力,少气懒言,形体消瘦,大便溏薄,舌淡、苔白,脉沉细。西医诊为"慢性胃炎"。

要求:根据病例摘要,进行辨证分析。

辨证结论:脾气虚证。

望诊特点:面色萎黄,少气懒言,形体消瘦,舌淡、苔白。

辨证分析:脾之运化功能减弱,脾失健运,精微不布,水湿内生,故纳少腹胀,便溏;气血生化不足,脾主四肢肌肉,脾气不足,肢体失养,故肢体倦怠;气血不足,中气不足,故精神不振,少气懒言,形体消瘦,面色萎黄,舌淡、苔白,脉沉细。

案例 2

张某,男,46 岁,工人。右胁肋胀痛 1 年。口苦,口中黏腻,恶心,厌油腻,腹胀,身目俱黄,泛恶欲呕,便溏不爽,舌苔黄腻,脉弦滑数。西医诊为"慢性乙型肝炎合并肝硬化"。

要求:根据病例摘要,进行辨证分析。

辨证结论:肝胆湿热证。

望诊特点:身目俱黄,舌苔黄腻。

辨证分析:湿热蕴结肝胆,肝气失于疏泄,气滞血瘀,故胁肋痛;肝旺克脾太过,为肝木乘脾土,脾运失健,胃失和降,故纳少,呕恶,腹胀;胆气上溢,可见口苦,湿热蕴内,湿重于热则大便偏溏,热重于湿则大便不爽;胆汁不循常道而外溢肌肤,则身目发黄。舌红,苔黄腻,脉弦数,均为湿热内蕴肝胆之证。

案例 3

乔某,女,38 岁,农民。间断性下肢浮肿 3 年。症见面色㿠白虚浮,腰膝酸痛乏力,腹胀,小便短少,大便溏泄,甚或完谷不化,下肢浮肿,舌质淡胖,有齿痕,苔白,脉象沉迟弱。西医诊断"慢性肾炎"。

要求:根据病例摘要,通过中医诊断学理论进行辨证分析。

辨证结论:脾肾阳虚证。

望诊特点:面色㿠白虚浮,下肢浮肿,舌质淡胖,有齿痕,苔白。

辨证分析:阳虚寒盛,气机凝滞,而见面色㿠白,畏寒肢冷,腰膝酸软,腹中冷痛;水谷失运而见腹部胀,甚或完谷不化、大便溏泄、五更泄泻,下利清谷;水湿泛滥,而见小便不利,下肢、面浮肢肿,甚则腹胀如鼓。舌质淡胖而有齿痕,苔白滑,脉沉迟弱,亦为阳气亏虚之象。

案例 4

龚某,男,34 岁,商人。间断性便血 2 月余。自述 2 月前饮酒后出现脘腹隐痛,大便呈黑色,面色萎黄,乏力,纳少,腹胀,便黑而溏,舌淡、苔白,脉细弱。胃镜显示:"十二指肠球部溃疡,胃黏膜糜烂"。

要求:根据病例摘要,进行辨证分析。

辨证结论:脾不统血证。

望诊特点:面色萎黄,舌淡、苔白。

辨证分析:脾胃虚,或脾胃因饮食酒食所伤,或劳倦思虑伤脾,或久病耗伤脾气,均可使脾气虚弱,运化失司,气血生化无源;气血虚亏,固摄无力,则血溢脉外而致出血,导致大便呈黑色。脾气虚则运化无力,气血亏虚,可见食少,腹胀,便溏,肢体倦怠,少气懒言,面色萎黄,舌淡、苔白,脉细弱。

案例 5

王某,女,33 岁,工人。咳嗽半个月。2 周前因情志不舒致咳嗽阵作,咳痰色黄黏稠,严重时咳血。并感胁肋灼痛,头晕头胀,面红目赤,口苦,舌红,苔薄黄,脉弦数。胸部的 X 线片显示:支气管扩张。

要求：根据病例摘要，通过中医诊断学理论进行辨证分析。

辨证结论：肝火犯肺证。

望诊特点：面红目赤，舌红，苔薄黄。

辨证分析：肝气郁结，气郁化火，经气不利，肝失柔顺，则胸胁灼痛，急躁易怒，烦热口苦；肝火上扰，气血上逆则头胀头晕，面红目赤；肝气郁结，肝火时动，上逆犯肺，肺失清肃，气机上逆，故咳嗽阵作；火热灼津，炼液成痰，则痰黄黏稠；火热迫血妄行，火灼肺络，络损血溢，则咳血。舌红，苔薄黄，脉弦数亦为肝火内炽之征。

案例 6

靳某，女，28 岁。胃脘灼痛半月余。患者素喜食辛辣之品，半个月前突然出现胃脘灼痛不适，伴消谷善饥，渴喜饮冷，大便秘结，小便短黄。闻之口臭，牙龈红肿疼痛。舌红、苔黄，脉滑数。

要求：根据病例摘要，通过中医诊断学理论进行辨证分析。

辨证结论：胃热炽盛证。

望诊特点：牙龈红肿，舌红、苔黄。

辨证分析：本证因过食辛辣温燥之品，化热生火，以致胃火过旺而成。火热郁胃，胃气壅滞不畅，则胃脘灼痛；胃火炽盛，功能亢进，则消谷善饥；胃中浊气循经上逆，火灼血壅，则齿龈红肿疼痛；渴喜饮冷，大便秘结，小便短黄，舌红、苔黄，脉滑数，均为火热内盛之象。

案例 7

杨某，男，55 岁。咳嗽、气喘 2 周。患者哮喘病史 10 年，自述入冬以来，时感胸闷，咳嗽、气喘，且声低气弱，咳痰清稀。伴面色淡白，短气自汗，神疲倦怠，动则尤甚。舌淡、苔白，脉弱。

要求：根据病例摘要，通过中医诊断学理论进行辨证分析。

辨证结论：肺气虚证。

望诊特点：面色淡白，舌淡、苔白。

辨证分析：本证由久病咳喘，耗伤肺气所致。患者肺气不足，宣降失权，气逆于上，则咳嗽、气喘；肺气亏虚，气不布津，聚而为痰，则咳痰清稀；宗气生成不足，呼吸功能减弱，则胸闷短气，声低气弱；面色淡白，自汗，神疲倦怠，舌淡、苔白，脉弱，均为气虚之象；劳则气耗，则上述症状加重。

案例 8

张某，女，45 岁。胁肋胀满不适月余。半月前因与人争吵，开始出现胁肋不适，渐感胃脘痞闷，饮食减少，嗳气频频，吞酸嘈杂。伴情绪低落，善太息，舌红，苔薄白，脉弦。

要求：根据病例摘要，通过中医诊断学理论进行辨证分析。

辨证结论：肝胃不和证。

望诊特点：舌红，苔黄。

辨证分析:本证因情志不舒,肝气郁结,横逆犯胃所致。患者情志不舒,肝失疏泄,则胁肋胀满,善太息;肝气犯胃,胃失和降,则胃脘痞闷,饮食减少;胃气上逆,则嗳气频频,吞酸嘈杂;脉弦,为肝气郁滞之象;舌红为气郁化火之象。

案例 9

王某,男,66 岁。眩晕、耳鸣 2 个月。患者高血压病史 20 年,常自觉眩晕耳鸣,头目胀痛,急躁易怒,尤其受到情志刺激后症状加重。伴面红目赤,失眠多梦,腰膝酸软,头重脚轻。舌红少津,脉弦实。

要求:根据病例摘要,通过中医诊断学理论进行辨证分析。

辨证结论:肝阳上亢证。

望诊特点:面红目赤,舌红少津。

辨证分析:本证因年老肾阴亏虚,水不涵木,致使肝阳偏亢所致。肝阳升发太过,血随气逆,亢扰于上,则眩晕耳鸣,头目胀痛,面红目赤;肝性失柔,则急躁易怒;阳热内扰,神魂不安,则失眠多梦;肝肾阴虚,腰膝失养,则腰膝酸软;肝肾阴亏于下,肝阳亢逆于上,上盛下虚,则头重脚轻;舌红少津,脉弦实,为肝肾阴亏,肝阳上亢之象。

案例 10

安某,女,18 岁,高考学生。头晕心悸 2 个月。患者自述近 2 个月来时感心悸头晕,失眠多梦,记忆力减退,伴月经量少色淡。面色淡白,舌淡,脉细。

要求:根据病例摘要,通过中医诊断学理论进行辨证分析。

辨证结论:心血虚证。

望诊特点:面色淡白,舌淡。

辨证分析:患者为高考学生,平素劳神耗血过多所致。心血不足,心本脏及心神失养,则心悸失眠多梦,记忆力减退;心血亏虚,血不能上濡头面,则头晕,面色淡白;血液亏虚,冲任失充,则月经量少色淡;舌淡,脉细,为心血不足,舌脉不充之象。

案例 11

于某,男,35 岁。头晕半年余,加重 1 周。6 个月前因交通事故,医院诊断"轻微脑震荡",未处理。近 1 周患者自觉头晕明显,伴头痛阵发,发则痛如针刺,失眠健忘。舌黯,边有瘀点、瘀斑,脉细、略涩。

要求:根据病例摘要,通过中医诊断学理论进行辨证分析。

辨证结论:瘀阻脑络证。

望诊特点:舌黯,边有瘀点、瘀斑。

辨证分析:本证因患者头部受伤,瘀血停积所致。瘀血阻滞脑络,不通则痛,则头痛头晕,痛如针刺;瘀血不去,新血不生,心神失养,则失眠健忘;舌黯,有瘀点、瘀斑,脉细涩,为瘀血内阻之象。

案例 12

方某,男,42岁。5天前着凉后出现恶寒发热,头身疼痛,微咳。服用感冒胶囊,现体温 38.5℃,不恶寒,伴咳嗽,咳痰黄稠量多,气喘息粗,口渴,小便短赤,大便秘结,苔黄腻,脉滑数。

要求:根据病例摘要,通过中医诊断学理论进行辨证分析。

辨证结论:痰热壅肺证。

望诊特点:苔黄腻。

辨证分析:本证因外邪犯肺,郁而化热,热伤肺津,炼液为痰所致。痰热壅阻于肺,肺气上逆,则咳嗽,气喘息粗;痰热互结,肺失清肃,咳痰黄稠量多;口渴,小便短赤,大便秘结,为里热蒸腾,津液暗耗之象;苔黄腻,脉滑数,为痰热内蕴之征。

第二节 针灸诊治实训病案

案例 1

谢某,女,65岁。素有高血压病史,常感头痛,头晕。今日午饭后外出活动时突然昏倒,不省人事,当即急诊入院。症见神志昏迷,牙关紧闭,两手握固,面赤气粗,喉中痰鸣,左侧上下肢不能活动,口角流涎,舌质红,苔黄腻,脉弦滑数。

要求:根据病例摘要,进行中医诊断、中医分型、治法、处方、方义、操作方法分析。

中医诊断:中风。

中医分型:中脏腑(闭证)。

诊断依据:患者平素高血压病史,常感头痛,头晕,即肝阳上亢,发病之时阳盛动风;神志昏迷,牙关紧闭,两手握固,面赤气粗,喉中痰鸣为肝阳、痰浊上扰心神;左侧上下肢不能活动,口角流涎为痰浊流窜经络,故诊断为中风中脏腑。牙关紧闭,两手握固,面赤气粗等临床表现,为中脏腑闭证。

治法:醒脑开窍,启闭固脱。以手厥阴及督脉穴为主。

处方:内关、百会、水沟、十二井穴、太冲、合谷。

方义:内关调心神,水沟、百会醒脑开窍。十二井穴点刺出血,可接通十二经气,调和阴阳。配太冲、合谷,平肝息风。

操作:内关用毫针泻法,水沟用强刺激,以眼球湿润为度。十二井穴用三棱针点刺出血;太冲、合谷用泻法,强刺激。

案例 2

王某,女,38岁。近10年来头痛经常发作,时轻时重。5天前因过于劳累再次发作,疼痛并不剧烈,但持续不解,伴神疲乏力,面色不华,食少纳呆,失眠多梦,心悸气短,舌质淡,脉细。

要求：根据病例摘要，进行中医诊断、中医分型、治法、处方、方义、操作方法分析。

中医诊断：头痛。

中医分型：气血亏虚证。

诊断依据：患者头部头痛疼痛，且时轻时重，发作诱因为劳累，且神疲乏力，食少纳呆，舌质淡，脉细等均为气血不足的表现，故诊断为头痛之气血亏虚证。

治法：疏通经络，滋养脑髓。以督脉及足阳明、足少阳经穴为主。

处方：百会、风池、足三里、三阴交、肝俞、脾俞。

方义：百会疏调气血以养脑髓。风池活血通经，调和气血。足三里补益气血，滋养脑髓。

操作：百会、足三里、三阴交、肝俞、脾俞用补法；风池用平补平泻法。

案例 3

顾某，女，20岁。气喘反复发作七八年，近2年来加重，以冬季发作较多。2天前因气温骤降，穿着较少而感恶寒发热，头身疼痛，咳嗽，气喘，痰多色白呈泡沫状，胸闷不畅，口唇发绀，不得平卧，喉间有痰鸣。检查：两肺呼吸音粗糙，背部可闻及干啰音、湿啰音，偶闻哮鸣音，心率92次/min，胸部X线检查可见两肺纹理增重，血常规检查示：白细胞计数12×10^9/L，中性粒细胞75%，嗜酸性粒细胞6%。苔白滑，脉浮滑。

要求：根据病例摘要，进行中医诊断、中医分型、治法、处方、方义、操作方法分析。

中医诊断：哮喘。

中医分型：风寒外袭证。

诊断依据：患者气喘反复多年，有宿痰伏于肺，因风寒哮喘发作，并有恶寒发热等风寒表证的临床表现，故为哮喘风寒外袭证。

治法：祛邪肃肺，化痰平喘。以手太阴经穴及背俞穴为主。

处方：列缺、尺泽、膻中、肺俞、定喘、风门。

方义：针刺手太阴经列缺以宣通肺气，祛邪外出。选手太阴肺经合穴尺泽，以肃肺化痰，降逆平喘。膻中乃气会穴，可宽胸理气，舒展气机。取肺之背俞穴，以宣肺祛痰。定喘为平喘之效穴。

操作方法：列缺、尺泽、膻中、肺俞、风门毫针刺，用泻法，可合用灸法，定喘穴刺络拔罐。

案例 4

李某，女，41岁。近日因情志不舒而致胃脘胀闷，攻撑作痛，连及两胁，嗳气后胀闷稍减，但疼痛不减，善太息，口苦泛酸，纳呆，便秘，舌质红，苔薄黄，脉弦数。

要求：根据病例摘要，进行中医诊断、中医分型、治法、处方、方义、操作方法分析。

中医诊断：胃痛。

中医分型：肝火犯胃证。

诊断依据：患者胃脘胀闷疼痛，且胃痛发作与情志不遂密切相关，善太息，口苦泛酸，故为胃痛肝火犯胃证。

治法：和胃止痛。以足阳明、手厥阴经穴及募穴为主。

处方:足三里、内关、中脘、太冲。

方义:足三里乃足阳明胃经下合穴,"合治内腑",可疏调胃腑气机,和胃止痛。中脘为胃之募穴,腑之所会,可健运中州,调理气机。内关宽胸解郁,行气止痛。

操作:足三里用平补平泻法,疼痛发作时,持续行针 1~3 分钟,直到痛止或缓解。内关、中脘、太冲均用泻法。

案例 5

杨某,男,45 岁。2 年前因劳累引起腰部疼痛,每遇冬天或雨天加重,近日因外出工作,居处湿冷,腰部感沉重,局部发凉,疼痛不止。检查:腰部活动不便,转侧、俯仰不利,腰骶部压痛,但痛点难以明确,腰部 X 线检查未见异常,红细胞沉降率为 10mm/h,类风湿因子阴性。舌苔白腻,脉沉缓。

要求:根据病例摘要,进行中医诊断、中医分型、治法、处方、方义、操作方法分析。

中医诊断:腰痛。

中医分型:寒湿阻络证。

诊断依据:患者腰部疼痛,且阴雨天加重,现居处湿冷,腰部感沉重,故为寒湿阻络之腰痛。

治法:活血通经。以局部阿是穴及足太阳经穴为主。

处方:腰眼、阿是穴、大肠俞、委中、腰阳关

方义:腰眼、阿是穴、大肠俞可疏通局部经脉、络脉及经筋之气血,通经止痛。委中为足太阳经穴,"腰背委中求",可疏调腰背部膀胱经脉之气血。

操作:毫针刺,平补平泻法,可加灸或拔罐。

案例 6

陈某,男,36 岁。昨日淋雨受寒,加之食饮不易消化食物,今日出现腹痛肠鸣,大便稀溏如水样,便次增多,伴身体困重无力,恶寒喜暖,纳呆口淡,头痛。

检查:急性病容,体温 38.2℃,脐周及下腹压痛明显,无反跳痛,血常规检查提示白细胞增多,便常规提示有大量脓细胞及未消化食物。舌淡,苔白腻,脉迟缓。

要求:根据病例摘要,进行中医诊断、中医分型、治法、处方、方义、操作方法分析。

中医诊断:泄泻。

中医分型:寒湿泄泻。

诊断依据:患者受寒而致大便稀溏如水样,便次增多,伴恶寒发热,身体困重无力。故诊断为寒湿泄泻。

治法:除湿导滞,通调腑气。以足阳明、足太阴经穴为主。

处方:天枢、水分、上巨虚、阴陵泉、神阙。

方义:天枢为大肠募穴,可调理肠胃气机。上巨虚为大肠下合穴,可运化湿滞,取"合治内腑"之意。阴陵泉可健脾化湿。水分利小便而实大便。

操作:毫针刺,平补平泻法,可加灸。

案例 7

杨某,男,30岁。2年前曾患关节疼痛,局部红肿热痛,并有发热恶风,口渴烦闷,经服中药治疗后,症状消失。1个月前因在水中浸泡,双膝关节又发生疼痛重着,关节肿胀,活动不便,肌肤麻木,舌苔白腻,脉濡缓。

要求:根据病例摘要,进行中医诊断、中医分型、治法、处方、方义、操作方法分析。

中医诊断:痹证。

中医分型:着痹。

诊断依据:患者关节疼痛肿胀,故为痹证,由水中浸泡引发,且肿胀麻木明显,故诊断为痹证之着痹。

治法:通痹止痛。以阿是穴为主,结合循经选穴。

处方:阿是穴、阴陵泉、足三里。

方义:阿是穴可疏血通局部经络气血,调和营卫,缓急止痛;阴陵泉、足三里健脾除湿。

操作:毫针刺,用平补平泻法,可配艾灸。

案例 8

孙某,女,23岁。半年来每逢月经来潮前腹部疼痛,痛剧呕吐,经期或先或后,经行不畅,有少量血块,色黯,伴少腹及胸胁胀满,心烦易怒,嗳气频作,食欲不振,舌质略红,苔薄白,脉弦紧。

要求:根据病例摘要,进行中医诊断、中医分型、治法、处方、方义、操作方法分析。

中医诊断:痛经。

中医分型:肝郁气滞证。

诊断依据:患者逢月经来潮前腹部剧烈疼痛,为痛经实证,且胸胁胀满,心烦易怒,故诊断为痛经肝郁气滞证。

治法:行气散寒,通经止痛。以足太阴经穴及任脉穴为主。

处方:三阴交、中极、次髎、阳陵泉、光明。

方义:三阴交为足三阴经交会穴,可通经而止痛。中极为任脉穴位,可通调冲任之气,散寒行气。次髎为治疗痛经的经验穴。

操作:毫针刺,用泻法。

案例 9

齐某,男,29岁。右侧牙痛2天,疼痛剧烈,呈持续性,伴面红目赤,头痛,口干,口渴,口臭,小便黄赤,大便干燥。检查:左侧下颌第二磨牙处齿龈红肿,敲打牙齿时疼痛加剧,并连及腮颊,舌质红,苔黄燥,脉弦数。

要求:根据病例摘要,进行中医诊断、中医分型、治法、处方、方义、操作方法分析。

中医诊断:牙痛。

中医分型:胃火上炎证。

诊断依据:患者牙痛剧烈,呈持续性,且伴面红目赤,头痛,口干,口渴,口臭,小便黄赤,大便干燥,故诊断为胃火牙痛。

治法:清热泻火,通经止痛。

处方:合谷、颊车、下关、外关、风池、内庭、二间。

方义:合谷为远道取穴,可疏通阳明经络,并兼有祛风作用,可通络止痛,为治疗牙痛之要穴。颊车、下关为近部选穴,疏通足阳明气血。外关、风池疏解表邪,有祛风热作用。内庭、二间清泻阳明之火邪。

操作:毫针刺,用泻法。

案例 10

张某,男,25 岁。发热 2 天就诊。症见发热,伴头痛,骨节酸痛,恶风汗出,鼻塞流黄涕,咳嗽,咽喉肿痛。检查:体温 39.2℃,扁桃体Ⅱ度肿大,舌红,苔黄,脉浮数。

要求:根据病例摘要,进行中医诊断、中医分型、治法、处方、方义、操作方法分析。

中医诊断:高热。

中医分型:风热犯肺证。

诊断依据:患者发热,且伴有骨节酸痛,恶风汗出,鼻塞,流黄涕,咳嗽,为风热犯肺的临床表现,故诊断为高热风热犯肺证。

治法:疏散风热,清肃肺气。

处方:大椎、十二井、十宣、曲池、合谷、鱼际、外关。

方义:大椎为督脉经穴,又是诸阳之会,故可散阳邪以解热;大肠与肺相表里,曲池、合谷以疏风解表,清肺退热;少商为肺经井穴,鱼际为肺经荥穴,二穴可泻肺热,利咽喉;外关为手少阳经络穴,通阳维脉,可疏散表邪以解热。

操作:毫针泻法;十二井、十宣、大椎用三棱针点刺放血。

案例 11

王某,男,42 岁,工人。胃脘部疼痛、反复发作 10 年,加重半年。10 年前无明显诱因出现胃脘部疼痛,并反复发作。饥饿时痛甚,得食则缓,有夜间痛,服用抗溃疡药症状缓解。4 年前开始疼痛发作更频,痛时喜按喜热。近半年来一直隐痛不适。近 1 个月来,进食时疼痛加重,并见腹胀、纳呆、食减,同时伴有恶心、呕吐清水,且倦怠乏力,大便溏泄,精神萎靡,唇色淡白,面白虚浮,畏寒,喜蜷卧。舌质淡嫩,舌苔薄白,脉象沉而无力。否认肝炎病史,不嗜烟酒。

要求:根据病例摘要,进行中医诊断、中医分型、治法、处方、方义、操作方法分析。

中医诊断:胃痛。

中医分型:脾胃虚寒证。

诊断依据:患者发病时间长,且痛时喜按喜热。隐痛不适,并伴有呕吐清水,倦怠乏力,大便溏泄,精神萎靡,唇色淡白,面白虚浮,畏寒,喜蜷卧。故诊断为胃痛脾胃虚寒证。

治法:温中散寒,健脾和胃。

处方:中脘、胃俞、足三里、内关、公孙、脾俞、三阴交。

方义:中脘、胃俞为胃的俞募配用,能和胃止痛;足三里是胃的合穴、下合穴,宗"合治内腑"之旨,能疗胃疾;内关通阴维脉,是手厥阴络穴,公孙通冲脉,是足太阴络穴,内关、公孙是八脉交会配穴法,擅长治疗胃、心、胸疾患;脾俞、三阴交可温中,改善脾胃虚寒的症状。

操作:针用补法,加灸。

案例 12

杨某,女,38岁,家庭主妇。主诉失眠3年。现病史:患者诉3年前生产后身体即感虚弱,加之期间带小孩劳累,导致睡眠不佳,夜间多醒,后因家务事繁琐,思虑过多,夜间更加难以入睡,常常凌晨一两点方能入睡,睡后梦多,白天精神较差,头昏沉重,记忆力减退,先后就诊于多家医院,曾口服艾司唑仑、谷维素及中成药(药名不详),后症状缓解不明显。现伴有纳差、便溏,小便尚可。查体:面容憔悴,舌淡胖,苔薄白,脉细。

要求:根据病例摘要,进行中医诊断、中医分型、治法、处方、方义、操作方法分析。

中医诊断:不寐。

中医分型:心脾两虚,气血不足证。

诊断依据:产后虚弱出现失眠,时间长并伴有思虑过多,出现纳差、便溏。故诊断为不寐之心脾两虚,气血不足证。

治法:补益心脾,养血安神。

处方:百会、安眠、神门、申脉、照海、心俞、脾俞、三阴交、足三里。

方义:百会为督脉穴,可调神安神,清利头目,通脑安神;神门为心经原穴,可宁心安神;安眠穴为经验穴,可安神利眠;三阴交、足三里配合可健脾益气;照海、申脉为八脉交会穴通阴跷脉、阳跷脉,可调和阴阳。

操作:毫针补法或平补平泻。

案例 13

赵某,男,19岁。主因咽喉疼痛伴发热2日就诊。症见咽喉疼痛,不得吞咽,发热,骨节酸痛,鼻塞流涕,时有咳嗽,口干咽燥。检查:体温39.1℃,咽部红肿,扁桃体Ⅱ度肿大,舌质红,苔薄黄,脉浮数。

要求:根据病例摘要,进行中医诊断、中医分型、治法、处方、方义、操作方法分析。

中医诊断:咽喉肿痛。

中医分型:风热犯肺证。

诊断依据:咽喉红肿疼痛,不得吞咽,伴发热、咳嗽、口干,体温升高,舌质红,苔薄黄,脉浮数,故诊断为咽喉肿痛之风热犯肺证。

治法:疏风清热,清肺利咽。

处方:少商、合谷、尺泽、陷谷、关冲、风池、大椎。

方义:少商系手太阴的井穴,点刺出血,可清泄肺热,为治疗喉证的主穴。尺泽为手太阴经的合穴,泻肺经实热,取实则泻其子之意。合谷、陷谷分属手足阳明经,二穴能疏泄阳明之郁热。配以三焦经井穴关冲,点刺出血,加强清泄肺胃之热,达到消肿清咽的作用。

操作:合谷、尺泽、陷谷、关冲、风池以毫针刺,用泻法;少商、大椎用三棱针点刺放血。

案例 14

刘某,女,53 岁。主因腹部隐痛,时发时止 2 年余,加重 3 天就诊。2 年前患痢疾后遗留腹部疼痛,其势绵绵,时发时止。痛时腹部喜暖喜按,平素自觉腹部发凉,肢冷畏寒,3 天前因食生冷,腹痛加重,伴食欲不振,大便溏薄,舌质淡,苔白,脉沉细。

要求:根据病例摘要,进行中医诊断、中医分型、治法、处方、方义、操作方法分析。

中医诊断:腹痛。

中医分型:脾阳不振证。

诊断依据:腹部隐痛时发时止多年,痛时喜暖喜按,平素发凉、肢冷畏寒,稍食冷凉则疼痛并伴大便溏薄,故诊断为腹痛之脾阳不振证。

治法:温阳健脾止痛。

处方:章门、脾俞、关元、神阙、天枢、足三里。

方义:章门与脾俞为俞募相配,可温补脾阳,散寒止痛;关元,神阙用灸法,可温补元阳以散阴寒;天枢为大肠募穴,关元为小肠募穴,配合应用可通调腑气;足三里穴为胃经合穴,健运脾胃,理气止痛。

操作:毫针刺,用补法;加灸。

案例 15

张某,女,25 岁。产后第三周,左乳房乳汁排出不畅,并见局部肿胀触痛,皮色微红,体温 38.2℃,舌质红,脉数。

要求:根据病例摘要,进行中医诊断、中医分型、治法、处方、方义、操作方法分析。

中医诊断:乳痈。

中医分型:气滞热壅证(郁乳期)。

诊断依据:初起产后乳汁排出不畅,局部肿胀疼痛伴有发热,故诊断为乳痈之气滞热壅证(郁乳期)。

治法:清热解毒,消肿散结。

处方:足三里、梁丘、期门、内关、肩井、太冲、厉兑、大敦。

方义:针刺胃之下合穴足三里、胃经郄穴梁丘以清泄阳明胃热,取肝之募穴期门以疏通厥阴肝郁。内关可宽胸理气,与期门远近相配,更能疏泄厥阴壅滞。肩井为治疗乳痈的经验用穴,通调诸经之气,使少阳通则郁火散,阳明清则肿痛消。

操作:毫针刺,用泻法;期门、肩井不得针刺过深。

案例 16

刘某,男,8 岁。主因遗尿 2 年就诊。患儿每夜遗尿必发,次数多少不定,平素小便次数频多,畏寒肢冷,反应迟钝,记忆力差,面色㿠白,舌淡胖,苔白,脉沉细、尺弱。

要求:根据病例摘要,进行中医诊断、中医分型、治法、处方、方义、操作方法。

中医诊断:遗尿。

中医分型:肾气不足。

诊断依据:8 岁男童遗尿每夜必发,平素小便次数频多,畏寒肢冷,反应迟钝,记忆力差,故诊断为遗尿之肾气不足证。

治法:温肾固摄。

处方:关元、中极、膀胱俞、三阴交、气海、肺俞、足三里。

方义:关元培补元气,益肾固本。中极、膀胱俞促进膀胱气化功能。三阴交可健脾益气。

操作:毫针刺,用补法,配合灸法。

案例 17

刘某,女,28 岁。婚后月经不调 3 年余,近 1 年经常 2~3 周一行,曾服中西药未效。此诊月经周期超前 8 天,量多,色紫红,伴两乳作胀,少腹及胁肋胀痛,急躁易怒,食欲不振,舌质红,苔薄黄,脉弦数。

要求:根据病例摘要,进行中医诊断、中医分型、治法、处方、方义、操作方法分析。

中医诊断:月经不调,月经先期。

中医分型:肝经郁热证。

诊断依据:患者月经提前,量多,色紫红,且伴两乳作胀,少腹及胁肋胀痛,急躁易怒,食欲不振等肝经郁热症状,故诊断为月经不调之月经先期,证属肝经郁热。

治法:清热和血,调理冲任。

处方:关元、三阴交、血海、行间。

方义:关元属任脉穴,为调理冲任的要穴。血海清泻血分之热。三阴交调理肝脾肾,为调经之要穴。行间穴为肝经荥穴,清泄肝经郁热。

操作:毫针刺,用泻法。

案例 18

吴某,男,51 岁。5 年前因外伤出血过多曾住院治疗,出院后常感心中悸动不安,活动后加重,时有头晕眼花,气短乏力,失眠健忘,面色㿠白,语声低微无力,舌质、口唇、眼睑、爪甲淡白无泽,脉细而无力。

要求:根据病例摘要,进行中医诊断、中医分型、治法、处方、方义、操作方法分析。

中医诊断:心悸。

中医分型:气血两虚证。

诊断依据:患者有出血过多病史,平日心中悸动不安,活动后加重,并伴有头晕眼花,气短乏力,口唇、爪甲淡白无泽等气血不足症状,故诊断为心悸之气血两虚证。

治法:调理心气,安神定悸。

处方:内关、郄门、神门、厥阴俞、巨阙、脾俞、足三里。

方义:心包经内关及郄穴郄门可调理心气,疏导气血。心经原穴神门,宁心安神定悸。心包之背俞厥阴俞配心之募穴巨阙,可益心气、宁心神,调理气机。脾俞、足三里可补益气血。诸穴配合以收养心安神定悸之效。

操作:毫针刺,用补法。

案例 19

梁某,女,26岁。3天前生产一名4kg重婴儿,产程较长,产后出血较多。昨日自觉小腹坠胀不适,排尿困难,需用力按压小腹才有少量尿液排出,今日小便量少,伴气短,自汗乏力,语声低微,舌质淡,苔白,脉沉细无力。

要求:根据病例摘要,进行中医诊断、中医分型、治法、处方、方义、操作方法。

中医诊断:癃闭。

中医分型:脾气虚弱证。

诊断依据:患者有产后大失血病史,现小腹坠胀,气短,自汗乏力,故诊断为癃闭之脾气虚弱证。

治法:温补脾肾,益气启闭。以任脉及背俞穴为主。

处方:秩边、关元、脾俞、三焦俞、肾俞、气海、足三里。

方义:秩边为膀胱经穴,可调理膀胱功能。关元为任脉与足三阴经交会穴,能温补下元,鼓舞膀胱气化。脾俞、肾俞补益脾肾。三焦俞通调三焦,促进膀胱气化功能。

操作:毫针刺,用补法或平补平泻。或用温针灸。

案例 20

周某,男,60岁。3年来常感头晕目眩,经体检发现血压升高,给降压药治疗后,血压时高时低,近日症状加重,遂来就诊。症见头晕,双目视物不清,胸闷恶心,泛泛欲吐,身疲困倦。检查:血压160/97mmHg,眼底检查见视网膜动脉变细,视网膜动静脉交叉征(+),心电图提示左室心肌肥厚。舌胖,苔白腻,脉濡滑。

要求:根据病例摘要,进行中医诊断、中医分型、治法、处方、方义、操作方法。

中医诊断:眩晕。

中医分型:痰湿中阻证。

诊断依据:患者头晕目眩,伴胸闷恶心,泛泛欲吐,身疲困倦等为痰湿中阻证表现,故诊断为眩晕之痰湿中阻证。

治法:健脾化痰、定眩。

处方:头维、内关、丰隆、中脘、内庭、阴陵泉。

方义:头维为止晕要穴;内关、内庭清热除烦,和胃止呕;丰隆、中脘和中降逆化痰,阴陵泉利湿降浊。

操作:毫针刺,内关、中脘穴用平补平泻,余穴均用泻法。

第三节　西医诊断实训病案

一、物理诊断病案

案例 1

患者,男性,13 岁。2 小时前和同学春游时突然胸闷,继而张口喘息、大汗淋漓,急诊入院。查体:体温 36.2℃,脉搏 26 次 /min,呼吸 32 次 /min,血压 110/70mmHg,神志清醒,语言表达不连贯,仅能说单字。患者呈端坐位,口唇发绀,胸部叩诊呈过清音,呼气明显延长,双肺满布哮鸣音。既往史,患者自幼春季可见类似症状,1~2 小时常可自行缓解。

要求:根据病例摘要,进行临床初步诊断,提出诊断依据;并列出需进行的辅助检查。

初步诊断:支气管哮喘。

诊断依据:有过敏原接触史(外出春游接触花粉),突然发病;自幼有过类似发作,能自行缓解,符合支气管哮喘发作特点;本次发病呼吸困难严重,呈端坐位,口唇发绀,胸部叩诊过清音,呼气明显延长,双肺满布哮鸣音,为支气管哮喘发作时典型表现。

辅助检查:血常规检查;支气管激发试验或运动实验;支气管舒张试验;肺功能检查;血气分析;胸部 X 线检查等。

案例 2

患者,男性,17 岁。2 天前淋雨后出现寒战,发热,自服 "感冒药"。1 天前开始咳嗽、咳痰,痰为铁锈色,有胸痛。入院查体:神志清楚,急性病容,面色潮红,呼吸急促,体温 39.7℃,脉搏 108 次 /min,呼吸 32 次 /min,血压 100/70mmHg,右下肺部叩诊浊音,可闻及管状呼吸音。

要求:根据病例摘要,进行临床初步诊断,提出诊断依据;并列出需检查项目名称。

初步诊断:肺炎球菌肺炎(大叶性肺炎)。

诊断依据:青年男性,受寒后发病;表现为发热、胸痛、咳嗽、咳铁锈色痰,符合肺炎球菌肺炎疾病特点;查体:急性病容、呼吸急促、右下肺部叩诊浊音,可闻及管状呼吸音,这是肺炎球菌肺炎肺实变的重要体征。

辅助检查:外周血白细胞计数和分类计数;痰涂片、痰培养;胸部 X 线检查等。

案例 3

患者,男性,67 岁。患慢性支气管炎 20 多年,5 年前出现活动后气短,逐日加重;3 天前感冒后喘憋加重。查体:体温 36℃,脉搏 96 次 /min,呼吸 20 次 /min,血压 130/85mmHg,桶状胸,双肺叩诊呈过清音,触觉语颤减弱,肺泡呼吸音减弱。心尖冲动位于剑突下,肺动脉瓣区 P2 亢进。吸烟 40 余年。

要求:根据病例摘要,进行临床初步诊断,提出诊断依据;并列出检查项目名称。

初步诊断：慢性支气管炎并发慢性阻塞性肺气肿、肺源性心脏病。

诊断依据：老年男性，长期吸烟史；慢性支气管炎病史20多年，符合慢性阻塞性肺气肿的病因；查体：桶状胸，双肺叩诊过清音，触觉语颤减弱，肺泡呼吸音减弱，为慢性阻塞性肺气肿典型体征。心尖冲动位于剑突下，P2亢进，提示肺动脉高压，右心室肥大，故考虑肺源性心脏病。

辅助检查：血常规检查；胸部X线检查；肺功能检查；血气分析；心电图检查；超声心动图检查等。

案例 4

患者，男性，34岁。咳嗽、咳痰半年，痰中带血1周。自发病以来时有低热、胸闷，夜间盗汗。查体：患者慢性病容，体温37.6℃，脉搏80次/min，呼吸20次/min，血压110/70mmHg，右侧肺尖部清音区变窄，可闻及细小湿啰音。

要求：根据病例摘要，进行临床初步诊断，提出诊断依据；并列出检查项目名称。

初步诊断：肺结核。

诊断依据：中年男性，慢性咳嗽，痰中带血，有低热、胸闷，夜间盗汗，此为肺结核常见症状。查体：患者慢性病容，体温37.6℃，右侧肺尖部清音区变窄，有细小湿性啰音，提示右肺尖部有渗出性病变或干酪样坏死灶。

辅助检查：血常规检查、红细胞沉降率检查、痰涂片、痰培养；结核菌素试验(tuberculin test)；胸部X线检查等。

案例 5

患者，男性，25岁。反复咯血、咳嗽、咳脓痰近6年。2天前受寒后出现发热、咳嗽、咳痰，咳痰在晨起及卧床后最多，痰液量大，静置后分层，呈恶臭味。3小时前突然出现咯血，量约100ml色鲜红，后咯血自行停止。查体：体温39.2℃，脉搏106次/min，呼吸32次/min，血压110/70mmHg。右胸中、下部可闻及湿啰音。

要求：根据病例摘要，进行临床初步诊断，提出诊断依据；并列出检查项目名称。

初步诊断：支气管扩张症。

诊断依据：患者，青年男性，反复咯血、咳嗽、咳大量脓痰，是支气管扩张症主要临床表现。痰恶臭，常提示有厌氧菌感染；大量咯血，色鲜红，后咯血自行停止，是支气管扩张症咯血特点。查体：右胸中、下部可闻及湿性啰音，考虑支气管扩张病灶处分泌物增多所致。

辅助检查：血常规检查(白细胞计数和分类计数)、痰涂片、痰培养、胸部X线检查、胸部CT、支气管造影、纤维支气管镜以及肺功能检查等。

案例 6

患者，男性，67岁。半年前受凉后出现干咳，当时自服"感冒药、止咳药"，咳嗽症状时轻时重，持续至今。1周前无明显诱因出现午后发热，咳嗽、咳痰，痰中带血。吸烟30余年。入院查体：体温38.5℃，脉搏96次/min，呼吸24次/min，血压134/88mmHg。右锁骨上窝淋巴结肿大,质硬固定,无压痛。右肺上界宽 2cm。

要求:根据病例摘要,进行临床初步诊断,提出诊断依据;并列出检查项目名称。

初步诊断:支气管肺癌。

诊断依据:患者,老年男性,干咳半年,发热、咯血痰 1 周,此为肺癌常见症状表现。吸烟 30 余年,是支气管肺癌最常见的病因。查体:右锁骨上窝淋巴结肿大,质硬固定,无压痛,为肺癌淋巴结转移体征。右肺上界 2cm,提示肿瘤占位,肺上界变窄。

辅助检查:血常规检查、胸部 X 线检查、胸部 CT 检查、胸部 MRI 检查;痰脱落细胞学检查、浅表淋巴结活体组织检查;纤维支气管镜检查等。

案例 7

患者,女性,60 岁。脑血管病后遗症瘫痪在床,今晨不明原因突发呼吸困难,剧烈胸痛,咯黯红色血痰,伴大汗。急诊入院,查体:体温 37℃,脉搏 105 次 /min,呼吸 32 次 /min,血压 90/60mmHg。意识清楚,口唇发绀,颈静脉充盈,肺部闻及细湿啰音,肺动脉瓣区第二心音亢进(P2>A2),左侧瘫痪下肢肿胀。

要求:根据病例摘要,进行临床初步诊断,提出诊断依据;并列出检查项目名称。

初步诊断:肺栓塞。

诊断依据:患者长期瘫痪,突发呼吸困难、胸痛、咯血(肺栓塞典型三联症状)表现。查体:脉搏 105 次 /min,呼吸 32 次 /min,血压 90/60mmHg。口唇发绀,颈静脉充盈,肺部闻及细湿啰音,肺动脉瓣区第二心音亢进(P2>A2),为肺栓塞致肺动脉高压引起。左侧瘫痪,下肢肿胀,提示下肢静脉血栓,为肺栓塞的病因。

辅助检查:血浆 D- 二聚体、动脉血气分析;肺动脉造影、胸部 X 线检查、下肢静脉超声检查、心电图等。

案例 8

患者,女性,30 岁。1 周前劳累着凉后出现发热,干咳,伴左胸下部疼痛,深呼吸时加重,屏气时减轻。近 2 日来疼痛逐渐减轻,但渐感胸闷。查体:体温 38.7℃,脉搏 98 次 /min,呼吸 25 次 /min,血压 110/70mmHg。左侧胸廓饱满,左胸下部触觉语颤减弱,叩诊浊音,呼吸音消失。

要求:根据病例摘要,进行临床初步诊断,提出诊断依据;并列出检查项目名称。

初步诊断:胸膜炎、胸腔积液。

诊断依据:青年女性。主要症状是发热,干咳,左胸下部疼痛,深呼吸时加重,屏气时减轻;近日胸痛减轻,自感胸闷,提示可能出现了胸腔积液。查体左侧胸廓饱满,左胸下部触觉语颤减弱,叩诊浊音,呼吸音消失,符合左侧胸腔积液体征。

辅助检查:血常规检查、胸部 X 线检查、胸部 CT 以及胸腔穿刺进行胸腔积液检查。

案例 9

患者,男性,26 岁。搬抬重物时突发右侧胸部剧烈疼痛,继而感觉胸闷、呼吸困难。查体:气管向左侧移位。右侧胸廓饱满,呼吸运动消失,触觉语颤减弱,叩诊呈鼓音,听诊呼吸音减弱。

要求:根据病例摘要,进行临床初步诊断,提出诊断依据;并列出检查项目名称。

初步诊断:气胸。

诊断依据:患者青年男性,搬抬重物时突发右侧胸部剧烈疼痛,继之出现胸闷、呼吸困难,为气胸常见症状表现。查体:气管向左侧移位,右侧胸廓饱满,叩诊呈鼓音,提示右侧气胸可能性大,并推挤气管移位;呼吸运动消失,触觉语颤减弱,听诊呼吸音减弱,均符合气胸表现。

辅助检查:胸部 X 线检查、胸部 CT 检查。

案例 10

患者,男性,48 岁。发现"血压升高"近 5 年,间断性服用降压药物。2 天前突感视力模糊、起床时头晕。入院查体,患者神志清楚,焦虑不安。体温 37℃,脉搏 102 次 /min,呼吸 22 次 /min,血压 180/118mmHg,心尖冲动位于左侧第六肋间锁骨中线外 1cm 处,A2>P2,心律整齐。眼底检查,可见小动脉变细、反光增强。

要求:根据病例摘要,进行临床初步诊断,提出诊断依据;并列出检查项目名称。

初步诊断:高血压、高血压心脏病、视网膜动脉硬化。

诊断依据:患者,中年男性,血压高 5 年。查体:血压 180/118mmHg,符合高血压诊断标准;心尖冲动位于左侧第六肋间锁骨中线外 1cm 处,搏动增强,范围增大,提示左心室肥大,听诊 A2>P2,提示主动脉压力增高。眼底镜检查:可见小动脉变细、反光增强,符合视网膜动脉硬化特点。

辅助检查:24 小时动态血压监测、血脂、血糖、胸部 X 线检查心脏三位像、心电图、超声心动图检查等。

案例 11

患者,男性,51 岁。间断性胸痛半年。在急走运动时常出现左胸部剧烈压榨样疼痛,约 5 分钟,休息可以缓解。

要求:根据病例摘要,进行临床初步诊断,提出诊断依据;并列出检查项目名称。

初步诊断:冠心病、心绞痛。

诊断依据:中老年男性。主要症状是间断性左胸部剧烈压榨样疼痛,时间短暂,运动时出现,休息缓解,符合冠心病心绞痛症状特点。

辅助检查:24 小时动态心电图、心电图运动负荷试验、监测血压、血脂检查、冠状动脉造影等。

案例 12

患者,男性,60 岁。"冠心病、心绞痛"病史 5 年,近 3 周来时有心前区疼痛,发作时间 3~5 分钟。2 小时前生气后突感左胸剧烈压榨样疼痛,并向左肩、左上肢内侧放射,舌下含服硝酸甘油 3 片,疼痛无缓解,并持续约 1 小时,急诊入院。

要求:根据病例摘要,进行临床初步诊断,提出诊断依据;并列出检查项目名称。

初步诊断:冠心病、急性心肌梗死。

诊断依据:患者,老年男性,既往有"冠心病、心绞痛"病史 5 年;近 3 周时有心前区疼痛,持续 3~5 分钟可缓解,为心绞痛表现;2 小时前生气后突发左胸持续剧烈压榨样疼痛,向左肩、左上肢内侧放射,含服硝酸甘油无缓解,提示急性心肌梗死可能性大。

辅助检查:心电图、血常规检查、心肌酶、血脂、血糖、冠状动脉造影等。

案例 13

患者,女性,48 岁。心悸半年,左侧肢体活动不利 2 小时。患风湿性心脏病、二尖瓣狭窄 10 余年。查体:体温 36.5℃,脉搏 90 次 /min,呼吸 18 次 /min,血压 114/70mmHg,患者意识清楚,言语不利。心率 132 次 /min,心律绝对不齐,S_1 强弱不等,心尖部可闻及舒张期隆隆样杂音。左侧鼻唇沟变浅,口角下垂,左上肢肌力 1 级,左下肢肌力 2 级,巴宾斯基征(+)。

要求:根据病例摘要,进行临床初步诊断,提出诊断依据;并列出检查项目名称。

初步诊断:风湿性心脏病、二尖瓣狭窄、房颤、脑栓塞。

诊断依据:患者,中年女性,患有风湿性心脏病。心尖部有舒张期隆隆样杂音,可诊断为风湿性心脏病、二尖瓣狭窄。心悸半年,心律绝对不齐,S_1 强弱不等,脉搏 90 次 /min,心率 132 次 /min,符合房颤临床表现。言语不利,左侧鼻唇沟变浅,口角下垂,左上肢肌力 1 级,左下肢肌力 2 级,巴宾斯基征(+),为脑血管病偏瘫体征,考虑为房颤并发脑栓塞。

辅助检查:心电图检查;脑 CT 检查;超声心动图检查等。

案例 14

患者,女性,17 岁。劳累后常感心悸、胸闷气喘。查体:体温 36.4℃,脉搏 86 次 /min,呼吸 18 次 /min,血压 126/60mmHg,胸骨左缘第二肋间可闻及连续性机械样杂音,伴有震颤。四肢血管有水冲脉和枪击音。

要求:根据病例摘要,进行临床初步诊断,提出诊断依据;并列出检查项目名称。

初步诊断:动脉导管未闭。

诊断依据:患者,青年女性,劳累后常感心悸、胸闷气喘,心肺疾病可能性大。胸骨左缘第二肋间可闻及连续性机器样杂音,伴有震颤,为动脉导管未闭的典型杂音;血压 126/60mmHg,四肢血管有水冲脉和枪击音,提示脉压增大,支持动脉导管未闭诊断。

辅助检查:心电图检查;胸部 X 线透视检查;超声心动图检查;心导管检查等。

案例 15

患者,男性,53 岁。心悸、头颈部搏动感 1 年余,加重 3 天。20 多岁时曾患风湿热。查体:体温 36.5℃,脉搏 86 次 /min,呼吸 18 次 /min,血压 146/72mmHg,胸骨左缘第三、四肋间可闻及舒张期叹气样杂音,向心尖传导。周围血管征(+)。

要求:根据病例摘要,进行临床初步诊断,提出诊断依据;并列出检查项目名称。

初步诊断:风湿性心脏病、主动脉瓣关闭不全。

诊断依据:患者男性,53 岁。心悸、头颈部搏动感,是主动脉瓣关闭不全的常见症状。胸骨左缘第三、四肋间可闻及舒张期叹气样杂音,向心尖传导,为主动脉关闭不全的典型杂音;血压 146/72mmHg,周围血管征(+)为主动脉关闭不全脉压增大所致。

辅助检查:超声心动图检查;胸部 X 线检查;心电图检查。

案例 16

患者,女性,37 岁。心前区疼痛 7 天,胸闷 4 天。患者 20 天前受寒感冒,自服"感冒冲剂"缓解。7 天前出现心前区尖锐性疼痛,4 天前出现胸闷、气促,心前区疼痛略有缓解。查体:体温 36.8℃,脉搏 96 次 /min,呼吸 20 次 /min,血压 85/65mmHg,颈静脉怒张,坐位心脏叩诊呈烧瓶心,心音低弱而遥远。肝颈静脉回流征(+),触诊脉搏呈奇脉。

要求:根据病例摘要,进行临床初步诊断,提出诊断依据;并列出检查项目名称。

初步诊断:急性心包炎、心包积液。

诊断依据:患者,中年女性。感冒后出现心前区尖锐性疼痛、胸闷、气促。查体:血压 85/65mmHg,颈静脉怒张,坐位心脏叩诊呈烧瓶心,心音低弱而遥远,肝颈静脉回流征(+),触诊脉搏呈奇脉,提示心包积液。

辅助检查:血常规检查、红细胞沉降率检查;胸部 X 线检查;心电图检查;超声心动图检查。

案例 17

患者,中年男性。间断性中上腹部烧灼样疼痛 5 年余,常进餐后出现,下次进餐前缓解。近日来疼痛加重。检查:生命体征无异常,浅表淋巴结无肿大,上腹部有压痛。

要求:根据病例摘要,进行临床初步诊断,提出诊断依据;并列出检查项目名称。

初步诊断:胃溃疡。

诊断依据:患者,中年男性。间断性中上腹部烧灼样疼痛 5 年余,进餐后出现,下次进餐前缓解。上腹痛具有进餐 - 疼痛 - 缓解的规律,此为胃溃疡典型的表现。

辅助检查:胃镜检查 + 活体组织检查、上消化道钡餐造影;幽门螺杆菌检查、血常规检查、便潜血检查等。

案例 18

患者,男性,49 岁。上腹饱胀疼痛 3 年多,常于餐后加重,于下次饭前缓解。近 2 个月来疼痛逐渐加重且不能缓解,并有食欲低下,体重减轻,持续黑便。检查生命体征无异常,左锁骨上窝淋巴结肿大,质硬、活动度差,无压痛。

要求:根据病例摘要,进行临床初步诊断,提出诊断依据;并列出检查项目名称。

初步诊断:胃癌。

诊断依据:患者,中年男性。上腹饱胀疼痛 3 年多,常在餐后加重,下次饭前缓解,是胃溃疡特点。近 2 个月来疼痛逐渐加重且不能缓解,并有食欲低下、体重减轻、持续黑便,提示胃溃疡可能癌变。查体：左锁骨上窝淋巴结肿大、质硬、活动度差是胃癌左锁骨上窝淋巴结转移体征。

辅助检查：胃镜检查＋活体组织检查、X线钡餐检查；血常规检查、便常规＋隐血试验、肿瘤标志物，以及淋巴结活体组织检查等检查以明确诊断。

案例19

患者，女性，48岁。慢性乙型肝炎病史20年，肝功能持续异常。近2个月来，患者乏力、纳差，半月前开始腹胀、少尿。入院查体：生命体征无异常。消瘦，神志清楚，肝病面容，巩膜轻度黄染，左侧颈部、前胸可见蜘蛛痣。蛙腹，未见腹壁静脉曲张，未触及肝脏，左肋下3cm触及脾下缘。移动性浊音(+)，双下肢轻度水肿。

要求：根据病例摘要，进行临床初步诊断，提出诊断依据；并列出检查项目名称。

初步诊断：肝硬化失代偿期。

诊断依据：慢性乙型肝炎病史20年。有乏力、纳差、消瘦、腹胀、少尿，肝功能减退的表现。查体：肝病面容，巩膜轻度黄染，左侧颈部、前胸可见蜘蛛痣，为肝细胞性黄疸、雌激素代谢失调体征。蛙腹，脾肿大，移动性浊音(+)，双下肢轻度水肿，肝硬化门静脉高压体征。

辅助检查：血常规检查、尿常规、便常规、肝功能、血清免疫学检查、甲胎蛋白(α-fetoprotein，AFP)、乙肝五项［①乙肝表面抗原(HBsAg)、②乙肝表面抗体(抗-HBs)、③乙肝e抗原(HBeAg)、④乙肝e抗体(抗-HBe)、⑤乙肝核心抗体(抗-HBc)］、腹部超声、腹部CT、腹部MRI等辅助检查以便确诊。

案例20

患者，男性，47岁。间断性中上腹疼痛6年余，性质呈烧灼感，午夜疼痛明显，进食后可缓解。近1周上腹胀痛，餐后加重，呕吐后稍缓解，呕吐物为酸腐隔夜食物。入院查体：可见胃型蠕动波，上腹部压痛，空腹振水音(+)。

要求：根据病例摘要，进行临床初步诊断，提出诊断依据；并列出检查项目名称。

初步诊断：十二指肠溃疡、幽门梗阻。

诊断依据：男性，47岁，间断性中上腹疼痛6年余，性质呈烧灼感，午夜疼痛明显，进食后可缓解，考虑十二指肠溃疡。近1周上腹胀痛，餐后加重，呕吐后稍缓解，呕吐物为酸腐隔夜食物，为幽门梗阻常见症状，提示十二指肠溃疡并发幽门梗阻。胃型蠕动波、上腹部压痛、空腹振水音(+)是幽门梗阻体征。

辅助检查：胃镜检查＋活体组织检查、上消化道钡餐造影；幽门螺杆菌检查、血常规检查、便潜血检查。

案例21

患者，女性，36岁，4天前出现发热、恶心、厌食，右上腹隐痛，近2天明显乏力，眼睛发黄。查体：皮肤巩膜黄染。右肋下2cm触及肝下缘，光滑质软，有压痛。

要求：根据病例摘要，进行临床初步诊断，提出诊断依据；并列出检查项目名称。

初步诊断:急性肝炎。

诊断依据:患者,中年女性。有发热、恶心、厌食,右上腹隐痛,乏力,黄疸症状。查体发现肝脏肿大,光滑质软,有压痛,考虑急性肝炎可能性大。

辅助检查:血清学诊断{甲型肝炎抗体(抗 -HAV)、戊型肝炎抗体(抗 -HEIgM)、乙肝五项[①乙肝表面抗原(HBsAg)、②乙肝表面抗体(抗 -HBs)、③乙肝 e 抗原(HBeAg)、④乙肝 e 抗体(抗 -HBe)、⑤乙肝核心抗体(抗 -HBc)]、乙肝病毒的脱氧核糖核酸(HBV-DNA)、丙型肝炎病毒核糖核酸(HCV-RNA)、丁型肝炎病毒核糖核酸(HDV-RNA)等}、肝功能检查、腹部 B超等。

案例 22

患者,男性,45 岁。主因食欲下降、乏力、消瘦 2 月余,右上腹持续性胀痛 1 周入院。查体:右肋下 3cm 触及肝下缘,质硬,表面凹凸不平,压痛明显。

要求:根据病例摘要,进行临床初步诊断,提出诊断依据;并列出检查项目名称。

初步诊断:肝癌。

诊断依据:患者,男性,45 岁,食欲下降、乏力、消瘦、右上腹持续性胀痛,考虑肝脏病变。肝大、质硬,表面凹凸不平,压痛明显,为肝癌触诊特点。

辅助检查:甲胎蛋白检查、肝功能检查;腹部 B 超、肝脏增强 CT、肝脏 MRI 检查;肝穿刺活体组织检查等。

案例 23

患者,女性,40 岁。聚餐饮酒后出现中上腹部、左上腹部疼痛并持续性加重 3 小时,伴有恶心、呕吐,呕吐物为胃内容物。查体:体温 37.8℃,脉搏 92 次 /min,呼吸 20 次 /min,血压 124/80mmHg,腹部触诊上腹部、左上腹部压痛,局部腹壁紧张度略高,无反跳痛,肝脾未触及。

要求:根据病例摘要,进行临床初步诊断,提出诊断依据;并列出检查项目名称。

初步诊断:急性胰腺炎。

诊断依据:患者,中年女性,饮酒后出现中上腹部、左上腹部疼痛,伴有恶心、呕吐,轻度发热,是急性胰腺炎的典型症状。上腹部、左上腹部压痛,局部腹壁紧张度略高,见于急性胰腺炎。

辅助检查:淀粉酶检查、脂肪酶检查、血清电解质检查、血常规检查、腹部 B 超、腹部 CT检查等。

案例 24

患者,女性,51 岁。进食大量油炸食品后突发持续性右上腹疼痛,向右肩背部放射 3 小时。查体:体温 38℃,脉搏 88 次 /min,呼吸 18 次 /min,血压 120/80mmHg,胆囊触痛,墨菲征(+)。

要求:根据病例摘要,进行临床初步诊断,提出诊断依据;并列出检查项目名称。

初步诊断:急性胆囊炎。

诊断依据:患者进食大量油炸食品后突发持续性右上腹疼痛,向右肩背部放射,伴发热,考虑急性胆囊炎。胆囊触痛,墨菲征(+),是急性胆囊炎典型体征。

辅助检查:血常规检查、血清胆红素检查、腹部 X 线检查、腹部 B 超等。

案例 25

患者,男性,27 岁。4 小时前出现中上腹部持续性胀痛阵发性加重。1 小时前腹痛逐渐转移并固定于右下腹。查体:体温 38.1 ℃,脉搏 86 次/min,呼吸 18 次/min,血压 110/76mmHg,右下腹腹壁紧张度增高,麦氏点压痛、反跳痛(+)。

要求:根据病例摘要,进行临床初步诊断,提出诊断依据;并列出检查项目名称。

初步诊断:急性阑尾炎。

诊断依据:患者,青年男性。发病后主要表现是转移性右下腹痛。查体:体温 38.1 ℃,右下腹腹壁紧张度增高,麦氏点压痛、反跳痛(+),提示急性阑尾炎,且炎症已波及壁腹膜。

辅助检查:血常规检查、尿常规检查、腹部 B 超、腹腔镜检查等。

案例 26

患者,男性,68 岁。腹部阵发性剧痛,停止排便、排气 2 天,伴有呕吐,呕吐物为含胆汁胃内容物。查体:腹部膨隆,可见肠型、蠕动波,腹壁紧张,有压痛,肠鸣音亢进。

要求:根据病例摘要,进行临床初步诊断,提出诊断依据;并列出检查项目名称。

初步诊断:机械性肠梗阻。

诊断依据:患者,老年男性。腹部剧痛,停止排便、排气,呕吐,为机械性肠梗阻主要症状表现。肠型、蠕动波,肠鸣音亢进,均见于机械性肠梗阻。

辅助检查:血常规检查,钾、钠、氯等血清电解质检查;腹部 X 线检查、腹部 CT 检查、腹部 B 超等。

案例 27

患者,男性,40 岁。3 小时前大量酗酒后突发中上腹部持续性刀割样剧痛,并逐渐蔓延至全腹。既往胃溃疡病史 5 年。查体:体温 39 ℃,脉搏 98 次/min,呼吸 22 次/min,血压 100/65mmHg,急性病容,强迫仰卧位。板状腹,全腹部压痛,反跳痛,叩诊肝浊音界消失代之以鼓音。

要求:根据病例摘要,进行临床初步诊断,提出诊断依据;并列出检查项目名称。

初步诊断:胃溃疡穿孔、急性弥漫性腹膜炎。

诊断依据:患者,中年男性。胃溃疡病史 5 年。本次发病主要表现是酗酒后突发中上腹部持续性剧痛,并蔓延至全腹。入院检查:急性病容,强迫仰卧位。板状腹,全腹部压痛,反跳痛,叩诊肝浊音界消失代之以鼓音,提示胃穿孔并发急性弥漫性腹膜炎。

辅助检查:血常规检查;腹部 X 线检查等。

案例 28

患者,女性,28 岁。已婚。主因尿频、尿急、尿痛,伴有寒战、高热 2 天入院。查体:急性病容,体温 39.5℃,脉搏 106 次 /min,呼吸 30 次 /min,血压 100/70mmHg,上输尿管点有压痛,肾区叩击痛明显。

要求：根据病例摘要,进行临床初步诊断,提出诊断依据；并列出检查项目名称。

初步诊断：急性肾盂肾炎。

诊断依据：患者,青年女性,已婚。发病后主要表现是膀胱刺激征(尿频、尿急、尿痛),并有寒战、高热等全身表现。查体：急性面容,体温 39.5℃,脉搏 106 次 /min,呼吸 30 次 /min,肾区明显叩击痛,考虑急性肾盂肾炎。

辅助检查：血常规检查、尿常规 + 镜检、尿细菌定量培养、尿涂片镜检细菌法、尿白细胞排泄率、亚硝酸盐还原试验、肾功能检查、腹部超声、CT 等辅助检查以便确诊。

案例 29

患者,男性,36 岁。食欲减退及夜尿增多 2 年。1 周前,劳累后逐渐心悸、气急,不能平卧。10 年前患有肾小球肾炎。查体：患者慢性病容,面色苍白、水肿,体温 36.5℃,脉搏 106 次 /min,呼吸 30 次 /min,血压 158/90mmHg,呼吸深大,有尿臭味。心率 106 次 /min,律齐。双肺底闻及湿啰音。

要求：根据病例摘要,进行临床初步诊断,提出诊断依据；并列出检查项目名称。

初步诊断：慢性肾小球肾炎并发肾功能不全、左心功能不全。

诊断依据：患者,中年男性。有肾小球肾炎病史。食欲减退、夜尿增多 2 年,提示肾功能减退。心悸、气急、不能平卧 1 周,心率 106 次 /min,双肺底闻及湿啰音,是左心功能不全表现。呼吸 30 次 /min,血压 158/90mmHg,慢性面容,面色苍白,水肿,呼吸深大有尿臭味,提示慢性肾功能不全。

辅助检查：查血常规检查、尿常规、尿蛋白定量试验、肝功能、肾功能、血气分析、血清电解质检查、心脏彩超、腹部超声、胸腹部 CT、MRI 等辅助检查以便确诊。

案例 30

患者,男性,37 岁。右侧腰部阵发性绞痛,伴血尿 1 天入院。患者右侧腰部阵发性绞痛并向右下腹部、睾丸处放射。排尿呈淡粉色。查体：上输尿管点压痛明显。

要求：根据病例摘要,进行临床初步诊断,提出诊断依据；并列出检查项目名称。

初步诊断：输尿管结石。

诊断依据：患者右侧腰部阵发性绞痛,向右下腹部、睾丸处放射,伴血尿,常见于肾或输尿管结石。上输尿管点压痛明显,考虑输尿管结石可能性大。

辅助检查：尿常规 + 镜检、肾功能检查；腹部 X 线检查、腹部 CT 检查。

案例 31

患者,男性,72 岁。3 小时前生气后突发头痛、恶心呕吐、右侧肢体活动障碍。随后病情迅速加重,意识不清,大小便失禁,无抽搐。既往高血压病史 18 年,间断不规律服降压药。检查：体温 36.8℃、脉搏 68 次 /min、呼吸 15 次 /min、血压 180/105mmHg,患者呈昏迷状态,双侧瞳孔正大等圆,对光反射灵敏,右侧鼻唇沟浅,右侧肢体偏瘫,右侧巴宾斯基征(+)。

要求:根据病例摘要,进行临床初步诊断,提出诊断依据;并列出检查项目名称。

初步诊断:高血压、脑出血。

诊断依据:老年男性,高血压18年,间断不规律服药。生气后突然发病。有头痛、恶心呕吐、右侧肢体活动障碍,随即意识不清、大小便失禁,考虑脑出血。查体:血压180/105mmHg,患者呈昏迷状态,双侧瞳孔正大等圆,对光反射灵敏,提示浅昏迷。右侧鼻唇沟变浅,右侧肢体偏瘫,右侧巴宾斯基征(+),多见于左侧内囊区受损,符合脑出血体征。

辅助检查:需做头部CT、心电图、血常规、尿常规、血糖、肝肾功能、凝血功能、血清电解质等辅助检查以便确诊。

案例 32

患者,男性,16岁。2小时前无诱因突然倒地,出现阵发性抽搐,眼球上窜、口吐白沫、口唇青紫、尿失禁,持续约3分钟。随后1小时左右再次出现抽搐,且意识不清。查体:意识丧失,双瞳散大,对光反射消失。既往有癫痫发作史。

要求:根据病例摘要,进行临床初步诊断,提出诊断依据;并列出检查项目名称。

初步诊断:癫痫。

诊断依据:患者既往有癫痫发作史。发病主要表现是阵发性抽搐,眼球上窜、口吐白沫、口唇青紫、尿失禁。发作间期查体:意识丧失,双瞳散大,对光反射消失。符合癫痫临床表现。

辅助检查:脑电图检查、磁共振成像,以了解患儿脑部结构有无异常,明确癫痫的病因和严重程度。

案例 33

患者,男性,36岁。突发剧烈头痛2小时,间断喷射性呕吐2次急诊入院。2小时前患者排便用力时突发撕裂样剧烈头痛,喷射性呕吐2次,呕吐物为胃内容物。查体:体温36.3℃、脉搏78次/min、呼吸17次/min、血压150/95mmHg,意识清楚,视神经盘水肿。四肢肌力5级,巴宾斯基征(-),脑膜刺激征(+)。

要求:根据病例摘要,进行临床初步诊断,提出诊断依据;并列出检查项目名称。

初步诊断:蛛网膜下腔出血。

诊断依据:患者突发剧烈头痛,伴喷射性呕吐,是蛛网膜下腔出血的常见症状表现。视神经盘水肿,提示颅内压增高;四肢肌力5级,巴宾斯基征(-),可排除脑出血;脑膜刺激征(+),符合蛛网膜下腔出血体征。

辅助检查:颅脑CT、脑血管造影(DSA)、脑MRI、磁共振血管成像(MRA)检查;脑脊液检查等。

案例 34

患者,女性,30岁。突眼、烦躁、心悸近2月,伴有怕热、多汗、多食、体重下降等。查体:患者体态消瘦,意识清楚,体温 37.2℃,脉搏 122 次 /min,呼吸 22 次 /min,血压 120/60mmHg,突眼,甲状腺 Ⅱ 度肿大,可闻及血管杂音。

要求:根据病例摘要,进行临床初步诊断,提出诊断依据;并列出检查项目名称。

初步诊断:甲状腺功能亢进症。

诊断依据:患者青年女性。发病主要表现是突眼、烦躁、心悸,并具有代谢综合征,即多汗、多食、怕热、体重下降。查体:患者突眼,甲状腺 Ⅱ 度肿大,可闻及血管杂音。血压 120/60mmHg,脉压差大。考虑甲状腺功能亢进症。

辅助检查:检查血清甲状腺激素(TT4、TT3、FT4、FT3)、促甲状腺素测定(TSH)、甲状腺自身抗体,检查甲状腺 B 超、心电图等。

案例 35

患者,男性,22 岁,多食、多饮、多尿、体重减轻近 1 年。2 天前因劳累,出现恶心、呕吐。查体:患者意识模糊,体温 36℃,P98 次 /min,呼吸 18 次 /min,血压 100/70mmHg,呼吸深大,可闻到烂苹果味,皮肤干燥。

要求:根据病例摘要,进行临床初步诊断,提出诊断依据;并列出检查项目名称。

初步诊断:糖尿病、糖尿病酮症酸中毒。

诊断依据:患者,青年男性。主要表现三多一少,即多食、多饮、多尿、体重减轻,符合糖尿病的临床表现。恶心、呕吐,意识模糊,呼吸深大,有烂苹果味,皮肤干燥。考虑糖尿病酮症酸中毒。

辅助检查:血液检查,血糖、血液酮体、糖化血红蛋白、血气分析、血清电解质检查等项目;尿液检查,尿糖、尿液酮体等。

案例 36

患者,女性,42 岁。6 年前不明原因出现两手关节肿胀疼痛,晨起僵硬明显。2 年前指间关节、腕关节肿胀变形。查体:生命体征正常,两手指关节呈梭状畸形,手腕及手指向尺侧偏斜。

要求:根据上述病例摘要,进行临床初步诊断,提出诊断依据;并列出检查项目名称。

初步诊断:类风湿关节炎。

诊断依据:患者,中年女性。临床表现,两手关节肿胀疼痛,晨起僵硬明显。两手指关节呈梭状畸形,手腕及手指向尺侧偏斜,符合类风湿关节炎的典型临床表现。

辅助检查:做类风湿因子(AF)、抗环状瓜氨酸抗体(CCP)、红细胞沉降率检查、C 反应蛋白检查;受累关节 X 线检查等。

案例 37

患者,女性,31 岁。主因指、腕、膝关节对称性疼痛 3 年,间断性颜面、下肢水肿半年,低烧、伴尿量减少 2 周入院。查体:体温 38.1℃,脉搏 110 次 /min,呼吸 26 次 /min,血压 100/60mmHg,面部有蝶形红斑,双侧手掌、足底可见片状红斑。

要求:根据病例摘要,进行临床初步诊断,提出诊断依据;并列出检查项目名称。

初步诊断:系统性红斑狼疮。

诊断依据:患者,青年女性。临床表现,指、腕、膝关节对称性疼痛,面部蝶形红斑,双侧手掌、足底片状红斑。符合系统性红斑狼疮典型的表现。颜面、下肢水肿,伴尿量明显减少,提示系统性红斑狼疮致肾脏损伤。

辅助检查:免疫学检查[如抗核抗体(ANA)、抗双链 DNA(dsDNA)抗体、补体];血常规检查、红细胞沉降率检查、尿常规、C 反应蛋白检查等。

案例 38

患者,女性,24 岁。发热 8 天。8 天前不明原因出现持续性低热,之后 5 天体温逐渐升高,自服"感冒药"无效。近 2 天持续性高热,伴有全身不适、乏力、食欲不振。查体:体温 39.8℃,脉搏 85 次 /min,呼吸 22 次 /min,血压 110/70mmHg,表情淡漠,反应迟钝,胸腹部可见玫瑰疹,下腹部轻压痛,肝脾肿大。

要求:根据病例摘要,进行临床初步诊断,提出诊断依据;并列出检查项目名称。

初步诊断:伤寒。

诊断依据:患者发病初期低热,而后体温逐渐升高,符合伤寒体温缓慢上升特点。近 2 天持续性高热,为伤寒所致稽留热。体温 39.8℃,脉搏 85 次 /min,为相对缓脉,是伤寒特有脉搏;表情淡漠,反应迟钝,符合伤寒面容表现;胸腹部可见玫瑰疹,下腹部轻压痛,肝脾肿大,均为伤寒体征。

辅助检查:血常规检查、尿常规、便常规、血培养、骨髓培养、粪便培养、肥达反应检查。

案例 39

患者,男性,14 岁。2 周前着凉后曾有低热、咽痛等感冒症状,自服"感冒药"后,症状消失。2 天前两小腿胫前皮肤对称出现深红色斑,按之不褪色,并逐渐增多、融合,蔓延至整个下肢和臀部,颜色渐变为紫色。

要求:根据上述病例摘要,进行临床初步诊断,提出诊断依据;并列出检查项目名称。

初步诊断:过敏性紫癜。

诊断依据:患者有低热、咽痛等前驱症状;双下肢和臀部出现对称性紫癜,符合过敏性紫癜症状表现。

辅助检查:血、尿、便常规检查;血小板功能及凝血相关检查(出血时间测定、凝血时间测定、血块退缩试验,毛细血管脆性试验等)。

案例 40

患者,女性,34 岁。1 小时前家人发现患者倒于屋内,意识不清,呼之不应,伴有气促、大汗。查体:患者呼气呈刺激性蒜味,双侧瞳孔缩小,双肺闻及干、湿啰音,四肢肌束颤动。

要求:根据上述病例摘要,进行临床初步诊断,提出诊断依据;并列出检查项目名称。

初步诊断:有机磷农药中毒。

诊断依据:患者呼气呈刺激性蒜味,双侧瞳孔缩小,双肺闻及干、湿性啰音,四肢肌束颤动,这是有机磷农药中毒的典型体征。

辅助检查:血胆碱酯酶活力测定,血、胃内容物有机磷农药及其代谢物检测。

二、实验诊断病案

案例 1

患者,女性,28 岁,农民。主因疲倦、乏力、嗜睡、纳差就诊。患者面色苍白,呈明显贫血貌。门诊血液检查结果:血红蛋白(hemoglobin,Hb):90g/L;红细胞(erythrocyte,red blood cell,RBC):4.68×10^{12}/L;白细胞(leukocyte,leucocyte,white blood cell,WBC):6.6×10^{9}/L;中性粒细胞:55%;淋巴细胞:35%;血小板(platelet,PLT):260×10^{9}/L。平均红细胞体积(mean corpuscular volume,MCV):66.7fl;平均红细胞血红蛋白含量(mean corpuscular hemoglobin,MCH):20.1pg;平均红细胞血红蛋白浓度(mean corpuscular hemoglobin concentration,MCHC):301g/L;红细胞体积分布宽度(red cell volume distribution width,RDW):16.4%。

要求:根据病例摘要,进行实验诊断,提出诊断依据。

实验诊断:缺铁性贫血。

诊断依据:Hb 显著下降,RBC 正常,MCV、MCH、MCHC 下降,RDW 升高,WBC、PLT 正常。

案例 2

患者,男性,41 岁,工人。主因头晕、乏力 5 月余,不规则鼻腔出血、口腔黏膜血疱 10 天入院。肝脾无肿大。用一般抗贫血药物治疗无效。入院血液检查结果:Hb:20g/L;RBC:0.8×10^{12}/L;WBC:0.58×10^{9}/L;中性粒细胞:25%;淋巴细胞:75%;网织红细胞(reticulocyte,Ret):0.9%;PLT:6×10^{9}/L。骨髓增生重度减低,粒系 20%,红系 5%,可见非造血细胞团,未见巨核细胞。

要求:根据病例摘要,进行实验诊断,提出诊断依据。

实验诊断:急性再生障碍性贫血。

诊断依据:全血细胞重度减少;淋巴细胞相对增多;骨髓增生重度减低;非造血细胞增多。

案例 3

患者,男性,10 岁,小学生。主因晨起颜面、下肢浮肿伴有泡沫尿 1 周就诊。实验室检查结果见尿液检查:蛋白质(++++);隐血(+++);RBC:229 个 /μl;WBC:48 个 /μl;24 小时尿蛋白 5 560mg/24h。其他检查见血液检查:白蛋白(ALB):18.9g/L;总蛋白(TP):30.8g/L;总胆固醇(total cholesterol,TC)及甘油三酯(TG)升高。

要求:根据病例摘要,进行实验诊断,提出诊断依据。

实验诊断:肾病综合征。

诊断依据:①患者有颜面、下肢浮肿,以晨起为最明显;②低蛋白血症;③大量蛋白尿,

24 小时尿蛋白升高；④高脂血症：甘油三酯、胆固醇增高。

案例 4

患者，男性，31 岁，公司职员。主因发热，乏力，食欲差伴右上腹隐痛 2 周入院。查体：一般情况尚好，皮肤、巩膜黄染，肝肋下 2.5cm，质稍韧，触痛(+)，右侧位脾可触及。心肺无明显异常。入院实验室检查，乙肝五项：HBsAg(+)，抗 -HBs(−)，HBeAg(+)，抗 -HBe(−)，抗 -HBc(+)。肝功能：TP 70g/L，ALB 40g/L，球蛋白 25g/L；白球比(A/G)：1.6/1；谷丙转氨酶［又称丙氨酸转氨酶(alanine aminotransferase；ALT)］443U/L；谷草转氨酶［又称天冬氨酸转氨酶(aspartate aminotransferase；AST)］186U/L；总胆红素 78μmol/L；直接胆红素 46μmol/L；间接胆红素 32μmol/L。肿瘤四项：甲胎蛋白(alpha fetoprotein，AFP)(−)；癌胚抗原(carcinoembryonic antigen，CEA)(−)；前列腺特异性抗原(prostate specific antigen，PSA)(−)；糖类抗原 125(carbohydrate antigen 125，CA125)(−)。其他检查：抗 -HAVIgM(−)；抗 -HCV(−)。

要求：根据病例摘要，进行实验诊断，提出诊断依据。

实验诊断：乙型病毒性肝炎(大三阳)

诊断依据：①发热，乏力，食欲差伴右上腹隐痛 2 周。②肝大，有触痛。③病人皮肤、巩膜黄染。结合胆红素、非结合胆红素及总胆红素均增高，考虑病毒性肝炎。实验室检查乙肝五项结果：HBsAg(+)，抗 -HBs(−)，HBeAg(+)，抗 -HBe(−)，抗 -HBc(+)。故诊断乙型病毒性肝炎(大三阳)。

案例 5

患者，女性，29 岁，小学教师。不规则发热 1 年余，两颊部蝶形红斑 1 个月，伴疲乏、膝关节疼痛、体重下降来院就诊。门诊实验室检查：红细胞沉降率(erythrocyte sedimentation rate，ESR)70mm/1h；抗核抗体(antinuclear antibody，ANA)(+)；抗 dsDNA 抗体(+)。

要求：根据病例摘要，进行实验诊断，提出诊断依据。

实验诊断：系统性红斑狼疮(systemic lupus erythematosus，SLE)。

诊断依据：两颊部蝶形红斑，关节疼痛为系统性红斑狼疮临床表现特点。SLE 较特异的标志物 ANA、抗 dsDNA 抗体均(+)，故可初步诊断为 SLE。

案例 6

患者，男性，16 岁，中学生。自幼于活动中稍受外力就出现皮肤血肿，关节也常肿胀、疼痛；经输血、止血后可缓解。家族史：母亲家族有类似的患者。实验室血常规检查：Hb 88g/L，RBC 2.9×10^{12}/L，WBC 11×10^9/L，PLT 220×10^9/L；止血、凝血检查：凝血时间(clotthing time，CT)15 分钟，凝血活酶时间(activated partial thromboplastin time，APTT)84s，血浆凝血酶原时间(prothrombin time，PT)12s，凝血酶时间(thrombin time，TT)16s，出血时间(bleeding time，BT)6 分钟。

要求：根据病例摘要，进行实验诊断，提出诊断依据。

实验诊断:血友病、失血性贫血。

诊断依据:患者男性;皮肤、关节血肿,输血止血后可缓解,考虑为血液系统凝血功能障碍性疾病。母亲家族有类似的患者,说明此病可能为性染色体遗传性疾病。外周血检查RBC、Hb 降低提示贫血;PLT 正常,止血、凝血检查 CT、APTT 均延长,PT、TT、BT 均正常,提示内源性凝血途径凝血因子异常。故可初步诊断为血友病、失血性贫血。

案例 7

患者,男性,7 岁,小学生。急性发热,头痛 3 天入院。脑脊液检查:外观微混,蛋白 1.7g/L,葡萄糖 0.8mmol/L,氯化物 95mmol/L,白细胞计数 98×10^6/L,中性粒细胞占 80%,脑脊液放置 2 小时后形成凝块。

要求:根据病例摘要,进行实验诊断,提出诊断依据。

实验诊断:化脓性脑膜炎。

诊断依据:主要表现是急性发热,头痛,结合脑脊液检查:蛋白显著增加,葡萄糖降低,氯化物降低,白细胞计数显著增高,且中性粒细胞占比高,静置 2 小时后形成凝块。初步诊断化脓性脑膜炎。

案例 8

患者,男性,58 岁,干部。主因低热、厌食、右上腹钝痛 2 个月入院。实验室检查:AFP 650ng/ml。ALT 58U/L;AST 188U/L;LDH 1 109U/L;总胆红素 34.2μmol/L;直接胆红素 27.4μmol/L;间接胆红素 13.2μmol/L;球蛋白 61.1g/L,白蛋白 / 球蛋白比值 0.4。

要求:根据病例摘要,进行实验诊断,提出诊断依据。

实验诊断:原发性肝癌。

诊断依据:低热、厌食、右上腹钝痛 2 个月。AFP 增高。ALT、AST、LDH、总胆红素、直接胆红素、间接胆红素均增高。

案例 9

患者,女性,15 岁,学生。"感冒"后出现全身浮肿、腰痛 1 周就诊。入院尿常规检查:尿蛋白(+++),尿糖(-);24 小时尿蛋白定量 5g,血浆白蛋白 22.6g/L;总胆固醇 8.96mmol/L。

要求:根据病例摘要,进行实验诊断,提出诊断依据。

实验诊断:肾病综合征。

诊断依据:"感冒"后出现全身浮肿、腰痛。考虑为肾脏疾病。尿蛋白(+++),24 小时尿蛋白定量显著增加,血浆白蛋白下降,总胆固醇升高。大量蛋白尿、低蛋白血症、血胆固醇增高是肾病综合征的典型特点,故考虑为肾病综合征。

案例 10

患者,男性,60 岁,干部。体检发现尿常规异常来医院复诊。实验室检查:尿比重 1.030,尿蛋白(-),尿糖(++);血浆生物化学检查:空腹血糖 7.8mmol/L,餐后 2 小时血糖 12.3mmol/L。

要求：根据病例摘要，进行实验诊断，提出诊断依据。

实验诊断：糖尿病。

诊断依据：空腹血糖和餐后 2 小时血糖均增高，符合糖尿病诊断标准。

案例 11

患者，男性，58 岁，部门经理。主因心前区剧烈疼痛 3 小时就诊。实验室检查：1 530U/L，CK-MB 411U/L，心肌肌钙蛋白 T(cardiac troponin T,cTnT)0.52μg/L，心肌肌钙蛋白 I(cardiac troponin I,cTnI)1.59μg/L。

要求：根据病例摘要，进行实验诊断，提出诊断依据。

实验诊断：冠心病、急性心肌梗死。

诊断依据：老年男性，心前区剧烈疼痛 3 小时。实验室检查：cTnT(急性心肌梗死的特异性标志物)显著升高。此外，CK、CK-MB、cTnI 均升高，故诊断为冠心病急性心肌梗死。

案例 12

患者，男性，58 岁，职员。单位体检，实验室检查结果见血脂检查：TC 10.2mmol/L，TG 4.8mmol/L，LDL-C 4.52mmol/L，HDL-C 0.67mmol/L。

要求：根据病例摘要，进行实验诊断，提出诊断依据。

实验诊断：高脂血症。

诊断依据：TC 增高，为 10.2mmol/L；TG 增高，为 4.8mmol/L，LDL-C 增高，为 4.52mmol/L，HDL-C 降低，为 0.67mmol/L。

案例 13

患者，男性，41 岁，自由职业。主因食欲不振、恶心、乏力 1 月，尿黄，粪便灰白色，无痛进行性皮肤黄染伴瘙痒 1 周入院。实验室检查结果：ALT 86U/L，AST 92U/L，ALP 212U/L，GGT 196U/L，总胆红素 162.6μmmol/L，直接胆红素 138.3μmmol/L。

要求：根据病例摘要，进行实验诊断，提出诊断依据。

实验诊断：梗阻性黄疸

诊断依据：患者有乏力、无痛进行性皮肤黄染伴瘙痒等表现。实验室检查显示 ALT 86U/L 增高，AST 92U/L 增高，ALP 212U/L 增高，γ- 谷氨酰转肽酶(GGT)196U/L 增高，总胆红素 162.6μmmol/L 增高，直接胆红素 138.3μmmol/L 增高。

案例 14

患者，男性，33 岁，工人。主因乏力，食欲差，肝区不适半年入院。既往有肝炎病史 6 年。实验室检查结果：ALT 188U/L，总胆红素 56μmol/L，直接胆红素 21μmol/L，总蛋白 47g/L，白蛋白 21g/L。

要求：根据病例摘要，进行实验诊断，提出诊断依据。

实验诊断：慢性肝炎活动期。

诊断依据:食欲减退,乏力,肝区不适半年。ALT、总胆红素、直接胆红素增高,总蛋白、白蛋白降低。初步诊断慢性肝炎活动期。

案例 15

患者,男性,39 岁,体育教师。主因上腹部剧痛伴呕吐 6 小时急诊入院。6 小时前与同事聚餐。查体:腹肌紧张、有压痛。实验室检查示血常规检查:WBC 24×10^9/L,中性粒细胞 80%,淋巴细胞 13%,单核细胞 3%,血清淀粉酶 420U/dl,尿淀粉酶 1 400U/dl。

要求:根据病例摘要,进行实验诊断,提出诊断依据。

实验诊断:急性胰腺炎。

诊断依据:进餐后出现上腹部剧痛伴呕吐。血常规检查:WBC 24×10^9/L 增高,中性粒细胞 80% 为增高,血清淀粉酶 420U/dl、尿淀粉酶 1 400U/dl 均为增高,支持急性胰腺炎诊断。

案例 16

患者,男性,52 岁,物业管理人员。主因疲惫、乏力、腹胀 1 月入院。有乙型肝炎病史 5 年。查体:面色晦黯,皮肤有瘀斑,蛙腹,脾大。实验室检查,血常规检查:WBC 3.1×10^9/L,RBC 450×10^{12}/L,PLT 35×10^9/L;生物化学检查:ALT 75U/L,总蛋白 49g/L,白蛋白 25g/L。

要求:根据病例摘要,进行实验诊断,提出诊断依据。

实验诊断:肝硬化伴脾功能亢进。

诊断依据:有乙型肝炎病史,皮肤瘀斑,蛙腹,脾大。血常规检查:WBC、PLT 降低;血生物化学检查:ALT 增高,总蛋白降低,白蛋白降低。

案例 17

患者,女性,47 岁,农民。主因厌食、头晕、乏力 3 个月入院。实验室检查,血常规检查:RBC 4.15×10^{12}/L,Hb 30g/L,红细胞压积(hematocrit,HCT)28.9%,MCV 69.6fl,MCHC 26%,WBC 6.0×10^9/L,PLT 350×10^9/L,大便潜血阳性。

要求:根据病例摘要,进行实验诊断,提出诊断依据。

实验诊断:小细胞低色素性贫血(原因待查)。

诊断依据:患者厌食、头晕、乏力 3 个月。血常规检查:Hb 降低,HCT 降低,MCV、MCHC 降低,PLT 增高,大便潜血阳性。

案例 18

患儿,男性,12 岁,学生。主因皮肤及牙龈出血 1 周入院。查体:贫血外貌,颈部淋巴结肿大。实验室检查,血常规检查:RBC 3.25×10^{12}/L,Hb 90g/L,WBC 57×10^9/L,PLT 36×10^9/L,白细胞分类结果为原始细胞 91%,中性分叶核粒细胞 5%,淋巴细胞 4%。

要求:根据病例摘要,进行实验诊断,提出诊断依据。

实验诊断:急性白血病。

诊断依据:皮肤及牙龈出血、贫血外貌、颈部淋巴结肿大。血常规检查:RBC、Hb 降低,

WBC 明显增高,白细胞分类:原始细胞 91%,为增高,PLT 明显降低。

案例 19

患者,女性,37 岁,营业员。因寒战、发热、尿频、尿急、尿痛 2 天入院。尿常规检查:比重 1.015 ;pH 7.0 ; 亚硝酸盐(+); 尿蛋白(+); 尿糖(−); 尿胆原(+); 胆红素(−); 红细胞 5~10 个 /HP; 白细胞 30~50 个 /HP。

要求:根据病例摘要,进行实验诊断,提出诊断依据。

实验诊断:泌尿系统感染。

诊断依据:患者,中年女性,有寒战、发热及膀胱刺激征(尿频、尿急、尿痛)表现。尿液检查:尿蛋白(+); 尿红细胞增高; 白细胞增高,考虑泌尿系统感染。

案例 20

患者,女性,42 岁,个体。因疲倦、乏力、厌食半月入院。查体:右肋下 3cm 处可触及肝脏,质软,有触痛。实验室检查,肝功能:ALT 255U/L; 总胆红素 43μmol/L; 直接胆红素 22μmol/L。免疫检查:HBsAg 阳性; 抗 HBs 阴性;HBeAg 阳性;抗 HBe 阳性;抗 HBc 阳性。

要求:根据病例摘要,进行实验诊断,提出诊断依据。

实验诊断:急性乙型肝炎。

诊断依据:患者有疲倦、乏力、厌食症状,且肝脏肿大,有触痛。ALT 增高; 总胆红素增高; 直接胆红素增高。HBsAg 阳性; 抗 HBs 阴性;HBeAg 阳性;抗 HBe 阳性;抗 HBc 阳性。

案例 21

患者,女性,25 岁。入职体检,实验室化验示生物化学检查:ALT 40U/L;AST 35U/L;总胆红素 17μmol/L; 直接胆红素 4.5μmol/L。免疫检查:HBsAg 阳性; 抗 HBs 阳性;HBeAg 阴性;抗 HBe 阴性;抗 HBc 阴性。

要求:根据病例摘要,进行实验诊断,提出诊断依据。

实验诊断:乙肝病毒携带者。

诊断依据:HBsAg 阳性; 抗 HBs 阳性;HBeAg 阴性;抗 HBe 阴性;抗 HBc 阴性。表面抗体和抗原阳性,其他均为阴性。

案例 22

患者,男性,20 岁,大一学生。转移性右下腹痛半天就诊。血常规检查:RBC 5.15×10^{12}/L;Hb 161g/L;WBC 16×10^9/L;PLT 122×10^9/L;白细胞分类:中性杆状核粒细胞 15%,中性分叶核粒细胞 70%,单核细胞 4%,淋巴细胞 11%。

要求:根据病例摘要,进行实验诊断,提出诊断依据。

实验诊断:急性阑尾炎。

诊断依据:转移性右下腹痛半天。外周血检查示 WBC 增高; 中性杆状核粒细胞比例增高。

案例 23

患者,男性,36 岁,业务员。急性腹痛、腹泻半天就诊。大便常规检查提示:脓血便,大量红细胞,白细胞满视野。

要求:根据病例摘要,进行实验诊断,提出诊断依据。

实验诊断:急性细菌性痢疾。

诊断依据:患者急性腹痛、腹泻半天。大便常规检查提示:脓血便,大量红细胞,白细胞满视野。

三、心电图诊断病案

案例 1

患者,女性,29 岁,教师。心悸、气短 3 个月,加重伴消瘦、多食 1 周就诊。入院心电图如图 6-1。

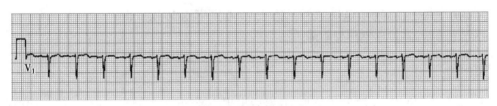

图 6-1 窦性心动过速

要求:描述心电图特点,做出心电图诊断。

心电图特点:窦性 P 波,心率>100 次/min,P-P 间期<0.6s。PR 间期正常。同一导联 P 波形态一致。

心电图诊断:窦性心动过速。

案例 2

患者,男性 30 岁,外企职员。主因连续加班,深感疲惫,时有心悸半月来医院就诊,平素健康。门诊心电图如图 6-2。

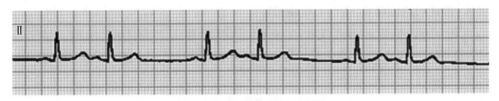

图 6-2 房性期前收缩二联律

要求:描述心电图特点,做出心电图诊断。

心电图特点:提早出现 P′ 波,形态与窦性 P 波不同。P′-R 间期 ≥ 0.12s(约 0.20s)。P′ 波之后的 QRS 波群形态、时间基本正常。每次窦性心搏后均有 1 次提早搏动。

心电图诊断：房性期前收缩二联律

案例 3

男性，58 岁，干部。间断心悸半年，加重伴头晕、乏力 3 天就诊。心电图检查如图 6-3。

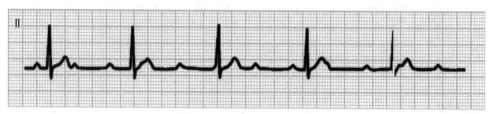

图 6-3　三度房室传导阻滞

要求：描述心电图特点，做出心电图诊断。

心电图特点：P 波与 QRS 波群无固定关系，P-P 与 R-R 间距各有其固定的规律性，房室分离。心房率快于心室率。QRS 波群形态正常，心室率约 50 次 /min。

心电图诊断：三度房室传导阻滞

案例 4

患者，女性，20 岁，大学生。受寒、劳累后出现心悸、胸闷 1 周来院就诊，门诊心电图检查如图 6-4。

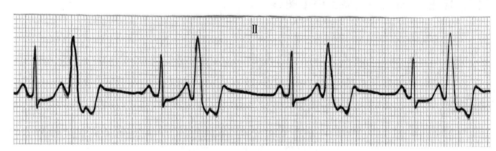

图 6-4　室性期前收缩二联律 1

要求：描述心电图特点，做出心电图诊断。

心电图特点：提前出现的 QRS-T 波群，其前无相关 P′ 波；QRS 波群宽大畸形，时间 >0.12s；T 波方向与 QRS 波群主波方向相反；每次窦性搏动后均出现 1 次室性期前收缩波。

心电图诊断：室性期前收缩二联律

案例 5

患者，男性，50 岁，机关干部。平日烟酒量大，近半月因工作繁忙常出现心悸，时而出现头晕、黑矇来院就诊，门诊心电图显示如图 6-5。

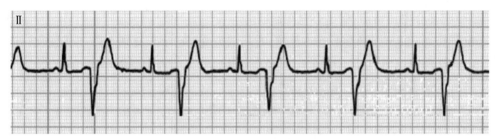

图 6-5　室性期前收缩二联律 2

要求：描述心电图特点，做出心电图诊断。

心电图特点：提前出现的 QRS-T 波群，其前无相关 P′波；QRS 波群宽大畸形，时间>0.12s；T 波方向与 QRS 波群主波方向相反；每次窦性搏动后均出现 1 次室早波。

心电图诊断：室性期前收缩二联律

案例 6

患者，女性，56 岁，大学教师。既往有冠心病史 5 年。最近半个月不明原因出现胸闷、心慌来院就诊。门诊以冠心病收住院，入院后心电图如图 6-6。

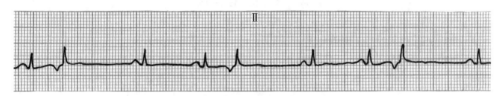

图 6-6　房室交界性期前收缩三联律

要求：描述心电图特点，做出心电图诊断。

心电图特点：逆行 P 波在 QRS 波群之前，P′R 间期<0.12，QRS 波群形态基本正常，代偿间歇完全。

心电图诊断：房室交界性期前收缩三联律

案例 7

患者，女性，45 岁，有风湿性心脏病史 10 年。1 周前感冒后出现心慌、气短、胸闷、咳嗽。入院后心电图显示如图 6-7。

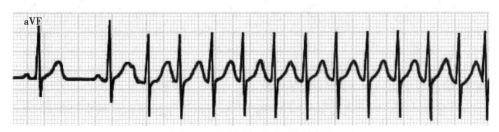

图 6-7　阵发性室上性心动过速

要求:描述心电图特点,做出心电图诊断。

心电图特点:QRS 波群形态基本正常,时间约为 0.08s,小于 0.10s;ST-T 无变化;快速心律由 1 次房性期前收缩引发,并连续出现,节律规则,频率约为 160 次/min。

心电图诊断:阵发性室上性心动过速

案例 8

患者,男性,60 岁,教师。既往有冠心病病史 10 年。晨起运动后突感心前区闷痛,并发生晕厥,家人急送医院。入院急查心电图显示如图 6-8。

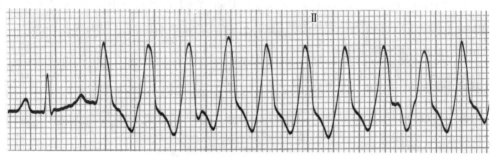

图 6-8 阵发性室性心动过速

要求:描述心电图特点,做出心电图诊断。

心电图特点:QRS 波群宽大畸形,时间约为 0.14s,大于 0.12s,T 波方向与 QRS 波群主波方向相反;房室分离;连续 3 次以上的室性期前收缩波,节律规则,频率约为 200 次/min。

心电图诊断:阵发性室性心动过速。

案例 9

一中年女性患者,患甲亢 6 年,药物治疗病情平稳。1 周前生气后甲亢复发再度入院。入院后心电图显示如图 6-9。

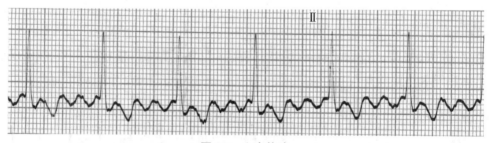

图 6-9 心房扑动

要求:描述心电图特点,做出心电图诊断。

心电图特点:P 波消失,代之以间距匀齐、波形一致、连续呈锯齿状的房扑波(F 波),F 波之间无等电位线,其频率约为 300 次/min;心室律规则,房室传导比例为 2:1;QRS 波群形态时间基本正常。

心电图诊断:心房扑动。

案例 10

患者,女性,56 岁。既往有风湿性心脏病二尖瓣狭窄病史 20 年。1 天前,左上肢突发活动障碍急诊入院。心电图检查显示如图 6-10。

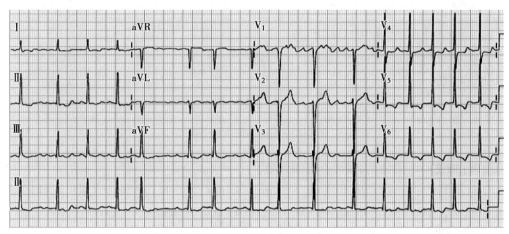

图 6-10 心房颤动 1

要求:描述心电图特点,做出心电图诊断。

心电图特点:P 波消失,代之以间距不匀齐、形态不同、大小不等的房颤波(f 波),f 波之间无等电位线;心室律不规则;QRS 波群形态时间基本正常。

心电图诊断:心房颤动

案例 11

患者,女性,50 岁,农民。患有风湿性心脏病二尖瓣狭窄已 10 余年。稍有劳累即感心慌气短,间断咳嗽、咯血。3 天前感冒后症状加重入院。心电图检查显示如图 6-11。

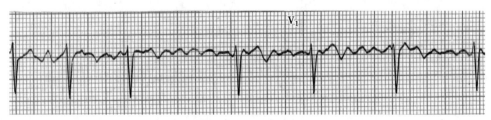

图 6-11 心房颤动 2

要求:描述心电图特点,做出心电图诊断。

心电图特点:P 波消失,代之以间距不匀齐、形态不同、大小不等的房颤波(f 波),f 波之间无等电位线,其频率约为 375 次/min;心室律不规则;QRS 波群形态时间基本正常。

心电图诊断:心房颤动。

案例 12

患者,男性,50 岁,干部。发现血压高 5 年,平素症状不明显,单位组织体检心电图显示如图 6-12。

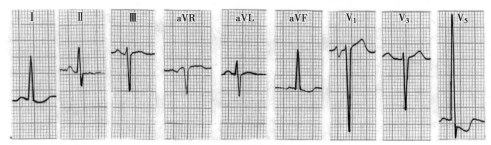

图 6-12　左心室肥大伴劳损

要求:描述心电图特点,做出心电图诊断。

心电图特点:左心室高电压:$R_{V5} > 2.5mV$ $(3.3mV)$,$R_{V5} + S_{V1} > 4.0mV$;QRS 波群时间延长 $> 0.10s$,$VAT_{V5} > 0.05s$;心电轴左偏;V_5 导联 ST 段下移 $> 0.05mV$,T 波双向。

心电图诊断:左心室肥大伴劳损。

案例 13

患者,女性,68 岁,退休。既往有冠心病史 10 余年。1 天前饱餐后突感心前区剧烈压榨样疼痛,含化硝酸甘油疼痛无缓解,急诊入院。心电图显示如图 6-13。

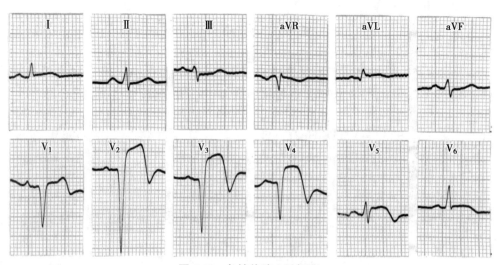

图 6-13　急性前壁心肌梗死

要求:描述心电图特点,做出心电图诊断。

心电图特点:V_2、V_3、V_4、V_5 导联 ST 段弓背向上抬高,与 T 波融合形成单向曲线;T 波低平或双向;V_1—V_4出现病理性 Q 波。

心电图诊断:急性前壁心肌梗死。

案例 14

一名公司职员,男性,28 岁。公司组织体检,心电图显示如下如图 6-14。

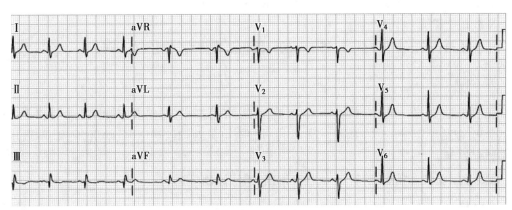

图 6-14　正常心电图

要求:描述心电图特点,做出心电图诊断。

心电图特点:窦性 P 波,心率为 75 次 /min;P-P 间期约 0.8s;PR 间期约 0.12s;同一导联 P 波形态一致。

心电图诊断:正常心电图,窦性心律。

四、影像诊断病案

案例 1

患者男性 78 岁,慢性咳嗽 30 余年,近期逐渐出现气短、气促、胸闷、呼吸困难,劳累后加重。肺部叩诊为过清音,心浊音界变小。

X 线检查结果:如图 6-15 所示。胸部 X 线检查可见双侧肋间隙增宽,两肺野透亮度增加,双肺纹理稀疏,纵隔变窄,双侧膈肌位置下降,心脏呈垂位心。

要求:根据病例摘要,进行 X 线检查诊断,提出诊断依据。

X 线检查诊断:双侧弥漫性肺气肿。

诊断依据:患者老年男性,长期咳嗽,胸部 X 线检查显示肺野透亮度增高、膈肌下降等,提示肺含气量增多,故诊断双侧弥漫性肺气肿。

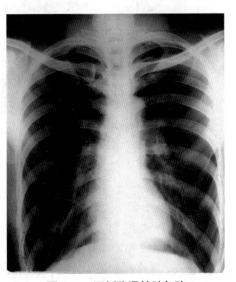

图 6-15　双侧弥漫性肺气肿

案例 2

患者诉突发性呼吸困难并伴有胸痛。胸部 X 线检查:如图 6-16 所示。X 线检查可见右胸腔饱满,靠近侧胸壁处有一长带状透亮影,其内无肺纹理分布,同时可见被压缩的肺组织的边缘,纵隔向左侧移位。

要求:根据病例摘要,进行 X 线检查诊断,提出诊断依据。

X 线检查诊断:右侧气胸。

诊断依据:透亮影为气胸带,被压缩的肺组织边缘均为气胸典型表现。

案例 3

患者男性 65 岁,有多年慢性咳嗽、咳痰病史,冬春加重,每年发作持续 3 个月以上。胸部 X 线检查结果:如图 6-17 所示。胸部 X 线检查可见两肺纹理增多、增粗、紊乱,肺纹理伸展至肺野外带。

要求:根据病例摘要,进行 X 线检查诊断,提出诊断依据。

X 线检查诊断:慢性支气管炎。

诊断依据:患者有每年咳嗽发作的慢性支气管炎病史,两肺纹理增多增粗的胸部 X 线检查表现,故诊断慢性支气管炎。

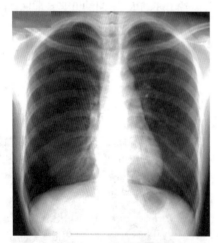

图 6-16　右侧气胸

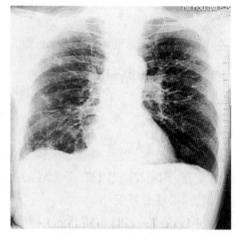

图 6-17　慢性支气管炎

案例 4

患者男性 23 岁,突发体温升高至 38.5℃,咳嗽,咳铁锈色痰,白细胞计数明显升高。胸部 X 线检查结果:如图 6-18 所示。胸部 X 线检查可见右肺中下野大片状密度增高影,上缘清楚平直,下缘模糊不清。

要求:根据病例摘要,进行 X 线检查诊断,提出诊断依据。

X 线检查诊断:右肺中叶大叶性肺炎。

诊断依据:片状增高阴影的上缘清楚平直,可知此渗出性病变沿叶间裂分布,为大叶性病变。另外患者年龄和症状与大叶性肺炎符合,可明确诊断。

案例 5

患者男性 72 岁,主要症状为咳嗽、有时可见痰中带血。CT 结果:如图 6-19 所示。CT 肺窗显示右侧肺野有一椭圆形高密度影,边缘不规则,可见分叶和毛刺。

要求:根据病例摘要,进行 CT 诊断,提出诊断依据。

CT 诊断:右肺周围型肺癌。

诊断依据:肺癌中老年多发,患者年龄相符,并有典型痰中带血症状,CT 上为不规则高密度影,边缘毛刺和分叶为恶性肿瘤的典型特征。

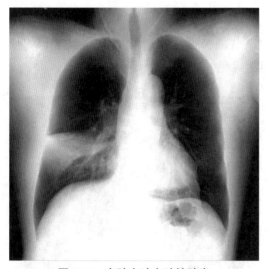

图 6-18　右肺中叶大叶性肺炎

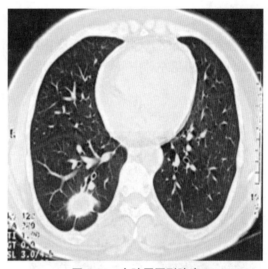

图 6-19　右肺周围型肺癌

案例 6

患者,男性 46 岁,近半年有低热、盗汗、乏力、消瘦、咳嗽、咯血等症状,结核菌素试验、痰检结核菌阳性。胸部 X 线检查结果:如图 6-20 所示。胸部 X 线检查可见右肺上野环形透亮区,其内外壁光滑,形态较规则、洞内较干净。

要求:根据病例摘要,进行 X 线检查诊断,提出诊断依据。

X 线检查诊断:肺结核。

诊断依据:透亮区为空洞,此洞特点为壁薄,内壁较光整、洞内干净无液平面,这种空洞常见于肺结核空洞。结合患者有结核菌阳性表现,故诊断为肺

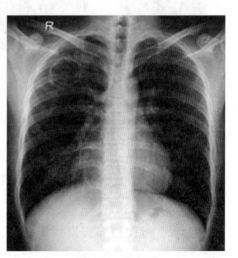

图 6-20　肺结核

结核空洞。

案例 7

患者诉近 1 年来有间断性咳嗽,近期加重,痰中带血,胸痛气短等症状。胸部 X 线检查结果:如图 6-21 所示。胸部 X 线检查可见右肺门处一圆形肿块影,密度较均匀,边界清楚,边缘不规则毛糙、有分叶。

要求:根据病例摘要,进行 X 线检查诊断,提出诊断依据。

X 线检查诊断:右肺中央型肺癌。

诊断依据:边缘不规则毛糙、有分叶的圆形肿块影,此为恶性肿块的表现,此外间断性咳嗽痰中带血也支持此诊断。

案例 8

患者诉有高热、气急、胸痛、呼吸困难等症状。胸部 X 线检查结果:如图 6-22 所示。胸部 X 线检查可见左肺中下野密度均匀增高影,其上缘呈外高内低的弧形凹面。

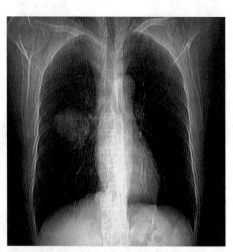

图 6-21　右肺中央型肺癌

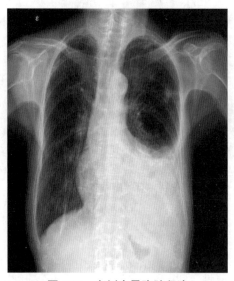

图 6-22　左侧中量胸腔积液

要求:根据病例摘要,进行 X 线检查诊断,提出诊断依据。

X 线检查诊断:左侧中量胸腔积液。

诊断依据:密度增高影的上缘呈外高内低的弧形凹面,此为中等量胸腔积液的典型表现。

案例 9

患者有慢性肺部疾患病史,主要症状为咳嗽、心悸、气短。胸部 X 线检查结果:如图 6-23 所示。胸部 X 线检查可见右下肺动脉增粗,周围肺野动脉变细,肺动脉段明显突出。

要求:根据病例摘要,进行 X 线检查诊断,提出诊断依据。

X 线检查诊断:肺源性心脏病。

诊断依据:右下肺动脉增粗、肺动脉段明显突出,此为肺动脉高压典型表现,结合慢性肺部疾患的临床病史可诊断为肺源性心脏病。

案例 10

患者男性,有多年高血压病史,活动后气短胸部不适。X 线检查结果:如图 6-24 所示。X 线检查可见主动脉段明显增大凸出、心腰凹陷、左心室段向左下延伸。

要求:根据病例摘要,进行 X 线检查诊断,提出诊断依据。

X 线检查诊断:考虑高血压心脏病。

诊断依据:此为典型主动脉型心脏 X 线检查表现,多年高血压病史可导致左心室增大,支持此诊断。

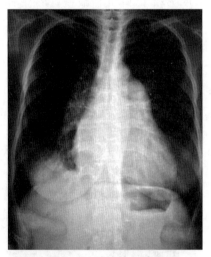

图 6-23 肺源性心脏病

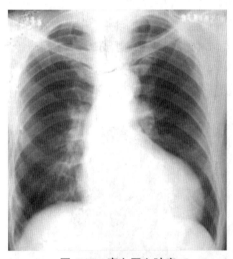

图 6-24 高血压心脏病

案例 11

患者诉右侧胸部不适、疼痛感等症状。胸部 X 线检查结果:如图 6-25 所示。胸部 X 线检查可见右侧肋膈角变钝。

要求:根据病例摘要,进行 X 线检查诊断,提出诊断依据。

X 线检查诊断:右侧胸腔少量积液。

诊断依据:肋膈角变钝为典型少量胸腔积液的表现。

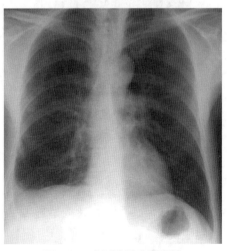

图 6-25 右侧胸腔少量积液

案例 12

患者诉上腹部疼痛,伴有反酸、恶心、呕吐,疼痛多在餐后发生。钡餐造影结果:如图 6-26 所示。胃肠道造影可见胃体小弯侧一突出于腔外的钡斑(龛影),龛影边缘较规整,其他未见异常。

要求:根据病例摘要,进行 X 线检查诊断,提出诊断依据。

X 线检查诊断:胃溃疡。

诊断依据:此 X 线表现中龛影特点属于良性病变特征,结合餐后腹痛病史可做出明确诊断。

案例 13

患者男性,75 岁,近半年来吞咽困难,食物通过食道时有堵塞感,且进行性加重。钡餐造影结果:如图 6-27 所示。X 线造影可见食管中下段明显狭窄,有充盈缺损且形态不规整,狭窄段以上食管扩张明显。

要求:根据病例摘要,进行 X 线检查诊断,提出诊断依据。

X 线检查诊断:食管癌。

诊断依据:食管有明显不规则充盈缺损,结合吞咽困难病史可明确诊断。

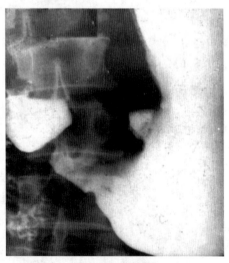

图 6-26 胃溃疡

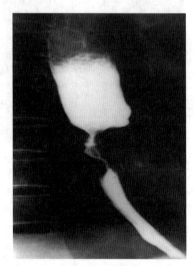

图 6-27 食管癌

案例 14

患者男性 75 岁,近半年来上腹部不适,偶有疼痛,食欲不振,且进行性加重。钡餐造影结果:如图 6-28 所示。X 线造影可见胃体大弯侧一较大不规则充盈缺损,且边缘有分叶,胃腔明显狭窄。

要求：根据病例摘要，进行 X 线检查诊断，提出诊断依据。

X 线检查诊断：胃癌

诊断依据：不规则充盈缺损，且边缘有分叶，结合病人年龄，上腹部疼痛等病史可明确诊断。

案例 15

患者诉突发、持续性剧烈腹部疼痛。查体有腹肌紧张、压痛、反跳痛等症状。X 线检查结果：如图 6-29 所示。X 线检查结果可见右侧膈肌下新月形气体影。

要求：根据病例摘要，进行 X 线检查诊断，提出诊断依据。

X 线检查诊断：胃肠道穿孔

诊断依据：膈下游离气体为胃肠穿孔典型 X 线检查表现。结合病史突发腹痛可明确诊断。

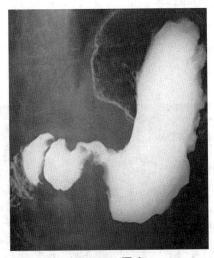

图 6-28　胃癌

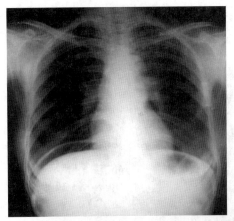

图 6-29　胃肠道穿孔

案例 16

患者儿童，腹痛、腹胀、呕吐，腹部膨隆。X 线检查结果：如图 6-30 所示。X 线检查可见肠腔多量气体积聚，全腹显示多发宽窄不等、阶梯状排列的气液平面。

要求：根据病例摘要，进行 X 线检查诊断，提出诊断依据。

X 线检查诊断：肠梗阻。

诊断依据：多发宽窄不等、阶梯状排列的气液平面此为肠梗阻典型 X 线表现。

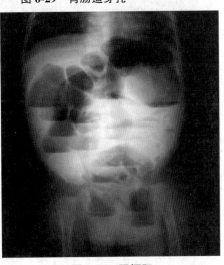

图 6-30　肠梗阻

案例 17

患者诉腰腹部疼痛,发作时疼痛难忍,伴有血尿。X 线检查结果:如图 6-31 所示。X 线检查可见右侧输尿管走形区一高密度影,边缘锐利,其长轴与输尿管走行方向一致。

要求:根据病例摘要,进行 X 线检查诊断,提出诊断依据。

X 线检查诊断:右侧输尿管结石。

诊断依据:腹痛及血尿的临床病史,结合形态与输尿管长轴走行方向一致的高密度影,可明确诊断。

案例 18

患者诉有外伤史,前臂肿胀疼痛、不能活动。X 线检查结果:如图 6-32 所示。X 线检查可见桡骨远端骨质结构不连续,断端向背侧移位。

要求:根据病例摘要,进行 X 线检查诊断,提出诊断依据。

X 线检查诊断:科利斯骨折(Colles fracture)。

诊断依据:科利斯骨折是指桡骨远端距离远端关节面 2.5cm 以内的骨折,常伴远侧断段向背侧移位和向掌侧成角,结合病史可明确诊断。

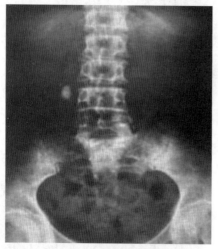

图 6-31　右侧输尿管结石

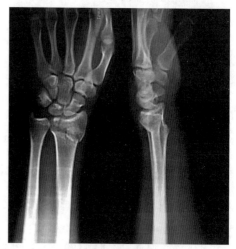

图 6-32　科利斯骨折

案例 19

患者诉长期腰部疼痛、肿胀,脊柱活动受限。X 线检查结果:如图 6-33 所示。X 线检查可见腰 2 椎体楔形变,前缘可见碎骨片压缩骨折。

要求:根据病例摘要,进行 X 线检查诊断,提出诊断依据。

X 线检查诊断:腰 2 椎体压缩性骨折。

诊断依据:压缩性骨折,以胸、腰椎多见。X 线检查表现为椎体前侧上部终板塌陷,皮质断裂,而后侧正常,致使椎体压缩成楔形。

案例 20

　　患者症状为手指关节肿胀,疼痛,僵硬,以晨起为重,活动后好转。X 线检查结果:如图 6-34 所示。X 线检查双手正位片可见双手骨质疏松,关节间隙变窄,关节面骨质破坏,部分腕骨破坏融合。

　　要求:根据病例摘要,进行 X 线检查诊断,提出诊断依据。

　　X 线检查诊断:类风湿关节炎。

　　诊断依据:手足小关节是类风湿关节炎最早、最常受累的部位,可出现关节周围骨质疏松,软骨下骨破坏和关节间隙变窄等现象。

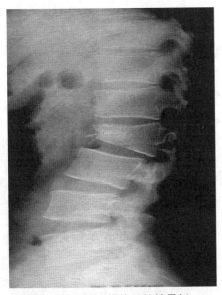

图 6-33　腰 2 椎体压缩性骨折

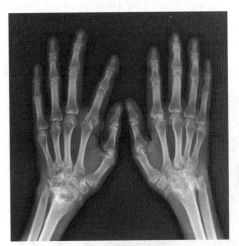

图 6-34　类风湿关节炎

案例 21

　　患者诉长期以来膝关节活动障碍,在晨起或久坐起立时明显,经活动后消失。X 线检查结果:如图 6-35所示。膝关节 X 线检查正位片示右膝关节间隙变窄,关节边缘骨赘形成。

　　要求:根据病例摘要,进行 X 线检查诊断,提出诊断依据。

　　X 线检查诊断:退行性骨关节病。

　　诊断依据:关节间隙变窄是退行性骨关节病的常见早期表现,进展期关节面不平整、有骨性突出,边缘有骨赘生成,通过此征象可明确诊断。

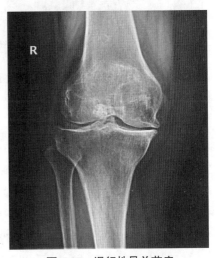

图 6-35　退行性骨关节病

案例 22

患者男性,35 岁,主要症状和体征为前臂疼痛,患肢功能活动受限,伴有局部肿胀。X 线检查结果:如图 6-36 所示。X 线检查可见左侧桡骨远端呈膨胀性偏心性骨破坏,骨壳较薄,轮廓完整,内可见纤细骨嵴。

要求:根据病例摘要,进行 X 线检查诊断,提出诊断依据。

X 线检查诊断:骨巨细胞瘤。

诊断依据:此肿瘤好发于骨端,多呈膨胀性多房性偏心性骨破坏,骨壳较薄,其轮廓一般完整,其内可见纤细骨嵴,构成分房状、肥皂泡状改变。

案例 23

患者车祸后数小时急诊入院,神志不清。头颅 CT 结果:如图 6-37 所示。头颅 CT 平扫示,右侧颞部颅板下梭形高密度影,边界清楚,中线结构向左侧偏移。

要求:根据病例摘要,进行 CT 诊断,提出诊断依据。

CT 诊断:右侧颞部硬膜外血肿。

诊断依据:CT 下梭形高密度影为硬膜外血肿典型表现,结合外伤史可明确诊断。

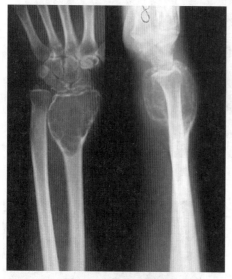

图 6-36　骨巨细胞瘤

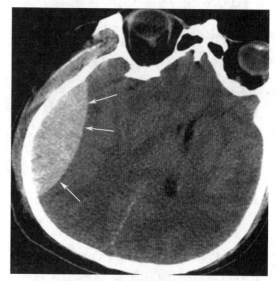

图 6-37　右侧颞部硬膜外血肿

案例 24

患者因外伤急诊入院,昏迷不醒。头颅 CT 结果:如图 6-38 所示。头颅 CT 平扫示,左侧额、颞、顶部颅板下新月形高密度影,范围广泛,边界清楚,侧脑室明显受压,中线结构向右侧偏移。

要求:根据病例摘要,进行 CT 诊断,提出诊断依据。

CT 诊断:左侧额、颞、顶部硬膜下血肿。

诊断依据: CT下新月形高密度影为硬膜下血肿典型表现,结合外伤病史可明确诊断。

案例 25

患者男性,60岁,有多年高血压病史。因头痛头晕,肢体活动障碍入院。头颅CT结果:如图6-39所示。头颅CT平扫示,左侧基底节区不规则形高密度影,边界清楚,周边有低密度水肿带包绕,有占位。

要求:根据病例摘要,进行CT诊断,提出诊断依据。

CT诊断:左侧基底节区脑出血。

诊断依据:高血压性脑出血常见发生部位为基底节区,患者有高血压病史,再结合CT下高密度影可明确诊断。

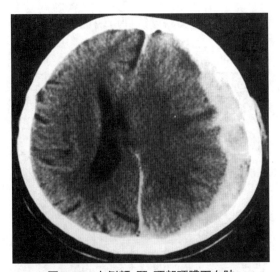

图 6-38 左侧额、颞、顶部硬膜下血肿

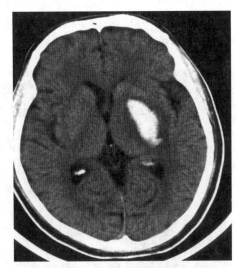

图 6-39 左侧基底节区脑出血

案例 26

患者男性,65岁,一侧肢体感觉、运动障碍。头颅CT结果:如图6-40所示。头颅CT平扫示,左侧大脑颞叶片状低密度影,边界尚清,轻度占位。

要求:根据病例摘要,进行CT诊断,提出诊断依据。

CT诊断:左侧颞叶脑梗死。

诊断依据:片状低密度影,结合病人年龄及一侧肢体感觉运动障碍的症状可明确诊断。

案例 27

患者主要症状为肝区疼痛,消瘦乏力。肝脏CT

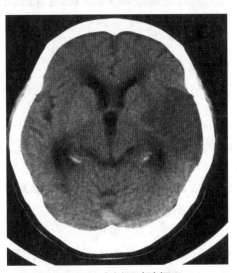

图 6-40 左侧颞叶脑梗死

平扫结果:如图 6-41 所示。肝脏 CT 平扫显示肝右叶巨大类圆形低密度病变影,边界不清。

要求:根据病例摘要,进行 CT 诊断,提出诊断依据。

CT 诊断:原发性肝癌。

诊断依据:患者有肝区疼痛症状,肝脏 CT 示肝右叶巨大低密度病变、且边界不清符合肝癌 CT 表现,可明确诊断。

案例 28

患者男性,40 岁,主要症状为腹部疼痛,并有血尿。肾脏 CT 平扫结果:如图 6-42 所示。双侧肾实质内可见多发斑点状高密度影,并可见左侧肾盂扩张,肾体积增大。

要求:根据病例摘要,进行 CT 诊断,提出诊断依据。

CT 诊断:双肾多发结石、左肾盂积水。

诊断依据:患者有腹痛、血尿症状,并可见肾实质内多发高密度影即可明确肾多发结石诊断。

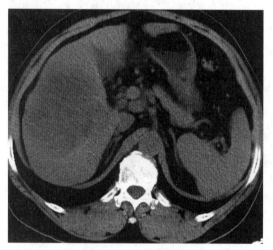

图 6-41 原发性肝癌

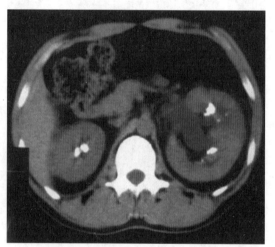

图 6-42 双肾多发结石、左肾盂积水

案例 29

患者男性,50 岁,无明显症状。肾脏 CT 平扫结果:如图 6-43 所示。左肾体积增大,肾实质内可见一类圆形低密度影,呈水样密度,密度均匀,边界清楚。

要求:根据病例摘要,进行 CT 诊断,提出诊断依据。

CT 诊断:左肾囊肿。

诊断依据:患者无明显症状,CT 平扫结果示肾实质内均匀的水样低密度影,边界清

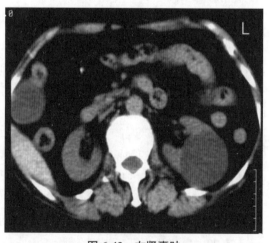

图 6-43 左肾囊肿

楚,可明确诊断。

案例 30

患者男性,70 岁,主要症状为咳嗽、血痰,胸闷,呼吸困难,两年前有其他系统恶性肿瘤病史。X 线检查结果:如图 6-44 所示。胸部 X 线检查正位片示双肺野多发球状高密度影,大小不等,边界清或不清,以双下肺野分布较为明显。

要求:根据病例摘要,进行 X 线检查诊断,提出诊断依据。

X 线检查诊断:双肺转移瘤。

诊断依据:患者有原发肿瘤病史,并有明显的呼吸系统症状,X 线检查所见双肺野多发球状高密度影,可明确诊断。

案例 31

患者男性,50 岁,剧烈头痛,并伴恶心、呕吐等症状。颅脑 CT 平扫结果:如图 6-45 所示。颅脑 CT 平扫显示环池内密度明显增高。

要求:根据病例摘要,进行 CT 诊断,提出诊断依据。

CT 诊断:蛛网膜下腔出血

诊断依据:患者有剧烈头痛的典型症状,CT 下可显示脑池内有高密度出血影,即可明确诊断。

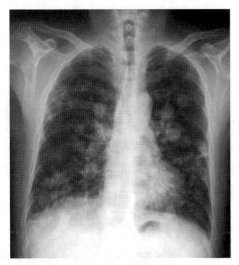

图 6-44 双肺转移瘤

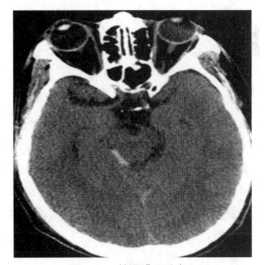

图 6-45 蛛网膜下腔出血

案例 32

患者男性 40 岁,无明显症状。肝脏 CT 平扫结果:如图 6-46 所示。肝脏 CT 平扫显示肝右叶类圆形水样低密度影,边界不清,密度均匀。

要求：根据病例摘要,进行 CT 诊断,提出诊断依据。

CT 诊断:肝囊肿。

诊断依据:患者无明显症状,且 CT 平扫为水样低密度影,边界清晰,密度均匀可明确诊断。

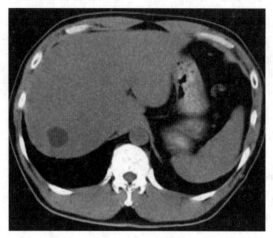

图 6-46 肝囊肿

第四节 中医内科疾病诊治实训病案

案例 1

谢某,男,32 岁,工人。

主诉:胃脘灼热疼痛 6 天。

病史:平素嗜食辛辣、饮酒(每天至少喝白酒 250g),已达 7 年之久。6 天前因朋友相聚,连续喝酒 3 天后,即觉胃脘部灼热疼痛,但未到医院就诊,自服"藿香正气丸"等药治疗,上症未见减轻,反觉加重而来我院就诊。刻下症:胃脘灼热疼痛,口干而苦,口渴不欲饮,头重肢困,纳呆恶心,小便色黄,大便不畅,舌苔黄腻,脉象濡数。

要求：根据上述病例摘要,进行辨证论治。

诊断:胃痛(湿热中阻证)。

证候分析:根据患者胃脘部灼热疼痛 6 天诊断为胃痛。由于患者平素嗜食辛辣,长期喝酒,而致脾胃损伤,湿浊内生,蕴而化热,加上连续喝酒 3 天,更伤脾胃,湿热壅阻于胃,气机不利而导致胃脘灼热疼痛。湿热上蒸,则口苦。湿热内蕴,津不上承,则口渴而不欲饮。湿热中阻,清气不升,浊气不降,故纳呆恶心。湿邪外犯肌表,上蒙清窍,故头重肢困。湿热下注,故小便色黄,大便不畅。舌苔黄腻、脉象濡数均为湿热内盛之象。

治法:清热化湿,理气和中。

方药:清中汤加减。

组成:黄连 10g,栀子 10g,白豆蔻 6g,制半夏 12g,茯苓 15g,陈皮 6g,甘草 6g。

每日 1 剂,水煎服。

案例 2

李某,男,35 岁,农民。

主诉:反复双下肢浮肿、尿少 1 年余,复发半月。

病史:患者自诉 1 年来每因劳累后出现双下肢浮肿,尿量减少,夜尿多,头晕,乏力,畏寒,面色苍白,就诊于当地医院,诊断为"慢性肾小球肾炎",经服用中药治疗后症状时有好转,但病情反复出现,半月来下肢浮肿复发,尿量少,腰酸乏力,畏寒肢冷,进食少,腹部胀满,面色苍白,舌质淡胖、苔白,脉细。

要求:根据上述病例摘要,进行辨证论治。

诊断:水肿(肾阳衰微证)。

证候分析:平素劳累过度,肾气亏虚,肾阳不足,膀胱气化无权,水泛肌肤,发为水肿。膀胱开合失常,出现尿少。肾气虚则出现腰酸乏力。阳气不足,不能温达四肢,则出现畏寒肢冷。脾气虚,运化失职,则出现进食少、腹部胀满。气血生化乏源,导致气血亏虚,不能上荣头面,故见面色苍白、头晕。舌质淡胖、苔白,脉细为气虚水停之象。

治法:温肾助阳,化气行水。

方药:济生肾气丸合真武汤加减。

组成:制附子(先煎)10g,肉桂 10g,熟地黄 15g,牡丹皮 15g,白术 15g,茯苓 15g,泽泻 15g,车前子(包煎)10g,牛膝 15g,生姜 10g,山茱萸 10g,怀山药 15g。

每日 1 剂,水煎服。

案例 3

高某,男,23 岁,农民。

主诉:腹部胀痛 8 小时。

病史:患者在发病前一天从乡下进城,晚上和几位同学相聚时,饮食过多冷盘,并喝冷饮,约 2 小时后,即觉腹部胀闷不适,恶心欲吐。因天未亮而未就诊,继而出现腹痛腹泻,泻后痛减,嗳腐吞酸而来本院急诊。刻下症:腹部胀满疼痛,嗳腐吞酸,厌食,痛而欲泻,泻后痛减,大便臭秽,舌苔厚腻,脉滑。

要求:根据上述病例摘要,进行辨证论治。

诊断:腹痛(饮食停滞证)。

证候分析:根据患者出现腹部胀痛 8 小时而诊断为腹痛。由于患者暴饮暴食后起病,有腹部胀满疼痛,嗳腐吞酸,厌食,痛而欲泻,泻后痛减,大便臭秽,舌苔厚腻,脉滑数等表现,辨证为饮食停滞证。因食滞胃肠,气机不利,故腹部胀满疼痛。食滞不化,腐败作酸,故嗳腐吞酸,厌食。脾气运化不及则腹痛而欲泻。泻后食滞暂减,腑气暂通,故腹痛亦减。食浊壅滞肠中,传导失常,故大便臭秽。舌苔厚腻,脉滑均为食滞内停之象。

治法:消食导滞。

方药:枳实导滞丸加减。

组成:大黄$^{(后下)}$15g,枳实10g,神曲12g,黄芩10g,黄连10g,泽泻15g,白术12g,茯苓15g,厚朴6g,槟榔10g。

每日1剂,水煎服。

案例 4

许某,男,47岁,职员。

主诉:吐血1次。

病史:患者有11年胃病史,每年秋冬季多有发作。近2年来曾3次吐血和黑便,曾在市某医院做纤维胃镜检查,诊为"胃溃疡"。就诊前一天饮酒较多,而后胃痛逐渐加重,自服法莫替丁后疼痛稍缓解,次日晨觉胸闷,恶心,随即吐出咖啡样液体约150mL,内中夹有食物残渣。家人即刻送往附近医院诊治。刻下症:脘腹胀满痞闷,口臭,大便色黑成形。舌红、苔黄,脉数。检查:血压:130/80mmHg,大便潜血检查结果:++++。

要求:根据上述病例摘要,进行辨证论治。

诊断:吐血(胃热壅盛证)。

证候分析:患者临床表现有呕吐咖啡色液体,内中夹有食物残渣,大便色黑。有胃溃疡病史。吐血前有饮酒较多,并有胸脘痞闷,恶心等先兆症。大便潜血检查结果:++++。符合吐血诊断。由于原有胃病史,加之饮酒较多,蕴积成热,热伤胃络而动血,故呕吐咖啡色之血。胃中食物随呕吐而出,则吐血夹有食物残渣;积热瘀血阻于胃中,升降失调,故脘腹胀满痞闷;胃中浊气上逆则口臭,血随糟粕而下,则大便色黑。舌红、苔黄,脉数,为内有积热之征。

治法:清胃泻火,化瘀止血。

方药:泻心汤合十灰散加减。

组成:黄芩10g,川黄连6g,大黄10g,大蓟15,侧柏叶15g,栀子10g,茜草根15g,竹茹10g,代赭石15g,牡丹皮10g,三七粉$^{(冲服)}$3g,甘草6g。

每日1剂,水煎服。

案例 5

何某,男,32岁,职员。

主诉:性情急躁易怒,失眠,头痛目赤3个月。

病史:患者近年炒股,3个月前由于股价猛跌,心情不畅急躁易怒,夜不成眠,服西药艾司唑仑片后可睡数小时,次日神魂颠倒,头痛目赤,头部烘热。口干口苦日久,食不知味,大便秘结,胸闷胁胀,故求治于中医。刻下症:心情不畅,急躁易怒,夜寐不安,头痛目赤,头部烘热,胸闷胁痛,时呕恶吞酸,口干口苦,食欲不振,大便秘结。舌红、苔黄,脉弦数。

要求:根据上述病例摘要,进行辨证论治。

诊断:郁病(气郁化火证)。

证候分析:病者有心情不畅,急躁易怒,神魂颠倒,胸胁胀痛等症;并有炒股失败,思想郁愤等情志内伤史,符合郁病的诊断。由于炒股时心情紧张,失败后情绪郁愤,致肝气郁结,日久化火,肝火内郁,疏泄失度,故急躁易怒,胸闷胁痛;肝火上炎,循肝脉上行,则头痛目赤、头部烘热;肝火扰乱心神,则失眠,神魂颠倒;肝火横逆犯胃,则呕恶吞酸,口苦,食欲不振;肝火灼津,则口干便秘。舌红、苔黄,脉弦数,为肝郁化火之象。

治法:清肝泻火,解郁和胃。

方药:丹栀逍遥散加减。

组成:栀子 10g,牡丹皮 10g,柴胡 10g,薄荷 8g,当归 10g,白芍 15g,茯苓 15g,吴茱萸 3g,川黄连 6g,夏枯草 15g,龙胆草 10g,酸枣仁 10g,大黄(后下)6g,枳实 10g,甘草 6g。

每日 1 剂,水煎服。

案例 6

陈某,女,37 岁,教师。

主诉:右胁肋疼痛 6 个月,加重 1 个月。

病史:半年前受刺激后常觉两侧胁胀不适,时有疼痛,连及脘腹,嗳气后稍减,未服药治疗,病情逐渐加重。3 月前胁痛加重,更见不思饮食,时有恶心呕吐,经服中药治疗后症状减轻,因有事外出使服药中断。1 月前胁痛又作,且逐渐加剧,再用原方药服用后疼痛未能减轻,特来诊治。现右胁疼痛较甚,夜间加剧,不喜揉按,左侧头痛,眼胀,月经提前,血色紫黑,有血块,食少,大便秘结,小便黄。痛苦焦虑面容,舌质红、边有瘀点,脉象细弦。

要求:根据上述病例摘要,进行辨证论治。

诊断:胁痛(肝气郁结证)。

证候分析:肝主疏泄,喜条达而恶抑郁,其经脉布胁肋,循少腹。该患者受情志刺激,为情志所伤,肝失条达,疏泄不利,气阻络痹而出现的胁痛。肝疏泄失职,则情志更为抑郁,久郁不解,肝失其柔顺舒畅,在患者则表现出痛苦焦虑面容。子时至丑时(23:00—03:00)为肝经与胆经循行时间,患者晚上症状加重,不喜揉按,左侧头痛,则提示肝气郁滞。肝气横逆犯胃,则见嗳气,胃气不舒则表现为食少。肝开窍于目,肝失条达,则眼睛可发胀。肝为女子之先天,肝气郁结,气滞血瘀表现于经期则为月经提前,血色紫黑,有血块,在舌象即表现出舌质红、边有瘀点。气滞过久则可发展为血热津伤,患者表现为小便黄、大便秘结。脉弦,亦提示为肝郁不舒之证。

治法:疏肝解郁,行气止痛。

方药:柴胡疏肝散加减。

组成:柴胡 9g,白芍 9g,赤芍 6g,当归 9g,川芎 9g,枳壳 6g,陈皮 6g,甘草 4g,大枣 10g,香附 6g,桃仁 6g,红花 4g,竹茹 10g,鲜芦根 9g。

每日 1 剂,水煎服。

案例 7

胡某,男,45 岁,教师。

主诉:发热、恶寒、咳嗽 2 天,右胸掣痛半天。

病史:患者 2 天前因外出衣着不慎而始感头痛,连及巅顶,鼻塞声重,时流清涕,微有咳嗽,恶寒发热,无汗。自以为是"感冒"而服"去痛片"未效,仍坚持工作。次日病情加重,头痛连及项背,周身酸楚无力,下午 3 时,突然发热、寒战、咳嗽顿作,痰黏而黄,涕浊,不欲饮食,便秘溲黄,遂到医院急诊。测得体温 39℃,诊为"急性上呼吸道感染",予感冒冲剂、复方磺胺甲噁唑片口服,并肌注复方氨林巴比妥 1 支,治疗后虽然汗出、恶寒减轻,但身热不解,患者所苦有增无减,气粗咳甚,痰多色黄,渴喜冷饮,入夜尤甚。今晨觉右胸掣痛,咳则痛剧不敢深息,痰色转黯红色,来我院急诊。刻下症:发热恶寒,发热重于恶寒,咳嗽时作,右胸掣痛,咳嗽加剧,咯黯红色痰,质黏稠而量多。咽干,口渴喜冷饮,不欲饮食,小便黄少,大便干结。舌红、苔黄微腻,脉右寸浮滑数,左弦滑数。

要求:根据上述病例摘要,进行辨证论治。

诊断:风温(卫气同病、痰热蕴肺证)。

证候分析:从四诊来看,急性起病,寒热并见,脉浮符合外感发热而不符合内伤发热特点。从治疗过程来看,不符合感冒特点,更非喉核肿大所致发热。发生于春季,则非冬温。可考虑为风温或春温。后者为伏气温病之一,初起即有里热壅盛,津伤较重,口渴尿赤,舌红甚。咳嗽并非必然见症,而本例患者,以热、咳、痰、口渴为主,故诊断为风温为宜。患者形体消瘦,喜食辛辣,肺胃素有蕴热,又时值春季,风气当令,患者不慎衣着,外感风热病邪,肌表被束,卫气不达则见头痛,恶寒发热,周身酸楚。肺主宣发肃降,开窍于鼻,肺卫受邪,肺气闭郁不宣,痰热蕴结,清肃之令失常,则见咳嗽鼻塞,咳痰黏稠。痰热阻肺,脉络失和而不通,不通则痛,故见右胸掣痛。肺与大肠相表里,肺气不降,腑气不通,且肺胃内有蕴热,津液受灼,则见大便秘结,小便黄少。舌红、苔黄微腻,脉弦滑略数为内有痰热之象。右寸浮为表邪未尽之征。综观脉症,病位在肺、胃、大肠,以实热为主,但与阳明腑实证仍有区别,后者一般有大汗、大渴、脉洪大等特点,本证则热、咳、痰、胸痛为主,兼有腑气不通,故属卫气同病、痰热蕴肺,兼有腑气不通、脉络失和之证。

治法:疏风宣解,清泄化痰,佐以通腑和络。

方药:银翘散合麻杏石甘汤加减。

组成:麻黄 9g,生石膏(先煎)50g,连翘 10g,薄荷(后下)5g,金银花 12g,鲜芦根 50g,杏仁 10g,炒牛蒡子 10g,黄芩 10g,全瓜蒌 50g,丝瓜络 10g,酒大黄 9g。

每日 1 剂,水煎服。

案例 8

黄某,女,57 岁,渔民。

主诉:四肢关节疼痛 10 年,加重 1 个月。

病史:自诉四肢关节疼痛反复发作十余年,加重 1 个月,症见肢体多个关节疼痛,屈伸不利,关节肿大、晨起僵硬、棱状变形,四肢肌肉萎缩,筋脉拘紧,肘膝不得伸,疼痛夜甚,遇寒冷加重,舌黯红,脉细涩。

要求:根据上述病例摘要,进行辨证论治。

诊断:痹证(痰瘀痹阻证)。

证候分析:久居水上,感受寒湿,日久则损伤阳气,壅滞经络,阻滞气血,故肢体多个关节疼痛;久病入络,寒湿痰瘀互结而不散,故关节肿大、晨起僵硬、棱状变形;筋脉失养,故四肢肌肉萎缩;寒湿为阴邪,其性凝滞收引,故筋脉拘紧,关节屈伸不利,疼痛夜甚,遇寒冷加重;舌黯红,脉细涩为气滞血瘀之征。

治法:化痰行瘀,益痹通络。

方药:双合汤加减。

组成:桃仁 10g,红花 6g,当归 15g,川芎 10g,白芍 15g,茯苓 15g,清半夏 15g,陈皮 6g,甘草 6g,白芥子 15g,竹沥^(冲服)20g,生姜 6g。

每日 1 剂,水煎服。

案例 9

覃某,男,54 岁,干部。

主诉:间断胸痛 1 天(4 次)。

病史:患者平时喜食肥甘厚味,嗜酒,形体较肥胖,有高脂血症及高血压病史已 3 年。自诉昨天中午突然出现左胸部闷痛,持续约 1 分钟自行缓解,但于昨天下午、晚上及今晨分别发作三次,伴气短,倦怠乏力,纳呆便溏,恶心,咯吐痰涎,苔白腻,脉滑。

要求:根据上述病例摘要,进行辨证论治。

诊断:胸痹(痰浊闭阻证)。

证候分析:饮食不节,损伤脾胃,运化失司,聚湿成痰,上犯心胸,清阳不展,心脉痹阻,故左胸部闷痛而气短;痰浊困脾,脾失健运,故咯吐痰涎,倦怠乏力,纳呆便溏,恶心;苔白腻,脉滑为痰浊内阻之象。

治法:通阳泄浊,豁痰宣痹。

方药:瓜蒌薤白半夏汤加减。

组成:瓜蒌壳 12g,薤白 12g,清半夏 10g,厚朴 10g,枳实 12g,茯苓 15g,砂仁 6g,丹参 15g,橘红 10g,陈皮 5g,甘草 5g。

每日 1 剂,水煎服。

案例 10

雷某,女,36 岁,工人。

主诉:头痛 1 天。

病史:发病前因不慎着凉,突然出现头痛,痛剧拘紧,痛连项背,遇寒尤剧,伴恶风畏寒,口不渴,舌苔薄白,脉浮紧。

要求:根据上述病例摘要,进行辨证论治。

诊断:头痛(风寒证)。

证候分析:风寒之邪客于太阳经脉,清阳之气被遏,清窍不利,故头痛,其痛连及项背,遇风尤剧。因感受外邪所致,以邪实为主,故头痛起病突然。寒主收引,故痛剧拘紧。风寒客于肌表,卫阳被遏,故恶风畏寒。寒邪未化热,故口不渴。舌苔薄白,脉浮紧为风寒外束之征。

治法:疏风散寒,止痛。

方药:川芎茶调散加减。

组成:川芎 10g,羌活 10g,白芷 10g,细辛 3g,薄荷^(后下)5g,荆芥 10g,防风 10g,甘草 6g。

每日 1 剂水煎服。

案例 11

郭某,女,33 岁,工人。

主诉:腰痛反复发作 3 年,加重 1 周。

病史:3 年前因搬重物不慎扭伤腰部致腰痛,当地医院予中成药口服及外用药治疗好转(具体用药不详),此后腰痛反复发作。1 周前因天气阴雨转凉,腰痛复发。表现为疼痛,重着,遇温热痛减。平素畏寒喜暖,纳差,饮食寒凉或稍有不慎即腹胀、腹痛、腹泻,舌淡胖、苔白,脉缓。

要求:根据上述病例摘要,进行辨证论治。

诊断:腰痛(寒湿证)。

证候分析:寒湿之邪,侵袭腰部,痹阻经络,气血不畅,因寒性收引,湿性重着凝滞,故腰部冷痛,重着,得温痛减,阴雨天则寒湿更重;寒湿困脾,故饮食寒凉即腹痛腹泻,纳差;舌淡胖,苔白,脉缓为寒湿腰痛之象。

治法:散寒行湿,温经通络。

方药:甘姜苓术汤加减。

组成:干姜 10g,甘草 6g,茯苓 15g,炒白术 15g,桂枝 10g,牛膝 15g,桑寄生 20g,炒杜仲 12g,炒山药 15g。

每日 1 剂,水煎服。

案例 12

金某,男,65 岁,工人。

主诉:多食、多饮、多尿 15 年,加重伴神疲乏力 10 天。

病史:患者 15 年前无明显诱因出现多食、多饮、多尿,消瘦,当地医院诊为"2 型糖尿病",一直服口服降糖药治疗,血糖控制不理想。10 天前自觉多饮、多尿加重,神疲乏力,腰膝酸软,头晕耳鸣,口干唇燥,舌红、苔少,脉细数。

要求:根据上述病例摘要,进行辨证论治。

诊断:消渴(肾阴亏虚证)。

证候分析:患者消渴日久不愈,传及于下,肾阴亏虚,肾失固摄,无以约束小便致多尿;津液大量随小便排出,不能上承口咽,故多饮,口干唇燥;腰为肾府,肾主骨,肾虚故腰膝酸软;水谷精微下注,随小便而去,故神疲乏力;肾生髓,脑为髓海,肾开窍于耳,肾虚不能生髓,髓虚不能充脑,脑失所养,故头晕耳鸣;舌红、苔少,脉细数为肾阴亏虚之象。

治法:滋阴固肾。

方药:六味地黄丸加减。

组成:熟地黄 20g,山萸肉 12g,炒山药 15g,泽泻 10g,牡丹皮 12g,茯苓 15g,黄芪 15g,枸杞子 15g,麦冬 15g,玄参 15g。

每日 1 剂,水煎服。

案例 13

吴某,女,30 岁,干部。

主诉:月经量多数年,崩漏 1 月,加重伴乏力 1 周。

病史:患者月经量多已多年,是月崩漏,近 1 周加重伴乏力,头晕眼花,面色苍白,心悸气短,动则更甚,健忘失眠,纳差,腹胀便溏,唇甲淡白,舌淡,脉细。

要求:根据上述病例摘要,进行辨证论治。

诊断:虚劳(心脾两虚证)。

证候分析:患者多年月经不调,月经量多,气血不足,清阳不升,故头晕健忘;气虚则乏力气短,血虚则面色苍白,唇甲色淡;心血不足,心失所养,故心悸气短;血不养心,神不归舍,故失眠;脾气虚弱,运化失调,清浊不分,故腹胀纳呆,便溏;舌淡,脉细为心脾气血不足之象。

治法:健脾养心,益气补血。

方药:归脾汤加减。

组成:黄芪 15g,党参 15g,炒白术 15g,当归 15g,龙眼肉 10g,茯神 15,远志 6g,酸枣仁 30g,甘草 6g,木香 9g,薏苡仁 30g,柴胡 6g,升麻 6g,仙鹤草 15g,三七粉(冲服)3g,蒲黄(包煎)10g。

每日 1 剂,水煎服。

案例 14

钱某,男,68 岁,退休厨师,嗜烟。

主诉:反复咳嗽、咳痰 7 年,加重 1 周。

病史:患者 7 年前感冒后出现咳嗽、咳痰,痰多色白,症状反复,未系统治疗,痰量逐渐增多,尤以晨起咳甚。1 周前因受寒而见恶寒发热,鼻塞流清涕,咳嗽咳痰,自服宣肺解表的中药,外感症状略缓解,仍发热,咳嗽,咳痰,痰多黄稠,不易咯出,面赤,口干欲饮,形体肥胖,嗜烟,舌红、苔黄腻,脉滑数。

要求:根据上述病例摘要,进行辨证论治。

诊断:咳嗽(痰热郁肺证)。

证候分析:患者形体肥胖,体内素有痰湿,嗜烟,肺络受损,1 周前受寒后出现感冒症状,服药后,外感症状略缓解,由于邪气蕴久化热,痰热壅阻肺气,肺失清肃,故咳嗽,热邪灼津成痰,故咳痰,痰黄,不易咯出;热伤肺络,故胸满气粗;肺热内郁,故面赤,口干欲饮,舌红、苔黄腻,脉滑数为痰热郁肺之象。

治法:清热化痰,肃肺止咳

方药:清金化痰汤加减。

组成:桑白皮 15g,黄芩 10g,栀子 10g,浙贝母 15g,瓜蒌 15g,桔梗 10g,茯苓 15g,甘草 6g,鱼腥草 20g,海蛤壳 15g,天花粉 10g。

每日 1 剂,水煎服。

案例 15

李某,男,40 岁,工人。

主诉:大便未解 1 周。

病史:患者平素喜食辛辣之品,大便干结难解,常三、五日一行。近 1 周大便未解,腹胀痛,矢气盛,口干口臭且多处口腔溃疡,渴而多饮,面红身热,小便短赤,舌红、苔黄燥,脉滑数。

要求:根据上述病例摘要,进行辨证论治。

诊断:便秘(胃肠积热证)。

证候分析:胃主受纳,大肠主传导,平素喜食辛辣之品,内有蕴热,肠胃积热,耗伤津液,肠道津液枯燥,故大便干结,难以排出,腹胀满痛;积热熏蒸于上,腑浊不降,故口干口臭多处口腔溃疡;热盛于内,故渴而多饮,面红身热;热移于膀胱,故小便短赤;舌红、苔黄燥,脉滑数为胃肠积热之象。

治法:清热润肠。

方药:麻子仁丸加减。

组成:枳实 10g,大黄^(后下)10g,厚朴 10g,芒硝^(溶化)10g,沙参 15g,火麻仁 20g,炒杏仁 10g,生地黄 15g,玄参 15g。

每日 1 剂,水煎服。

案例 16

孙某,男,20 岁,学生。

主诉:身目发黄近 1 周。

病史:患者有"乙肝大三阳"病史 4 年。最近 1 周感冒后自觉纳呆,腹胀,神疲乏力,厌油腻,胸脘痞闷,恶心呕吐,心烦懊恼,时有低热,小便色黄,大便秘结。遂来我院门诊就诊。查体见皮肤、巩膜黄染,色鲜明,腹平软,肝于右肋缘下锁骨中线 3cm 处触及,质软轻压痛,墨菲征(−),脾未触及,舌红,苔黄腻,脉滑数,肝功能:总胆红素 190μmol/L,直接胆红素 110μmol/L,间接胆红素 88μmol/L,谷丙转氨酶 700U/L。

要求:根据上述病例摘要,进行辨证论治。

诊断:黄疸,阳黄(热重于湿证)。

证候分析:外感湿热之邪,湿热熏蒸肝胆,肝胆失疏,胆汁泛溢肌肤出现黄疸;热为阳邪,故黄色鲜明;热盛于内,故低热,心烦懊恼,小便黄;阳明热盛故大便干结;湿困脾胃,故腹胀纳呆,恶心呕吐;舌红、苔黄腻,脉滑数为湿热之象。

治法:清热通腑,利湿退黄。

方药：茵陈蒿汤加减。

组成：茵陈 30g，栀子 10g，大黄$^{(后下)}$10g，黄柏 10g，连翘 10g，垂盆草 20g，蒲公英 20g，茯苓 20g，滑石$^{(包煎)}$15g，车前草 15g，清半夏 10g，竹茹 10g。

每日 1 剂，水煎服。

案例 17

李某，男，60 岁，干部。

主诉：突然仆倒，不知人事半天。

现病史：平素常感头晕。昨晚与人争吵后，突然仆倒，不知人事，面色潮红，口眼歪斜，牙关紧闭，口噤不开，呼吸气粗，面赤身热，躁扰不宁，两手握固，大小便闭，舌红、苔黄腻，脉弦滑而数。高血压病史 10 年。

要求：根据上述病例摘要，进行辨证论治。

诊断：中风，中脏腑(阳闭)。

证候分析：本病属阳闭，患者高血压病史多年，肝肾阴虚，肝阳偏亢，因五志过极致肝阳骤亢，阳升风动，气血上逆，夹痰上扰，闭阻清窍，致突然昏仆，不省人事；夹痰走窜经络，脉络瘀阻，致肢体偏瘫，口眼歪斜；肝主筋，风火相煽，内闭经络故牙关紧闭，口噤不开，两手握固；痰火熏蒸，则身热面赤，躁扰不宁；痰火内结阳明，腑气不通，则大便秘结，舌红、苔黄腻，脉弦滑而数为痰火内盛之象。

治法：清热涤痰，醒神开窍。

方药：羚羊角汤合安宫牛黄丸。

组成：水牛角丝$^{(先煎)}$15g，菊花 15g，夏枯草 15g，蝉蜕 10g，柴胡 15g，薄荷$^{(后下)}$6g，石决明$^{(先煎)}$30g，龟板$^{(先煎)}$15g，白芍 15g，生地黄 20g，牡丹皮 15g，大黄$^{(后下)}$15g，芒硝$^{(溶化)}$10g，厚朴 10g，枳实 10g，栀子 10g，远志 6g，石菖蒲 10g，黄芩 15g。

每日 1 剂，水煎服。

案例 18

张某，男，45 岁，农民。

主诉：大便干结 1 年，未排便 5 天。

病史：1 年来患者大便常艰涩难解，数日一行。近 5 天未能排便，自感腹中冷痛不适，小便清长，腰膝酸冷，尤以夜尿频多，四肢不温，舌淡、苔白，脉沉迟。

要求：根据上述病例摘要，进行辨证论治。

诊断：便秘(阳虚秘)。

证候分析：阳气虚衰，寒自内生，肠道传送无力，浊阴凝聚故大便秘结；阳虚内寒，温煦无权，故腹中冷痛，手足不温，小便清长；肾阳亏虚，故腰膝酸冷，夜尿频多；舌淡、苔白，脉沉迟为阳虚之征。

治法：温阳通便。

方药：济川煎加减。

317

组成：当归 15g，牛膝 12g，肉苁蓉 15g，肉桂 6g，泽泻 10g，升麻 6g，枳壳 10g，木香 10g。

每日 1 剂，水煎服。

案例 19

李某，女，67 岁。干部。

主诉：气短乏力、腰酸 1 年，加重 3 天。

病史：患者 1 年前行"肺癌手术"。经"化疗、放疗"后自觉全身无力，神疲，气短，动则汗出，腰膝酸软，间断服用中草药治疗，症状有所缓解，近 3 天症状加重，自觉气短乏力、腰酸，小便频数，纳差、便溏，舌淡、苔薄白，脉弱。查体：形体消瘦，面色苍白，精神不振，语声无力，动则气促。双肺未闻及啰音。心率 93 次 /min，律齐。腹部检查未见异常。

要求：根据上述病例摘要，进行辨证论治。

诊断：虚劳(脾肾两虚，气血不足证)。

证候分析：患者术后，损伤气血，加之年老体虚，脾肾亏虚，脾气虚弱，运化失调，清浊不分，则纳呆便溏；腰为肾府，肾虚则腰酸，小便频；气血不足无以充养肌肤则倦怠乏力，气短，面色苍白；舌淡、苔白，脉弱为气血不足之象。

治法：健脾补肾，益气补血。

方药：八珍汤合大补元煎加减。

组成：黄芪 20g，党参 15g，炒白术 15g，茯苓 15g，白芍 15g，当归 15g，龙眼肉 10g，木香 10g，炒山药 15g，薏苡仁 30g，炙甘草 6g，熟地黄 20g，陈皮 10g，杜仲 12g。

每日 1 剂，水煎服。

案例 20

王某，男，58 岁，干部。

主诉：腹泻反复发作 1 年，加重 3 天。

病史：患者腹泻反复发作 1 年，当地医院诊断为慢性结肠炎。平素腹部喜暖喜按，形寒肢冷，手足不温，稀水样便，一日数次。常伴腰膝酸软，食少纳呆，脘闷不舒，尤其是进食生冷、油腻食物后。服多种"治肠炎药"后效果不显，近 3 天因饮食不节，症状加重，遂来我处诊治。刻下症：面色萎黄，倦怠乏力，身体消瘦，大便稀溏，舌淡、苔白，脉沉细。

要求：根据上述病例摘要，进行辨证论治。

诊断：泄泻(脾肾阳虚证)。

证候分析：患者反复泄泻 1 年，脏腑亏虚，肾阳虚衰，无以温养脾胃，脾胃虚弱，运化无权，水谷不化，清浊不分，故泄泻；阳虚失于温煦，故四肢厥冷，腹部喜暖；腰为肾之外府，肾阳衰惫，故腰膝酸软；脾阳不振，运化失常，故饮食减少，脘腹胀闷，稍进油腻后泄泻加重；久泻不止，脾胃虚弱，气血化生不足，故面色萎黄，身体消瘦。舌淡、苔白，脉沉细为脾肾阳虚之象。

治法：健脾补肾。

方药：参苓白术散加减。

组成:党参 15g,茯苓 15g,炒白术 15g,炙甘草 10g,莲子 15g,吴茱萸 6g,肉桂 6g,制附子^(先煎)10g,肉豆蔻 10g,补骨脂 10g,炒山药 15g,薏苡仁 30g,陈皮 10g,砂仁^(后下)10g。

每日 1 剂,水煎服。

案例 21

孙某,男,37 岁,农民。

主诉:关节疼痛 2 年,加重 1 周。

病史:2 年前因受风寒出现关节疼痛,屈伸不利,遇寒痛甚,得热痛减,口淡不渴,并有恶风寒症状,就诊当地医院,服用中草药治疗,症状明显好转。1 周前因水中作业,肢体关节又发生疼痛,肌肉酸楚重着,肌肤麻木,活动不便,苔白腻,脉濡缓。

要求:根据上述病例摘要,进行辨证论治。

诊断:痹证,着痹(风寒湿痹)。

证候分析:患者感受寒湿之邪是以湿邪偏盛,因湿邪为黏腻重浊之阴邪,湿注经络,留滞肌肉、关节,气血阻滞,不通则痛,故关节疼痛,活动不利;肌肤络脉为湿浊阻滞,营血运行不畅,阳气不通,见肌肤麻木不仁;苔白腻,脉濡缓为湿邪偏盛之象。

治法:除湿通络,祛风散寒。

方药:薏苡仁汤加减。

组成:桂枝 10g,羌活 10g,独活 10g,薏苡仁 30g,苍术 10g,防风 10g,当归 15g,川芎 10g,甘草 6g,豨莶草 15g。

每日 1 剂,水煎服。

案例 22

董某,男,22 岁,学生。

主诉:间断牙龈出血 1 年余。

病史:患者 1 年多来牙龈时常出血,就诊于当地医院,经口腔科医生处理可缓解。3 天前再次发病后,虽经口腔科医生处理,血未得止,现右上门牙处牙龈出血,血色鲜红,满口牙龈有肿胀疼痛感,口渴能饮,大便秘结,舌红、苔黄,脉滑数。

要求:根据上述病例摘要,进行辨证论治。

诊断:血证,齿衄。(胃火内炽证)。

证候分析:齿龈为阳明经脉所过之处,胃肠火盛,循经上扰,迫血妄行,致齿衄出血鲜红,齿龈疼痛;火热伤阴,故口渴;热结阳明故大便秘结;舌红、苔黄,脉滑数为胃火盛表现。

治法:清胃泻火,凉血止血。

方药:加味清胃散加减。

组成:生地黄 15g,黄芩 15g,牡丹皮 15g,水牛角丝^(先煎)15g,当归 15g,甘草 6g,升麻 10g,连翘 10g。

每日 1 剂,水煎服。

案例 23

冯某,男性,35 岁,工人。

主诉:尿痛,血尿,剧烈腰腹疼痛 1 天。

病史:患者 1 天前于烈日下劳动,大量汗出后,出现小便量偏少,尿色黄赤,继而出现腰腹剧烈疼痛,放射至下肢,伴呕吐,面色苍白,冷汗,疼痛持续不解,并见尿色红如洗肉水,尿意频频,尿时刺痛,尿线变细,口苦口干,烦躁,舌红、苔黄厚,脉弦数。体格检查:心肺未见异常。腹软,脐左侧腹输尿管中段压痛,少腹轻度压痛。无浮肿。实验室检查:全程肉眼血尿。尿液镜检见 RBC(++++),WBC(++),蛋白(+)。B 超:左肾轻度积液,左输尿管积液,左肾、输尿管多发性结石。

要求:根据上述病例摘要,进行辨证论治。

诊断:淋证,石淋(湿热证)。

证候分析:患者于烈日下劳作,致使湿热蕴结下焦,煎熬尿液,结为砂石,停滞尿路,阻碍气机,故尿夹砂石;砂石小时,随尿排出,大者不能随尿排出,阻滞气机,气郁血瘀,则突发腰腹疼痛;砂石损伤血络,故尿色赤,呈洗肉水样;砂石阻滞于下则尿时刺痛,痛甚则气机逆乱冷汗出;热盛则口干口苦;热邪扰乱心神则烦躁;舌红、苔黄厚,脉弦数为湿热偏盛之象。

治法:清热利湿,排石通淋。

方药:石韦散加减。

组成:金钱草 30g,鸡内金 10g,冬葵子 15g,石韦 15g,蒲公英 15g,白花蛇舌草 15g,滑石(包煎)10g,车前子(包煎)15g,海金沙(包煎)15g,川牛膝 12g,小蓟 15g,三七粉(冲服)3g,白芍 15g,甘草 6g,元胡 15g。

每日 1 剂,水煎服。

案例 24

路某,女。56 岁。

主诉:心悸 1 年,加重 5 天。

病史:患者 1 年前因突受惊恐而致心悸、怔忡,之后夜间休息之时脑海浮现当时场景则辗转难眠,心悸不宁,恶闻声响,汗出,乏力,经当地医院治疗效果不佳。近 5 天来因与家人生气,诸症逐步加重。刻下症:心悸不宁,心烦易怒,头晕目眩,盗汗,失眠多梦,乏力,五心烦热,两颧潮红,口干引饮,腰酸,大便秘,小便黄。舌尖红、苔薄黄,脉细数。

要求:根据上述病例摘要,进行辨证论治。

诊断:心悸(阴虚火旺证)。

证候分析:患者肾阴亏虚,水不济火,致心火亢盛,火扰心神,故心悸失眠;肾主骨生髓,腰为肾府,肾虚髓海不足,骨骼失养故腰酸头晕;阴虚火旺,故五心烦热;津液内伤故口干,大便秘结小便黄;舌红、苔薄黄,脉细数为阴虚火旺之象。

治法:滋阴降火,养心安神。

方药:天王补心丹加减。

组成:生地黄 15g,玄参 15g,麦冬 15g,当归 15g,丹参 15g,太子参 15,远志 6g,炒酸枣仁 30g,夜交藤 30g,合欢皮 15g,黄芩 15g,桑寄生 20g。

每日 1 剂,水煎服。

案例 25

刘某,女,39 岁,干部。

主诉:小便频数,尿道灼热刺痛 3 天。

病史:患者 4 天前因白带量多,前阴瘙痒,自用花椒水冲洗,次日出现小便频数,尿道灼热刺痛,伴腰痛,就诊于当地医院,尿常规示:白细胞 +++,红细胞 ++,蛋白(+-),中段尿培养见腐生性葡萄球菌,菌落计数为 215 000 个菌落/ml,诊为"泌尿系感染",予左氧氟沙星口服,症状有所好转,刻下症:小便频急短涩,尿道灼热刺痛,痛连少腹,按之亦痛,腰痛拒按,口干口苦,大便干结,胃纳正常,寐安,无发热恶寒。舌红、苔黄腻,脉滑数。

要求:根据上述病例摘要,进行辨证论治。

诊断:淋证(热淋)。

证候分析:患者先有外阴瘙痒,继之湿热之邪侵袭膀胱,膀胱气化失司,故小便频急,尿道灼热刺痛;湿热蕴遏,气机失宣,故小便短涩,少腹疼痛;腰为肾府,湿热之邪侵犯于肾,气机不畅,故腰痛拒按;湿热侵袭少阳,故口干口苦;热及阳明,故大便干;舌红、苔黄腻,脉滑数为湿热之象。

治法:清热利湿,通淋。

方药:八正散加减。

组成:瞿麦 15g,车前子^(包煎)15g,滑石^(包煎)15g,石韦 15g,蒲公英 15g,白花蛇舌草 15g,栀子 10g,大黄^(后下)6g,甘草梢 6g,金银花 15g,连翘 10g,小蓟 15g,茜草 15g,白茅根 15g,乌药 10g,枳实 10g,黄芩 15g。

每日 1 剂,水煎服。

案例 26

杜某,女,69 岁,退休工人。

主诉:小便排出困难 1 年,尿闭 2 小时。

病史:患者自诉近 1 年来时感小便困难,排出无力,点滴而出,但无小便频数、短涩刺痛症状,自服中药"济生肾气丸",症状缓解。近日因步行劳累后出现小腹胀痛,小便点滴不爽,量少,就诊于当地医院,诊断为"尿路感染",予左氧氟沙星口服,症状无缓解。今天上午出现小便极少伴短赤灼热,继而小便点滴不通,小腹胀满,故来就诊。刻下症:神气怯弱,面色㿠白,急性痛苦貌,呻吟,小便点滴不通,小腹胀满,拒按,口苦口黏,口渴不欲饮,无恶寒、发热、呕吐,纳呆,大便稀溏,每日 2 次。舌红、苔黄腻,脉沉细而数,尺弱。

要求:根据上述病例摘要,进行辨证论治。

诊断:癃闭(脾肾亏虚,膀胱湿热证)。

证候分析:患者年老体虚,脾肾亏虚,清气不升,浊阴不降,加之湿热蕴结膀胱,膀胱气化不利,故小便点滴不通,小腹胀满;中气不足,元气衰弱,故神气怯弱,面色㿠白;湿热内蕴故口苦口黏;津液不布故口渴不欲饮;脾气虚弱,运化不利,故纳呆便溏;舌红、苔黄腻,脉沉细而数,尺弱为脾肾亏虚,膀胱湿热之象。

治法:补益脾肾,清热利湿,通利小便。

方药:补中益气汤合八正散加减。

组成:瞿麦 15g,车前子^(包煎)15g,滑石^(包煎)15g,石韦 15g,蒲公英 15g,白花蛇舌草 15g,党参 15g,黄芪 15g,炒白术 15g,桂枝 10g,熟地黄 15g,炒山药 15g,泽泻 10g,牡丹皮 12g,茯苓 15g。

每日 1 剂,水煎服。

案例 27

李某,女,63 岁,干部。

主诉:心悸间断发作 1 年。

病史:患者平素性情忧郁,易受惊吓。每遇动静即心悸不适,持续 1 年,间断服用中草药治疗,效不佳,遂来就诊。刻下症:心悸常作,善惊易恐,稍惊即发,胸闷气短,声低语怯,食少纳呆,眠差易惊醒,大便可。舌质淡、苔白,脉弱。

要求:根据上述病例摘要,进行辨证论治。

诊断:心悸(心虚胆怯证)。

证候分析:患者年老体虚,平素抑郁,耗伤气血,心为神舍,心气不足,心神动摇,故眠欠安;胆气虚则善惊易恐,易受惊吓;心胆俱虚,更易为惊恐所伤,稍惊即发作心悸;心气不足,胸中宗气运转无力,故胸闷气短,声低语怯;心病及脾故纳呆;舌淡、苔白,脉弱为心胆气虚之象。

治法:镇惊定志,养心安神。

方药:安神定志丸加减。

组成:党参 15g,石菖蒲 10g,茯神 10g,远志 6g,龙骨^(先煎)30g,牡蛎^(先煎)30g,夜交藤 30g,合欢皮 15g,黄芪 15g,炒白术 15g,香附 10g。

每日 1 剂,水煎服。

案例 28

赵某,女,39 岁,工人。

主诉:间断恶心呕吐 5 年,加重 3 天。

病史:5 年前因家庭琐事心情不畅出现脘腹不适,恶心,呕吐清水涎沫,伴有嗳气泛酸,头晕目眩,纳差神疲,腹中冷痛,口渴,曾就诊于当地医院,经胃钡餐 X 线透视、胃镜、头颅 CT 检查,未发现异常,诊断为心因性呕吐,予对症治疗。后每因情志不遂呕吐加重。3 天前,因工作不顺心,心情烦闷病情加剧。每日呕吐 3~5 次,胸胁胀满,口苦,嗳气吞酸,时喜太息,头晕神疲,二便可。体格检查:表情痛苦,面白少华,形体消瘦,腹平软,无明显压痛,肝脾未触及,肠鸣音稍活跃,胃中无振水声。舌质淡、苔薄白,脉弦。

要求：根据上述病例摘要，进行辨证论治。

诊断：呕吐(肝气犯胃证)。

证候分析：肝气不舒，横逆犯胃，胃失和降，故呕吐、吞酸、嗳气；肝主疏泄，调畅气机，情志不遂，气机阻滞，肝失疏泄，故胸胁胀满，善太息。舌质淡、苔薄白，脉弦为肝气郁滞之象。

治法：疏肝理气，和胃止呕。

方药：左金丸加减。

组成：黄连 6g，吴茱萸 2g，清半夏 10g，生姜 3 片，柴胡 10g，白芍 15g，香附 10g，郁金 10g，当归 15g，红花 10g，栀子 10g，茯苓 15g，炙甘草 6g

每日 1 剂，水煎服。

案例 29

宫某，女，48 岁，业务员。

主诉：午后烘热 10 天。

现病史：患者自今年起月经先后不定期，脾气急躁。近 10 天出现阵发性颜面烘热，午后为甚，面色潮红，汗出，烦躁易怒，情绪抑郁，闷闷不乐，易因小事而发怒并烘热表现更明显。刻下症：低热，午后为甚，心烦，梦多，口干，手足心热，盗汗，小便色黄，大便干结，舌红、少苔，脉细数。

要求：根据上述病例摘要，进行辨证论治。

诊断：内伤发热(阴虚发热)。

证候分析：患者 48 岁，月经周期不定，脾气烦躁易怒，阴虚阳盛，虚火内炽，故出现颜面烘热；阴虚内热，病在阴分，故午后发热为甚，手足心热；虚火上炎故面色潮红；虚火上扰心神故心烦多梦；内热迫津外泄则盗汗；阴虚内热，耗伤津液，津亏失润，故口干，大便秘，小便黄；舌红、少苔，脉细数为阴虚火旺之象。

治法：滋阴清热。

方药：清骨散加减。

组成：知母 10g，地骨皮 15g，黄柏 10g，秦艽 10g，银柴胡 15g，鳖甲(先煎)10g，甘草 6g，浮小麦 30g，牡蛎(先煎)30g，生地黄 15g，玄参 15g。

每日 1 剂，水煎服。

案例 30

吴某，女性，68 岁，无业。

主诉：喘促气短 1 年，加重 2 周。

病史：患者每年 10 月份左右因气候变化出现咳嗽，咳痰，持续月余，曾诊为"慢性支气管炎"，服用中西药物后病情可缓解，已持续多年，1 年前发病时出现喘促气短、咳嗽，平素易感，腰酸，2 周前受寒后症状加重并出现咳嗽，咯白稀痰，自服药物后不缓解，因病情加重就诊。刻下症：喘促气短，咳嗽，咯白黏痰，腰酸，烦热口干，纳差便溏，舌红，脉弱。

要求：根据上述病例摘要，进行辨证论治。

诊断:喘证(肺肾两虚证)。

证候分析:患者患慢性支气管炎多年,1 年前出现喘促症状,肺肾亏虚,2 周前受寒病情加重,肺虚主气无力,久病肺虚及肾,肾不纳气,故喘促气短;肺失宣降故咳嗽;肺阴亏虚故痰黏,烦热口干;子盗母气,脾虚不运故纳呆便溏;腰为肾府,肾气亏虚故腰酸;舌红,脉弱为肺肾两虚之象。

治法:补肺益肾。

方药:补肺汤合七味都气丸加减。

组成:党参 15g,茯苓 15g,炒白术 15g,黄芪 15g,紫菀 10g,五味子 10g,熟地黄 20g,桑寄生 20g,沙参 15g,玉竹 10g,炒杏仁 15g,瓜蒌 15g,炒山药 15g。

每日 1 剂,水煎服。

第五节　中西医结合外科疾病诊治实训病案

案例 1

孙某,女,42 岁,公司职员。

主诉:颈部不适 1 个月。

病史:患者近期工作不顺利,压力较大,1 个月前由于自觉颈部不适就诊于某医院,B 超发现双侧甲状腺肿大,回声增粗,医生建议系统诊治。但患者工作繁忙,未及系统诊治。刻下症:颈前肿大,局部闷胀不适,有咽喉阻塞感,伴疲乏无力,容易感冒,情绪抑郁,胸闷不舒。舌质淡、苔薄白微腻,脉弦滑。

专科检查:气管居中,双侧甲状腺弥漫性肿大,皮色不变,质地柔韧,可随吞咽上下移动,触之不痛,未触及明显的结节和肿块。实验室检查提示血液 T3、T4、FT3、FT4 正常,TSH 稍高;基础代谢率、摄碘率检查均正常。甲状腺球蛋白抗体(thyroglobulin antibody,TgAb)、甲状腺微粒体抗体(thyroid microsome antibody,TmAb)均为阳性。B 超:甲状腺腺体弥漫增大,峡部增厚,弥漫性回声减低。结构粗糙,呈细网格样改变。

要求:根据上述病例摘要,进行辨证论治。

中医诊断:瘿痈(痰气互结证)。

西医诊断:桥本甲状腺炎。

证候分析:根据患者甲状腺弥漫性肿大,质地柔韧,可随吞咽上下移动,触之不痛,以及实验室检查和相关检查,诊断为瘿痈(桥本甲状腺炎)。患者由于工作不顺利,情志不畅,精神抑郁,肝失条达,气郁于内。肝气郁结,气机阻滞,气机受阻则津液输布失常;另思虑伤脾,脾失健运,痰湿内生,肝郁脾虚,气滞痰凝,痰气互结,郁结成块,导致颈部肿大不适,咽喉阻塞感;疲乏无力,容易感冒,情绪抑郁,胸闷不舒,舌质淡、苔薄白微腻,脉弦滑均为气机阻滞、升降失调、脾虚痰湿内生、痰气互结之变。

治法:疏肝理气,化痰散结。

方药:柴胡疏肝散加味。

组成:柴胡 10g,郁金 10g,香附 10g,黄芪 20g,太子参 10g,白术 15g,茯苓 10g,陈皮 10g,半夏 10g,浙贝母 15g,玄参 10g,海藻 10g,生甘草 6g。

每日 1 剂,水煎服。

案例 2

史某,女,67 岁,退休干部。

主诉:间断右上腹疼痛 3 年,加重 1 天。

病史:患者右上腹疼痛间断发作 3 年余,曾诊断为"胆囊炎",间断服用消炎利胆片等药物,病情时好时坏。1 天前因外出进食油腻食物,回家途中颠簸后出现右上腹剧烈疼痛,向右后肩背部放射,伴恶心、呕吐、发热、身冷、口苦、小便黄。B 超提示:胆囊炎、胆囊结石。患者不愿手术,要求中药治疗。

体格检查:体温 37.8℃,血压 120/70mmHg,心率 88 次/min。患者精神不振,面目微黄,腹肌稍紧,墨菲征(+)。舌红,苔薄黄,脉弦滑。

要求:根据上述病例摘要,进行辨证论治。

中医诊断:胁痛(肝胆湿热证)。

西医诊断:急性胆囊炎,胆囊结石。

证候分析:根据本患者胆囊炎病史 3 年,本次发病为进食油腻食物后诱发,表现为右上腹疼痛,伴有恶心呕吐、发热身冷,结合体格检查面目微黄,腹肌稍紧,墨菲征(+),以及 B 超结果,诊断为胆石症(急性胆囊炎,胆结石)。患者因饮食不节,过食肥甘,湿热蕴结于肝胆,湿热煎熬,结为砂石,阻滞胆道,致肝络失和,胆不疏泄,故胁腹疼痛、口苦,湿热中阻,则纳呆、恶心呕吐,邪热久羁则发热恶寒。湿热交蒸,胆液不循常道而外溢,则可见面目微黄,小便黄。舌红、苔黄,脉弦滑,皆为湿热为患之象。

治法:清热利湿,疏肝利胆。

方药:茵陈蒿汤合大柴胡汤加减。

组成:茵陈蒿 12g,栀子 12g,大黄 6g,柴胡 9g,黄芩 12g,枳实 9g,郁金 12g,鸡内金 9g,金钱草 9g,蒲公英 9g,元胡 12g,川楝子 15g。

每日 1 剂,水煎服。

案例 3

赵某,女,63 岁,退休工人。

主诉:转移性右下腹疼痛 2 周,加重 3 天。

病史:患者 2 周前无明显诱因出现脐周疼痛,不剧烈,伴有恶心,不思饮食,未予治疗。3 天前疼痛逐渐转到右下腹部,隐隐作痛,右腿不能伸直起坐,屈身而卧,伴有发热,朝轻暮重,连日不退,大便多日未解,遂到医院就诊,曾诊为"阑尾炎",肌注"青霉素"3 天未见好转。

刻下症:体温 38℃,精神萎靡,痛苦面容,表情淡漠,右下腹可触及 1 包块,9cm × 7cm 大小,腹壁紧张,压痛,有反跳痛,右下肢卷曲而卧。白细胞计数 18.6 × 10⁹/L,中性粒细胞 81%。舌尖红、苔黄腻,脉滑数。

要求：根据上述病例摘要，进行辨证论治。

中医诊断：肠痈(湿热壅滞证)。

西医诊断：急性阑尾炎，阑尾周围脓肿。

证候分析：根据患者出现转移性右下腹疼痛，右下腹部包块，腹壁紧张，压痛、反跳痛，白细胞升高，急性阑尾炎未能得到及时控制，而形成阑尾周围脓肿。诊断为肠痈(急性阑尾炎，阑尾周围脓肿)。总因饮食不节，寒温不适，或情志所伤，损伤肠胃，引起肠道传化失司，糟粕停滞，气滞血瘀、瘀久化热，湿热壅滞，热胜肉腐而成痈肿。舌尖红、苔黄腻，脉滑数也为湿热蕴结表现。患者因年老体弱，不愿手术，恳求中药治疗。

治法：通腑泻热，利湿解毒。

方药：大柴胡汤合薏苡附子败酱散加减。

组成：大黄3g，枳实6g，黄芩9g，柴胡9g，薏苡仁12g，败酱草9g，蒲公英9g，桃仁9g，牡丹皮6g，当归9g，赤芍6g，炙穿山甲片^(先煎)6g，皂角刺9g。

每日1剂，水煎服。

第六节　西医外科疾病诊断实训病案

案例 1

患者，女性，丁某，26岁，已婚。

主诉：腹痛、呕吐、腹泻伴发热20小时。

病史：患者1天前在路边餐馆吃饭，半天后出现腹部不适，呈阵发性并伴有恶心，自服消旋山莨菪碱等药物治疗，未见好转，并出现呕吐胃内容物，发热及腹泻数次，为稀便，无脓血，体温38.1℃，来院急诊。"便常规"结果示阴性，诊断为"急性胃肠炎"。予颠茄、盐酸小檗碱等治疗，晚间腹痛加重，伴发热，自测体温38.6℃，腹痛由胃部移至右下腹部，仍有腹泻。再次前往医院就诊，血常规示 WBC 21×10^9/L，急收入院。既往体健，无肝肾病史，无结核及疫区接触史，无药物过敏史。月经规律正常。

入院查体：体温38.7℃，脉搏110次/min，血压100/70mmHg，发育营养正常，全身皮肤无黄染，无出血点及皮疹，浅表淋巴结不大，眼睑无浮肿，结膜无苍白，巩膜无黄染，颈软，甲状腺不大，心界大小正常，心率120次/min，律齐未闻及杂音，双肺未闻干湿啰音，腹平，肝脾未触及，无包块，右下腹压痛、腹肌紧、反跳痛，以麦氏点周围为著。肠鸣音10~15次/min。

辅助检查：Hb 162g/L，WBC 24.6×10^9/L，中性粒细胞86%，尿常规(−)，便常规：稀水样便，WBC 3~5个/HP，肝功能正常。

要求：依据上述病历资料，提出临床初步诊断？并给出诊断依据？为明确诊断需要做哪些检查？

初步诊断：急性化脓性阑尾炎。

诊断依据：

1. 转移性右下腹痛、发热、呕吐等为急性阑尾炎的典型症状;

2. 查体见右下腹固定压痛、反跳痛、肌紧张,符合阑尾炎的体征;

3. 实验室检查,白细胞计数及中性粒细胞增高,提示感染。

为明确诊断需进一步检查:

1. 复查便常规、尿常规、血常规检查;

2. 腹部 B 超,观察回盲区,阑尾形态。

案例 2

患儿,男性,10 个月。

主诉:阵发性哭闹、呕吐、排果酱样大便 30 小时。

病史:2 天前患儿无明显原因地出现精神欠佳,阵发性哭闹、烦躁不安,进乳后呕吐,排果酱样大便 2 次。检查:一般情况差,体温 39℃,脉搏 130 次 /min,右侧中腹部压痛、肌紧张,可扪及 6cm×4cm×4cm 肿块。

要求:依据上述病历资料,提出临床初步诊断? 并给出诊断依据? 所需进一步检查?

初步诊断:急性肠梗阻(肠套叠)。

诊断依据:

1. 10 个月患儿为肠套叠高发人群;

2. 阵发性腹痛、呕吐、排血便等肠梗阻症状;

3. 右侧腹部压痛的肿块为肠套叠体征。

为明确诊断,需进一步检查:X 线腹透或钡灌肠检查有无肠梗阻、肠套叠的 X 线检查征象。

案例 3

患者,男性,35 岁,公司职员。

主诉:上腹剧烈疼痛伴呕吐 2 小时。

病史:患者夜间突发上腹剧烈疼痛伴呕吐 2 小时来诊。疼痛呈持续性、迅速波及全腹,呕吐为胃内容物,不敢直腰。曾经有过上腹部隐痛病史,饭前、饥饿时明显。体格检查:急性痛苦病容,板状腹,腹直肌强直,有明显腹膜刺激征,叩鼓音,肠鸣音消失,肝浊音界消失。

要求:依据上述病历摘要,提出初步诊断? 并给出诊断依据? 为明确诊断,需要做哪些检查?

初步诊断:十二指肠溃疡急性穿孔。

诊断依据:

1. 患者有上腹部隐痛病史,且饭前、饥饿时明显,疑似诊断为十二指肠溃疡;

2. 突发上腹剧痛,并波及全腹;

3. 检查发现有腹膜刺激征,肝浊音界消失。

所需检查:X 线腹透检查有无半月形膈下游离气体征。

案例 4

患者,男性,46岁,司机。

主诉:腹痛伴呕吐2小时。

病史:患者酒后腹痛伴呕吐2小时来诊。患者餐后即感上腹部饱胀不适,1小时后出现上腹部偏左疼痛,阵发性加重,向腰背部呈带状放射。呕吐2次,呕吐物为食物残渣及黄色胆汁。曾有过胆囊结石病史。

入院查体:体温38℃,脉搏100次/min,呼吸22次/min,血压110/75mmHg,急性痛苦病容,皮肤巩膜无黄染。上腹部及偏左压痛,肝脾未触及,墨菲征(-),移动性浊音(-)。

要求:依据上述病历摘要,提出初步诊断? 为明确诊断,需做哪些检查?

初步诊断:急性胰腺炎(轻型)。

需做检查:

1. 肝、胆、胰B超,重点观察胆、胰形态;

2. 血液淀粉酶、尿淀粉酶、血糖、血钙检查。

案例 5

患者,男性,20岁,民工。

主诉:外伤后腹痛伴呕吐6小时。

病史:患者上腹部被石块击伤,腹痛伴呕吐6小时来诊。呕吐为胃内容物。入院查体:血压120/90mmHg,脉搏108次/min,体温37.8℃。全腹胀,压痛显著,尤以右中腹部为重,腹肌较紧张,肠鸣音消失。血常规示WBC:22×10^9/L,中性粒细胞:75%。

要求:依据上述病历摘要,提出初步诊断和诊断依据?

初步诊断:腹部外伤(小肠破裂?)。

诊断依据:

1. 腹部外伤史;

2. 腹痛、呕吐胃内容物,腹膜刺激征等空腔脏器损伤表现;

3. 腹痛、腹膜刺激征严重部位为右中腹部(小肠)。

案例 6

李某,女,43岁,营业员。

主诉:右上腹间歇性疼痛1年,加重8天。

病史:患者1年前无诱因出现右上腹疼痛,呈间歇性隐痛,向右肩背部放射,无恶心、呕吐、腹泻。每次发作多在进食油腻食物后,多次服用消炎利胆片后好转,8天前上述症状加重,自服药物无效来院就诊。有胆囊结石病史。

体格检查:体温36.8℃,脉搏78次/min,呼吸20次/min,血压110/70mmHg。神清,言语切题,对答流利,慢性病容,头、颈、心肺(-)。腹平软,未见肠型蠕动波,无腹壁静脉曲张,右上腹压痛(+),无反跳痛,墨菲征(+),肝脾未触及,移动浊音(-),肠鸣音正常。

要求:依据上述病历摘要,提出初步诊断? 诊断依据?

初步诊断:

1. 慢性胆囊炎急性发作;

2. 胆囊结石?

诊断依据:

1. 中年女性,有胆囊结石病史,病情发作与进食油腻相关;

2. 右上腹疼痛 1 年,向右肩背部放射;

3. 右上腹压痛,墨菲征(+);

4. 肝胆 B 超有助于诊断。

案例 7

患者,男性,30 岁,工人。

主诉:高空坠伤 2 小时。

病史:患者自 5 米高处摔下 2 小时急诊入院。患者腹痛严重。入院查体:患者表情痛苦,血压 90/68mmHg,脉搏 120 次 /min。腹肌紧张,有压痛和反跳痛,肠鸣音弱。血红蛋白 100g/L。X 线检查显示:右侧第 9、10 肋骨骨折,右侧膈肌升高。

要求:依据上述病历摘要,提出初步诊断? 诊断依据? 为明确诊断需做哪些检查?

初步诊断:

1. 腹部外伤(肝损伤?);

2. 肋骨骨折(9、10 肋)。

诊断依据:

1. 外伤史;

2. 伤后腹痛、压痛、肌紧张、反跳痛为腹膜炎征象,同时伴有血压下降、脉率加快,血红蛋白降低等出血征象,符合肝损伤的临床表现;

3. X 线检查结果显示右季肋区肋骨骨折(肝区)。

所需检查:腹部超声、CT 等影像学检查有助于诊断。

第七节　中医妇科疾病诊治实训病案

案例 1

王某,女,36 岁,教师。

主诉:经血淋漓不断半年。

病史:患者近半年经血淋漓不断,色淡质稀。神疲体倦,气短懒言,不思饮食,四肢不温,面浮肢肿,面色淡黄。舌淡胖、苔薄白、脉缓弱。

要求:根据上述病例摘要,进行辨证论治。

诊断:崩漏(脾虚证)。

证候分析:脾虚气陷,统摄无权,故经血淋漓不断;气虚为不足,故经血色淡质稀;中气不足,清阳不升,故气短神疲;脾阳不振则四肢不温,面色淡黄,脾虚水湿不运,泛溢肌肤,则面浮肢肿;舌淡胖、苔薄白、脉缓弱,为脾虚阳气不足之象。

治法:健脾益气,固冲止血。

方药:举元煎合安冲汤加减。

组成:黄芪 20g,白术 10g,白芍 10g 生地黄 20g,续断 15g,海螵蛸(先煎)10g,茜草 10g,煅龙骨(先煎)20g,煅牡蛎(先煎)20g,党参 15g,升麻 6g,甘草 6g。

每日 1 剂,水煎服。

案例 2

李某,女,27 岁,工人。

主诉:产后乳汁量少 20 天。

病史:患者 20 天前足月顺产一女婴,产后因与家人争吵后出现乳房胀痛,乳汁黏稠,乳汁量少,难以排出,患者现心情烦躁,乳房胀痛甚。舌质正常,苔薄黄,脉弦数。

要求:根据上述病例摘要,进行辨证论治。

诊断:缺乳(肝郁气滞证)。

证候分析:患者因与家人出现矛盾导致情志不畅,肝气郁结,气机不畅,乳络受阻,故乳汁少;乳汁运行受阻故乳房胀满而痛,乳汁稠浓;肝气不畅故心情烦躁;舌质正常、苔薄黄、脉弦数,均为肝郁气滞之征。

治法:疏肝解郁,通络下乳。

方药:下乳涌泉散。

组成:柴胡 10g,青皮 10g,当归 10g,川芎 10g,白芍 10g,天花粉 10g,生地黄 20g,漏芦 10g、桔梗 10g,穿山甲(先煎)10g,白芷 10g,通草 6g,王不留行(包煎)15g,甘草 6g。

每日 1 剂,水煎服。

案例 3

张某,女,36 岁,职员。

主诉:白带量多、色黄伴外阴瘙痒 10 天。

病史:患者 10 天前出现带下量多、色黄,质黏稠有臭气,豆渣样,外阴瘙痒,全身困重乏力,胸闷纳呆,小腹作痛,口苦口腻,小便黄少,大便黏滞难解。舌质红、舌苔黄腻,脉滑数。

要求:根据上述病例摘要,进行辨证论治。

诊断:带下过多(湿热下注证)。

证候分析:湿热蕴结于下,损伤任带二脉,故带下量多、色黄、气味臭秽;湿热熏蒸则胸闷,口苦口腻;湿热内阻中焦,脾失运化,清阳不升,则纳呆,身体困重乏力;湿热蕴结,瘀阻胞脉,则小腹作痛;湿热下注膀胱,可见小便黄少;湿邪黏滞,阻滞肠腑,可见大便黏滞难解;舌质红、舌苔黄腻,脉滑数为湿热之征。

治法:清利湿热,止带。

方药:止带方。

组成:猪苓 10g,茯苓 10g,车前子^(包煎)10g,泽泻 10g,赤芍 10g,牡丹皮 10g,黄柏 10g,栀子 10g,茵陈 10g,牛膝 15g。

每日 1 剂,水煎服。

案例 4

王某,女,27 岁,会计。

主诉:妊娠期腰酸、腹痛伴下坠感 3 天。

病史:患者停经 50 天,已确诊为宫内孕,3 天前出现腰酸、腹痛伴下坠感,伴阴道少量出血,色淡黯,现头晕耳鸣、夜尿多,舌淡黯、苔薄白、脉沉细滑、尺脉弱。

要求:根据上述病例摘要,进行辨证论治。

诊断:妊娠腹痛(肾虚证)。

证候分析:胞络系于肾,肾虚则骨髓不充,故腰膝酸软;筋脉失于濡养,则腹痛下坠;气不摄血,则有阴道少量流血;血失温煦,故血色淡黯;肾虚,髓海不足,脑失所养,故头晕耳鸣;肾虚膀胱失约故夜尿频数。舌淡黯、苔薄白,脉沉细滑、尺脉弱,为肾虚之候。

治法:补肾健脾,益气安胎。

方药:寿胎丸加减。

组成:菟丝子^(包煎)20g,桑寄生 15g,续断 15g,阿胶 10g,党参 15g,白术 10g。

每日 1 剂,水煎服。

案例 5

李某,女,36 岁,工人。

主诉:已婚 2 年无避孕未孕。

病史:患者已婚 2 年,爱人体健,未采取避孕措施,未孕。月经或先或后,经量多少不一,色黯,有块,经来腹痛,经前胸胀,现情绪烦躁易怒。舌淡红、苔薄白、脉弦。

要求:根据上述病例摘要,进行辨证论治。

诊断:不孕症(肝郁气滞证)。

证候分析:肝气郁结,疏泄失常,冲任失和,故婚久不孕;气机不畅,血海蓄溢失常,故月经或先或后,经量多少不一;气郁血滞,则经色黯、有块;肝失条达,经脉不利则经来腹痛,经前胸胀;情志不畅,郁久化火故烦躁易怒。舌淡红、苔薄白,脉弦,为肝郁之象。

治法:疏肝解郁,理血调经。

方药:开郁种玉汤。

组成:白芍 10g,当归 10g,白术 10g,茯苓 10g,香附 12g,牡丹皮 10g,天花粉 10g。

每日 1 剂,水煎服。

案例 6

刘某,女,39 岁,公务员。

主诉:月经量多 1 年。

病史:患者 1 年前出现月经量多,经量较既往增多 1/3,色黯红,夹血块。生育史:孕 3 产 2。平素情绪急躁易怒,经前胸胀痛,面色晦黯,舌质紫黯、苔薄白,脉弦涩。妇科检查:已婚已产型外阴,阴道畅,宫颈光滑;子宫前位,形态欠规则,子宫增大,如孕 2+ 月大,质硬,活动度差,无压痛;双附件增厚,无压痛。B 超:子宫 6.9cm×5.7cm×5.2cm,内膜 0.3cm(单层),子宫前壁探及 4.2cm×3.2cm×2.9cm 的低回声团。双附件区未见异常回声。

要求:根据上述病例摘要,进行辨证论治。

诊断:月经过多(气滞血瘀证)。

证候分析:患者平素情绪急躁易怒,肝气郁结,阻滞经脉,血行受阻,气聚血凝则胞中结块;经血凝滞则经血色黯、夹块;肝气郁结,气机不畅,则情绪急躁易怒,胸腹胀满不适,面色晦黯;舌质紫黯、苔薄白,脉弦涩均为气滞血瘀之征象。

治法:行气活血,化瘀消癥。

方药:香棱丸。

组成:木香 10g,丁香 10g,小茴香 10g,枳壳 10g,川楝子 15g,青皮 10g,三棱 10g,莪术 10g。

每日 1 剂,水煎服。

第八节 中医儿科疾病诊治实训病案

案例 1

患儿,谢某,男,6 岁。

主诉:睡中遗尿 3 年。

病史:患儿 3 年来睡中遗尿,每晚 2 次或以上,唤之不易醒,白天尿频而量多。平素动则多汗,易反复感冒,面色少华,神疲乏力,纳少便溏,舌淡红、苔薄白,脉弱。尿常规未见异常,血常规检查示轻度贫血。

要求:根据上述病例摘要,进行辨证论治。

诊断:遗尿(肺脾气虚证)。

证候分析:根据患儿睡中遗尿 3 年的表现故诊断为遗尿。肺脾气虚,中气下陷,膀胱失约,故小便自遗;肺气不足则不能顾护肌表,易为外邪所侵,故自汗且经常感冒。肺脾气虚,运化无力,故见面色少华,神疲乏力,食少便溏等。气血生化无源而见轻度贫血;舌淡红、苔薄白,脉弱均为肺脾气虚之象。

治法:补肺健脾,固摄小便。

方药:补中益气汤合缩泉丸加减。

组成:党参 10g,黄芪 15g,白术 10g,当归 6g,升麻 6g,柴胡 6g,益智仁 10g,山药 10g,乌药 8g,山楂 10g,焦神曲 10g,甘草 6g。

每日 1 剂,水煎服。

案例 2

患儿,张某,男,16 个月。

主诉:咳嗽 7 天,加重 1 天。

病史:患儿 7 天前受热后咳嗽,微有汗出,症见咳嗽气急,痰多、黏稠,家长予止咳药服用后,症状并无改善。今日起咳嗽加重伴喘促,家长急忙带孩子门诊就诊。刻下症:咳嗽有痰,气急鼻煽,无发热,虚烦不安,呼吸困难,面色苍白,额汗不温,四肢厥冷,口唇发绀,右胁下可触及痞块,舌质紫、苔薄白,指纹紫滞。查体:心率 183 次 /min,体温 36.7℃,听诊可闻及双下肺中细湿啰音,未闻及干啰音。

要求:根据上述病例摘要,进行辨证论治。

诊断:肺炎喘嗽(心阳虚衰,血瘀脉阻证)。

证候分析:患儿起病较急,外感热邪,炼液为痰,痰热互结,闭阻肺道,肺肃降无权,而现咳嗽喘促,气急鼻煽,呼吸困难等症状;由于邪热炽盛,加上治疗不当,肺气郁闭导致血滞而脉络瘀阻,心气不足,心阳不能运行敷布全身,心阳虚衰而出现面色苍白,额汗不温,四肢厥冷,口唇发绀,肝为藏血之脏,右胁为肝脏之位,肝血瘀阻,右胁下可触及痞块。舌质紫、苔薄白,指纹紫滞也符合心阳虚衰,血瘀脉阻的特点。听诊可闻及双下肺细湿啰音符合肺炎喘嗽的诊断要点。

治法:温补心阳,救逆固脱。

方药:参附龙牡救逆汤加减。

组成:人参 10g,制附子(先煎)6g,龙骨(先煎)30g,牡蛎(先煎)30g,白芍 10g,甘草 10g,红花 10g,丹参 10g。

也可用独参汤或参附汤少量频服以救急。

每日 1 剂,水煎服。

案例 3

患儿,邱某,男,13 个月。

主诉:腹泻伴发热 1 日。

病史:患儿昨日上午起大便稀薄,渐转为蛋花汤样,泻下急迫,气味秽臭,至今晨已泻 10 次,泄泻以前哭闹不安,略烦躁,呕吐 3 次,食欲不佳,小便短黄,舌苔黄腻,指纹紫。体温 38.8℃。便常规检查:便色黄,质稀,白细胞(+)。

要求:根据上述病例摘要,进行辨证论治。

诊断:泄泻(湿热泻)。

证候分析:患儿年方 1 岁余,脾胃薄弱,急性起病。大便稀薄如蛋花汤样,不足 1 天已泻 10 次,是湿热蕴结,下注大肠,传化失职所致。湿热交蒸,壅遏气机则大便气味臭秽;脾运失健故不思进食;胃气上逆故呕吐数次;气机失调故腹痛,便前啼哭不安;舌苔黄腻,指纹紫亦是肠腑湿热蕴蒸之象。

治法:清肠解热,化湿止泻。

方药:葛根黄芩黄连汤。

组成:葛根 10g,黄芩 8g,黄连 3g,白头翁 10g,马齿苋 10g,藿香 10g,苍术 10g,车前子^(包煎)10g,木香 3g,地锦草 10g,焦神曲 10g。

每日 1 剂,水煎服。

案例 4

患儿,李某,女,30 天(系足月儿)。

主诉:黄疸 20 天。

病史:患儿出生 2 天出现黄疸,至今已 20 天,面目皮肤发黄,色泽鲜明如橘,哭声响亮,不欲吮乳,口渴唇干,大便秘结,小便深黄,舌质红、舌苔黄腻,指纹滞。

要求:根据上述病例摘要,进行辨证论治。

诊断:胎黄(湿热郁蒸证)。

证候分析:患儿系足月儿,出生 2 天即出现黄疸,足月儿黄疸超过 14 天,为病理性黄疸。起病急,为阳黄证。湿热蕴结脾胃,肝胆疏泄失常,胆汁外溢,则面目皮肤发黄,色泽鲜明如橘;热扰心神则哭声响亮;邪困脾胃,升降失常,故不欲吮乳。湿热蕴结,津液不布,则口渴唇干。舌红、苔黄腻均为湿热之象。

治法:清热利湿,退黄。

方药:茵陈蒿汤加减。

组成:茵陈 10g,栀子 6g,大黄 8g,泽泻 10g,车前子^(包煎)10g,黄芩 6g,金钱草 10g。

每日 1 剂,水煎服。

案例 5

患儿,曹某,男,2 岁半。

主诉:纳差、腹胀、大便酸臭 3 个月。

病史:患儿近 3 个月来纳差,常脘腹胀满,疼痛拒按,嗳气,有时会呕吐不消化食物,大便酸臭,日 1~2 次,伴有不消化食物。近日夜晚常哭闹不宁,遂来就医。舌质淡红、苔白腻,脉滑。

要求:根据上述病例摘要,进行辨证论治。

诊断:积滞(乳食内积证)。

证候分析:患儿乳食内积,脾胃受损,受纳运化失职故不思饮食,脘腹胀满,疼痛拒按,大便酸臭;升降失调,故嗳腐酸馊、呕吐食物,胃不和则卧不安,故夜晚哭闹不宁。舌淡红、苔白腻,脉滑均为乳食内积之征。

治法:消乳化食,和中导滞。

方药:保和丸。

组成:焦山楂 10g,焦神曲 10g,莱菔子 10g,半夏 8g,陈皮 10g,茯苓 15g,连翘 10g。

每日 1 剂,水煎服。

案例 6

患儿,孙某,男,3 岁。

主诉:发热 2 天,口腔、手、足心疱疹 1 天。

病史:患儿两天前开始发热,体温 37.6~38.5℃,伴咳嗽,流涕,纳差,恶心,呕吐,今起流涎,进食哭闹,口腔黏膜可见数个小疱疹,手掌、足趾部疱疹,分布稀疏,疹色红润,根盘红晕不著,疱液清亮。舌质红、苔薄黄腻,脉浮数。

要求:根据上述病例摘要,进行辨证论治。

诊断:痘疮(风热外侵,邪热夹湿证)。

证候分析:患儿 3 岁,风热时邪侵犯肺脾二经。肺卫不固,脾脏薄弱。起病时邪从口鼻入侵,至肺气失宣,故见发热咳嗽、流涕、呕吐,脾主肌肉四肢,邪毒从肌表透发则见口腔、手足掌心疱疹。舌红、苔薄黄腻,脉浮数为邪热夹湿之象。

治法:宣肺解表,清热化湿。

方药:甘露消毒丹加减。

组成:黄芩 10g,薄荷^(后下)10g,连翘 10g,藿香 10g,石菖蒲 8g,金银花 10g,板蓝根 10g,射干 8g,浙贝母 10g,滑石^(包煎)10g。

每日 1 剂,水煎服。

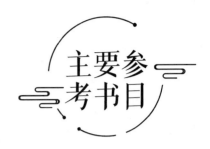

主要参考书目

1. 陈家旭, 邹小娟 . 中医诊断学 [M]. 北京：人民卫生出版社, 2016.

2. 陈灏珠 . 实用内科学 [M]. 北京：人民卫生出版社, 2001.

3. 邵长荣 . 邵长荣实用中医肺病学 [M]. 北京：中国中医药出版社, 2009.

4. 谢建新 . 外科学 [M]. 北京：中国中医药出版社, 2016.

5. 万学红, 卢雪峰 . 诊断学 [M]. 北京：人民卫生出版社, 2014.

6. 戴万亨 . 诊断学 [M]. 北京：中国中医药出版社, 2008.

7. 詹华奎 . 诊断学基础 [M]. 上海：上海科学技术出版社, 2019.

8. 杜惠兰 . 中西医结合妇产科学 [M]. 北京：中国中医药出版社, 2016.

9. 曹泽毅 . 中华妇产科学 [M]. 3 版 . 北京：人民卫生出版社, 2014.

10. 田国华, 王朝晖 . 医患沟通 [M]. 北京：人民卫生出版社, 2015.

11. 张捷, 高祥福 . 医患沟通技巧 [M]. 北京：人民卫生出版社, 2015.

12. 田向阳, 马辛 . 医患同心　医患沟通手册 [M]. 北京：人民卫生出版社, 2014.

13. 王锦帆, 尹梅 . 医患沟通 [M]. 北京：人民卫生出版社, 2013.

14. 朱婉儿 . 医患沟通基础 .[M]. 杭州：浙江大学出版社, 2009.

15. 刘惠军 . 医学人文素质与医患沟通技能教程 [M]. 北京：北京大学出版社, 2011.

16. 陈孝平, 汪建平, 赵继宗 . 外科学 [M]. 北京：人民卫生出版社, 2018.

17. 孙怡, 杨任民 . 实用中西医结合神经病学 [M]. 北京：人民卫生出版社, 2005.